「十四五」时期国家重点出版物出版专项规划项目

「儿科疾病诊疗规范」丛书

儿科内分泌与代谢性疾病诊疗规范

第2版

中华医学会儿科学分会 组织编写

人民卫生出版社
·北京·

图书在版编目（CIP）数据

儿科内分泌与代谢性疾病诊疗规范 / 罗小平，傅君芬主编 . —2 版 . —北京：人民卫生出版社，2023.12（2024.5重印）
ISBN 978-7-117-35782-1

Ⅰ. ①儿⋯ Ⅱ. ①罗⋯②傅⋯ Ⅲ. ①小儿疾病 – 内分泌病 – 诊疗②小儿疾病 – 代谢病 – 诊疗 Ⅳ. ①R725.8

中国国家版本馆 CIP 数据核字（2024）第 015450 号

人卫智网	www.ipmph.com	医学教育、学术、考试、健康，购书智慧智能综合服务平台
人卫官网	www.pmph.com	人卫官方资讯发布平台

儿科内分泌与代谢性疾病诊疗规范
Erke Neifenmi yu Daixiexing Jibing Zhenliao Guifan
第 2 版

主　　编：罗小平　　傅君芬
组织编写：中华医学会儿科学分会
出版发行：人民卫生出版社（中继线 010-59780011）
地　　址：北京市朝阳区潘家园南里 19 号
邮　　编：100021
E - mail：pmph @ pmph.com
购书热线：010-59787592　　010-59787584　　010-65264830
印　　刷：北京瑞禾彩色印刷有限公司
经　　销：新华书店
开　　本：889 × 1194　　1/32　　印张：20.5　　插页：6
字　　数：571 千字
版　　次：2016 年 6 月第 1 版　　2023 年 12 月第 2 版
印　　次：2024 年 5 月第 2 次印刷
标准书号：ISBN 978-7-117-35782-1
定　　价：119.00 元

打击盗版举报电话：010-59787491　E-mail：WQ @ pmph.com
质量问题联系电话：010-59787234　E-mail：zhiliang @ pmph.com
数字融合服务电话：4001118166　E-mail：zengzhi @ pmph.com

编写委员会

总 主 编　桂永浩　王天有

副总主编　孙　锟　黄国英　罗小平　母得志　姜玉武

主　　编　罗小平　傅君芬

副 主 编　巩纯秀　梁　雁　朱　岷　熊　晖

编　　者（按姓氏笔画排序）

卫海燕　河南省儿童医院
马华梅　中山大学附属第一医院
王秀敏　上海交通大学医学院附属上海儿童医学中心
王春林　浙江大学医学院附属第一医院
巩纯秀　首都医科大学附属北京儿童医院
朱　岷　重庆医科大学附属儿童医院
刘戈力　天津医科大学总医院
李　辉　首都儿科研究所附属儿童医院
李　嫔　上海交通大学医学院附属儿童医院
杨　玉　江西省儿童医院
杨艳玲　北京大学第一医院
何玺玉　中国人民解放军总医院
邱正庆　北京协和医院
张知新　中日友好医院

张惠文　上海交通大学医学院附属新华医院
陈临琪　苏州大学附属儿童医院
陈晓波　首都儿科研究所附属儿童医院
罗小平　华中科技大学同济医学院附属同济医院
罗飞宏　复旦大学附属儿科医院
黄永兰　广州市妇女儿童医疗中心
崔岚巍　哈尔滨医科大学附属第六医院
梁　雁　华中科技大学同济医学院附属同济医院
董治亚　上海交通大学医学院附属瑞金医院
程昕然　成都市妇女儿童中心医院
傅君芬　浙江大学医学院附属儿童医院
熊　晖　北京大学第一医院

编写秘书　吴　薇

序　言

　　第 2 版"儿科疾病诊疗规范"丛书是在深受欢迎的 2016 版基础上,本着高质量、高水平、同质化服务儿科人群的宗旨,由中华医学会儿科学分会率领全国儿科资深专家共同编写。

　　儿童保健和儿科医疗技术的发展日新月异,新理念、新技术、新方法不断涌现,尖端技术和设备不断更新。与此同时,我国有待进一步完善的儿科医疗资源和同质化的医疗质量需要与时俱进、相对统一的行业诊疗规范,并由此规范诊疗行为,缩小和消除不同地域、不同机构和不同医师之间存在的儿科医疗水平和服务效率的差距,提升临床诊治效果和降低诊疗费用。该诊疗规范同时可以作为卫生和健康管理机构培训和评价儿科医师岗位胜任力的宝贵资源。

　　在第 1 版所涉及的儿科临床领域基础上,该版的修订新增了儿童消化系统疾病、神经系统疾病、皮肤病、眼科疾病、罕见病、康复和儿科临床营养支持治疗这 7 个领域的诊疗规范,以及分别扩充了儿童保健和发育行为这两个领域。旨在有利于儿科医师跟踪和应对儿科世界的变化发展、疾病谱的变迁与医疗模式的调整、多维度医疗保健服务模式的建立以及慢性病与慢性病管理等。充分体现了儿科服务对象在行为习惯、社会条件以及环境状况等方面的因素将通过多维度复杂的相互作用对疾病产生影响。该版的修订突出了专业核心能力,并使之与主要实践环节相结合,加入相对成熟的新技术、新方法。在内容丰富的基础上,努力提升系统性、实用性和可读性。为了体现诊治思路且便于快速领会,特别更新突出了诊疗流程图。

　　使用该套丛书的儿科专业人员,在规范儿科临床服务的同时,可以借此学习儿科以及相关学科国内外新理念、新理论和新技术等新进展。可在一定程度上有助于儿科医疗工作者确定符合客观条件、符合社会需要的日常服务标准及研究方向,有助于选定具有学术意义、学术创新的研究课题,且与国家对儿科临床医学人才的专业素质要求相一致。期待本套丛书成为各级儿科从业人员日常学习和参考的案头工具书,为儿科学科发展起到积极的促进作用!

　　　　　　　　　　　　　　　　　　　桂永浩　王天有
　　　　　　　　　　　　　　　　　　　2024 年 1 月

前　言

　　《儿科内分泌与代谢性疾病诊疗规范》是中华医学会儿科学分会组织编写的"儿科疾病诊疗规范"丛书中的一个分册,于2016年第一次出版,深受广大儿科内分泌专科医师的欢迎。

　　时隔7年,为进一步推进儿科内分泌遗传代谢病的规范化诊治,中华医学会儿科学分会内分泌遗传代谢学组积极响应中华医学会儿科学分会的号召,组织具有丰富临床经验的儿科内分泌遗传代谢病专家结合本专科领域最新进展、目前国内的诊疗现况以及国际和国内最新临床指南和共识,精心撰写了《儿科内分泌与代谢性疾病诊疗规范》(第2版)。望该书能够成为一本规范而又实用的工具书,供相关专业医生学习和参考,对普及与规范儿科内分泌遗传代谢病的诊治、推动学科发展发挥积极作用。

　　在本书编写过程中,参考了大量的国内外著作和资料,在此向这些作者表示衷心的感谢。本书出版之际,恳切希望广大读者在阅读过程中不吝赐教,欢迎发送邮件至邮箱 renweifuer@pmph.com,或扫描下方二维码,关注"人卫儿科学",对我们的工作予以批评指正,以期再版修订时进一步完善,更好地为大家服务。

罗小平　傅君芬

2024年1月

获取网络数字资源的步骤

① 扫描封底红标二维码，获取图书"使用说明"。

② 揭开红标，扫描绿标激活码，注册/登录人卫账号获取数字资源。

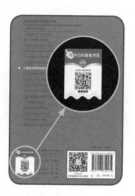

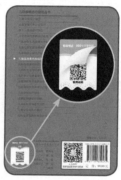

③ 扫描书内二维码或封底绿标激活码随时查看数字资源。

④ 下载应用或登录zengzhi.ipmph.com体验更多功能和服务。

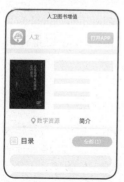

扫描下载应用

客户服务热线
400-111-8166

目　录

| 第一章 | 总论 | 1 |

第一节　儿童内分泌疾病概述 …… 1

第二节　生长发育评价 …… 4

| 第二章 | 儿童内分泌疾病 | 24 |

第一节　生长障碍相关性疾病 …… 24

第二节　水盐代谢障碍性疾病 …… 49

第三节　甲状腺疾病 …… 66

第四节　性腺疾病 …… 94

第五节　肾上腺疾病 …… 169

第六节　甲状旁腺及钙磷代谢障碍性疾病 …… 210

第七节　糖代谢异常疾病 …… 246

| 第三章 | 遗传代谢病 | 307 |

第一节　遗传代谢病总论 …… 307

第二节　氨基酸代谢病 …… 334

第三节　尿素循环障碍 …… 372

第四节　有机酸代谢病 …… 412

第五节　脂肪酸氧化缺陷 …… 435

第六节　糖原贮积症 …… 460

第七节　溶酶体贮积症 …………………………………………………… 475

第八节　脑白质病营养不良 ……………………………………………… 503

第九节　脂类代谢缺陷 …………………………………………………… 519

第十节　线 粒 体 病 ……………………………………………………… 530

第十一节　铜代谢异常 …………………………………………………… 545

第十二节　骨骼发育障碍性疾病 ………………………………………… 557

| 第四章 | 临床常见的生长发育障碍相关综合征 …………… 599

第一节　21-三体综合征 …………………………………………………… 599

第二节　先天性睾丸发育不全综合征 …………………………………… 604

第三节　特纳综合征 ……………………………………………………… 607

第四节　努南综合征 ……………………………………………………… 617

第五节　普拉德-威利综合征 ……………………………………………… 622

第六节　SRS 综合征 ……………………………………………………… 630

第七节　麦丘恩-奥尔布赖特综合征 ……………………………………… 638

第一章 总 论

第一节 儿童内分泌疾病概述

从胚胎形成至青春发育期,机体处于不断生长、发育和成熟的阶段,内分泌系统本身也在不断地发育和成熟。在此过程中,内分泌激素的产生、分泌、结构和功能异常均可导致儿童内分泌疾病。

下丘脑、垂体是内分泌系统的中枢。下丘脑可以分泌促甲状腺激素释放激素(TRH)、促肾上腺激素释放激素(CRH)、促性腺激素释放激素(GnRH)、促生长激素释放激素(GHRH)、生长抑素(SS)。腺垂体可以分泌促甲状腺激素(TSH)、促肾上腺皮质激素(ACTH)、促性腺激素(LH、FSH)、生长激素(GH),神经垂体可分泌垂体后叶素(AVP),分别调控甲状腺、肾上腺、性腺等内分泌器官的活动。如果先天性下丘脑-垂体发育不良,则会造成上述激素的分泌失常,从而引起相应的临床症状。另外,在下丘脑-垂体-靶腺轴的任一环节出现问题均可导致内分泌功能异常,引起儿童内分泌疾病。

儿童内分泌系统具有自身发育的特点,在评估下丘脑-垂体-靶腺轴功能时,应紧密结合上述发育特点进行分析。

一、下丘脑-垂体-甲状腺轴

胎儿甲状腺的发育开始于孕3周,起源于咽底部。孕10周,甲状腺下降至正常位置,开始具有摄碘和合成激素的功能。孕12~30周,TSH合成增加,并与下丘脑-垂体轴的成熟有关,而且T_4也增加,直至出生。生后1~6小时,T_3、T_4、TSH的水平增加,TSH甚至可以达到100mIU/L。经过一段由于新生儿高促甲状腺激素血症导致的外周血甲状腺激素水平升高后,T_3、T_4 水平随年龄增长而下降,游离甲状腺激素的水平也下降。在生后 5~7 天,早产儿 FT_4、T_3 浓度达到最低点,并与胎龄相关,年龄越小,水平越低。新生儿期甲状腺激素的水平位于成人甲亢的范围,随年龄增加,T_3、T_4 水平下降,游离甲状腺激素的水平也下降。在婴儿期和儿童期,T_3、T_4、游离甲状腺激素的水平进行性下降,但 TSH 浓度在生后短暂上升后则相对较稳定。甲状腺激素的水平与性别无关,但与青春期发育有一定相关性。青春发育晚期(Tanner 分期 >3 期),TT_3、TT_4 轻微上升,青春期后又有所下降,可能与青春晚期 TBG 水平升高有关。

甲状腺激素可影响胎儿神经系统的发育和成熟,促进儿童的生长发育和调节新陈代谢。若下丘脑-垂体-甲状腺轴功能异常导致甲状腺激素分泌不足,则可引起智能落后、身材矮小等症状。在评价新生儿下丘脑-垂体-甲状腺轴功能时,应注意结合抽血时间点进行分析。

二、下丘脑-垂体-性腺轴

在胎儿及婴儿期,下丘脑-垂体-性腺轴(HPG)处于较为活跃的状态,即所谓的"微小青春期",外周血性激素处于青春发育早期的水平。随后,下丘脑-垂体-性腺轴进入相对静止或休眠状态。直至青春期出现下丘脑-垂体-性腺轴的再激活。当青春期发育启动后,促性腺激素释放激素的脉冲分泌频率和峰值逐渐增加,LH 和 FSH 的脉冲分泌峰也随之增高,因而出现性征和性器官发育。下丘脑-垂体-性腺轴功能异常的儿童可出现性发育异常,如:性腺功能减退、性腺发育障碍、性早熟等。另外,因外源性雌激素摄入引起乳腺发育的病例在临床上亦并不少见,患儿多有明确的误服含雌激素的药物、食物或接触含雌激素的化妆品等病史,随之出现乳腺发育并伴有乳头、乳晕色素沉着。在儿童性发育迟缓的评价过程中,尤应注意排除体质性青春期延迟。

三、下丘脑-GH-IGF1 轴

下丘脑-GH-IGF1 轴在儿童生长发育的过程中起着非常重要的作用。垂体分泌的 GH 可以直接作用于细胞发挥生物效应,但其大部分功能必须通过 IGF1 介导发挥生理作用。下丘脑-垂体功能障碍或靶细胞对 GH、IGF1 无应答反应等均会造成生长落后,如 GHRH 分泌不足、垂体生长激素缺乏、GHR 缺陷、IGF1 缺乏、IGFR 缺陷等均可引起儿童身材矮小。

四、下丘脑-垂体-肾上腺轴

皮质醇的分泌具有昼夜节律:早晨 4~6 时,皮质醇的分泌达高峰,夜间其水平通常≤凌晨的 50%。检测基础皮质醇的浓度通常可在早晨 8~9 时和晚 8~12 时。出生时,黄体酮、17-OHP、皮质酮、11-去氧皮质酮水平升高;生后第 1 周及婴儿期晚期,黄体酮、17-OHP 降低 2~3 个数量级(two or three orders of magnitude),而皮质醇、皮质酮仍处于高水平。

在临床上,应注重肾上腺皮质功能的检测,如功能减退(原发性、继发性)、功能亢进(库欣综合征、肾上腺肿瘤)等。此外,还应注意分析酶的缺陷(如各种类型的肾上腺皮质增生、多巴胺 β-羟化酶缺陷)以及各种动态试验、影像学检查,以明确病因及定位诊断。

儿童内分泌疾病的种类与成人不同,部分内分泌疾病的临床特征、发病机制、治疗手段也与成人有较大区别,而且儿童内分泌疾病在不同的年龄阶段各有特点。儿童常见的内分泌疾病主要有生长迟缓、性分化异常、性早熟、甲状腺疾病、糖尿病、肾上腺疾病、尿崩症等。若患儿在出生后即存在生化代谢紊乱和激素功能障碍,则可能严重影响其体格和智能发育。如果未能早期诊治,易造成残疾甚至夭折,如先天性甲状腺功能减退症、先天性肾上腺皮质增生症(失盐型)等。许多环境因素也可引起内分泌疾病,如生态环境中碘缺乏导致地方性甲状腺肿及甲状腺功能减退症、经济发达地区高热量饮食导致肥胖症等。此外,还有一些由遗传因素和环境因素共同作用引起的内分泌疾病,如糖尿病等。由环境因素所致的内分泌疾病也常有遗传学背景,但非单基因缺陷,而是多基因(包括多态性)异常所致。

儿童内分泌疾病一旦确诊,常常需要长期甚至终身治疗,治疗剂量需个体化,并根据病情以及生长发育情况及时调整。在治疗过程中需要密切随访,以保证患儿的正常生长发育。

(罗小平)

第二节 生长发育评价

生长是一个复杂的动态过程,受遗传、营养、内分泌、慢性疾病及生活环境等多种因素的影响。因此,生长水平不仅能反映儿童的营养与健康状况,也是早期发现潜在疾病、评估治疗效果的重要依据。许多内分泌、遗传代谢疾病严重影响儿童的正常生长发育,因此,对儿童生长发育状况进行准确评估是儿科内分泌学的临床实践基础。

一、评价指标和测量方法

正确的生长评价首先取决于准确的测量。错误的测量值可能会造成错误的判断和解释,尤其是对两次测量时间间隔中增长值的计算会造成较大的误差,甚至得出错误的结论。测量值的误差主要来源于测量工具、测量方法及测量者,因此,采用精确的测量工具、规范化的测量技术以及训练有素的测量者可以最大限度地减少测量误差。

内分泌临床工作中常用的生长发育指标有:身高、体重、坐高、体重指数(BMI)、骨龄和第二性征等。

(一)体重测量

根据儿童的年龄,体重测量可选用不同精确度的婴儿秤、杠杆秤、电子秤等。使用前需要调至零点,每周校正。体重测量时尽量少穿衣服(最好只穿内衣裤),脱去外衣和鞋子,婴儿除去尿布。婴儿称重应精确至0.01kg,儿童应精确至0.1kg。

(二)身长/身高测量

常规3岁以下用婴儿标准量床测量卧位身长,3岁以上用身高计测量立位身高。2~3岁之间如测量身高,在与生长标准图表比对时,需要将身高加0.7cm进行调整后再与身长值比较。3岁后仍不能很好地独自站立者,也可测量身长,将测量值减去0.7cm与身高值进行比较。

1. 身长测量方法 主测者站在一侧,一手压住婴儿的双腿,另一手移动足板。辅助者站在头板侧扶住婴儿的头部使头顶接触固定的头板。头放置的位置是从耳道到眼眶下缘呈直线,并与水平的底板垂直。主测者将儿童的位置放好,使其肩和臀部与身体的长轴成直线,轻压膝盖使腿伸直。测量时,足板要顶住双脚,足底平对足板脚尖向上,测量读数精确到 0.1cm。

2. **身高测量方法** 儿童双脚略微分开站在身高计上,头的后部、肩胛、臀部和足跟要紧贴垂直板(立柱)。放正头的位置使之与耳道和眼眶下缘的连线呈水平位,并与底板平行。用拇、示指扶住下颌使头直立。用右手放下头板紧贴头顶压住头发。主测者必须低于儿童的面部水平读数。应拿去头饰并解开发辫以免影响测量。读数精确至 0.1cm。测量误差多因站立姿势不符合标准,或因未脱鞋,或由于上、下午测量时间不同造成,一般上午要比下午高约 1cm。

二、评价标准和评价方法

(一)评价标准

由于生长具有明显的种族差异性及时代变迁性,临床上对个体儿童的生长与营养评价,应选择能代表本国家或本地区的生长发育参照值作为评价的标准。表 1-1~表 1-4 是中国 0~18 岁儿童身高和体重参照标准。

表 1-1 中国 0~18 岁男童身高百分位参照值

年龄/	身高百分位数/cm						
岁	3	10	25	50	75	90	97
0.0	47.1	48.1	49.2	50.4	51.6	52.7	53.8
0.5	64.0	65.4	66.8	68.4	70.0	71.5	73.0
1.0	71.5	73.1	74.7	76.5	78.4	80.1	81.8
1.5	76.9	78.7	80.6	82.7	84.8	86.7	88.7
2.0	82.1	84.1	86.2	88.5	90.9	93.1	95.3
2.5	86.4	88.6	90.8	93.3	95.9	98.2	100.5
3.0	89.7	91.9	94.2	96.8	99.4	101.8	104.1
3.5	93.4	95.7	98.0	100.6	103.2	105.7	108.1

续表

年龄/岁	身高百分位数/cm						
	3	10	25	50	75	90	97
4.0	96.7	99.1	101.4	104.1	106.9	109.3	111.8
4.5	100.0	102.4	104.9	107.7	110.5	113.1	115.7
5.0	103.3	105.8	108.4	111.3	114.2	116.9	119.6
5.5	106.4	109.0	111.7	114.7	117.7	120.5	123.3
6.0	109.1	111.8	114.6	117.7	120.9	123.7	126.6
6.5	111.7	114.5	117.4	120.7	123.9	126.9	129.9
7.0	114.6	117.6	120.6	124.0	127.4	130.5	133.7
7.5	117.4	120.5	123.6	127.1	130.7	133.9	137.2
8.0	119.9	123.1	126.3	130.0	133.7	137.1	140.4
8.5	122.3	125.6	129.0	132.7	136.6	140.1	143.6
9.0	124.6	128.0	131.4	135.4	139.3	142.9	146.5
9.5	126.7	130.3	133.9	137.9	142.0	145.7	149.4
10.0	128.7	132.3	136.0	140.2	144.4	148.2	152.0
10.5	130.7	134.5	138.3	142.6	147.0	150.9	154.9
11.0	132.9	136.8	140.8	145.3	149.9	154.0	158.1
11.5	135.3	139.5	143.7	148.4	153.1	157.4	161.7
12.0	138.1	142.5	147.0	151.9	157.0	161.5	166.0
12.5	141.1	145.7	150.4	155.6	160.8	165.5	170.2
13.0	145.0	149.6	154.3	159.5	164.8	169.5	174.2
13.5	148.8	153.3	157.9	163.0	168.1	172.7	177.2
14.0	152.3	156.7	161.0	165.9	170.7	175.1	179.4
14.5	155.3	159.4	163.6	168.2	172.8	176.9	181.0
15.0	157.5	161.4	165.4	169.8	174.2	178.2	182.0
16.0	159.9	163.6	167.4	171.6	175.8	179.5	183.2
17.0	160.9	164.5	168.2	172.3	176.4	180.1	183.7
18.0	161.3	164.9	168.6	172.7	176.7	180.4	183.9

注:本表 <3 岁为身长，≥3 岁为身高。

表 1-2 中国 0~18 岁女童身高百分位参照值

年龄/岁	身高百分位数/cm						
	3	10	25	50	75	90	97
0.0	46.6	47.5	48.6	49.7	50.9	51.9	53.0
0.5	62.5	63.9	65.2	66.8	68.4	69.8	71.2
1.0	70.0	71.6	73.2	75.0	76.8	78.5	80.2
1.5	76.0	77.7	79.5	81.5	83.6	85.5	87.4
2.0	80.9	82.9	84.9	87.2	89.6	91.7	93.9
2.5	85.2	87.4	89.6	92.1	94.6	97.0	99.3
3.0	88.6	90.8	93.1	95.6	98.2	100.5	102.9
3.5	92.4	94.6	96.8	99.4	102.0	104.4	106.8
4.0	95.8	98.1	100.4	103.1	105.7	108.2	110.6
4.5	99.2	101.5	104.0	106.7	109.5	112.1	114.7
5.0	102.3	104.8	107.3	110.2	113.1	115.7	118.4
5.5	105.4	108.0	110.6	113.5	116.5	119.3	122.0
6.0	108.1	110.8	113.5	116.6	119.7	122.5	125.4
6.5	110.6	113.4	116.2	119.4	122.7	125.6	128.6
7.0	113.3	116.2	119.2	122.5	125.9	129.0	132.1
7.5	116.0	119.0	122.1	125.6	129.1	132.3	135.5
8.0	118.5	121.6	124.9	128.5	132.1	135.4	138.7
8.5	121.0	124.2	127.6	131.3	135.1	138.5	141.9
9.0	123.3	126.7	130.2	134.1	138.0	141.6	145.1
9.5	125.7	129.3	132.9	137.0	141.1	144.8	148.5
10.0	128.3	132.1	135.9	140.1	144.4	148.2	152.0
10.5	131.1	135.0	138.9	143.3	147.7	151.6	155.6
11.0	134.2	138.2	142.2	146.6	151.1	155.2	159.2
11.5	137.2	141.2	145.2	149.7	154.1	158.2	162.1
12.0	140.2	144.1	148.0	152.4	156.7	160.7	164.5

续表

年龄/岁	身高百分位数/cm						
	3	10	25	50	75	90	97
12.5	142.9	146.6	150.4	154.6	158.8	162.6	166.3
13.0	145.0	148.6	152.2	156.3	160.3	164.0	167.6
13.5	146.7	150.2	153.7	157.6	161.6	165.1	168.6
14.0	147.9	151.3	154.8	158.6	162.4	165.9	169.3
14.5	148.9	152.2	155.6	159.4	163.1	166.5	169.8
15.0	149.5	152.8	156.1	159.8	163.5	166.8	170.1
16.0	149.8	153.1	156.4	160.1	163.8	167.1	170.3
17.0	150.1	153.4	156.7	160.3	164.0	167.3	170.5
18.0	150.4	153.7	157.0	160.6	164.2	167.5	170.7

注:本表<3岁为身长,≥3岁为身高。

表1-3 中国0~18岁男童体重百分位参照值

年龄/岁	体重百分位数/kg						
	3	10	25	50	75	90	97
0.0	2.62	2.83	3.06	3.32	3.59	3.85	4.12
0.5	6.80	7.28	7.80	8.41	9.07	9.70	10.37
1.0	8.16	8.72	9.33	10.05	10.83	11.58	12.37
1.5	9.19	9.81	10.48	11.29	12.16	13.01	13.90
2.0	10.22	10.90	11.65	12.54	13.51	14.46	15.46
2.5	11.11	11.85	12.66	13.64	14.70	15.73	16.83
3.0	11.94	12.74	13.61	14.65	15.80	16.92	18.12
3.5	12.73	13.58	14.51	15.63	16.86	18.08	19.38
4.0	13.52	14.43	15.43	16.64	17.98	19.29	20.71
4.5	14.37	15.35	16.43	17.75	19.22	20.67	22.24
5.0	15.26	16.33	17.52	18.98	20.61	22.23	24.00

续表

年龄/	体重百分位数/kg						
岁	3	10	25	50	75	90	97
5.5	16.09	17.26	18.56	20.18	21.98	23.81	25.81
6.0	16.80	18.06	19.49	21.26	23.26	25.29	27.55
6.5	17.53	18.92	20.49	22.45	24.70	27.00	29.57
7.0	18.48	20.04	21.81	24.06	26.66	29.35	32.41
7.5	19.43	21.17	23.16	25.72	28.70	31.84	35.45
8.0	20.32	22.24	24.46	27.33	30.71	34.31	38.49
8.5	21.18	23.28	25.73	28.91	32.69	36.74	41.49
9.0	22.04	24.31	26.98	30.46	34.61	39.08	44.35
9.5	22.95	25.42	28.31	32.09	36.61	41.49	47.24
10.0	23.89	26.55	29.66	33.74	38.61	43.85	50.01
10.5	24.96	27.83	31.20	35.58	40.81	46.40	52.93
11.0	26.21	29.33	32.97	37.69	43.27	49.20	56.07
11.5	27.59	30.97	34.91	39.98	45.94	52.21	59.40
12.0	29.09	32.77	37.03	42.49	48.86	55.50	63.04
12.5	30.74	34.71	39.29	45.13	51.89	58.90	66.81
13.0	32.82	37.04	41.90	48.08	55.21	62.57	70.83
13.5	35.03	39.42	44.45	50.85	58.21	65.80	74.33
14.0	37.36	41.80	46.90	53.37	60.83	68.53	77.20
14.5	39.53	43.94	49.00	55.43	62.86	70.55	79.24
15.0	41.43	45.77	50.75	57.08	64.40	72.00	80.60
16.0	44.28	48.47	53.26	59.35	66.40	73.73	82.05
17.0	46.04	50.11	54.77	60.68	67.51	74.62	82.70
18.0	47.01	51.02	55.60	61.40	68.11	75.08	83.00

表 1-4 中国 0~18 岁女童体重百分位参照值

年龄/岁	体重百分位数/kg						
	3	10	25	50	75	90	97
0.0	2.57	2.76	2.96	3.21	3.49	3.75	4.04
0.5	6.34	6.76	7.21	7.77	8.37	8.96	9.59
1.0	7.70	8.20	8.74	9.40	10.12	10.82	11.57
1.5	8.73	9.29	9.91	10.65	11.46	12.25	13.11
2.0	9.76	10.39	11.08	11.92	12.84	13.74	14.71
2.5	10.65	11.35	12.12	13.05	14.07	15.08	16.16
3.0	11.50	12.27	13.11	14.13	15.25	16.36	17.55
3.5	12.32	13.14	14.05	15.16	16.38	17.59	18.89
4.0	13.10	13.99	14.97	16.17	17.50	18.81	20.24
4.5	13.89	14.85	15.92	17.22	18.66	20.10	21.67
5.0	14.64	15.68	16.84	18.26	19.83	21.41	23.14
5.5	15.39	16.52	17.78	19.33	21.06	22.81	24.72
6.0	16.10	17.32	18.68	20.37	22.27	24.19	26.30
6.5	16.80	18.12	19.60	21.44	23.51	25.62	27.96
7.0	17.58	19.01	20.62	22.64	24.94	27.28	29.89
7.5	18.39	19.95	21.71	23.93	26.48	29.08	32.01
8.0	19.20	20.89	22.81	25.25	28.05	30.95	34.23
8.5	20.05	21.88	23.99	26.67	29.77	33.00	36.69
9.0	20.93	22.93	25.23	28.19	31.63	35.26	39.41
9.5	21.89	24.08	26.61	29.87	33.72	37.79	42.51
10.0	22.98	25.36	28.15	31.76	36.05	40.63	45.97
10.5	24.22	26.80	29.84	33.80	38.53	43.61	49.59
11.0	25.74	28.53	31.81	36.10	41.24	46.78	53.33
11.5	27.43	30.39	33.86	38.40	43.85	49.73	56.67
12.0	29.33	32.42	36.04	40.77	46.42	52.49	59.64

续表

年龄/岁	体重百分位数/kg						
	3	10	25	50	75	90	97
12.5	31.22	34.39	38.09	42.89	48.60	54.71	61.86
13.0	33.09	36.29	40.00	44.79	50.45	56.46	63.45
13.5	34.82	38.01	41.69	46.42	51.97	57.81	64.55
14.0	36.38	39.55	43.19	47.83	53.23	58.88	65.36
14.5	37.71	40.84	44.43	48.97	54.23	59.70	65.93
15.0	38.73	41.83	45.36	49.82	54.96	60.28	66.30
16.0	39.96	43.01	46.47	50.81	55.79	60.91	66.69
17.0	40.44	43.47	46.90	51.20	56.11	61.15	66.82
18.0	40.71	43.73	47.14	51.41	56.28	61.28	66.89

(二) 评价方法

生长标准或参照值通常采用百分位数法和标准差法两种表达方式,以数值表格和曲线图的形式按照评价等级给出。在临床工作中对个体儿童的生长评价较多采用百分位数法,因其更加简单、易于理解和解释。而标准差法能更准确地评价在极端百分位之外的变化情况,基于其具有更好的区分度而多用于治疗效果的评估及临床研究的评价。除 BMI 外,通常百分位数法将 $P_3 \sim P_{97}$ 视为正常范围,标准差法以"中位数 ±2 个标准差(S)"为正常范围。百分位与标准差的对应关系见表 1-5。

表 1-5 标准差与百分位的对应关系

标准差	百分位	标准差	百分位
+3SD	99.9	−1SD	15.9
+2.5SD	99	−2SD	2.3
+2SD	97.7	−2.5SD	1
+1SD	84.1	−3SD	0.1
0	50		

三、身高评价

身高是反映人体线性生长(骨骼生长)的重要指标,受遗传、环境、营养代谢和内分泌等多种因素的影响。因此,临床上判断一个儿童的身高是否正常需要参照年龄、生长水平、生长速度、匀称度、成熟度(骨龄、第二性征发育)及父母身高等进行综合评价。

(一)年龄计算

采用准确的生活年龄是身高评价的基本要素,临床上应按照儿童的实足年龄计算,并精确到月,如 × 岁 × 月。

(二)年龄的身高

指特定年龄的身高时点值,表达该儿童从受精开始到特定年龄身高生长的"总和"。与同年龄、同性别的儿童身高参照值比较,可以了解该儿童现实身高所处的位置,如果身高 $<P_3$ 或 $\overline{X}-2SD$ 提示对应其年龄处于低身高状态即身材矮小,身高 $>P_{97}$ 或 $\overline{X}+2SD$ 提示身材高大,均应进一步分析是否为正常还是病理因素所致。

(三)身高的生长速度

指在一定时间内身高的增长量。通常以身高间隔一年的两次测量值之差确定,以"cm/年"表示。由于生长是一个连续的动态过程,因此定期对身高进行测量来了解身高增长的速度有时比绝对身高更为重要,更容易及早发现问题。如果每年的增长速度低于正常应有增长值的 70%,或生长曲线逐渐偏离原有的走势而逐渐变平,都需要及时查找原因。

不同年龄阶段的生长速度不同:生后第一年身高增长 25~26cm,1~2 岁内全年增长 10~12cm,2 岁后至青春期前每年递增 5~7cm 不等。青春期身高的增长明显加速,男孩每年可增长 7~9cm,女孩每年可增长 6~8cm,峰值可达 10cm 左右。如果青春期前生长速度 <5cm/年、青春期生长速度 <6cm/年,提示生长缓慢。

(四)身高的生长曲线

标准化生长曲线图是将不同年龄的生长参照值按百分位法或标准差法的等级绘成曲线图,它既能显示正常儿童的生长规律,又标明了正常的变动范围,并且使用简便,通过目测就能直观、快速地评估儿童的生长水平,通过连续几次的测量(即生长监测)还可以直接观察到生长速度的变化趋势,因此是临床内分泌医生诊疗过程中十分有用的工具。

临床上最常用的身高生长曲线是以百分位数值绘制的(见文末彩图 1-1、彩图 1-2),身高位于第 3~97 百分位之间属于正常范围。但需要强调的是,即使身高仍处于正常范围,但经过一段时间观察,如果个体生长曲线偏离了原先的百分位线向下迁移或快速向上都表明其生长可能存在问题,必须及时查明原因或做出合理解释。

此外,在儿童身高的评价中还需要考虑父母身高对儿童身高的影响。父母的平均身高并根据性别调整,可估算出孩子的遗传身高潜力,也称为遗传靶身高,即遗传潜力所确定的儿童成年身高,可按下列公式计算儿童靶身高。

男孩身高(cm)=(父亲身高 + 母亲身高 +13)/2(cm)±4(cm)

女孩身高(cm)=(父亲身高 + 母亲身高 −13)/2(cm)±4(cm)

如果一个儿童的身高不在预计的靶身高的百分位曲线范围之内,就需要寻找原因。因此,在使用生长曲线判断儿童身高是否正常时结合父母身高是很有帮助的。对于青春发育期儿童,则还需要结合性征发育、骨龄等综合指标来判断。

(五) 与身高有关的身体比例

身体比例是反映匀称度的重要依据,身体比例异常是某些内分泌疾病、遗传代谢疾病和骨骼发育异常疾病的重要体征之一,如软骨发育不全、软骨发育低下、成骨不全、马方综合征等,因此身体比例的评价可为这些疾病的识别及诊断提供重要的线索。

临床上常用的评价身体比例的指标是坐高与下身长(也称腿长,身高减坐高获得)比值(SH/LL),其意义等同上、下部量比值。表 1-6 是坐高/下身长的参照值。

表1-6 中国0~18岁儿童坐高/下身长的参照值（SH/LL）

年龄/岁	男			女		
	P_3	P_{50}	P_{97}	P_3	P_{50}	P_{97}
0.0	1.67	2.00	2.42	1.69	2.03	2.46
0.5	1.56	1.84	2.14	1.56	1.83	2.15
1.0	1.46	1.69	1.94	1.45	1.68	1.94
2.0	1.36	1.54	1.73	1.35	1.53	1.73
3.0	1.30	1.44	1.58	1.29	1.43	1.58
4.0	1.24	1.36	1.48	1.23	1.35	1.47
5.0	1.20	1.30	1.41	1.19	1.29	1.41
6.0	1.16	1.26	1.37	1.15	1.25	1.36
7.0	1.12	1.22	1.33	1.12	1.22	1.32
8.0	1.09	1.19	1.29	1.08	1.18	1.29
9.0	1.06	1.16	1.27	1.06	1.16	1.26
10.0	1.04	1.14	1.25	1.04	1.14	1.25
11.0	1.02	1.12	1.23	1.03	1.13	1.24
12.0	1.01	1.11	1.22	1.04	1.14	1.25
13.0	1.01	1.11	1.22	1.04	1.15	1.26
14.0	1.01	1.12	1.23	1.05	1.16	1.27
15.0	1.02	1.13	1.24	1.06	1.16	1.28
16.0	1.03	1.14	1.25	1.06	1.17	1.29
17.0	1.04	1.15	1.26	1.07	1.18	1.30
18.0	1.05	1.16	1.27	1.07	1.18	1.30

四、体重评价

体重是反映儿童体格发育和营养状况的重要指标,应该在每次体检中进行。

婴儿期体重增长迅速,1岁时体重约为出生体重的3倍,1岁后至青春发育期前每年体重约增长2.0kg。青春期时,体重的增长与身高平行,出现生长突增,年增长量4~5kg,持续2~3年。如果一个儿童的体重小于标准值 −2SD 或 P_3,可能涉及能量和营养素供给不足、器官功能紊乱或慢性疾病导致的营养摄入障碍或吸收异常;如体重大于标准值 +2SD 或 P_{97} 提示可能超重肥胖,由于体重与身高相关,仅凭体重判断儿童是否超重易于误判,因此,目前主张用 BMI〔体重(kg)/身高^2(m^2)〕指标判断儿童的超重与肥胖(表 1-7、表 1-8,见文末彩图 1-3、彩图 1-4)。

表 1-7 中国 2~18 岁男童 BMI 百分位数值表

年龄/岁	体重百分位/($kg·m^{-2}$)								
	3	5	10	15	50	85	90	95	97
2.0	14.26	14.49	14.86	15.13	16.33	17.71	18.07	18.63	19.01
2.5	13.99	14.21	14.56	14.81	15.97	17.30	17.65	18.19	18.56
3.0	13.74	13.95	14.30	14.54	15.66	16.97	17.31	17.85	18.22
3.5	13.55	13.76	14.10	14.34	15.45	16.76	17.11	17.65	18.02
4.0	13.40	13.61	13.96	14.20	15.32	16.65	17.00	17.55	17.93
4.5	13.28	13.50	13.84	14.09	15.23	16.60	16.97	17.54	17.93
5.0	13.21	13.43	13.78	14.03	15.22	16.66	17.04	17.64	18.06
5.5	13.16	13.39	13.76	14.02	15.27	16.79	17.20	17.85	18.30
6.0	13.12	13.36	13.75	14.03	15.35	16.97	17.41	18.12	18.61
6.5	13.09	13.35	13.76	14.05	15.45	17.20	17.67	18.44	18.97
7.0	13.10	13.36	13.80	14.10	15.59	17.47	17.99	18.82	19.40
7.5	13.12	13.40	13.86	14.19	15.77	17.78	18.34	19.24	19.88
8.0	13.17	13.46	13.94	14.29	15.96	18.12	18.72	19.70	20.39
8.5	13.24	13.55	14.05	14.41	16.18	18.48	19.12	20.17	20.92
9.0	13.33	13.65	14.18	14.56	16.42	18.86	19.54	20.66	21.47
9.5	13.45	13.78	14.33	14.73	16.68	19.25	19.98	21.17	22.02

年龄/岁	体重百分位/(kg·m⁻²)								
	3	5	10	15	50	85	90	95	97
10.0	13.59	13.93	14.51	14.92	16.96	19.65	20.41	21.67	22.57
10.5	13.74	14.10	14.70	15.12	17.24	20.05	20.85	22.17	23.11
11.0	13.92	14.29	14.90	15.34	17.54	20.45	21.29	22.66	23.64
11.5	14.10	14.48	15.11	15.56	17.83	20.84	21.71	23.13	24.15
12.0	14.28	14.67	15.32	15.78	18.11	21.22	22.11	23.57	24.63
12.5	14.46	14.87	15.53	16.01	18.39	21.58	22.50	24.00	25.08
13.0	14.65	15.06	15.74	16.23	18.67	21.93	22.86	24.40	25.51
13.5	14.84	15.26	15.95	16.45	18.93	22.26	23.21	24.78	25.91
14.0	15.02	15.45	16.15	16.66	19.19	22.57	23.54	25.13	26.28
14.5	15.20	15.63	16.34	16.86	19.43	22.86	23.85	25.46	26.63
15.0	15.37	15.81	16.53	17.05	19.66	23.14	24.14	25.77	26.95
15.5	15.53	15.98	16.71	17.24	19.88	23.40	24.41	26.06	27.25
16.0	15.69	16.14	16.88	17.42	20.09	23.64	24.66	26.33	27.53
16.5	15.85	16.30	17.05	17.59	20.29	23.88	24.90	26.58	27.79
17.0	15.99	16.45	17.21	17.76	20.48	24.10	25.13	26.82	28.04
17.5	16.14	16.60	17.36	17.92	20.67	24.31	25.35	27.06	28.28
18.0	16.27	16.74	17.51	18.07	20.84	24.51	25.56	27.28	28.51

注:本表适用于 2~18 岁儿童测量立位身高,并以身高计算 BMI。

表 1-8 中国 2~18 岁女童 BMI 百分位数值表

年龄/岁	体重百分位/(kg·m⁻²)								
	3	5	10	15	50	85	90	95	97
2.0	13.91	14.14	14.50	14.76	15.95	17.32	17.68	18.23	18.61
2.5	13.64	13.87	14.22	14.48	15.64	16.99	17.34	17.89	18.27

续表

年龄/岁	体重百分位/(kg·m⁻²)								
	3	5	10	15	50	85	90	95	97
3.0	13.45	13.67	14.02	14.27	15.42	16.76	17.11	17.65	18.03
3.5	13.31	13.53	13.88	14.12	15.27	16.61	16.97	17.52	17.90
4.0	13.17	13.39	13.74	13.99	15.15	16.53	16.89	17.46	17.84
4.5	13.04	13.27	13.62	13.88	15.06	16.48	16.85	17.44	17.84
5.0	12.92	13.15	13.52	13.78	14.99	16.45	16.84	17.45	17.88
5.5	12.84	13.07	13.44	13.71	14.96	16.48	16.88	17.52	17.96
6.0	12.77	13.01	13.39	13.67	14.96	16.53	16.96	17.63	18.09
6.5	12.72	12.96	13.35	13.63	14.97	16.61	17.05	17.76	18.25
7.0	12.68	12.93	13.34	13.63	15.02	16.73	17.19	17.94	18.45
7.5	12.67	12.93	13.35	13.65	15.10	16.89	17.38	18.17	18.72
8.0	12.69	12.96	13.40	13.71	15.21	17.10	17.62	18.46	19.05
8.5	12.75	13.02	13.48	13.80	15.37	17.37	17.92	18.81	19.43
9.0	12.83	13.12	13.59	13.93	15.57	17.68	18.26	19.21	19.88
9.5	12.96	13.26	13.75	14.10	15.82	18.03	18.65	19.66	20.37
10.0	13.12	13.43	13.93	14.30	16.09	18.42	19.08	20.15	20.91
10.5	13.31	13.63	14.15	14.53	16.40	18.84	19.53	20.66	21.47
11.0	13.53	13.86	14.40	14.80	16.74	19.29	20.01	21.19	22.04
11.5	13.77	14.11	14.67	15.08	17.09	19.74	20.49	21.73	22.61
12.0	14.02	14.38	14.96	15.37	17.45	20.19	20.97	22.25	23.18
12.5	14.29	14.65	15.24	15.67	17.80	20.63	21.44	22.76	23.72
13.0	14.54	14.91	15.52	15.96	18.15	21.05	21.88	23.25	24.23
13.5	14.80	15.17	15.79	16.24	18.48	21.45	22.30	23.69	24.70
14.0	15.03	15.42	16.05	16.51	18.78	21.81	22.68	24.10	25.13
14.5	15.25	15.64	16.28	16.75	19.06	22.14	23.02	24.47	25.52

续表

年龄/岁	体重百分位/(kg·m⁻²)								
	3	5	10	15	50	85	90	95	97
15.0	15.44	15.84	16.49	16.96	19.31	22.43	23.32	24.79	25.85
15.5	15.62	16.02	16.68	17.16	19.53	22.68	23.59	25.07	26.15
16.0	15.77	16.18	16.84	17.33	19.72	22.90	23.82	25.32	26.40
16.5	15.91	16.32	16.99	17.48	19.89	23.10	24.02	25.53	26.62
17.0	16.04	16.45	17.12	17.61	20.04	23.27	24.20	25.72	26.82
17.5	16.15	16.57	17.25	17.74	20.18	23.43	24.37	25.90	27.00
18.0	16.26	16.68	17.36	17.86	20.32	23.59	24.52	26.06	27.17

注:本表适用于 2~18 岁儿童测量立位身高,并以身高计算 BMI。

五、骨龄评价

骨龄评价是以骨骼发育(钙化)程度和标准骨龄进行比较所求得的一种发育年龄,是反映个体发育水平和成熟程度比较精确的指标。骨龄相对于实际年龄的提前或落后能决定儿童的生长类型,对成年身高、女孩月经初潮、体型等有重要影响,因此骨龄评价在内分泌临床工作中具有十分重要的用途,是许多影响儿童生长发育疾病的诊断、鉴别诊断及疗效观察的重要辅助手段。

目前,临床常用的骨龄判断方法有标准图谱法(如 Greulich-Pyle 法)和计分法(如 TW 法、CHN 法、中华 05 法等)。两者都采用左手(包括腕、掌、指骨)正位 X 线片,图谱法简便但不够精确。计分法更全面客观,准确性高,但方法较烦琐、评估费时。鉴于两种方法各有其优缺点,一般 7 岁以下适宜用图谱法,7 岁后尤其是青春发育期用计分法判定骨龄的准确性较高。

值得一提的是,由于不同评估方法的评估结果存在一定差异,而且不同评阅者之间也会存在一定偏差,因此,需要注意评价误差,尤其在动态评估中最好能采用同一种骨龄评估方法、由同一个评阅者进行评估。

骨龄与实际年龄（简称年龄）之间的关系可用骨龄差来表明。骨龄差为年龄与骨龄之差，是两者相差的具体岁数。骨龄差为正数，代表骨龄落后于年龄；骨龄差为负数，代表骨龄提前于年龄。通常将 ±2 岁为骨龄差正常范围，其中骨龄差在 ±1 岁内为正常。骨龄大于年龄 1 岁但不超出 2 岁为偏早；骨龄小于年龄 1 岁以上但不超过 2 岁为偏晚。如果骨龄落后于年龄 2 岁以上，则认为骨龄异常落后；若骨龄提前于年龄 2 岁以上，则认为骨龄异常提前。

每年骨龄增加的岁数大约为 1 岁，上下波动在 0~2 岁之间。如果 1 年时间骨龄增加 2 岁以上，则提示骨发育速度过快。骨龄增加的速度大于身高增长的速度则使骨骺愈合提前，生长期缩短，最终造成成年身高降低。

结合年龄、骨龄、目前身高及前一年的生长速度，可以对被检测者的最终成年期身高进行预测。因预测方法大多基于国外的研究资料，并不十分适合于我国人群，所得结果偏差较大。临床工作中也可以通过"骨龄身高"即骨龄对应的身高曲线来粗略估计其最终身高范围。需要强调的是：预测身高只是根据当前生长发育状况估算得到，准确性有限，尤其是一次性预测的结果，临床中综合评估及定期随访是十分重要的。

六、青春期性发育评价

进入青春期后，在下丘脑-垂体-性腺轴的调节下，生殖系统开始迅速发育。性器官及第二性征的发育程度能反映青春期发育的进程及身体发育的成熟程度，因此是评价青春期生长发育的常用指标。

目前，国内外都采用 Tanner 分期，用睾丸和阴毛发育评价男童的性发育，用乳房和阴毛发育评价女童（表 1-9，图 1-5、图 1-6）。

表 1-9 Tanner 性发育分期

分期	乳房	阴毛	睾丸、阴茎
I期	幼儿型,未发育	无阴毛出现	幼儿型,睾丸直径 <2.5cm(1~3ml)
II期	出现硬结,乳头、乳晕稍增大	男童阴茎根部(女童大阴唇)出现短小、色淡、细软的阴毛,数量稀少。	睾丸阴囊增大;睾丸直径 >2.5cm(4~8ml), 阴囊皮肤变红、薄,起皱纹;阴茎稍增长
III期	乳房、乳晕继续增大,侧面呈半圆状	阴毛增粗、色增深、开始卷曲,范围向耻骨联合扩展	睾丸、阴囊继续增大;睾丸长径约 3.5cm(10~15ml);阴茎开始增长
IV期	乳房增大,乳头和乳晕突出于乳房丘面上,形成第二个小丘	似成人,但范围较小,毛稀疏	阴囊皮肤色泽变深;睾丸长径约 4cm(15~20ml); 阴茎增长、增粗,阴茎头发育
V期	成人型,乳房更大,乳晕与乳房融合成大的隆起,乳头突出于其上	阴毛性状和分布同成人,分布到大腿两侧,呈倒三角形或菱形分布,毛浓密	成人型,睾丸长径 >4.5cm(>20ml)

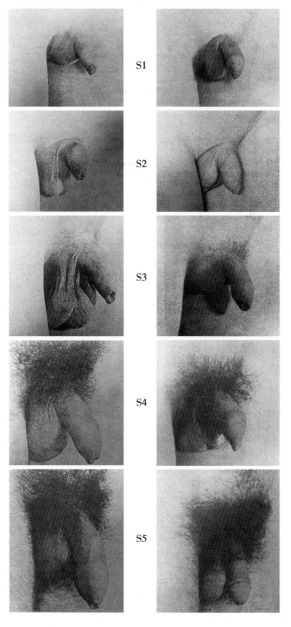

图 1-5 男性外生殖器和阴毛发育分期

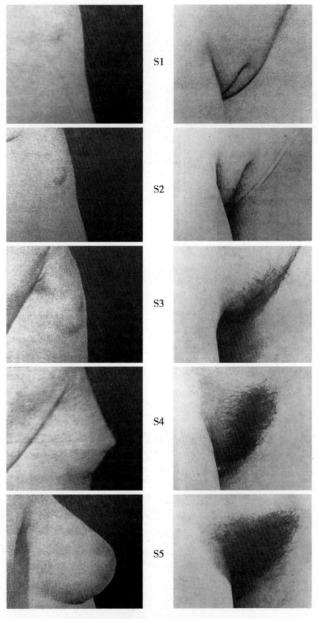

S1

S2

S3

S4

S5

图 1-6　女性乳房和阴毛发育分期

男孩睾丸容积可用 Prader 睾丸计粗略评估（见文末彩图 1-7）。

（李　辉）

参考文献

［1］中华医学会儿科学分会内分泌遗传代谢学组，中华医学会儿科学分会儿童保健学组，《中华儿科杂志》编辑委员会. 儿童体格发育评价与管理临床实践专家共识. 中华儿科杂志，2021，59（3）：169-174.

［2］YAQIN ZHANG，HUI LI. Reference charts of sitting height，leg length and body proportions for Chinese children aged 0-18 years. Annals of Human Biology，2015，25：1-8.

第二章　儿童内分泌疾病

第一节　生长障碍相关性疾病

一、生长激素缺乏症

【概述】

生长激素缺乏症（growth hormone deficiency, GHD）是由于腺垂体合成和分泌生长激素（growth hormone, GH）部分或完全缺乏，或由于 GH 分子结构异常等所致的生长发育障碍性疾病。患者身高处于同年龄、同性别正常健康儿童生长曲线第 3 百分位数以下或低于平均数减 2 个标准差（-2SD），符合矮身材（short stature）标准。

【病因】

下丘脑-垂体功能障碍或靶细胞对 GH 无应答反应等均会造成生长落后，根据病因可分为以下几类：

1. 原发性

（1）下丘脑-垂体功能障碍：垂体发育异常，如不发育、发育不良或空蝶鞍均可引起生长激素合成和分泌障碍，其中有些伴有视中隔发育不全（septo-optic dysplasia）、唇裂、腭裂等畸形。由下丘脑功能缺陷造成的生长激素缺乏症远较垂体功能不足导致者为多。其中，因神经递质-神经激素功能途径的缺陷，导致 GHRH 分泌不足引起的身材矮小者称为生长激素神经分泌功能障碍（GHND），这类患儿的 GH 分泌功能在药物刺激试验中可能表现正常。

（2）遗传性生长激素缺乏（HGHD）：在 3%~30% 的 GHD 儿童中，父/母、兄弟姐妹或后代也存在 GHD。已有关于 GHD 的数个遗传性

24

病因的报道,包括 *POU1F1* 基因突变、*PROP1* 基因突变、GHRH 受体基因缺陷、*GH1* 基因缺失及突变、GH 生物失活综合征、其他参与垂体前叶细胞分化的转录因子的基因突变及可导致 GH 不敏感的基因突变。*POU1F1* 基因突变为常染色体隐性或共显性遗传,可引起多种肽类激素缺乏,伴或不伴垂体前叶发育不全,称为 1 型联合性垂体激素缺乏症(combined pituitary hormone deficiency,CPHD)。

2. **继发性**　多为器质性,常继发于下丘脑、垂体或其他颅内肿瘤、感染、细胞浸润、放射性损伤和头颅创伤等。

3. **暂时性**　体质性生长及青春期延迟、社会心理性生长抑制、原发性甲状腺功能减退等均可造成暂时性 GH 分泌功能低下。

【诊断】

1. **临床表现**　生长激素缺乏症患儿出生时身长、体重均正常;1 岁后出现生长速度减慢,身高落后比体重低下更为明显;随着年龄增长,生长发育缓慢程度也增加,身高年增长速率 <5cm,身高落后于同年龄、同性别正常健康儿童生长曲线第 3 百分位或平均数减两个标准差以下。患儿面容较实际年龄幼稚,皮下脂肪相对较多,脸圆胖、前额突出,下颌小,上下部量比例正常、匀称,患儿牙齿萌出延迟,智力多正常。此外,GHD 患儿的骨龄均延迟,一般在 2 年或 2 年以上,但与其身高年龄相仿,骨骺融合较晚。多数 GHD 患儿出现青春期发育延迟。

部分生长激素缺乏症患儿同时伴有一种或多种其他垂体激素缺乏,这类患儿除生长迟缓外,尚有其他伴随症状:①伴有促肾上腺皮质激素(ACTH)缺乏者容易发生低血糖;②伴促甲状腺激素(TSH)缺乏者可有食欲缺乏、活动较少等轻度甲状腺功能不足的症状;③伴促性腺激素缺乏者性腺发育不全,出现小阴茎,至青春期仍无性器官和第二性征发育等。

器质性生长激素缺乏症可发生于任何年龄。其中,由围产期异常情况导致者常伴有尿崩症。颅内肿瘤导致者则多有头痛、呕吐、视野缺损等颅内压增高以及视神经受压迫的症状和体征。

2. **实验室检查**　GH 的自然分泌呈脉冲式,每 2~3 小时出现一个峰值,夜间入睡后分泌量增高,且与睡眠深度有关。这种脉冲式分泌与下丘脑、垂体、神经递质以及大脑结构和功能的完整性有关,有明显的个体差异,并受睡眠、运动、摄食和应激的影响。因此,随机血清GH水平测定不适用于诊断GHD,仅用于排除GH不敏感的可能性。

大多数患者需行GH激发试验来确诊GHD。经典的GH刺激试验包括生理性刺激试验(睡眠试验、运动试验)和药物激发试验。生理性刺激试验要求一定的条件和设备:睡眠试验必须在脑电图的监测下,于睡眠的第Ⅲ期或第Ⅳ期采血测GH才能得到正确的结果;运动试验则必须达到一定的强度,才能产生促进GH分泌的作用。因此,生理性刺激试验在儿童中难以获得可靠的资料。药物激发试验是目前临床诊断GHD的重要依据。对于疑似单纯性GHD(即无其他垂体激素缺乏的证据)儿童,多主张选择作用方式不同的两种药物激发试验:一种抑制生长抑素释放的药物(胰岛素、精氨酸、吡啶斯的明)与一种兴奋生长激素释放激素释放的药物组合(可乐定、左旋多巴)。对于有已知的中枢神经系统病变、其他垂体激素缺乏或遗传性缺陷的患者,1种药物激发试验就足以确立诊断。对于可根据其他临床诊断标准诊断GHD的特定患者,包括已知有垂体异常(继发于先天异常、肿瘤或辐射)和已知至少有1种其他垂体激素缺乏者及有明显生长障碍者,无需GH激发试验。

GH激发试验在临床应用过程中存在一定局限性,难以作为GHD诊断的金标准。如:①GH激发试验反映的是通过胰岛素、可乐定等药物激发后GH的分泌情况,并非生理状态下GH的分泌。②GH激发试验的诊断阈值是人为设定的,应用不同的药物激发,出现峰值的时间以及峰值的高低不同。③试验结果的解读取决于年龄和性激素浓度。在GH激发试验前给予数日的性激素(称为"预处理"),可减少出现假阳性结果的概率,有助于鉴别GHD与体质性生长和青春期延迟,因此最适合用于平时体健的轻度生长障碍患者。④营养状态、体成分会影响GH对激发试验的反应,肥胖儿童对所有刺激的GH应答均下降。⑤GH测定的准确性不一。不同实验室采用不同的检测方法和试剂,诊断阈值亦不相同。⑥GH激发试验重复性欠佳。

血清IGF1因无明显脉冲式分泌和昼夜节律,相对稳定,能较好地反映内源性GH分泌状态,因此一度被认为是GHD的筛查指标。

IGF1 受性别、年龄、青春期、营养状态及遗传因素的影响,各实验室宜建立自己相应的正常参考值。IGFBP3 的水平变动与 IGF1 相似,但变化较小。IGFBP3 水平降低对 3 岁以下的 GHD 儿童诊断有帮助,但对 3 岁以上身材矮小症儿童诊断敏感度低。

GHD 诊断的过程中,还需评价下丘脑-垂体-其他内分泌轴功能。对已确诊 GHD 的患儿,均需行垂体 MRI,明确是否为器质性 GHD。

3. **诊断标准** 生长激素缺乏症的诊断依据包括:①患儿出生时身长和体重均正常,1 岁以后出现生长速度减慢,身高落后于同年龄、同性别正常健康儿童身高的第 3 百分位数(-1.88*SD*)或 2 个标准差(-2*SD*)以下;②年生长速率 <7cm/年(3 岁以下);<5cm/年(3 岁至青春期);<6cm/年(青春期);③匀称性矮小、面容幼稚;④智力发育正常;⑤骨龄落后于实际年龄;⑥两项 GH 药物激发试验 GH 峰值均 <10μg/L;⑦血清 IGF1 水平低于正常。

【鉴别诊断】

引起生长落后的原因很多,需与生长激素缺乏症鉴别的主要有:

1. **家族性矮身材** 父母身高均矮,小儿身高常在第 3 百分位数左右,但其年生长速率 >5cm,骨龄和年龄相称,智能和性发育正常。

2. **体质性生长及青春期延迟** 多见于男孩。青春期开始发育的时间比正常儿童迟 3~5 年,青春期前生长缓慢,骨龄也相应落后,但身高与骨龄一致,青春期发育后其最终身高正常。父母一方往往有青春期发育延迟病史。

3. **特发性矮身材(idiopathic short stature,ISS)** 是一组目前病因未明的导致儿童身材矮小疾病的总称。患儿出生时身长和体重正常;生长速率稍慢或正常,一般年生长速率 <5cm;两项 GH 激发试验的 GH 峰值≥10μg/L,IGF1 浓度正常;骨龄正常或延迟。无明显的慢性器质性疾病(肝、肾、心、肺、内分泌代谢病和骨骼发育障碍),无心理和严重的情感障碍,无染色体异常。

4. **先天性卵巢发育不全综合征(特纳综合征)** 女孩身材矮小时应考虑此病。本病的临床特点为:身材矮小;性腺发育不良;具有特殊的躯体特征,如颈短、颈蹼、肘外翻、后发际低、乳距宽、色素痣多等。

典型的特纳综合征与生长激素缺乏症不难区别,但嵌合型或等臂染色体所致者因症状不典型,需进行染色体核型分析以鉴别。文献报道约 30%~40% 的特纳综合征患者可出现自发性性发育,因此对已经出现性发育的矮身材女性患儿仍应注意进行染色体核型分析。

5. 先天性甲状腺功能减退症 该病除有生长发育落后、骨龄明显落后外,还有特殊面容、基础代谢率低、智力低下,故不难与生长激素缺乏症鉴别。但有些晚发性病例症状不明显,需借助血 T_4 降低、TSH 升高等指标鉴别。

6. 骨骼发育障碍性疾病 各种骨、软骨发育不全等,均有特殊的面容和体态,可选择进行骨骼 X 线片检查以鉴别。

7. 其他内分泌及遗传代谢病引起的生长落后 先天性肾上腺皮质增生症、性早熟、皮质醇增多症、黏多糖病、糖原贮积症等各有其特殊的临床表现,易于鉴别。

【治疗】

1. 生长激素 基因重组人生长激素(rhGH)替代治疗已被广泛应用。无论是原发性还是继发性 GHD,生长激素治疗均有效。治疗效果具有剂量依赖效应且存在个体差异。

治疗时年龄越小,效果越好,以第 1 年效果最好,身高增长可达到每年 10~12cm 以上,之后生长速率可有下降。为改善身高,GHD 患儿的 rhGH 疗程宜长,可持续至身高满意或骨骺融合。

rhGH 治疗应采用个体化治疗,宜从小剂量开始,目前推荐剂量为 0.075~0.15U/(kg·d),每晚临睡前皮下注射 1 次(或每周总剂量分 6~7 次注射)的方案,最大剂量不宜超过 0.2U/(kg·d)。青春期 rhGH 治疗剂量高于青春期前的剂量。临床通常根据体重、青春期状态选择初始治疗剂量。在治疗过程中应维持 IGF1 水平在正常范围内。血清 IGF1 和 IGFBP3 水平监测可作为 rhGH 疗效和安全性评估的指标。

儿童期特发性孤立性 GHD,尤其是部分性 GHD 患者,有相当一部分在过渡期或成年期生长激素分泌趋于正常,足以维持机体代谢需求,因此在过渡期再次进行生长激素激发试验非常重要,以决定是否需要持续 rhGH 治疗。对于遗传性 GHD、存在先天性结构异常及器质性原因导致的 GHD 等极可能是永久性的 GHD 患者,无需再次评估。一旦确诊为过渡期生长激素缺乏症(transition growth hormone deficiency,TGHD)患者,应考虑立即开始治疗或将儿童生长激素缺乏症(childhood growth hormone deficiency,CGHD)的治疗剂量逐渐过渡到成人期。由 CGHD 延续而来的 TGHD,rhGH 的起始剂量为原使用剂量的 50%;过渡期始发的 TGHD,rhGH 的起始剂量 0.4~0.5mg/d;对已诊断肥胖症、糖尿病或糖代谢异常的 TGHD 患者,建议 rhGH 的初始剂量为 0.1~0.2mg/d;如同时存在多种激素缺乏,在使用 rhGH 前需进行规范的糖皮质激素、甲状腺激素等替代。

rhGH 治疗过程中可能出现甲状腺功能减退,故须进行常规监测,必要时加用左甲状腺素维持甲状腺功能正常。治疗前需全面评价甲状腺功能,若存在甲状腺功能减退,在 rhGH 治疗前,需调整甲状腺功能至正常。

rhGH 长期治疗可降低胰岛素敏感性,增加胰岛素抵抗,部分患者出现空腹血糖受损、糖耐量受损。但多为暂时可逆的,极少发展为糖尿病。绝大多数患者在 rhGH 治疗过程中血糖维持在正常范围。在 rhGH 治疗前及治疗过程中均需定期进行空腹血糖、胰岛素水平的检查,必要时行 OGTT 试验,排除糖尿病及糖代谢异常。有糖尿病、高血脂等代谢性疾病家族史的患者以及特纳综合征(Turner syndrome)、普拉德-威利综合征(Prader-Willi syndrome,PWS)、小于胎龄(SGA)患者等 2 型糖尿病的高危人群,应根据病情权衡利弊,在充分知情同意的前提下决定是否进行 rhGH 治疗,并在治疗过程中密切监测患儿糖代谢相关指标。

在依从性较好的情况下,若生长情况不理想,且 IGF1 水平较低,可在批准剂量范围内增加 rhGH 剂量;在最初治疗 2 年后,若血清 IGF1 水平高于正常范围,特别是持续高于 2.5SD,可考虑减量。

应用 rhGH 治疗的副作用较少,主要有:①注射局部红肿,与 rhGH 制剂纯度不够以及个体反应有关,停药后可消失;②少数患者注射后数月会产生抗体,但对促生长疗效无显著影响;③暂时性视盘水肿、颅内高压等,比较少见;④股骨头骺部滑出和坏死,但发生率很低。

目前,临床资料未显示 rhGH 治疗可增加肿瘤发生、复发风险或导致糖尿病的发生,但对恶性肿瘤及严重糖尿病患者不建议使用rhGH治疗。rhGH治疗前应常规行头颅MRI检查,以排除颅内肿瘤。

2. **其他治疗**　对同时伴性腺轴功能障碍的GHD患儿,待骨龄达12岁时可开始用性激素治疗。男性可注射长效庚酸睾酮25mg,每月1次,每3个月增加25mg,直至每月100mg;女性可用炔雌醇1~2μg/d,或妊马雌酮(premarin),自每天0.3mg起酌情逐渐增加,同时需监测骨龄。

➤ **附:儿童矮身材的诊断流程图**

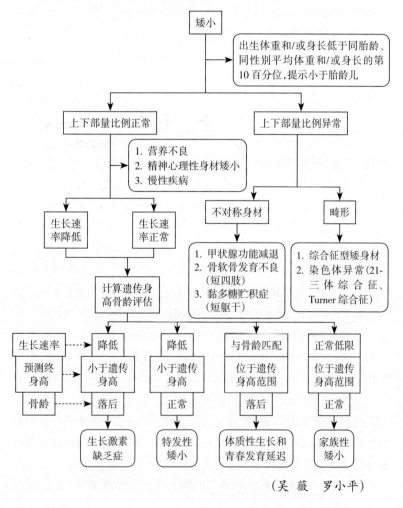

（吴　薇　罗小平）

二、小于胎龄儿

【概述】

小于胎龄儿(small for gestational age infant,SGA)指出生体重和/或身长低于同胎龄儿平均体重和/或身长第 10 百分位数或 2 个标准差(−2SD)的新生儿。

2005 年按照出生体重在同胎龄儿平均体重的第 10 百分位以下的诊断标准调查发现我国 22 个省、自治区、直辖市新生儿 SGA 的发生率为 6.61%。SGA 不仅是新生儿期各种急性并发症的高危人群(如低血糖、低体温、血小板减少症、新生儿窒息及坏死性小肠结肠炎等),同时也是儿童期生长发育迟缓、神经发育落后,青春期进程改变、内分泌紊乱,成年期肥胖、糖尿病、代谢综合征和心血管疾病的高危人群。

【病因】

SGA 是一组异质性疾病。所有出生后可以导致矮小的疾病都有可能是 SGA 的病因,但还有一些特殊因素包括:

1. **母体因素**

(1) 母亲营养状况:孕前及孕期母亲体重的增加是影响胎儿生长的两个重要因素,受孕时母亲营养状况不良和孕期母亲营养不足均能导致小于胎龄儿。

(2) 多胎妊娠:多胎妊娠中,胎儿营养供给不足及子宫对胎儿生长发育的限制均可导致小于胎龄儿。

(3) 母亲患慢性疾病:孕母患任何影响胎盘和胎儿氧供和血供的慢性疾病均可影响胎儿的生长发育,如慢性高血压、妊娠期高血压、糖尿病以及严重青紫型先天性心脏病等。

(4) 其他:母亲长期吸烟、酗酒以及应用可卡因、苯丙胺、海洛因、类固醇激素等可造成小于胎龄儿。

2. **胎盘因素**　胎盘功能是影响胎儿生长发育的重要因素,常见的异常包括:绒毛膜炎、胎盘位置不佳、胎盘早剥及单脐动脉等。

3. 胎儿因素

（1）染色体异常：如 21-三体综合征、特纳综合征等。

（2）宫内感染：常见的宫内感染病原为 TORCH，包括弓形虫、风疹病毒、巨细胞病毒、单纯疱疹病毒等。

（3）先天性代谢异常：如胰腺发育不全、先天性软骨发育不全、成骨不全、苯丙酮酸尿症等。

【诊断】

1. 小于胎龄儿的生理特征　除伴有明显畸形、先天性综合征以及母亲严重疾病所致匀称型小于胎龄儿外，大多数小于胎龄儿均有以下特征：①与躯干四肢相比，头相对较大，面容似"小老头"；②皮下脂肪明显缺乏，皮肤松弛多皱纹，易脱屑；③颅骨骨缝可增宽或重叠，前囟较大；④指/趾甲、皮肤及脐带可因羊水胎粪污染而呈黄绿色，脐带往往较细。

2. 婴儿期和青少年期的临床特征

（1）身材矮小：大部分小于胎龄儿生后即出现追赶生长（catch-up growth，Cug），在 2 岁时其身高、体重达到正常。但约 10% 的小于胎龄儿至 2 岁时身高、体重不能达到正常，这部分儿童生长发育受到影响，生长激素激发试验提示生长激素分泌并不缺乏，仅表现为分泌节律紊乱，表现为高基线、高频率；亦有部分身材矮小的小于胎龄儿伴有生长激素缺乏。骨龄与年龄相当或稍有落后。如不早期干预，易出现成年矮身材。

（2）神经系统发育障碍：部分小于胎龄儿可以出现认知损害，出现反应迟钝、学习成绩差、社交障碍等表现。

（3）内分泌代谢紊乱：有研究表明小于胎龄儿成年后肥胖、胰岛素抵抗、糖耐量受损、心血管疾病等发病率高于适于胎龄儿。

3. 临床分型　根据重量指数（ponderal index）及身长头围之比（表 2-1），可分为以下类型：

（1）匀称型：患儿体重、身长、头围成比例减少，体型匀称。常与遗传、代谢缺陷及宫内感染有关。在妊娠早期生长即受损，各器官细胞数减少，易发生先天性畸形及永久性生长发育迟缓。

表 2-1　小于胎龄儿临床分型评估

	匀称型	非匀称型
重量指数		
胎龄 >37 周	>2.20	<2.20
胎龄 ≤37 周	>2.00	<2.00
身长与头围之比	>1.36	<1.36

注:重量指数=出生体重(g)×100/[出生身长(cm)]³。

(2) 非匀称型:患儿身长及头围受影响不大,但皮下脂肪减少或消失,呈营养不良外貌。生长受损多发生在妊娠晚期,与妊娠期高血压疾病、胎盘功能不全等因素有关。各器官细胞数正常,因营养不良致使细胞体积变小,经补充适量营养可恢复正常。

(3) 矮小综合征及染色体微小异常、重排和断裂:不同的矮小综合征各有不同的临床表现。当有特殊面容时,常常提示染色体的微小异常,如断裂、重排、缺失、异位等。

4. **诊断**　SGA 的诊断基于准确的出生时人体测量,包括体重、身长和头围(表 2-2)。如果 SGA 儿童持续身材矮小(2 岁时身高 <-2.5SD 或在 3~4 岁时身高 <-2SD),且在过去 6 个月内没有追赶生长迹象时,建议转诊给儿科内分泌科医生或具有 SGA 专业知识的儿科医生进一步评估。

表 2-2　SGA 诊断标准

孕周	百分位	BW/g	L/cm	HC/cm	BW/g	L/cm	HC/cm
		男婴			女婴		
37 周[+0]	3rd	2 150	43.8	30.5	2 050	43.0	30.2
	10th	2 400	45.2	31.4	2 290	44.5	31.1
38 周[+0]	3rd	2 350	45.0	31.2	2 250	44.0	30.8
	10th	2 600	46.2	32.1	2 500	45.5	31.8
39 周[+0]	3rd	2 550	46.0	31.8	2 410	45.0	31.5
	10th	2 800	47.3	32.7	2 650	46.5	32.4

续表

孕周	百分位	BW/g	L/cm	HC/cm	BW/g	L/cm	HC/cm
			男婴			女婴	
40周⁺⁰	3rd	2 750	47.0	32.4	2 580	46.0	32.2
	10th	3 000	48.3	33.2	2 810	47.5	32.9
41周⁺⁰	3rd	2 910	48.0	33.0	2 710	47.2	32.7
	10th	3 200	49.2	33.8	3 980	48.5	33.5

注:BW,出生体重;L,身长;HC,头围。

明确 SGA 病因对临床管理具有重要意义。有些综合征具有比较明确的易识别的体征。下面简述临床易混淆的 2 个综合征。Silver-Russell 综合征(Silver-Russell syndrome,SRS)表现为不对称身材矮小,出生体重低,生后生长迟缓,出生时相对头大,额头突出,严重喂养困难。半身肥大、肢体不对称、脊柱侧弯、高额、眼距宽、口角下垂、皮肤血管瘤、颅面发育异常、三角脸、第五指短小弯曲、并指、尿道下裂等。SRS 主要依靠临床诊断,分子生物学检测可进一步明确临床诊断并区分亚型,如果检测结果未见异常并不能除外 SRS 的诊断。3M 综合征一种罕见的常染色体隐性遗传病,表现为严重宫内和出生后生长迟缓。患儿主要表现为身材矮小,三角脸、前额突出、曲线型眉毛,长人中、嘴唇饱满,尖下巴,颈短等,骨骼畸形,不伴有智力异常和其他脏器损害。X 线片提示有细长的管状骨和较高的脊柱骨椎体,在年长儿和成人患者更易见到。约 65% 的患者由 *CUL7* 突变引起、30% 为 *OBSL1* 突变、5% 为 *CCDC8* 突变。

【鉴别诊断】

小于胎龄儿根据出生时新生儿的人体测量指标极易与适于胎龄儿和大于胎龄儿进行鉴别。如出现身材矮小,需要与下列引起矮身材的疾病进行鉴别:

1. **生长激素缺乏症** 出生体重和身长均正常,生后出现身材矮小,生长激素激发试验 GH 峰值 <10ng/ml。

2. **家族性矮身材** 出生体重和身长均正常,父母为矮身材,小儿身高常在第 3 百分位数左右,其身高年增长率 >5cm,骨龄与年龄相当,智能和性发育正常。

3. **特发性矮身材** 出生体重和身长均正常,一般年生长速率 <5cm;两种药物激发试验结果均提示 GH 峰值 >10μg/L,IGF1 浓度正常;骨龄正常或延迟。无明显的器质性疾病,无严重的心理和情感障碍。

4. **先天性甲状腺功能减退症** 出生多为巨大儿,便秘、腹胀,生长迟缓和智能发育迟滞。甲状腺功能检测可进行鉴别。

【治疗】

1. **新生儿期治疗**

(1) 出生时处理:有围产期窒息者出生后立即进行复苏,尽量防止窒息及胎粪吸入;注意保暖,必要时放入温箱中,维持体温在正常范围。

(2) 喂养:尽早开奶,生后 2~4 小时经口喂养,先喂 1~2 次糖水,以后改为母乳或配方奶。对不能自己进食或能量不足者,采用静脉营养。

(3) 低血糖的治疗:生后监测血糖,发生症状性低血糖时先给予 10% 葡萄糖 200mg/kg(2ml/kg),按 1ml/min 静脉注射,然后以 6~8mg/(kg·min)的速度维持,每 1 小时检测血糖 1 次,并根据血糖调整输糖速率。血糖正常 24 小时后逐渐减慢输注速率,48~72 小时停用。

(4) 红细胞增多症-高黏滞度综合征的治疗:当周围静脉血血细胞比容 >0.65,且有症状者,应进行部分换血;周围静脉血血细胞比容 0.60~0.70 但无症状者,应每 4~6 小时监测,同时输入液体或尽早喂奶;周围静脉血血细胞比容 >0.70 但无症状者是否换血尚存在争议。

(5) 其他:及时纠正酸中毒,防治感染。

2. **婴儿期和青少年期治疗**

(1) 矮身材的治疗:关于 SGA 起始治疗的年龄,国内外专家并未取得一致意见。美国 FDA 推荐 2 岁小于胎龄儿未实现追赶生长者即可开始 rhGH 治疗。2003 年欧洲 EMEA 推荐 4 岁以上身高 <-2.5*SD*、生长速度低于同年龄均值、身高 *SD* 低于遗传靶身高 *SD* 的 1*S* 可用 rhGH 治疗。国际儿科内分泌学会和 GH 研究学会推荐 2~4 岁小于胎龄儿无追赶生长,身高 <-2.5*SD* 可考虑开始 rhGH 治疗。2013 年我国

关于 SGA 患儿 rhGH 治疗指征：①出生体重和/或身长低于同胎龄、同性别正常参考值第 10 百分位；②≥4 岁身高仍低于同年龄、同性别正常儿童平均身高−2SD。2022 年国际 SGA 共识建议对排除了其他导致身材矮小常见原因的持续性矮小 SGA 儿童，在不太可能出现追赶生长的年龄（大多数儿童在 3~4 岁）进行 rhGH 治疗。早期开始 rhGH 治疗可获得较好的生长效果。

rhGH 的剂量因不同病因而异，SGA 身材矮小症儿童群体的异质性要求个体化的 rhGH 疗法。应根据体重的变化调整剂量，从而达到个体化治疗的需要。美国 FDA 推荐 rhGH 剂量为 70μg/（kg·d）。欧洲 EMA 推荐剂量为 0.035mg/（kg·d）。我国对关于 SGA 患儿 rhGH 治疗的推荐剂量为 35~70μg/（kg·d）。2022 年国际 SGA 共识推荐 rhGH 治疗剂量范围为 0.033~0.067mg/（kg·d），起始治疗剂量为 0.033mg/（kg·d）。不推荐仅基于 IGF-1 滴定浓度调整 rhGH 剂量。治疗效果与遗传身高、开始治疗时的年龄、身高以及剂量和疗程成正相关。在（近）成人身高且伴骨骺闭合，或反复出现治疗依从性差，或 rhGH 治疗无反应时停止治疗。对伴有心血管代谢危险因素的 SGA 患儿（如超重/肥胖、伴代谢疾病家族史），在治疗期间应常规评估代谢参数（空腹血脂、血糖、胰岛素、糖化血红蛋白浓度）。

（2）神经系统发育和内分泌代谢紊乱的监测：对小于胎龄儿需要早期进行神经运动发育评估，对神经运动发育落后者及时进行干预。由于目前小于胎龄儿内分泌代谢紊乱的发生率不高，因此不需要进行常规的监测，但对有糖尿病和心血管病家族史以及体重增长过快、肥胖者需要定期监测。

（吴　薇　罗小平）

三、特发性矮身材

【概述】

特发性矮身材（idiopathic short stature，ISS）是指身高低于同性别、同年龄、同种族正常儿童平均身高的 2 个标准差（−2SD），且其出生体重、身长和生长激素水平均正常。诊断 ISS 时应排除表型异常（如骨骼发育异常、特纳综合征等)、小于胎龄儿(SGA)、以及有明确致矮小的病因(如生长激素缺乏或抵抗、垂体功能减退、库欣综合征、炎症性肠病等)的患儿。

目前,特发性矮身材实质上是一组病因未明的导致身材矮小相关疾病的总称。在身高低于−2SD 的矮身材儿童中,ISS 占 60%~80%。ISS 包括体质性青春期发育迟缓和家族性矮身材。诊断为 ISS 的患者可能存在 GH 分泌量减少、*SHOX* 基因缺陷、GH 启动子功能障碍、GH 分子异常、GH 信号途径遗传缺陷等。

【诊断】

1. **临床表现** ISS 患儿主要表现为身高较同性别、同年龄、同种族儿童矮小,但身材匀称,智力和性发育正常。体格检查与同年龄正常儿童相仿,无明显阳性体征。患儿出生时身长和体重与同胎龄相仿。生长速率稍慢或正常,一般每年生长速率 <5cm。

2. **诊断** ISS 不是一种临床诊断,而是一些目前病因不明的矮小症的描述性诊断,在诊断过程中应仔细询问病史(包括出生史、家族史、既往史)、体格检查(表型特征、身体比例、性发育状态)、实验室检查、影像学检查(包括骨龄)等,必要时做相应基因检测等排除其他导致身材矮小的原因。特别应注意询问父母是否近亲婚配、父母身高(评估遗传靶身高)、父母开始性发育的时间、纵向生长资料等。

ISS 诊断依据包括:①身高低于同种族、同性别、同年龄正常参考值的 2 个标准差;②出生时身长与体重正常,无窒息抢救史,且身材匀称;③除外已知导致矮小的疾病;④无心理和严重的情感障碍,饮食正常;生长速率稍慢或正常,一般每年 <5cm;⑤甲状腺功能、肾上腺功能、肝肾功能、垂体 MRI、四肢长骨片、染色体检查正常;⑥两项标准生长激素激发试验的 GH 峰值均≥10μg/L,IGF-1 的浓度正常或稍低;⑦骨龄正常或延迟。

【鉴别诊断】

1. **软骨发育不良** 软骨发育不良为染色体显性遗传病,通常是由 *FGFR3* 基因突变所致。如果矮小伴有身材比例的异常,通常考虑软骨发育不良而不是 ISS。因此,建议在体检时测量坐高(SH),以坐高/身高（SH/H）比来衡量身材是否匀称。

2. *SHOX* 基因缺乏综合征　*SHOX* 基因（矮小同源盒基因）突变会伴发生长迟缓及骨骼发育不良综合征。生长过程中出现相对短小的肢体提示该基因缺陷，经基因检测明确后应诊断为"*SHOX* 基因缺乏综合征"而非"特发性矮小身材"。因此，详细的体格检查很有必要。

3. 特纳综合征　患者最常见的特征是身材矮小，此临床特征比青春期发育延迟、肘外翻或颈蹼更为常见。

4. 小于胎龄儿　出生体重和/或身长低于同胎龄平均体重和/或身长 2 个标准差（–2*SD*）或第 10 百分位的新生儿。85% 以上在 2 岁内完成追赶生长，仍有 10%~15% 的 SGA 儿童 2 岁时不能追赶上正常，其中约半数至成年后也不能成功追赶。

5. 甲状腺功能减退症　患者身材比例一般不匀称，上部量与下部量的比值增加，骨龄通常显著延迟，部分会有黏液水肿。

6. 生长激素缺乏症　典型的生长激素缺乏症（GHD）诊断不难，但是要客观地区别部分性 GHD 与 ISS 比较困难。GH 激发试验具有一定局限性，GHD 的诊断应基于临床评估与发育学、IGF1 和 IGFBP3 的水平、GH 激发试验、是否伴有其他垂体激素缺乏、影像学检查（骨龄、MRI）等综合评估。

【治疗】

1. 重组人生长激素（rhGH）　2003 年，美国 FDA 批准 ISS 为 rhGH 治疗的适应证。ISS 的治疗标准以生长学指标为主，目前尚无任何生化指标可以决定是否启动 ISS 治疗。ISS 治疗的身高指征因不同国家/地区和临床参数而不同。美国规定 ISS 的治疗标准为：身高低于同性别、同年龄正常健康人群平均身高–2.25*S*（<1.2 百分位）；生长激素研究学会、劳森·威尔金斯（Lawson Wilkins）儿科内分泌学会、欧洲儿科内分泌学会推荐的标准为低于平均身高的–2~–3*SD*，建议开始治疗年龄为 5 岁至青春期早期。在国外的大部分研究中，ISS 患者 rhGH 的起始治疗年龄在 3~4 岁。

国内推荐用 rhGH 治疗的 ISS 患者，应满足下列条件：①身高落后于同年龄、同性别正常健康儿童平均身高–2*SD*；②出生时身长、体重处于同胎龄儿的正常范围;③排除了系统性疾病、其他内分泌疾病、营养性疾病、染色体异常、骨骼发育不良、心理情感障碍等其他导致身材矮小的原因;④GH 药物激发试验 GH 峰值≥10μg/L;⑤起始治疗年龄为 5 岁。

ISS 患儿 rhGH 治疗剂量通常为 0.125~0.2U/(kg·d)。在一定范围内,rhGH 治疗存在剂量依赖效应,但治疗剂量并非越大越好。青春期前治疗剂量稍小,而青春发育期治疗剂量稍大。但最大量不宜超过 0.2U/(kg·d)。

在治疗过程应根据患者的治疗效果、体重变化、青春期状态和 IGF1 水平进行剂量调整,并注意进行疗效评估。IGF1 水平有利于评估治疗的依从性和 rhGH 的敏感性,在患者依从性好且治疗剂量合适的情况下,若生长速率未增加、血清 IGF1 水平未增加,通常提示治疗无效,需进一步评价诊断是否正确;在最初治疗 2 年后,若血清 IGF1 水平高于正常范围,特别是持续高于 2.5S,应考虑 rhGH 减量或停药。

rhGH 短期治疗效果评价指标以身高 SD 的变化为最好,生长速率、生长速率 SD 或年生长速率变化可供参考。rhGH 治疗第一年有效反应的指标包括:①身高 SD 增加 0.3~0.5 以上;②生长速度较治疗前增加 >3cm/年;③生长速率 $SD>1$。长期治疗效果评价指标有成人身高 SD、成人身高 SD 与 rhGH 开始治疗时身高 SD 的变化、成人身高与预测身高的差值、成人身高与遗传靶身高的差值。

影响 rhGH 治疗的因素包括 rhGH 剂量、开始治疗年龄、rhGH 疗程、治疗依从性、GH 受体效能、受体后信号途径、IGF1 转录和翻译的有效性、骨骺的反应性等。

在 rhGH 治疗过程中,每 3~6 个月监测身高、体重、性发育状态及不良反应,常规监测 IGF1、空腹血糖水平以及是否存在脊柱侧弯、腺样体肥大、视盘水肿等。

关于 ISS 治疗的停药指征,目前没有明确的生物学指标,临床上常用的停药指征包括:①治疗后达到近似成人身高后应停药,即生长速率 <2cm/年,和/或男孩骨龄 >16 岁,女孩骨龄 >14 岁;②治疗后身高达正常成人身高范围内(>−2SD);③其他因素,如家长满意度、经济原因等。

2. 其他　芳香化酶抑制剂通过抑制雌激素产生,延缓骨龄进程而有利于身高增长。有文献报道,男性 ISS 患儿应用芳香化酶抑制剂后预测终身高增加,但缺乏其成年身高资料,长期应用的有效性和安全性有待证实。目前无证据证实该药可用于女性 ISS 治疗。

此外,有文献报道 ISS 患儿青春期开始时,若预测身高 <-2SD,可考虑与 GnRHa 合用。GnRHa 和 GH 联合应用 3 年以上可能有一定价值,但长期的有效性和安全性尚有待观察,目前不推荐常规应用。

➢ 附:特发性矮身材诊断流程图

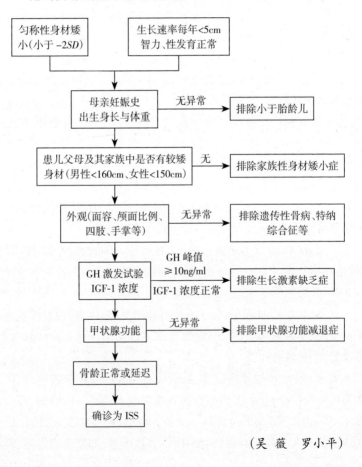

(吴 薇　罗小平)

四、家族性矮小

【概述】

家族性矮身材（familial short stature，FSS）是指生长速率和骨龄正常、有矮身材家族史的矮小症，亦称遗传性矮身材（genetic short stature，GSS）。家族性矮身材在世界范围内的所有种族和地区均有报道，男女发病率均等。

家族性矮身材的病因尚不明确，可能是由于多种基因累积效应共同作用的结果。值得注意的是，如果患儿身材显著落后（即身高低于平均身高 3 个标准差以上），则需考虑是否存在单基因缺陷病可能。

【诊断】

家族性矮身材患儿的出生体重及身长均正常。患儿自出生 6 月起至成年期终身高始终处于矮小范围，但身高增长速率正常。面容无特殊，体型多匀称，骨龄与实际年龄相一致。青春期按正常年龄出现，且其终身高落在靶身高范围。家族成员有矮身材。此外，需要排除营养因素、慢性疾病、用药史以及其他遗传代谢性疾病对身高的影响。

【鉴别诊断】

家族性矮身材主要与体质性青春发育期延迟（CDGP）相鉴别。两者出生体重及身长均正常、生长速率基本正常。但 CDGP 患者青春期发育延迟、骨龄落后，且终身高较 FSS 患者明显更高。

【治疗】

家族性矮身材多数不需要治疗，但患儿及家长对矮身材有较大精神负担和心理压力时，可考虑使用生长激素治疗，但效果尚不肯定。

（吴　薇　罗小平）

五、体质性青春期延迟

【概述】

体质性青春发育期延迟（constitutional delay of growth and puberty，

CDGP)是指在达到同性别、同文化群体的 97%~99% 儿童已开始性成熟的年龄时,即超过平均步入青春期年龄 2~3 个标准差时,仍无第二性征发育或第二性征发育不完全。在临床上参考的界值点为女孩 13 岁仍无乳房发育,男孩 14 岁仍无睾丸增大(睾丸体积 <4ml)。

CDGP 是青春期延迟的最常见病因,原因是下丘脑和垂体控制性成熟的整套基因系统出现基因变异,导致下丘脑促性腺激素释放激素(GnRH)生成出现一过性的功能缺陷。CDGP 往往有家族遗传性,呈常染色体显性遗传,因此家族成员从多代以来就经常"晚熟",表现为比同龄人青春期延迟和青春期生长突增延迟。

【诊断】

1. **临床表现** 体质性青春发育期延迟患儿出生时身高与体重正常。生后 2~3 年之间,其生长发育速度相对较慢,身高常位于或低于同年龄、同性别儿童身高的第 3 百分位,但与骨龄身高相吻合,体型匀称。达到正常的青春期发育年龄时,患儿未见第二性征出现或青春期完成存在推迟。

2. **实验室检查** 骨龄、促性腺激素和性激素水平均低于同年龄正常值。骨龄落后与性发育延迟相关,与生长相平行。LHRH 激发试验呈青春期前反应,多低于实际年龄,但与骨龄相符。生长激素水平低下,但摄入小剂量性激素后可恢复到正常。男性患儿骨龄达到 12~14 岁、女性患儿骨龄达到 11~13 岁时会出现青春期 LH 分泌增加。

【鉴别诊断】

体质性青春发育期延迟需与高促性腺激素性性腺功能减退、先天性低促性腺激素性性腺功能减退、生长激素缺乏伴性腺功能低下及功能性低促性腺激素性性腺功能减退相鉴别。

1. **高促性腺激素性性腺功能减退** 性腺偏小、血清性腺类固醇浓度低、血清 LH、FSH 浓度高。病因包括多种性腺疾病[特纳综合征、克氏综合征(Klinefelter syndrome)]、放化疗、自身免疫反应或感染后损伤所致的性腺损伤、隐睾、男性睾酮生物合成障碍。

2. **先天性低促性腺激素性性腺功能减退** 一组伴有 GnRH 生成

和/或作用缺陷的遗传性疾病,多种基因突变均可导致。患者出生史、出生时身高、身高增长速率以及骨龄均正常,但 LHRH 激发试验提示无应答。部分患者伴有嗅觉缺失(Kallmann 综合征)或其他先天异常,如小阴茎畸形和/或隐睾、中线结构缺损、感音神经性聋、联带运动、单侧肾脏缺如、骨骼缺陷、青春期发育缺失或发育停滞。

3. 生长激素缺乏伴性腺功能低下患者　常有出生时难产史,其生长速率、身高及骨龄落后明显,LHRH 激发试验无应答。

4. 功能性低促性腺激素性性腺功能减退　可能与基础内科疾病有关,例如营养不良(包括神经性厌食)、慢性病(如炎症性肠病、乳糜泻)、甲状腺功能减退和过度运动。这些患者青春期发育通常延迟,但可自发出现青春期发育。

【治疗】

体质性青春发育期延迟多数可达到正常成年身高,因此多数患儿是不需要治疗的。对于男性年龄达到 14~15 岁、女性年龄达到 12~13 岁仍没有明显性征出现或因青春期发育延迟造成患儿及家长严重精神负担影响到生活学习者,可考虑用小剂量性激素短期诱导性发育。但需注意的是,对于激素停止治疗 3~6 个月后发育终止的患儿,应积极寻找其原因。

➤ 附:CDGP 的诊断流程图

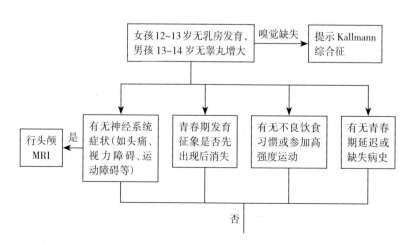

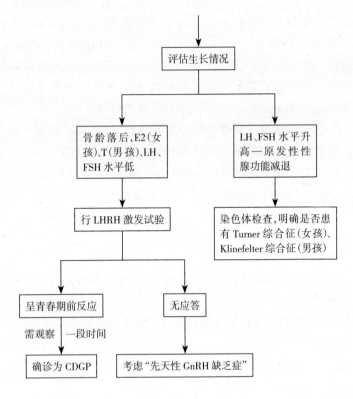

（吴 薇 罗小平）

六、多种垂体激素缺乏

【概述】

多种垂体激素缺乏症（multiple pituitary hormone deficiency，MPHD）是指由于先天因素或后天因素导致垂体合成分泌激素功能障碍，引起两种或两种以上垂体前叶激素缺乏的疾病。MPHD 主要伴有生长激素缺乏，可合并促甲状腺激素、促肾上腺皮质激素、促性腺激素等激素合成分泌障碍。这类疾病多发于男性，国外报道新生儿中发生率为 1/10 000~1/4 000。

该疾病病因分为先天性和后天性因素两类。先天因素主要包括 *PROP1*、*HESX1*、*LHX3*、*LHX4* 和 *PTX2* 等基因突变，导致调控胚胎期垂体前叶细胞增殖和分化异常。此外,垂体发育不良或合并多种发育畸形(无脑畸形、前脑无裂畸形等)也属于先天发病因素。后天因素主要包括颅咽管瘤、神经系统生殖细胞瘤、分娩时新生儿缺氧等获得性因素导致下丘脑、垂体柄或腺垂体的损害引起多种垂体激素缺乏。

【诊断】

1. **临床表现** MPHD 患儿一般是生长激素、性腺轴最先受损。因此,其主要临床表现包括身材矮小、性发育迟缓。

(1) 先天型:患儿出生体重、身高低于正常新生儿 1S 左右,严重缺陷患儿更加明显,后期表现为生长缓慢。临床表现有圆头,圆脸,前额隆起,鼻梁扁平,鼻小,鼻唇沟深,面容呈幼稚型;出牙延迟、排列拥挤,颈短,四肢粗壮而手脚小;性征发育延迟或者缺乏,外生殖器发育幼小。大部分患者智力发育正常,合并甲状腺功能减退患者有智力低下表现。在新生儿或者婴儿时期,常伴有新生儿呼吸暂停、低血糖、黄疸等,也有部分患儿出现抽搐惊厥等症状。

(2) 后天型:患儿发病初期表现正常,随着垂体功能损害加重,后出现生长障碍并逐渐加重。病情严重患者,可出现精神麻木、乏力多汗、畏寒等症状,伴有甲状腺、肾上腺、性腺萎缩。患儿无青春期发育或者部分发育后又出现倒退,伴有闭经、阴毛和腋毛消失。伴脑部肿瘤者可出现头痛、呕吐、视力障碍、癫痫发作、多尿等神经系统表现。颅咽管瘤儿童的常见症状有视野缺损、视神经萎缩、视盘水肿、中枢神经瘫痪,而且生长缓慢较早发生。

2. **实验室检查**

(1) 常规检查:包括血常规、尿常规、肝肾功能、血糖、血脂等。

(2) 生长激素分泌功能评估:生长激素刺激试验。

(3) 甲状腺功能评估:甲状腺功能 T_3、T_4、TSH 及相关抗体及甲状腺彩超等检查。

(4) 肾上腺功能评估:检测 ACTH、皮质醇、17-OH 孕酮及肾上腺彩超等。

（5）性腺发育功能评估：LH、FSH、脱氢表雄酮等性激素水平测定及睾丸彩超及子宫、卵巢彩超等检查。

（6）头颅影像学检查：主要包括头颅 CT 检查和垂体 MRI 检查，均可提示垂体发育状态及颅内肿瘤。

（7）基因检查。

3. 为诊断 MPHD，首先应明确是否存在垂体前叶功能减退症，包括：是否有垂体瘤、下丘脑病变、感染、创伤等相关病史，是否有相应的临床症状及体征，垂体前叶激素及相应靶腺激素水平是否降低，激发试验是否出现阳性。其次，应明确垂体前叶功能减退症的病因。

【鉴别诊断】

主要与一些引起生长发育迟缓的慢性疾病相鉴别诊断，如炎症性肠病、肾病、贫血等疾病。此外，体质性生长发育延迟及遗传代谢病（如糖原贮积症 I 型、Silver-Russell 综合征等）也伴有生长发育障碍相关临床表现。可采用生长激素激发试验及性激素、甲状腺素、肾上腺素、基因检测等检查来进一步明确诊断。

【治疗】

MPHD 一经诊断应尽早激素替代治疗，制定个体化治疗方案。目前，最常见 MPHD 患者合并有生长激素缺乏症，采用生长激素治疗可有效改善患者的成年终身高。推荐补充 GH 剂量：青春期前 0.1~0.15U/（kg·d），青春期 0.15~0.20U/（kg·d）。

其他激素缺乏患者也需要积极激素替代治疗：TSH 缺乏患者可用甲状腺素替代治疗；ACTH 缺乏患者补充氢化可的松、氟氢可的松等药物治疗；对促性腺激素缺乏患者，一般建议青春期时开始性激素治疗，其中部分患者伴有小阴茎，早期可采用庚酸睾酮治疗。

➤ 附:MPHD 的诊断流程图

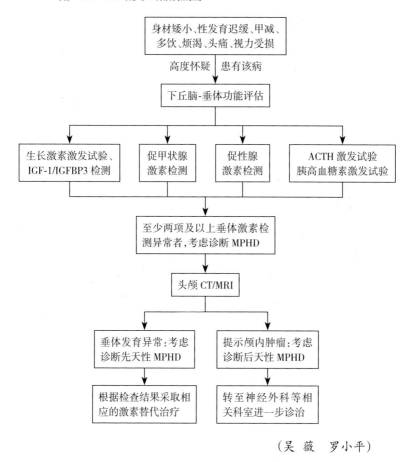

（吴　薇　罗小平）

参考文献

1. TRITOS NA, BILLER BMK.Current concepts of the diagnosis of adult growth hormone deficiency.Rev Endocr Metab Disord,2021,22(1):109-116.

2. HENRY RK.Childhood growth hormone deficiency,a diagnosis in evolution: the intersection of growth hormone history and ethics.Growth Hormone & IGF Research,2020,55(8):101358.

3. BINDER G, WEBER K, RIEFLIN N, et al. Diagnosis of severe growth hormone deficiency in the newborn. Clin Endocrinol (Oxf), 2020, 93 (3): 305-311.

4. 中华医学会儿科学分会内分泌遗传代谢学组,《中华儿科杂志》编辑委员会. 过渡期生长激素缺乏症诊断及治疗专家共识. 中华儿科杂志, 2020, 58 (6): 455-460.

5. EVES R, MENDONÇA M, BARTMANN P, et al. Small for gestational age-cognitive performance from infancy to adulthood: an observational study. BJOG, 2020, 127 (13): 1598-1606.

6. FINKEN MJJ, VAN DER STEEN M, SMEETS CCJ, et al. Children born small for gestational age: differential diagnosis, molecular genetic evaluation, and implications. Endocr Rev, 2018, 39 (6): 851-894.

7. HOKKEN-KOELEGA ACS, VAN DER STEEN M, BOGUSZEWSKI MCS, et al. International consensus guideline on small for gestational age (SGA): etiology and management from infancy to early adulthood. Endocr Rev, 2023, 2 (13): 539-565.

8. SAVAGE MO, STORR HL. GH resistance is a component of idiopathic short stature: implications for rhGH therapy. Front Endocrinol (Lausanne), 2021, 12: 781044.

9. YUAN J, DU Z, WU Z, et al. A novel diagnostic predictive model for idiopathic short stature in children. Front Endocrinol (Lausanne), 2021, 12: 721812.

10. INZAGHI E, REITER E, CIANFARANI S. The challenge of defining and investigating the causes of idiopathic short stature and finding an effective therapy. Horm Res Paediatr, 2019, 92 (2): 71-83.

11. LIN YJ, CHENG CF, WANG CH, et al. Genetic architecture associated with familial short stature. J Clin Endocrinol Metab, 2020, 105 (6): dgaa131.

12. PLACHY L, DUSATKOVA P, MARATOVA K, et al. Familial short stature-a novel phenotype of growth plate collagenopathies. J Clin Endocrinol Metab, 2021, 106 (6): 1742-1749.

13. BARROSO PS, JORGE AAL, LERARIO AM, et al. Clinical and genetic characterization of a constitutional delay of growth and puberty cohort.

Neuroendocrinology,2020,110(11-12):959-966.

14. CASSATELLA D,HOWARD SR,ACIERNO JS,et al. Congenital hypogonadotropic hypogonadism and constitutional delay of growth and puberty have distinct genetic architectures.Eur J Endocrinol,2018,178(4):377-388.

15. YANG H,WANG L,QIU X,et al. Body composition and metabolic health of young male adults with childhood-onset multiple pituitary hormone deficiency after cessation of growth hormone treatment.J Pediatr Endocrinol Metab,2018,31(5):533-537.

16. WANG F,HAN J,SHANG X,et al. Distinct pituitary hormone levels of 184 Chinese children and adolescents with multiple pituitary hormone deficiency:a single-centre study.BMC Pediatr,2019,19(1):441.

第二节 水盐代谢障碍性疾病

一、中枢性尿崩症

【概述】

尿崩症(diabetes insipidus,DI)是由于患儿完全或部分丧失尿液浓缩功能所致的疾病,主要表现为多尿、排出稀释性尿和多饮。发病率约为 1/25 000,尿崩症分为中枢性尿崩症和肾性尿崩症,因抗利尿激素(antidiuretic hormone,ADH)又名精氨酸升压素(arginine vasopressin,AVP)分泌或释放不足引起者,称中枢性尿崩症(central diabetes insipidus,CDI),在儿童患者中约占 90%。

【病因】

CDI 的病因包括遗传性、先天性畸形、获得性和特发性等(表 2-3),主要通过以下几种机制导致 AVP 缺乏:遗传性或先天性的 AVP 缺乏,分泌 AVP 神经元受到物理性的破坏,或存在抑制 AVP 合成、转运或分泌的浸润性或炎症性病变。临床上约一半 CDI 患儿的潜在病因仍有待查明,经过系统的检查和适当的长期随访,特发性中枢性尿崩症的患病率可降低到 4%。

表 2-3 中枢性尿崩症的病因

遗传性（占 <10%）	炎症性/浸润性
AVP-NPⅡ基因	朗格汉斯细胞增生症
常染色体显性	系统性红斑狼疮
常染色体隐性	淋巴细胞性神经垂体炎
X 连锁隐性	神经类肉瘤病
Wolfram 综合征	外伤
PCSK1 基因	中枢神经系统手术
FGF8 基因	头颅外伤
先天性畸形（占 10%）	低氧损伤
透明隔-视神经发育不良	血管
正中线颅面缺损	大脑或下丘脑出血、梗死
前脑无裂畸形	前交通动脉瘤结扎
垂体发育不全或异位	毒素
获得性	河豚毒素
肿瘤	蛇毒
颅咽管瘤	药物
生殖细胞瘤	异丙酚
松果体瘤	右美托咪定
白血病/淋巴瘤	七氟醚
感染	氯胺酮
脑膜炎、脑炎、先天性感染（如巨细胞病毒）	乙醇
	特发性（占 12%~20%）

1. **遗传性** 家族性中枢性尿崩症由 AVP 编码基因突变所致，通常为常染色体显性遗传。常染色体隐性家族性中枢性尿崩症的发病年龄低于显性突变。Wolfram 综合征典型表型为尿崩症、糖尿病、视神经萎缩及耳聋，因 WFS1 基因变异，视上核中分泌精氨酸升压素神经元损失和精氨酸升压素加工前体受损可出现 CDI。其他遗传性病因包括 PCSK1 基因、FGF8 基因缺陷。

2. **先天性畸形** 在一些先天性脑中线结构异常患者中可发生 CDI，常伴有渴感缺陷。

3. **获得性** 含有抗利尿激素的大细胞神经元轴突延伸到垂体后叶，颅底创伤可引起轴突周围肿胀或分离，导致暂时性或永久性尿崩症。病因包括:垂体下丘脑手术后精氨酸升压素神经元破坏。生殖细胞瘤和松果体瘤是与尿崩症相关的最常见的原发性脑肿瘤。急性髓细胞白血病浸润垂体柄和蝶鞍时可致尿崩症。朗格汉斯细胞增生症和淋巴细胞垂体炎是浸润性疾病病因。淋巴细胞性神经垂体炎可能与其他自身免疫性疾病有关。涉及大脑基底部的感染,如脑膜炎球菌、隐球菌、李斯特菌,和弓形虫病、脑膜炎、先天性巨细胞病毒感染等。

【诊断】

明确病因诊断必须通过详细询问病史、细致体格检查和完善的辅助检查及长期的随访。

1. **临床表现**　本病可发生于任何年龄,以烦渴、多饮、多尿为主要症状。突然起病、夜间持续症状和偏好冷饮是典型表现。由 AVP 突变、炎症性疾病或放疗后导致的 CDI 通常起病缓慢。每天饮水量可 >3L/m^2,尿量 >2L/m^2;夜尿增多,可出现遗尿。婴幼儿烦渴时哭闹不安、不愿吃奶,饮水后安静;喂水不足的患儿可发生便秘、低热、脱水甚至休克,严重脱水可导致脑损伤及智力缺陷,甚至危及生命。学龄儿童由于烦渴、多饮、多尿可影响学习和睡眠,出现少汗、皮肤干燥苍白、精神萎靡、食欲低下、体重不增、生长缓慢等症状。

除上述尿崩症常见的临床症状外,不同病因的患儿还有相应的临床表现:如大脑中线先天性缺陷伴尿崩症的患儿,除发病早(生后1周即可出现尿崩症症状)外,还可有唇裂或腭裂等中线颅面缺损或畸形等表现。朗格汉斯细胞增生症者可出现复发性中耳炎、皮肤病变、胆管炎、呼吸困难或骨痛。家族性中枢性尿崩症通常在1~6岁之间起病,疾病表现谱广,相同的突变也可能导致不同家庭成员的不同临床表现,在常染色体隐性家族性中枢性尿崩症中,随着年龄的增长症状会逐渐减轻。Wolfram综合征中尿崩症典型常在青春期或晚至20~30岁起病,但几乎可发生在任何年龄。病史询问中注意多尿或多饮是否有社会心理原因,是否干扰了正常活动及体格生长。发病年龄、家族史和伴随症状和体征(垂体前叶激素缺乏、糖尿病、视力缺陷、皮肤或骨骼损伤)是病因诊断的关键。

2. 体格检查 如患儿充分饮水,一般情况正常,无明显体征。喂水不足的患儿可发生脱水体征。

3. 辅助检查

(1) 尿液检查:尿色清淡无气味,尿比重低,一般为 1.001~1.005;尿渗透压低,小于 300mmol/L;尿蛋白、尿糖及有形成分均为阴性。

(2) 血生化检查:血钾、氯、钙、镁、磷等一般正常,血钠正常或稍高,肌酐、尿素氮正常,血渗透压正常或偏高。无条件测定血浆渗透压的可以公式推算:

渗透压=(血钠+血钾)×2+血糖+血尿素氮,计算单位均用 mmol/L。

(3) 禁水试验:是目前确定儿童浓缩尿液能力的金标准,诊断准确率约达 70%。自试验前一天晚上 7~8 时患儿开始禁食,直至试验结束。试验当天晨 8 时开始禁饮,先排空膀胱,测定体重、采血测血钠及渗透压;之后每小时排尿一次,测尿量、尿渗透压、尿比重和体重,直至相邻 2 次尿渗透压之差连续 2 次 <30 mmol/L,即可再次采血测渗透压、血钠。禁水试验期间应密切观察,如患儿烦渴加重并出现严重脱水症状,或体重下降超过 5%,或血压明显下降,或心率增加,或平均动脉血压下降 15% 以上,或血浆钠≥150mmol/L,应迅速终止试验并给予饮水,并立即进行加压素试验。

结果分析:正常儿童禁饮后不出现脱水症状,每小时尿量逐渐减少,尿比重逐渐上升,尿渗透压可达 600mmol/L 以上,而血钠、血渗透压均正常。

精神性多饮儿童尿比重最高可达 1.015 以上,尿渗透压达 300mmol/L,或尿渗透压与血渗透压比率≥2,这些提示 AVP 分泌量正常。

尿崩症患儿每小时尿量减少不明显,持续排出低渗尿,尿比重不超过 1.010,尿渗透压变化不大;血钠和血渗透压上升分别超过 145mmol/L 和 295mmol/L;体重下降 3%~5%。

(4) 加压素试验:用于鉴别中枢性尿崩症和肾性尿崩症。禁水试验结束后,及时皮下注射垂体后叶素 5U(或精氨酸加压素 0.1U/kg),之后 2 小时内每 15~30 分钟留尿 1 次,共 4 次,测定尿量和尿比重、尿渗透压。

结果分析:如尿渗透压上升峰值超过给药前的 50%,则为完全性中枢性尿崩症;在 9%~50% 者为部分性尿崩症;肾性尿崩症小于 9%。禁水-加压素试验方案见表 2-4。

表 2-4　禁水-加压素试验方案

• 建议在住院病房密切观察下进行	
• 试验前放置好静脉留置针	
• 如患者出现血容量不足的症状或体征时立即停止	
• 检查开始(0h)	• 排空膀胱
	• 测体温、脉搏、呼吸、血压、体重
	• 测血钠、血钾、血糖、尿素、尿比重、尿渗透压
• 6~12h 内每间隔 1h (6 月龄以下婴儿不超过 6h,6 个月 ~2 岁儿童不超过 8h,2 岁以上儿童不超过 12h)	• 测体温、脉搏、呼吸、血压、体重
	• 测血钠、血钾、血糖、尿素、尿比重、尿渗透压
	• 记录尿量
• 试验期间:	
• 血清渗透压 <300mOsm/kg,尿渗透压 <600mOsm/kg,血钠 <145mmol/L,除非出现低血容量表现,否则应继续检查	
• 若尿渗透压 >1 000mOsm/kg 或 >600mOsm/kg 且稳定 1h,判断患儿非尿崩症,停止试验	
• 当血清渗透压 >300mOsm/kg,尿渗透压 <600mOsm/kg,即为尿崩症。立即皮下注射垂体后叶素 5U(或精氨酸加压素 0.1U/kg)并检查:	
• 加压素试验开始	• 测体温、脉搏、呼吸、血压
	• 测尿比重、尿渗透压
	• 记录尿量
• 2h 内每间隔 15~30min,共 4 次	• 测体温、脉搏、呼吸、血压
	• 测尿比重、尿渗透压
	• 记录尿量
• CDI 患者 1h 内尿量减少,尿渗透压至少增加 1 倍	
• 肾性尿崩症患者尿量和尿渗透压无变化	

（5）血浆 AVP 测定：未常规临床使用。

（6）血浆肽素（copeptin）测定：copeptin 是 AVP 激素原羧基端糖蛋白，在体内 copeptin 与 AVP 以 1:1 的比例合成和分泌，可敏感地反映体内 AVP 的分泌状态，是鉴别诊断中有前景的生物标志物。儿科血浆 copeptin 的参考范围尚未正式确立，健康非脱水儿童的参考范围可能在 2.4~9.0pmol/L。血浆 copeptin 基础浓度的检测有助于尿崩症的鉴别诊断：基础血浆 copeptin 水平低于 2.6pmol/L 表明完全性中枢性尿崩症，而肾性尿崩症则 >21.4pmol/L，高于 4.9pmol/L 提示精神性多饮。可通过加测基线（上午 8 点）和刺激（使用精氨酸加压素）前的血浆 copeptin 水平来提高禁水试验的诊断准确性。刺激后血浆 copeptin（pmol/L）与血浆钠（mmol/L）的比值为 0.02 或更高，提示精神性多饮。比值小于 0.02 表示部分性中枢性尿崩症。

直接测量高渗盐水刺激血浆 copeptin 比禁水试验具有更高的诊断准确性，但未报道儿童高渗盐水输注试验方案，或可采用精氨酸刺激试验，21% 盐酸精氨酸 0.5g/kg（最量 192ml=40g）用 500ml 0.9% NaCl 稀释，给药时间 30 分钟以上。在基线和开始输注后 60 分钟，监测血压和脉搏，抽血检测 copeptin。在鉴别中枢性尿崩症和精神性多饮中，精氨酸刺激 copeptin 的临界值为 3.8pmol/L。试验中可出现恶心等不适。

（7）影像学检查：选择性进行头颅 X 线平片、CT 或 MRI 检查，以排除颅内肿瘤，明确病因，指导治疗。探查颅内神经垂体病变 MRI 优于 CT 检查。当 MRI 不可用或禁忌时，CT 仍然是研究鞍区和鞍旁区有价值的选择。目前多层螺旋 CT 可以提供高质量的冠状面和矢状面轴向重建图像。CT 在识别病灶内钙化或更好地评估骨结构方面也有补充作用（例如，在经蝶窦手术前研究颅底或在怀疑骨病变的情况下）。在尿崩症患者中，进行垂体 MRI 可以帮助缩小鉴别诊断范围。

除了腺瘤、垂体后叶浸润性或炎性改变外，CDI 还有两项典型表现。一是垂体后叶高信号缺失，另一是垂体柄增粗，但这两项无特异性。CDI 初诊时下丘脑-垂体成像正常的患者应 3~6 个月内复查

MRI,并随访 3 年以上,以免漏诊生殖细胞瘤和朗格汉斯细胞增生症。

(8) 其他:对 MRI 提示垂体柄增粗的患儿建议检查:①血清 β-人绒毛膜促性腺激素(β-hCG)和甲胎蛋白(AFP)以排查生殖细胞肿瘤;②胸部 X 线、腹部超声检查和骨骼检查以发现朗格汉斯细胞增生症的征象和可能进行诊断活检的部位;③动态垂体前后叶功能检测隐匿型生长激素和促肾上腺皮质激素缺乏;④视力和视野评估;⑤红细胞沉降率、血常规、肝功能等。怀疑家族性与先天性疾病相关 CDI 时(特别是早发 CDI 或家族史呈阳性的患者),完善遗传学检测。

【鉴别诊断】

正常饮食 2 岁以上的儿童中,24 小时液体摄入量 >70ml/kg,尿量 >40ml/kg,婴儿或 2 岁以下儿童 24 小时液体摄入量 >100ml/kg,尿量 >60ml/kg,且渗透压小于 300mmol/L,尿糖阴性需要考虑尿崩症诊断。CDI 需与其他原因引起的多饮、多尿相鉴别。

1. **高渗性利尿** 如糖尿病、肾小管酸中毒等,根据血糖、尿比重、尿渗透压及其他临床表现加以鉴别。总溶质排泄量[尿渗透压 × 24 小时尿重量(以 kg 计)]在高渗性利尿时显著升高,大于 900~1 000mOsm/d。

2. **精神性多饮**(psychogenic polydipsia) 又称为精神性烦渴,这种长期过量的液体摄入,通过下调 AQP2 通道,逐渐导致肾髓质浓度梯度的降低而多尿。通常由某些精神因素引起多饮。起病多为渐进性,多饮、多尿症状逐渐加重,但夜间饮水较少。患儿血钠、血渗透压均处于正常低限,AVP 分泌能力和肾脏反应正常,因此,禁水试验比加压素试验更能使其尿渗透压增高。

3. **肾性尿崩症** 为遗传性或获得性病因导致肾小管上皮细胞对 AVP 无反应所致。发病年龄和症状轻重差异较大。获得性肾性尿崩症临床相对常见,可有基础病因,如肾脏疾病,低钾、高钙血症相关表现或特殊药物用药史(如锂盐)。遗传性肾性尿崩症约 90% 发生于男性,症状相对严重。禁水、加压素试验均不能提高尿渗透压。

【治疗】

1. **病因治疗** 明确诊断后应积极寻找病因。对有原发病灶的患儿必须针对病因治疗,如肿瘤者应根据肿瘤的性质、部位选择手术或放疗方案。特发性中枢性尿崩症患儿,应检查有无垂体其他激素缺乏情况;渴感正常的患儿应充分饮水,尿崩症患者不可用液体限制,但存在脱水、高钠血症的情况下应缓慢给水,以免造成脑水肿。对精神性多饮者应寻找引起多饮、多尿的精神因素,并进行相应的治疗。

2. **药物治疗** 剂量是基于症状控制而非年龄或大小。应从低剂量起始逐渐增加,以保证正常饮水和充足的睡眠,同时避免具有过度抗利尿作用的低钠血症。治疗目标维持 24 小时尿渗透压和尿量在正常范围内。

(1) 1-脱氨-8-D-精氨酸加压素(DDAVP):为人工合成的 AVP 类似物。剂量高度个体化,应根据临床效果进行监测,一般用药 1~2 小时后患儿尿量开始减少。在渴感减退的情况下,建议初始治疗住院调整 DDAVP 剂量和液体摄入量。

1) 口服片剂:醋酸去氨加压素(弥凝):作用维持时间 8~12 小时,每片含量 100μg。一般从小剂量每次 50μg 开始(睡前服用),逐渐加量至疗效满意。口服剂量:50~200μg/d(儿童,每日分 2~3 次),100~500μg/d(青少年,每日分 2~3 次),成人最大剂量 800μg/d。抗利尿的持续时间与口服剂量相关。

2) 喷鼻剂:作用维持时间变异较大,持续时间在 5~21 小时之间(含量 100μg/ml)。一般从小剂量开始,如婴儿每次 0.5~1μg,儿童 2.5~10μg/d(每日分 2~3 次),青少年 10~20μg/d(每日分 2~3 次),用前需清洁鼻腔,症状复现时再次给用。当鼻腔黏膜完整性受影响时,例如过敏性鼻炎或经蝶手术后,应避免使用喷鼻剂。

3) 皮下剂型:婴儿 0.01μg/d,儿童 0.3~0.5μg/d,青少年 0.5~1μg/d,均每日 1 次。

4) 冻干剂型:剂量 1~2μg/(kg·d)。生物利用度比片剂高 60%,但与片剂配方相比,剂量调整有限。

DDAVP 副作用少见,偶有引起头痛或腹部不适;喷鼻剂可有眼刺激、鼻炎、咳嗽等副作用。低钠血症是一种常见的副作用,轻度生化低钠血症(血浆钠 130~135 mmol/L),无神经系统症状,可通过延迟下一次 DDAVP 给药 2~4 小时来处理。复发性低钠血症者可定期推迟或暂停一次药物。对有症状的患者采用 3% 的盐水输注,初始 6 小时以上使血钠升高 4~6mmol/L,24 小时升高血钠 8~12 mmoL/L 的目标可以较缓慢地达到。在 CDI 患者中阿片类药物和非甾体抗炎药均可单独或共同导致低钠血症,应谨慎监测钠水平。

(2) 噻嗪类利尿剂:对 CDI 也有效但很少应用,可用于小婴儿。作用机制为由低血容量诱导的近端肾小管重吸收水钠增加,从而运送到集合管中对 ADH 敏感的位点的水减少,继而减少尿量。氢氯噻嗪 $1~3mg/(kg \cdot d)$,每日 $1~2$ 次;氯噻嗪 $5~10mg/(kg \cdot d)$,每日 $2~3$ 次。

(3) 阿米洛利:保钾利尿剂,剂量 $0.3~0.625mg/(kg \cdot d)$。

3. 住院 CDI 患者的管理 需重点关注尤其有迅速恶化风险的患者,包括急性或慢性意识障碍、意识水平下降、禁食或食欲缺乏,低或高钠血症,无渴感的患者。建议需维持静脉输液治疗并正在服用常规 DDAVP 的患者,在静脉输液时至少每 24 小时监测一次血清钠;意识受损患者至少每 12 小时测量血钠,直到临床稳定。

4. 预防 据病因而定。有 CDI 家族史者,孕前进行产前咨询。对存在可引起 CDI 的获得性病因者,如颅内肿瘤、感染、朗格汉斯细胞增生症等,应积极治疗原发疾病,以免引发本病。健康宣教如出现多尿、多饮症状及时就医。

(杨 玉)

二、肾性尿崩症

【概述】

肾脏中的水稳态是由三个关键蛋白质调节的。AVP 通过结合位于集合管细胞基底外侧膜的加压素 V2 受体(arginine vasopressin receptor V2,AVPR2),激活水的重吸收过程。AVP 抗利尿作用的最后一步是将特定的水通道 AQP2(aquaporin-2)插入腔膜,从而增加腔膜的水渗透性,促进水的重吸收,从而实现尿液的浓缩,使体内血浆渗透压相对稳定并维持于正常范围(280~290mmol/L)。AQP2 或 AVPR2 的功能或调节异常会导致肾性尿崩症。肾性尿崩症(nephrogenic diabetes insipidus,NDI)是由于遗传性或获得性的病因使远端肾单位对 AVP 不敏感,肾脏完全或部分丧失尿液浓缩功能所致,患儿主要表现为多尿、排出稀释性尿和多饮。

【病因】

肾性尿崩症分为遗传性和获得性。

1. 遗传性肾性尿崩症　具有 X 连锁遗传、常染色体隐性或显性遗传模式。但 2% 的病例遗传原因未明。

(1) X 连锁遗传型:是遗传性肾性尿崩症最常见的类型,占所有遗传性肾性尿崩症病例的 90%,发病率为(4~8)/100 万男性活产儿。由于 *AVPR2* 基因失活突变,导致 V2 受体介导的 AVP 作用降低,使肾脏的腺苷酸环化酶的活性降低,环磷酸腺苷(cyclic adenosine monophosphate,cAMP)生成减少,进而对肾髓质集合管的 AQP2 作用减弱,使肾脏对水的重吸收减少,患儿排出大量低渗性尿。该型异常 X 染色体若由父亲传递,子健女病;由母亲传递,子女都可患病。男性患儿因没有正常的 X 染色体,其病情较女性重,故临床上男孩发病多见。目前有 392 个 AVPR2 致病突变被报道引起 NDI,错义突变最常见。尽管绝大多数 AVPR2 突变导致完全性尿崩症,但也有少数突变只导致部分性尿崩症表型。

(2) 常染色体隐性遗传型:是 *AQP2* 基因失活突变所致,是遗传性肾性尿崩症中罕见的类型,男女发病率相同,已报道 47 个家族有 52 个不同的突变导致常染色体隐性肾性尿崩症。大多数常染色体隐性肾性尿崩症导致完全性表型。

(3) 常染色体显性遗传型:也是由于 *AQP2* 基因失活突变引起,临床上极为罕见。目前已知的常染色体显性肾性尿崩症有 11 种突变。

2. 获得性肾性尿崩症　继发于多种病因造成的肾脏损伤、血电解质紊乱、系统性疾病和药物中毒等(表 2-5)。已发现所有形式的获得性 NDI 都与 AQP2 表达减少或 AQP2 运输到肾集合管浆膜顶部失调有关。

表 2-5　肾性尿崩症的病因

先天性疾病

遗传性疾病:V2 受体基因或 *AQP2* 基因突变,胱氨酸病,巴特综合征,巴尔得-别德尔综合征

肾脏畸形:先天性肾盂积水,多囊肾

获得性疾病

肾脏疾病:尿道梗阻性疾病,慢性肾盂肾炎,多囊性肾病,肾结核,急性肾小管坏死

电解质紊乱:低钾血症,高钙血症

系统性疾病:镰刀形细胞病,粉样变性,多发性骨髓瘤,肉瘤样病

药物:锂盐,甲氧氟烷,乙醇,地美环素和其他四环素类,奥利司他

　　抗感染类药物:膦甲酸,两性霉素,甲氧西林,庆大霉素,利福平,氧氟沙星

　　抗肿瘤药:环磷酰胺,异环磷酰胺,长春碱,顺铂

　　其他:苯妥英,醋酸己脲,格列本脲,妥拉磺脲,秋水仙碱,巴比妥酸盐类,氯氮平

【诊断】

完整地临床评估、详细的病史及检查是确诊的必要条件。在新生儿和婴儿中,关注早期表型和遗传模式。新生突变引起的先天性 NDI,临床诊断可能会延迟。

1. **病史**　先天性 NDI 患儿一般有家族史,产前病史通常正常,没有羊水过多,这有助于区分 NDI 与其他多尿疾病,如巴特综合征。获得性 NDI 多见于成人,无家族史,可有上述肾性尿崩症相关药物治疗史。

2. **临床表现**　从症状轻微到严重的神经系统症状有很大差异。遗传性肾性尿崩症约 90% 发生于男性,病情严重。常见症状是多饮、多尿,间歇性发热、呕吐、喂养困难、便秘、生长迟缓、嗜睡、易怒、癫痫发作,最严重的后果见于未接受充分治疗并反复出现高钠性脱水的患儿,可导致脑损伤和智力发育受损。并发症包括膀胱扩大、输尿管

扩张、输尿管积水、肾盂积水、尿路感染等,尤其是排尿习惯差、解剖梗阻的患儿,应及时治疗,避免终末期肾病。发育迟缓的婴儿或儿童可能会出现无意的液体限制,使他们特别容易发生高钠血症。重度脱水和电解质失衡(高钠血症和高氯血症)可能危及生命。X 连锁遗传型肾性尿崩症患儿大脑额叶和基底节等可出现钙化,这些钙化被认为是严重脱水时内皮细胞坏死的结果。常染色体隐性 NDI 通常在出生时表现,虽然大多数病例完全性 NDI,但也有少数常染色体隐性部分 NDI 的报道。常染色体显性肾性尿崩症往往比常染色体隐性或 X 连锁肾性尿崩症更晚出现临床表现,在半岁后出现多尿、烦渴。

与遗传性肾性尿崩症相比,获得性肾性尿崩症在临床上更为常见,但病情较轻。患儿除了多尿、口渴、多饮外,可有原发性肾脏疾病、低血钾、高血钙等引起的症状。

3. **体格检查** 临床上患儿可出现脱水貌,皮肤干燥、眼窝凹陷、眶周褶皱增加、前囟凹陷,体重增长不良。特殊病因所致者可有原发病相关体征,如巴尔得-别德尔综合征患儿肥胖、多指/趾畸形、高血压等。

4. **实验室检查** 同中枢性尿崩症,参见本章第二节水盐代谢障碍性疾病中"中枢性尿崩症"。对血钠浓度≥145mmol/L 且尿渗透压≤200mmol/L 的婴儿不做禁水试验,首选的诊断试验是加压素试验。特发性肾性尿崩症患者,不论年龄或家族史,建议有条件可完善遗传学检测。

【鉴别诊断】

肾性尿崩症需与中枢性尿崩症、精神性烦渴等鉴别。此外,还需做先天性肾性尿崩症和获得性肾性尿崩症之间的鉴别。

先天性肾性尿崩症和获得性肾性尿崩症之间的鉴别:先天性肾性尿崩症一般有家族史,发病早,多在幼儿或新生儿期发病,通过 V2 受体基因或 *AQP2* 基因突变检测可明确诊断。获得性肾性尿崩症无家族史,多见于成人,除低渗性多尿、烦渴多饮外,还有原发病的表现或有上述肾性尿崩症相关药物治疗史,肾功能可有异常,V2 受体基因或 *AQP2* 基因突变检测无异常,原发病可治愈者可根治,药物引起者停用相关药物后病情恢复或好转。

【治疗】

1. **药物治疗**　遗传性 NDI 的患儿,治疗目的是最大程度地改善多尿及避免高钠血症和血容量不足。获得性疾病所致 NDI 者,治疗目的旨在纠正基础疾病或停用致病药物。药物诱导的肾性尿崩症通常可逆,至少部分可逆。少数肾小管功能受损严重病情持续的患儿,则需用利尿剂和非类固醇类的抗炎药物治疗。

遗传性 NDI 需要一个多学科团队(内分泌科、肾脏科和营养科)联合管理。遗传性 NDI 患儿所有并发症都可以通过适当的饮水来预防。因此,患者从出生起就应该不受限制地饮水,以确保正常发育。低盐、低蛋白[2.0g/(kg·d)]、高热量饮食,可通过减少肾脏净溶质的排泄,减少肾性尿崩症患儿的尿量。对于婴儿,建议母乳或低溶质配方奶粉。除低钠饮食外,使用利尿剂或吲哚美辛可能减少尿量。在出生后的前几个月应密切监测患儿的体温、尿量、水的摄入量、食欲以及生长。治疗期间患儿的尿量一般只减少 30%,在生后的 2~3 年也难以达到儿童的正常生长曲线水平。如果持续生长迟缓且无生长追赶迹象,则应考虑管饲或胃造口术的指征。在进食不足和高钠血症的情况下,应根据患者的血清渗透压,用静脉低渗液缓慢补液,尽量每小时降低血清钠 0.5mmol/L,防止高血糖、容量超载、脑水肿和快速纠正高钠血症。勿使用 0.9% 生理盐水(除非低血容量休克时),因可导致氯化钠过量,从而加重高钠血症。

常用的药物有:

(1) 氢氯噻嗪(hydrochlorothiazide):为噻嗪类利尿剂,可减少肾性尿崩症患儿的尿量,但可引起体内缺钾,联合应用保钾利尿剂(如阿米洛利),不仅疗效优于单用氢氯噻嗪,而且有一定程度的预防低钾作用。常用剂量为 1~3mg/(kg·d),分 2~3 次服用。

(2) 阿米洛利(amiloride):为保钾类利尿剂,可减少肾小管上皮对锂的回吸收,减少锂的跨细胞转运,阻断锂对 AQP2 通道表达的影响,因此对锂盐引起的肾性尿崩症是首选治疗。剂量为 0.3~0.6mg/(kg·d)或 20mg/(1.73m²/d),1 天 2 次。与噻嗪类药物联用,可降低低钾血症和代谢性碱中毒的风险。

(3) 吲哚美辛(indomethacin):又称为消炎痛,属于非类固醇类的抗炎药物,它通过抑制肾脏前列腺素的合成,减少遗传性和获得性肾性尿崩症患儿的多尿,特别是对噻嗪类和阿米洛利无反应时。因为高盐饮食会影响肾脏对水的重吸收,因此治疗期间推荐低盐饮食(300~500mg/d)。吲哚美辛的剂量为 0.75~2mg/(kg·d),分 3 次服用。

(4) 布洛芬(ibuprofen):剂量为 20~25mg/(kg·d),分 2~3 次服用。

(5) 1-脱氨-8-D-精氨酸加压素(DDAVP):大部分肾性尿崩症患儿肾脏对 AVP 的抵抗为部分性的,而非完全性的。因此,应用超生理剂量的 AVP 可增加其对肾脏的抗利尿作用。所需剂量因病情而异,可用于 V2 受体变异引起的肾性尿崩症。

2. **预防**　X 连锁和常染色体隐性尿崩症家庭建议遗传咨询及产前诊断,以早期诊断和治疗,可以避免与脱水相关的体格和智力发育迟缓。通过对培养的羊膜细胞、绒毛膜绒毛或出生时获得的脐带血进行突变检测可早期诊断 X 连锁遗传性肾性尿崩症,阳性患者立即接受低钠饮食、饮水和氢氯噻嗪治疗,以避免发生脱水、利于患儿身心发育。

(杨　玉)

三、抗利尿激素分泌失调综合征

【概述】

抗利尿激素分泌失调综合征(syndrome of inappropriate secretion of antidiuretic hormone,SIADH)是在没有肾脏或内分泌功能障碍的情况下,由于抗利尿激素(antidiuretic hormone,ADH)过量分泌或 ADH 受体突变导致体内水分潴留、稀释性低血钠,尿钠和尿渗透压升高的临床综合征。SIADH 多继发于其他疾病,是临床上儿童低钠血症的最常见原因之一。

SIADH 的病因多样(表 2-6),许多患儿存在不止一种导致 SIADH 的原发疾病。血浆 AVP 在 SIADH 中不适当升高,可导致肾小管 AQP2 mRNA 表达增加。水通道蛋白的持续刺激导致肾小管水的重吸收,由此导致低钠血症。一些药物可直接或间接刺激下丘脑分泌AVP、垂体释放AVP,或提高肾小管或集合管对AVP的敏感性,引起SIADH。

表2-6　SIADH的病因

恶性疾病
肺癌、胃肠道肿瘤、泌尿系统恶性肿瘤、血液系统恶性肿瘤及其他

肺部疾病
大叶性肺炎或其他呼吸道感染、支气管扩张、气胸、肺纤维化、肺栓塞、肺结核、哮喘、急性呼吸衰竭、肺不张

中枢神经系统疾病
颅脑创伤、脑炎、脑脓肿、蛛网膜下腔出血、缺血性脑卒中、颅内肿瘤、脑积水、吉兰-巴雷综合征、多发性硬化

药物
抗精神失常药(硫利达嗪、氟哌啶醇、阿米替林)、抗癫痫药(卡马西平、奥卡西平、丙戊酸钠)、抗肿瘤药(长春新碱、环磷酰胺、顺铂、美法仑)、镇痛药(吗啡)、降糖药(氯磺丙脲)、非甾体抗炎药、质子泵抑制剂(奥美拉唑)、去氨加压素(治疗中枢性尿崩症或遗尿时药物过量)、选择性5-羟色胺再摄取抑制剂(氟西汀、舍曲林)、环丙沙星、重组人干扰素 γ、重组集成干扰素 α、溴隐亭、胺碘酮等

其他
手术后 SIADH
遗传性 SIADH(肾脏 V2 受体基因突变,*GNAS* 基因突变,*TRPV4* 基因突变)
特发性

【诊断】

　　包括定性诊断及病因诊断。根据病因不同临床表现具有异质性。症状为尿少、头痛、恶心、呕吐、肌肉痉挛、步态不稳、跌倒、昏睡、烦躁不安,严重时有肺水肿、癫痫发作、脑水肿,并发脑疝。发生慢性低钠血症时多无明显症状。

　　SIADH 是排除性诊断,诊断中的 3 个关键步骤:①确诊为低钠血症;②排除导致有效循环容量减少、肾损害、肾上腺功能不全和甲状腺功能减退的疾病;③识别 SIADH 的潜在原因。经典标准:①低

钠血症,血钠 <135mmol/L;②血浆渗透压 <275mmol/L;③尿渗透压 >100mOsm/kg;④正常摄入盐和饮水时,尿钠 >20~30mmol/L;⑤临床上无脱水和水肿;⑥肾功能、肾上腺皮质功能、甲状腺功能正常、未使用利尿剂,肌酐、尿素、尿酸和钾的血浆浓度正常或降低。

【鉴别诊断】

1. **脑性盐耗综合征(cerebral salt wasting,CSW)** 主要但不完全与中枢神经系统疾病有关。CSW 和 SIADH 均可表现为低钠血症时尿渗透压反而升高、血尿酸下降,尿钠浓度不降低。但 CSW 在发生容量衰竭和低钠血症之前有一段时间的不适当肾钠和液体流失。细胞外液容量不足出现低血压、皮肤弹性下降、血细胞比容升高以鉴别。中枢神经系统疾病的患者亦可能同时存在 CSW 和 SIADH。

2. **高血容量低钠血症**发生在充血性心力衰竭、肝硬化和肾病综合征。高血容量表现为血管外水肿、有效循环量减少,刺激 AVP 分泌。

【治疗】

治疗原则为改善低血钠状态的同时治疗患儿的基础疾病。

1. **低钠血症的治疗**

(1) 急性低钠血症的治疗:定义为在 48 小时内发生的低钠血症。与肺炎相关的轻度低钠血症可以通过抗感染治疗和静脉输液来支持循环。药物诱导的 SIADH 可能只需停药即可,并非每位 SIADH 患儿都需要特定的治疗。重度、症状性或顽固性低钠血症患儿治疗方法为 3% 高渗生理盐水大剂量口服或持续静脉滴注,剂量 1ml/(kg·h),血钠上升速度不超过每小时 1mmol/L,24 小时不超过 12mmol/L;对血浆钠 <105mmol/L,或低钾血症、营养不良、严重肝病者不超过 8mmol/L。初始治疗应以血浆钠在 4~6 小时内升高 4~6mmol/L 为目标,建议每 2 小时监测血钠。快速治疗低钠血症的主要危害是治疗后可能发生渗透性脱髓鞘,其特点是神经系统后遗症,从短暂的意识模糊到痉挛性四肢瘫痪,甚至死亡。

(2) 慢性低钠血症的治疗 慢性低钠血症是指发生时间超过 48 小时的低钠血症。SIADH 继发的轻至中度低钠血症的一线治疗为液体限制。具体包括:所有液体限制摄入,每日液体摄入量低于 24 小时尿量。恶性肿瘤和 SIADH 的营养不良患者限液期间注意保证能量摄入，以防止营养不足。使用 Furst 公式（尿钠+尿钾/血浆钠），其比值 >1 强烈预测对液体限制无效。二线治疗可用袢利尿剂促进水、钠排出，使用时注意监测血钾。SIADH 是一种常见的蛛网膜下腔出血并发症，此时限制液体不可取，因可能导致脑血管痉挛。慢性低钠血症血钠上升速度任意 24 小时内不超过 8mmol/L。据病例研究报道，口服托伐普坦已用于儿童患者的 SIADH 管理；然而，其在 18 岁以下儿童及青少年中用药的安全性和有效性尚未确立。

2. **预防** 几乎所有住院急性疾病患儿都有发生 SIADH 的风险，有 SIADH 风险者（包括围手术期患儿、因癌症化疗而接受水化治疗者、危重症患儿、细支气管炎、肺炎或中枢神经系统疾病患儿）应避免低渗静脉输液，以防止医院获得性低钠血症。同时需警惕药物引起的 SIADH。

（杨 玉）

参考文献

1. CHRIST-CRAIN M，BICHET DG，FENSKE WK，et al. Diabetes insipidus.Nat Rev Dis Primers，2019，5（1）：54.

2. WINZELER B，CESANA-NIGRO N，REFARDT J，et al. Arginine-stimulated copeptin measurements in the differential diagnosis of diabetes insipidus：a prospective diagnostic study.Lancet，2019，394（10198）：58795.

3. CHRIST-CRAIN M，WINZELER B，REFARDT J.Diagnosis and management of diabetes insipidus for the internist：an update.J Intern Med，2021，290（1）：73-87.

4. CERBONE M，VISSER J，BULWER C，et al. Management of children and young people with idiopathic pituitary stalk thickening，central diabetes insipidus，or both：a national clinical practice consensus guideline. Lancet Child Adolesc Health，2021，5（9）：662-676.

5. GARRAHY A，THOMPSON CJ.Management of central diabetes insipidus. Best Practice & Research Clinical Endocrinology & Metabolism，2020，34（5）：

101385.

6. PINTO TE, MOKASHI A, CUMMINGS EA.Central diabetes insipidus and pain medications—a risky combination.Clin Diabetes Endocrinol, 2021, 7(1):11.

7. CHRIST-CRAIN M, HOORN EJ, SHERLOCK M, et al. endocrinology in the time of COVID-19:management of diabetes insipidus and hyponatraemia. European Journal of Endocrinology, 2020, 183(1), G9-G15.

第三节　甲状腺疾病

一、先天性甲状腺功能减退症

【概述】

先天性甲状腺功能减退症(congenital hypothyroidism, CH, 简称甲减)是指出生时存在的下丘脑-垂体-甲状腺(hypothalamic-pituitary-thyroid, HPT)轴功能障碍,导致甲状腺激素合成分泌不足或甲状腺激素的作用受损(受体缺陷)造成的一种疾病,是引起儿童智能和体格发育落后的常见小儿内分泌疾病之一。

【病因】

1. **病变部位**　根据病变的部位分为原发性甲减、继发性甲减和外周性甲减。

(1)原发性甲减:即为甲状腺本身的疾病所致,新生儿筛查患病率约为 1/(2 000~3 000)。其特点是血促甲状腺激素(thyroid-stimulating hormone, TSH)升高和游离甲状腺激素(free thyroxine, FT_4)降低。

1)甲状腺发育异常:80%~85% 的 CH 患者是甲状腺发育异常(甲状腺缺如、甲状腺发育不良、单叶甲状腺、甲状腺异位等)。胚胎甲状腺的发育及其从舌根到前颈的正常迁移是一个高度调控生化步骤的多阶段过程,需要转录因子的参与,如编码甲状腺发育相关转录因子的基因 *TTF1/NKX2.1*、*PAX8*、*NKX2-5*、*GLIS3* 等单基因突变即可导致甲状腺发育异常。

2)甲状腺激素合成障碍:多见于甲状腺激素合成和分泌过程中

酶(碘钠泵、甲状腺过氧化物酶、甲状腺球蛋白、碘化酪氨酸脱碘酶、过氧化氢合成酶等)基因突变,造成甲状腺素合成不足。多为常染色体隐性遗传病,常有甲状腺肿大表现。

3) 地方性甲减:多见于甲状腺肿流行的山区,是由于该地区水、土和食物中碘含量不足,甲状腺激素合成缺乏原料碘所致,除生长发育落后外,常表现为甲状腺肿大。随着我国碘化食盐的广泛应用,其发病率已明显下降。

(2) 继发性甲减:病变部位在下丘脑和垂体,亦称中枢性甲减或下丘脑-垂体性甲减。中枢性 CH 的报告发病率在 1/30 000~1/16 000 之间。常因垂体分泌 TSH 障碍而引起,特点为 FT_4 降低,TSH 减低、正常或轻度增高。病因包括:TSH 缺乏(β 亚单位突变),腺垂体发育异常(相关的转录因子缺陷如 PROP1、PIT-1、LHX4、HESX1 等基因突变),TRH 分泌缺陷(垂体柄阻断综合征、下丘脑病变),TRH 抵抗(TRH 受体突变)。中枢性 CH 可以是孤立的或多种垂体激素缺乏症(MPHD)的一部分。

(3) 外周性甲减:因甲状腺激素受体功能缺陷,甲状腺或靶器官对甲状腺激素反应低下,包括甲状腺激素抵抗(甲状腺受体 β 突变或信号传递通路缺陷)、甲状腺激素转运缺陷(MCT8 突变)等,临床较为罕见。

2. 疾病转归

(1) 永久性甲减:是由于甲状腺激素持续缺乏,患者需终身替代治疗。甲状腺先天性发育异常、甲状腺激素合成和分泌过程中酶缺陷以及下丘脑-垂体缺陷导致。

(2) 暂时性甲减:是由于母亲甲状腺疾病,如母亲用抗甲状腺药物治疗、母源性 TSH 受体阻断抗体(TRAb)、母亲缺碘等,或者早产儿发育不成熟、感染、窒息等各种原因,出生时甲状腺激素分泌暂时性缺乏,甲状腺功能可逐渐恢复至正常。

(3) 新生儿高 TSH 血症:在新生儿筛查和临床中会发现部分新生儿血 TSH 增高而 FT_4 水平在正常范围,称为新生儿高 TSH 血症。高 TSH 血症的临床转归可能为 TSH 恢复正常,或高 TSH 血症持续以及

TSH 进一步升高,FT_4 水平下降,最终发展为甲减。

【诊断】

1. **临床诊断** 需询问母亲孕期甲状腺疾病史和用药情况,了解地方性碘缺乏流行病史,极少部分患儿有家族史。

(1) 新生儿期:多数患儿出生时无特异性临床症状或症状轻微,生后可出现黄疸较重或黄疸消退延迟、嗜睡、少哭、哭声低下、吸吮力差、皮肤花纹(外周血液循环差)、面部臃肿、前后囟较大、便秘、腹胀、脐疝、心率缓慢、心音低钝等。如果中枢性甲减合并其他垂体促激素缺乏,可表现为低血糖、小阴茎、隐睾以及面中线发育异常,如唇裂、腭裂、视神经发育不良等。

(2) 婴幼儿及儿童期:临床主要表现为智力落后及体格发育落后。患者常有明显的生长落后,可有特殊面容(眼距宽、塌鼻梁、唇厚舌大、面色苍黄)、皮肤粗糙、黏液性水肿、反应迟钝、脐疝、腹胀、便秘以及心功能及消化功能低下、贫血等表现。

(3) 其他畸形:所有 CH 新生儿以及高 TSH 血症的新生儿都应仔细查体,检查是否有除上述以外其他畸形特征(特别是心脏和肾脏),可能提示 CH 相关的综合征。

2. **辅助检查**

(1) 新生儿筛查:新生儿筛查已成为早期诊断的重要策略。

1) 方法:采用出生后 72 小时的新生儿干血滴纸片检测 TSH 浓度,一般结果 >10mIU/L(须根据筛查实验室阳性切割值决定)为阳性召回复查,如仍阳性,检测血清 FT_4、TSH 以确诊。该筛查方法只能检出 TSH 增高的原发性甲减,无法检出中枢性甲减及 TSH 延迟升高的患儿(如条件允许建议在 TSH 筛查基础上增加总 T_4 或游离 T_4 的筛查)。

2) 特殊情况的筛查后策略:①部分原发性 CH,低出生体重儿和患病新生儿筛查可能阴性,建议在生后 10~14 天复查甲状腺功能。②双胎患儿 CH 筛查可能出现假阴性,建议行二次筛查,如其中一胎异常,另一胎应随访监测;③对有原发性或中枢性 CH 家族史的新生儿,即使筛查阴性也建议检测血 TSH 和 FT_4;④对唐氏综合征患儿建议生后一个月复查 TSH。

(2) 血清 FT_4、TSH 测定:任何新生儿筛查可疑或临床可疑筛查正常的婴儿都应检测血清 FT_4、TSH 浓度,进一步确定原发性 CH 和中枢性 CH。

(3) 甲状腺超声:可评估甲状腺发育情况,但对异位甲状腺判断不如放射性核素显像。甲状腺肿大者常提示甲状腺激素合成障碍或缺碘。

(4) 核素显像:甲状腺放射性核素显像可判断甲状腺的位置、大小、发育情况及摄取功能。常用 ^{99m} 锝(^{99m}Tc)和 ^{123} 碘(^{123}I),^{99m}Tc 应用更广泛,对婴儿的全身照射剂量更低。需强调不要因为做此检查而推迟新生儿甲减的开始治疗时间。甲状腺摄碘缺乏也可见于 TSHβ 基因缺陷或受体缺陷、碘转运障碍,结合甲状腺超声和血清甲状腺球蛋白检测,可对先天性甲减的病因进行进一步分析判断。若核素扫描提示甲状腺增大,需除外甲状腺激素合成障碍,结合进一步的过氯酸盐排泄试验可为靶向基因检测提供信息。

(5) 甲状腺球蛋白(TG)测定:TG 可反映甲状腺组织存在和活性,甲状腺发育不良患者 TG 水平明显低于正常对照。甲状腺摄碘缺乏而 TG 升高者提示甲状腺存在,需考虑 TSH 受体突变、碘转运障碍或存在母源性 TRB-Ab,而非甲状腺发育不良。

(6) 其他检查:中枢性甲减应做其他垂体激素检查,例如 ACTH、皮质醇、促性腺激素等,以及下丘脑-垂体部位磁共振(MRI)检查。

(7) 基因检测:特别是考虑有甲状腺激素合成障碍、有甲状腺发育不全和中枢性甲状腺功能减退家族史的患儿,行基因检测有助于 CH 遗传类别的诊断、指导治疗、判断预后和遗传咨询。

3. 诊断标准 根据新生儿筛查阳性结果和临床表现:

(1) 血清甲状腺功能检测:TSH 升高、FT_4 减低即可诊断。根据 FT_4 浓度可分为重度 CH($<5\text{pmol/L}$)、中度 CH($5\sim10\text{pmol/L}$)和轻度 CH($10\sim15\text{pmol/L}$)。若血 TSH 持续增高、FT_4 正常,可考虑为新生儿高 TSH 血症。若 TSH 正常、降低或轻微升高,FT_4 降低,考虑中枢性甲减。

(2) 甲状腺超声和显像:可确定是否为甲状腺发育异常,如果甲状腺肿大可考虑为甲状腺合成酶缺陷。

（3）垂体功能检测：如考虑中枢性 CH，需检测其他垂体激素并结合垂体 MRI 以确定下丘脑-垂体发育状况并判断是否全垂体功能低下。

【鉴别诊断】

根据典型的临床症状和甲状腺功能测定，诊断不难。但在新生儿期临床表现无特异性，不易确诊，应对新生儿进行群体筛查。新生儿阶段或之后的儿童应与下列疾病鉴别：

1. **先天性巨结肠**　患儿出生后即开始便秘、腹胀，并常有脐疝，但其面容、精神反应及哭声等均正常，钡灌肠可见结肠痉挛段与扩张段，甲状腺功能正常。

2. **21-三体综合征**　患儿智能及动作发育落后，但有特殊面容：眼距宽、外眼眦上斜、鼻梁低、舌伸出口外，皮肤及毛发正常，无黏液性水肿，且常伴有其他先天畸形。染色体核型分析可鉴别。

3. **佝偻病**　患儿有动作发育迟缓、生长落后等表现。但智能大多正常，皮肤无粗糙，有佝偻病的体征，血生化、X 线片及甲状腺功能测定可鉴别。

4. **骨骼发育障碍的疾病**　如骨软骨发育不良、黏多糖病等都有生长迟缓症状，骨骼 X 线片和尿代谢产物检查有助于鉴别。

5. **与其他新生儿黄疸延迟和生长发育落后疾病的鉴别**　新生儿期的黄疸延迟以及自幼生长发育迟缓的患儿均应除外 CH，根据临床表现结合甲状腺功能、甲状腺成像检查以及基因检测可确定是否为 CH 和遗传学类型。

【治疗】

无论是先天性原发性甲减还是继发性甲减，一旦确定诊断都应该立即治疗。新生儿筛查发现的阳性患者应尽早确诊，尽早治疗，以避免先天性甲减对神经系统发育的损害。一旦诊断确立为永久性甲减应终身服用甲状腺素制剂。

1. **左旋甲状腺素（L-T_4）治疗**

（1）原发性甲减：

1）初始治疗时间：FT_4 浓度减低，TSH 明显高于年龄相关的参考区间，则应立即开始左旋甲状腺素（L-T_4）治疗，或不迟于出生后 2 周，或在第二次常规新生儿筛查和血清甲状腺功能检测后立即开始。

2) 初始治疗剂量:新生儿根据甲状腺激素水平可选择不同的初始剂量。重度应采用最高起始剂量 $10\sim15\mu g/(kg\cdot d)$;中度 CH 初始剂量 $10\mu g/(kg\cdot d)$;轻度起始剂量可 $5\sim10\mu g/(kg\cdot d)$,均为每日 1 次口服。FT_4 最好在治疗 2 周内,TSH 在治疗 4 周内达到正常范围。对于伴有严重先天性心脏病的患儿,初始治疗剂量应酌情减少。治疗后 2 周复查,根据血 FT_4、TSH 浓度调整治疗剂量。

3) 后续治疗:后续治疗需个体化,血 FT_4 应维持在平均值至正常参考上限,TSH 应维持在正常范围内。$L-T_4$ 治疗剂量应根据静脉血 FT_4、TSH 值调整,并结合患儿的生长发育状况和症状体征,防止剂量不足和过度。

(2) 中枢性甲减:中枢性 CH 可以是孤立性的,也可以是多发性垂体激素缺乏症的一部分。肾上腺功能不全未经治疗时,使用 $L-T_4$ 可导致肾上腺危象,因此新生儿中枢性 CH,如合并或不能除外中枢性肾上腺功能不全,需在 $L-T_4$ 治疗前使用糖皮质激素,肾上腺功能正常后再开始 $L-T_4$ 治疗。

(3) 新生儿高 TSH 血症:对于 TSH>10mIU/L,而 FT_4 正常的高 TSH 血症,TSH 仍≥10mIU/L 建议治疗,$L-T_4$ 起始小剂量治疗,4 周后根据 TSH 水平调整。对于 TSH 始终维持在 $6\sim10$mIU/L 婴儿的处理方案目前仍存在争议,需密切随访甲状腺功能。

(4) 总 T_4 减低:对于 FT_4 和 TSH 测定结果正常,而总 T_4 降低者,一般不需治疗。多见于 TBG 缺乏、早产儿或者新生儿有感染时。

(5) 服药注意事项:为提高依从性和尽可能一致的 $L-T_4$ 吸收,每日同一时间给药,避免与大豆蛋白和植物纤维同服。也要避免与质子泵抑制剂、钙剂、铁剂(减少吸收)以及抗癫痫药物(苯巴比妥、苯妥英、卡马西平)和利福平(增加其代谢清除)同服。

2. 随访与评估

(1) 短期内评估:开始治疗后 $1\sim2$ 周开始剂量 $15\mu g/(kg\cdot d)$ 或更高,最迟 1 周进行首次 TSH 和 FT_4 复查,第一个治疗目标是尽快使 FT_4 正常化。第二个治疗目标是在 4 周内使 TSH 正常化,根据 FT_4(或

总 T_4)水平指导剂量调整,直到 TSH 达到年龄特异性参考区间,调整 L-T_4 剂量后 1 个月复查,将 FT_4 保持在年龄特异性参考区间的上限以保证神经系统良好发育。

(2) 后续的随访与评估:

1) 永久性 CH:考虑永久性 CH 患儿需终身药物替代。①短期评估 TSH 恢复正常后,1 岁内 1~3 个月复查一次(根据剂量和 TSH、FT_4 决定频次,6 个月内最好每月 1 次);②2~3 岁可 2~4 个月复查 1 次,此后可 3~6 个月复查 1 次,青春期增加复查频次,直至成年;③每次剂量改变后应在 1 个月后复查;④ 1 岁、3 岁、6 岁时需进行智力发育评估和体格发育评估。

2) 暂时性 CH:由于暂时性 CH 的患病率呈上升趋势。对甲状腺超声正常(原位腺体)、家族中无甲状腺功能减退症患者、且很小剂量 L-T_4 治疗甲状腺功能正常的患儿,可于 6 月龄后行诊断性再评估,逐渐减停 L-T_4 后 4~6 周重新评估,以筛选出无需长期治疗的儿童。如果不能减停,也不能明确为永久性 CH(特别是原位腺体),建议 2~3 岁时重新评估 HPT 轴。

3) 新生儿高 TSH 血症:部分服药患儿在随访过程中血 FT_4 增加,应逐步减少 L-T_4 剂量,直至停药观察。

3. 预防

(1) 新生儿筛查:由于技术及个体差异,约 5% 的先天性甲减患者无法通过新生儿筛查系统检出,仅采用 TSH 筛查方法不能检出中枢性 CH,所以即使筛查阴性临床可疑建议检测甲状腺功能。

(2) 孕妇的甲状腺功能监测:对患甲状腺疾病的孕妇进行甲状腺功能的监测和治疗,防止对胎儿的影响。

(3) 防治碘缺乏和碘过量:地方性碘缺乏地区应适量补充碘盐,防止碘缺乏。围产期和新生儿期避免使用碘作为防腐剂,因为它会引起短暂性 CH。

(4) 生长发育迟缓儿童:对伴有生长发育迟缓等症状的患儿应进行甲状腺功能检测,及早纠正甲状腺功能减退对儿童生长发育的不良影响。

> 附:先天性甲状腺功能减退症的诊治流程图

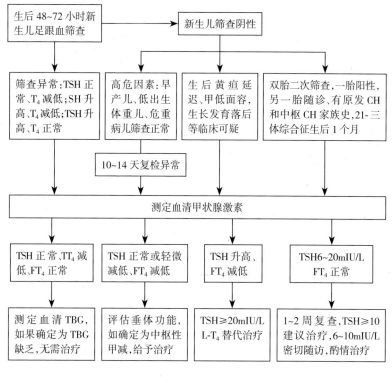

（刘戈力）

二、自身免疫性甲状腺疾病

（一）桥本甲状腺炎

【概述】

桥本甲状腺炎（Hashimoto thyroiditis，HT），是自身免疫性甲状腺疾病的临床类型之一，是一种慢性的自身免疫性甲状腺炎，也是儿童获得性甲状腺功能减退的最常见原因。儿童发病率1%~2%，多于6岁后发病，年长儿和青春期多见，女性多于男性，比例约为4∶1。

【病因】

1. **遗传易感性** 本病具有一定的遗传倾向。*HLA-DR*、*CD40*、

CTLA-4、*PTPN22*、甲状腺球蛋白(TG)和 TSH 受体基因已确定为易感基因。*HLA-DR*、*CD40*、*CTLA-4*、*PTPN22* 基因是免疫调节基因,TG 和 TSH 受体基因是甲状腺特异基因,其中 *HLA-DR* 和 TG 与 HT 的关系强于其他基因。

2. **环境因素**　与 HT 发病有关的环境和非遗传因素包括吸烟、应激、碘过量、药物、细菌和病毒感染、辐照、污染物等。另外,一些生理状态,如青春期(生长突增)、妊娠、更年期、衰老和女性也是高发因素。

3. **自身免疫反应**　在遗传易感的基础上,环境因素触发甲状腺对自身抗原失去免疫耐受,T 淋巴细胞和 B 淋巴细胞浸润甲状腺,这些细胞对甲状腺抗原产生反应,并分泌特异性自身抗体(TPO、TGAb,与甲状腺内淋巴细胞浸润的程度密切相关),导致免疫炎症与细胞因子的形成,从而组织破坏,最终甲状腺功能减退。

【诊断】

1. **临床诊断**

(1) 病史:起病常是隐匿的,可以各种不同系统的症状首诊,因此详细的病史和甲状腺疾病家族史有助于诊断。

(2) 临床表现

1) 临床起病特点:起病隐匿、缓慢、表现多样、不典型,除甲状腺肿大可无症状,甲状腺功能明显不同,从正常、亚临床甲减(无甲减的临床表现,TSH 增高、FT_4 正常) 至明显甲减,极少患儿初期可表现为甲亢或表现为亚临床甲亢。发病年龄越小,甲减症状越明显。

2) 症状和体征常见:①甲状腺肿大(甲肿)是最常见的症状,大多数患者以甲肿首诊(50%~90%),多呈双侧对称性、弥漫性肿大,也可单侧性肿大,质韧、表面光滑,也可呈结节状、无触痛,一般与周围组织无粘连,吞咽运动时可上下移动,部分患儿有颈部受压的症状。②生长和青春发育紊乱:线性生长受损(线性生长损害比体重改变更明显),常以身材矮小首诊,骨龄延迟;可出现青春期延迟;也可诱发假性性早熟:女童乳房增大或阴道出血、男性睾丸增大,但缺乏生长加速和骨龄超前,严重而长期未治疗者可转变为中枢性性早熟;月经初潮后可表现月经不规则。③代谢率减低的表现:昏睡、乏力、学习成绩减退、便秘、怕冷、低体温、少汗、皮肤干、声音嘶哑、脱发、体重增加、黏液性水肿，累及心脏可以出现心包积液和心力衰竭。重症患者可以发生黏液性水肿、昏迷等。④其他表现：可有贫血、脱发、极少数患者以中枢神经系统的一些异常长期就诊神经科（桥本脑炎）等。

3）桥本甲状腺毒症（Hashitoxicosis，HTx）或称桥本甲亢表现：疾病初期由于炎症破坏滤泡，甲状腺激素漏出，患儿可出现一过性的甲亢表现，血清 TGAb 和 TPOAb 高滴度，症状呈自限性，最终甲减，可称假性桥本甲亢或一过性桥本甲状腺毒症。少数患者桥本甲状腺炎和 Graves 甲亢可以并存，组织学兼有 HT 和 Graves 两种表现，当 TRAb 中的刺激抗体 TSAb 占优势时表现为 Graves 病（甲亢）；当 TRAb 中刺激阻断抗体 TSBAb 占优势时表现为桥本甲状腺炎（甲减）。

4）相关疾病：①常同时伴有其他内分泌腺体疾病，如 1 型糖尿病、Graves 病，也可是多内分泌腺体综合征受累器官之一；②遗传综合征患病风险增加，如染色体异常疾病（唐氏综合征、克氏综合征、特纳综合征等）、印记基因病（PWS）、努南综合征、麦丘恩-奥尔布赖特综合征等；③其他疾病：SLE、重症肌无力、类风湿关节炎等也常合并 HT。有上述疾病时要注意检查甲状腺功能。

2. 辅助检查

（1）甲状腺功能检测：血清 TSH 和总 T_4（TT_4）、游离（FT_4）是诊断的一线指标，特别是 TSH，原发性甲减血清 TSH 增高，TT_4 和 FT_4 均降低。血清总 T_3（TT_3）、游离 T_3（FT_3）早期可正常，晚期减低。因为 T_3 主要来源于外周组织 T_4 的转换，所以不作为诊断原发性甲减和随访监测的必备指标。亚临床甲减仅有 TSH 增高，TT_4 和 FT_4 正常。

（2）甲状腺自身抗体检测：甲状腺过氧化物酶抗体（TPOAb）、甲状腺球蛋白抗体（TGAb）滴度明显升高，TPOAb 滴度升高更明显，其诊断意义也较为肯定。年幼儿 TPOAb 阳性的比例更高、青春期两者阳性比例基本相等。两个抗体联合检测的敏感度大约 95%。

（3）甲状腺超声检查：甲状腺弥漫性对称性增大，峡部增厚显著，实质回声多普遍减低，分布不均匀或伴有结节。

（4）甲状腺放射核素显像检查：不是本病的常规检查，甲状腺显像图像表现多样,必须综合分析。

(5) 甲状腺细针吸取细胞学检查(FNAC):此检查不是桥本甲减的常规检查,但有结节者有意义。

(6) 其他检查:轻、中度贫血,血清总胆固醇、心肌酶谱可以升高,部分病例血清催乳素升高、蝶鞍增大,需要与垂体催乳素瘤鉴别。需要关注 IgG4 相关甲状腺炎(IgG4 升高,与其他相关疾病并存时,注意相关疾病的检查)。

3. 诊断标准

(1) 临床甲减:甲状腺肿大,伴有甲减的症状和体征,TSH 增高,总 T_4 或 FT_4 降低,TPOAb、TGAb 滴度升高即可诊断。

(2) 亚临床甲减:TSH 增高,总 T_4 或 FT_4 正常,TPOAb、TGAb 滴度升高,考虑亚临床甲减,需随诊,抗体滴度和 TSH 增加,预示可进展为明显的甲减;单纯甲状腺肿大,如 TPOAb 和 TGAb 滴度较高者要密切随访。

【鉴别诊断】

1. 萎缩性自身免疫性甲状腺炎　又称原发性黏液性水肿,可因阻滞型抗 TSH 抗体所致,也可以是自身免疫性多内分泌腺体功能低下的一部分,无甲状腺肿大,组织活检可见甲状腺普遍萎缩。

2. 单纯性甲肿　甲状腺弥漫肿大,质地柔软,表面光滑,不伴有甲亢或甲减的功能性改变,抗体正常。

3. Graves 病　HT 甲亢可有高代谢的表现,但症状比较轻微,TPOAb 和 TGAb 抗体滴度升高明显,T_3、T_4 轻度升高,Graves 病以 TRAb 滴度升高为主,TPOAb 和 TGAb 抗体滴度较低。HT 最终为甲减。

4. 其他甲状腺炎

(1) 急性化脓性甲状腺炎:发热、甲状腺局部或邻近组织红、肿、热、痛,血白细胞增高、血沉增快,甲状腺功能一般正常,甲状腺超声多为甲状腺肿大、炎症改变。FNAC 检查可见大量中性粒细胞。

(2) 亚急性甲状腺炎:常有前驱感染病史,甲状腺局部疼痛和触痛,轻至中度发热,常有疲劳、食欲缺乏、肌痛和关节痛的伴随症状。早期血沉增快,白细胞可增高。甲状腺毒症期呈现血清 T_3、T_4 浓度升高,甲状腺摄碘率呈现降低的双向分离现象,随着甲状腺破坏加重,出现一过性甲减,炎症消退,甲状腺滤泡上皮恢复,甲状腺功能恢复正常。TPOAb、TgAb 阴性或低水平增高,超声显示片状低回声区,边界模糊。甲状腺核素扫描早期甲状腺无摄取或摄取低下对诊断有帮助,FNAC 多核巨细胞、片状上皮样细胞(此项不作为诊断常规检查)。

【治疗】

1. **甲状腺素替代治疗** 甲状腺功能正常的患儿定期随诊,甲减患儿左旋甲状腺素钠($L\text{-}T_4$)是首选的替代治疗。

(1) 治疗目标:临床甲减症状和体征消失,目标是 TSH 控制到正常($0.5\sim2\text{mIU/L}$),FT_4 达正常上限。一般需要终身替代,也有自发缓解的病例。

(2) 剂量和用法:初始剂量可根据年龄和标准体重估计(表 2-7),还需结合生化监测和临床表现个体化,一般 $5\sim6$ 周达到理想的血药浓度。每天 1 次口服,最好饭前 20 分钟服用。服药注意事项见先天性 CH。

表 2-7 $L\text{-}T_4$ 不同年龄用量

年龄	剂量/$\mu g \cdot (kg \cdot d)^{-1}$
0~3 个月	10~12
3~6 个月	8~10
6~12 个月	6~8
1~3 岁	4~6
3~10 岁	3~4
10~15 岁	2~4
>15 岁	2~3
成人	1.6~1.8

(3) 随诊监测:生长期的患儿开始治疗后每 $4\sim6$ 周监测甲状腺功能、生长发育以及性发育状况,根据结果调整 $L\text{-}T_4$ 剂量,直至达到终身高。达终身高后可半年至一年监测一次。由于 HT 可能造成永久性甲减,应终身监测甲状腺功能。如果血清 TSH 超过正常 2 倍,而

FT_4水平正常参考区间,仔细询问是否有间断性漏服药物情况。

2. 亚临床甲减　虽然儿童青少年亚临床甲减进展为明显甲减的风险低于成人,但 TSH 值 >10mIU/L 仍推荐 $L-T_4$ 替代治疗,替代治疗中要定期监测血清 TSH 和 FT_4,防止过量。对 TSH 4~10mIU/L 伴 TPOAb 阳性的患者,是否治疗仍有争议,要密切观察 TSH、FT_4 的变化和程度,结合患儿表现和是否有高危因素(家族史、青春发育期生长突增、女童、特殊综合征等)可选择性治疗,因为这些患者容易发展为临床甲减。

3. HTx 的处理　一般不用抗甲状腺药物治疗,特别是一过性 HTx,为控制甲亢症状可给予 β 受体阻滞剂(如普萘洛尔,见 Graves 病),1 个月后根据病情和心率情况,逐渐减量或停药。个别甲亢症状不能控制者可适当应用小剂量抗甲状腺药物,根据甲状腺功能情况及时减量直至停药,以免导致严重甲减。

4. 相关疾病患儿的监测　患相关疾病的患儿应每年监测甲状腺功能,以便及早发现甲减。

➤ **附:桥本甲状腺炎的诊治流程图**

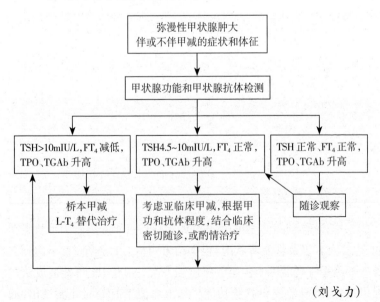

（刘戈力）

（二）Graves 病

【概述】

Graves 病（Graves disease，GD）又称毒性弥漫性甲状腺肿（toxic diffuse goiter），是一种伴甲状腺素合成增多的器官特异性自身免疫性疾病，GD 在整个人群中的患病率约为 1%~1.5%。GD 占儿童所有甲状腺疾病的 10%~15%，95% 以上的儿童甲状腺功能亢进是 GD。GD 的发病率目前认为正在上升，幼儿中约为 0.1/10 万人年，在青少年中约为 3/10 万人年。GD 虽可见于任何年龄，但 5 岁以下少见，随着年龄的增长发病率增加，10~15 岁达高峰，女童发病是男童的 4~5 倍，GD 也常见于伴有其他自身免疫性疾病和有自身免疫性疾病家族史的儿童。

【病因】

1. GD 的原因尚不完全清楚，但是与遗传背景、环境因素和免疫系统之间复杂相互作用的结果有关。这种疾病的遗传易感性被认为是多基因的。据报道 GD 与 6p 染色体上的人类白细胞抗原（HLA）基因、2q33 染色体上的细胞毒性 T 淋巴细胞抗原-4（CTLA-4）基因和 1p13 染色体上的 *PTPN22*（淋巴酪氨酸磷酸酶）基因有关。约 80% 的 GD 易感性是由遗传因素决定的，而另外 20% 是环境触发因素（例如感染、应激、摄入碘过多、精神压力等）。免疫系统的 B 淋巴细胞产生致病性促甲状腺激素受体的自身抗体（TRAb，特别是刺激性抗体），同时 B 细胞具有作为抗原提呈细胞（APCs）的能力。可能将促甲状腺激素受体（TSHR）抗原表位呈递给 T 细胞使疾病持续，以及通过产生促炎和抗炎细胞因子和趋化因子来调节免疫反应，因此，GD 是由于 TSHR 失去免疫耐受，导致甲状腺激素过度合成和分泌而引起的自身免疫疾病。

2. **自身免疫性新生儿甲亢** 患有 GD 的孕母所生的新生儿大约 2% 可发生自身免疫性新生儿甲亢。Graves 病孕母的 TRAb 可以通过胎盘到达胎儿，引起新生儿甲亢。有的母亲甲亢已经得到控制，但是由于循环内存在 TRAb，依然可以引起新生儿甲亢。此类患儿甲亢一般是暂时的。

【诊断】

1. 临床诊断

(1) 病史:起病可急、可缓,常有甲状腺疾病家族。和 GD 母亲所生的小儿应密切监测甲状腺功能和甲状腺自身抗体,特别是 TRAb。

(2) 临床表现

1) 常见的表现是甲状腺肿大和高代谢症候群,少数有眼征。①甲状腺肿:多数呈弥漫对称性,部分患儿不对称、质软,在上下极可闻及血管杂音,或可触及震颤;②心血管表现:除心悸外,重症患者可有心律失常、心脏杂音、心脏扩大、心力衰竭等;③消化系统:吃得多反而体重下降、大便次数多;④血液系统:偶可引起贫血;⑤月经紊乱:青春后期女性常有月经减少、周期延迟甚至闭经;⑥儿童 Graves 眼病:眼睑缩回和突出是最常见表现,软组织炎症较少见,运动障碍和视神经病变罕见,因此大多数儿童眼病较成人轻。

2) 不同年龄阶段的表现:①青春期前患儿典型甲亢的主诉少于青春期后的患儿,可能甲亢的症状和体征存在但常常被家长忽视。青春期前的儿童常表现为体重减轻、大便次数多,随着甲亢的持续还可有生长加速和骨龄超前(青春期前生长受到 GH 和甲状腺激素的影响)。而青春期的儿童多表现为易激惹、心慌和甲状腺肿大,青春期后的女孩可有月经失调。儿童青少年期患儿眼病和皮肤改变不如成人多见,症状也较轻微。②胎儿和新生儿表现:与孕母的甲状腺功能状况有关,母体 TRAb 可以引起胎儿甲亢。妊娠 25~30 周胎儿的胎心率 >160 次/min 提示本病。胎儿还出现宫内生长迟缓、羊水过少、早产甚至死亡。新生儿甲亢一般在出生后数天发作。表现为心动过速、易激惹、皮肤潮红、吃奶多但体重不增、甲状腺肿、眼球凝视、小前囟和肝脾大等,主要的危险是心功能不全。严重的病例可有小头畸形和精神运动障碍。甲亢常常呈一过性,随着抗体消失,疾病自发性缓解。

2. 辅助检查

(1) 血清促甲状腺激素和甲状腺激素

1) 敏感 TSH(sensitive TSH,sTSH)降低:TSH 检测是疑似甲状腺功能障碍初始评估时的筛查指标,一般甲亢患者 sTSH<0.1mIU/L。但

垂体性甲亢 TSH 不降低或轻微升高。

2) 血清 TT_3、TT_4 和 FT_3、FT_4 水平升高:血清游离 T_3(FT_3)和游离 T_4(FT_4)水平不受甲状腺素结合球蛋白(TBG)的影响,FT_3 是甲亢更为敏感的指标。总 T_3(TT_3)和总 T_4(TT_4)指标稳定,可重复性好。

(2) 甲状腺自身抗体

1) 促甲状腺激素受体抗体(thyrotropin receptor antibodies,TSH-R-Abs,TRAb):包括刺激性抗体 TSAb 和刺激阻断抗体 TSBAb,TSAb 是 GD 的特异性生物标志物,目前大多数实验室尚不能分别检测,近期新的细胞生物学测定法的应用有望区分抗体。通过 TRAb 检测也有助于甲状腺功能亢进症诊断和鉴别诊断。同时 TRAb 的监测也是药物治疗缓解停药抉择的指标之一。血清 TRAb 水平在年幼患者(<5 岁)明显高于年长患者(>5 岁),在病初临床表现重的患者高于临床表现较轻的患者。对新生儿甲亢也有预测作用。

2) 甲状腺过氧化物酶抗体(TPOAb)和甲状腺球蛋白抗体(TGAb):Graves 病患者阳性率也可升高,有助于确定自身免疫性甲状腺疾病。

(3) 影像学检查:彩色多普勒超声检查可观测甲状腺的大小、有无结节,甲亢患者可见甲状腺腺体呈弥漫和局灶回声减低,在低回声处血流明显增加。甲状腺核素静态显像主要用于对可触及的甲状腺结节性质的判定,对多结节性甲状腺肿伴甲亢和自主高功能腺瘤的诊断意义较大。

3. **诊断标准**

(1) 临床甲亢症状和体征。

(2) 甲状腺弥漫性肿大(触诊和超声证实):少数病例可以无甲状腺肿大。

(3) 甲状腺功能:血清 TSH 浓度降低,甲状腺激素浓度升高。强烈怀疑甲亢时,检测血清 TSH、游离 T_4 和总 T_3,常可明确甲亢诊断。

(4) 甲状腺自身抗体增高,特别是 TRAb 滴度升高提示 GD。

(5) 亚临床甲亢:TSH 低于或抑制(<0.4 mIU/L),FT_4(T_3)在正常参考区间,TRAb 持续存在,考虑亚临床 Graves 病。

【鉴别诊断】

1. 除甲肿外无上述症状、体征,甲状腺激素和促甲状腺激素正常。

2. 毒性单结节性甲状腺肿(毒性甲状腺腺瘤) 具有自主分泌甲状腺激素功能,引起甲亢症状和体征的甲状腺腺瘤。甲状腺自身抗体一般阴性,多见于成人,偶尔发生于儿童。

3. 亚急性甲状腺炎 典型亚急性甲状腺炎患者常有发热、颈部疼痛,为自限性,早期血中 T_3 和 T_4 水平升高,甲状腺毒症期过后可有一过性甲状腺功能减退症(甲减),然后甲状腺功能恢复正常。

4. 桥本甲亢 见桥本甲状腺炎。

5. 其他 心悸、心动过速、心律失常需与心肌炎鉴别;腹泻、消瘦与慢性结肠炎鉴别;低热、多汗、心动过速与结核病和风湿病鉴别;多食、消瘦与糖尿病鉴别。

【治疗】

1. 抗甲状腺药物治疗(ATD)

(1) 常用药物:咪唑类包括甲巯咪唑(赛治,他巴唑、MMI)和卡比马唑(甲亢平 CBZ)、丙硫氧嘧啶(propylthiouracil,PTU)。抗甲状腺药物推荐为儿童 GD 的一线治疗,建议首选 MMI。儿童青少年不推荐应用 PTU(显著增加肝毒性风险)。

(2) 剂量和疗程

1) 起始剂量:ATD 的起始剂量取决于体重、体征、症状和生化严重程度,MMI 0.5mg/(kg·d) 或 CBZ 0.75mg/(kg·d) 即可阻断甲状腺激素的产生,严重病例 MMI 可用至 1.0mg/(kg·d)(最大每天 30mg)或 CBZ1.3mg/(kg·d)可每天 1 次,但初始最好分次服用。

2) 缓解与维持:药物起效一般需要几周,大多 4~6 周甲状腺功能正常,根据甲状腺功能每 2~4 周减药 1 次,每次 MMI 减量 5~10mg,减至最低有效剂量时维持治疗,MMI 为 2.5~5mg/d,也可将初始剂量逐渐减 30%~50% 或 1/3。一般初始治疗持续 1~3 个月,甲状腺功能正常后逐渐减量,根据甲状腺功能每 4 周左右递减,然后逐步过渡到维持阶段。起始剂量、减量速度、维持剂量和总疗程均有个体差异,需要根据临床实际掌握。儿童 GD 缓解率低,可能较成人需要更长 ATD 治疗时间(至少 2~4 年,无禁忌证和药物副作用者可更长时间)才能得到缓解。缓解停药后也需随诊观察,复发后再次 ATD 治疗对大多数患者仍有效。治疗过程中出现甲状腺功能减退或甲状腺明显增大时可酌情用 L-T_4 或甲状腺片。

(3) 停药与复发:停药时甲状腺明显缩小及 TRAb 阴性者停药后复发率低;停药时甲状腺仍肿大或 TRAb 阳性者停药后复发率高,因此建议 TRAb 转阴后再停药。复发多发生在停药后 3~6 个月内,也有更长时间者,建议停药第一年 3~4 个月复查,第二年 6 个月复查,此后每年复查 1 次,至少监测 10 年。

(4) 抗甲状腺药物副作用和处理:常见副作用是肝毒性、粒细胞减少、皮疹和抗中性粒细胞抗体(ANCA)阳性,但发生血管炎较少,治疗期间注意监测肝功能和白细胞。皮疹和瘙痒不严重的病例可同时给予抗组胺药物,严重者需停药。粒细胞减少者适当减少抗甲状腺药物剂量并给予相应的升白细胞药物。粒细胞缺乏可给予糖皮质激素或粒细胞集落刺激因子。副反应严重不能应用抗甲状腺药物的患者可考虑放射性碘或手术治疗。

2. β 肾上腺素能阻滞剂　根据患儿心悸、心动过速和震颤的严重程度,给予 β 受体阻滞剂如普萘洛尔 0.5~1mg/(kg·d)(哮喘禁用),缓解症状,并减少 T_4 向 T_3 转化。

3. 放射性碘(RAI)治疗　相对适应证:青少年和儿童甲亢,用 ATD 治疗失败、拒绝手术或有手术禁忌证。[131]I 治疗的剂量通常根据甲状腺大小及其摄碘率来计算。一般按每克甲状腺组织来计算剂量。甲状腺的重量常通过超声法、触诊法、放射性核素显像法和 CT 法确定。RAI 治疗的主要并发症是甲减。

4. 手术切除(Tx)　手术分为甲状腺次全切除和全切除术,儿童手术常用于甲状腺肿大明显、ATD 治疗失败的二线治疗。

5. Graves 眼病(GO)　三分之一或三分之二儿童患者有眼部障碍,但通常是轻度的,可保守治疗,眼裂闭合不全眼干者可用人工泪液。罕见的中至重度活动性 GO 病(根据 CAS 评分)可使用抗炎药物(如静脉注射皮质类固醇)治疗。

6. 新生儿和胎儿甲亢治疗

(1) 新生儿甲亢的治疗:目的是尽快降低患儿循环血内甲状腺激素水平。

(2) 胎儿甲亢的治疗:孕妇服用抗甲状腺药物可以控制胎儿甲亢。开始剂量 PTU150~300mg/d,1~2 周减少剂量,以控制胎心率 <140 次/min 为目标。分娩前 PTU 减至 75~100mg/d。注意避免 ATD 过量影响胎儿的脑发育。

➢ 附:Graves 病的诊治流程图

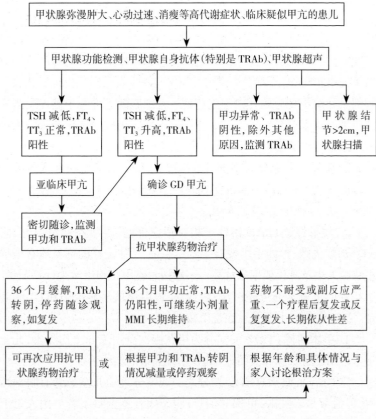

（刘戈力）

三、甲状腺结节性疾病

【概述】

儿童甲状腺结节是一组不同甲状腺疾病的临床表型总称,包括孤立性结节、多发性结节、自身免疫性甲状腺结节等,约 2% 的儿童有可触及的甲状腺结节。儿童甲状腺结节大多数为良性的,可有炎症性病变、滤泡性腺瘤。儿童甲状腺结节的恶性风险远高于成人,结节恶性比率可高达 22%~26%。因此,对儿童甲状腺结节的评估更需慎重。

【病因】

1. 病因

(1) 辐射:甲状腺是辐射敏感腺体。辐射暴露可能会导致甲状腺结节、甲状腺癌和甲减。儿童甲状腺比成人甲状腺更容易受辐射致癌效应的影响,因各种原因而暴露于外照射或头颈部接受辐射治疗者,则成年期甲状腺结节和/或甲状腺癌发病率较高。儿童期辐射剂量是成人期出现甲状腺结节的危险因素。

(2) 遗传学:多种遗传综合征与甲状腺癌相关,如结肠腺瘤性息肉病基因突变导致的常染色体显性遗传病 Gardner 综合征,*PTEN* 基因突变导致的儿童 Cowden 综合征和 Bannyan-Riley-Ruvalcaba 综合征,*PRKAR1A* 基因突变的 Carney 综合征 1 型,*RET* 原癌基因突变导致的多发性内分泌腺肿瘤 2 型等。

(3) 其他:内分泌障碍、甲状舌骨囊肿、甲状腺发育不良等引起的先天性甲状腺功能减退、自身免疫性甲状腺炎等与儿童甲状腺结节有关。过量的碘摄入亦可能与甲状腺结节相关。

2. **组织病理类型** 孤立性甲状腺结节病理类型有炎症性病变、良性甲状腺腺瘤(滤泡性腺瘤)、甲状腺囊肿和甲状腺癌,其中以良性甲状腺腺瘤最为常见。

【诊断】

1. **临床表现** 甲状腺结节多为体检临床触诊发现或超声检查发现,一般无临床症状,伴有功能障碍者可出现甲状腺功能减退或功能亢进的表现。体格检查着重注意结节的质地、大小、活动度以及有无相关淋巴结肿大,综合征患者的临床表型特征,吞咽困难、发生障碍、呼吸短促等局部受压表现。淋巴结肿大是儿童甲状腺恶性肿瘤的最重要表现。

2. **实验室检查**　甲状腺功能包括总甲状腺素(TT_4)、游离甲状腺素(FT_4)、总三碘甲状腺原氨酸(TT_3)、游离三碘甲状腺原氨酸(FT_3)、血清促甲状腺激素(TSH)、甲状腺球蛋白(Tg)、抗甲状腺球蛋白抗体(TgAb)、抗甲状腺过氧化物酶抗体(TPOAb)以及降钙素。大多数甲状腺结节儿童无甲状腺功能异常,少数伴有甲状腺功能低下,极少的可伴有甲状腺功能亢进。降钙素是筛查甲状腺髓样癌的指标,一般超过100ng/L时,要考虑甲状腺髓样癌。

3. **甲状腺影像学检查**　甲状腺超声是评估结节数量、大小、特征和有无淋巴结转移的首选影像检查,也是甲状腺结节诊断和术后随访的常用手段。推荐所有甲状腺结节患儿进行甲状腺超声检查。不推荐电子计算机断层扫描(CT)、磁共振(MRI)、放射性核素扫描(ECT)作为甲状腺结节的常规检查。对于侵犯范围较大的甲状腺肿瘤,推荐增强MRI作为制定手术方案的辅助检查。甲状腺结节 TI-RADS(thyroid imaging reporting and data system)是根据彩超检查的结果得出来的结论,共对应5类:1类是正常甲状腺,2类是良性结节,3类是可能良性结节,4A是5%~10%恶性,4B是10%~80%恶性,4C是恶性>80%,5类是活检证实的恶性结节。

4. **甲状腺细针抽吸活检**(fine needle aspiration biopsy,FNAB)　FNAB是术前诊断甲状腺结节性质及可疑淋巴结的常规方法。对甲状腺功能正常或低下、结节最大直径>1cm和超声特征提示可疑甲状腺癌的患者,或者虽然结节最大直径<1cm,但多个证据提示恶性病变可能时,建议进行FNAB。

5. **甲状腺核素扫描**　血清TSH浓度低提示高功能结节时应行甲状腺核素扫描,通常使用 [123]I作为示踪剂。高功能结节表现为结节区域摄取率增加而腺体其他部位无摄取或摄取率下降。高功能结节大多数为良性,但有报道8%~29%的偶然发现儿童自主功能结节中存在乳头状或滤泡状甲状腺癌。结节疑似乳头状甲状腺癌的特征时应考虑 FNAB。

根据临床触诊及甲状腺超声即可明确甲状腺结节的诊断。甲状腺结节的诊断流程包括甲状腺结节有无甲状腺功能异常、超声以及FNAB（见诊断流程图）。

【鉴别诊断】

1. **单纯性甲状腺肿** 单纯性甲状腺肿（simple goiter）又称非毒性甲状腺肿（non-toxic goiter），是由于缺碘、致甲状腺肿物质等环境因素或由于遗传及先天缺陷等引起的非炎症、非肿瘤性疾病。在通常情况下，患者无临床症状。甲状腺呈弥漫性或多结节性肿大，女性多见。可呈地方性分布，常为缺碘所致，称为地方性甲状腺肿（endemic goiter）；也可散发，主要是因先天性甲状腺激素合成障碍或致甲状腺肿物质等所致，称为散发性甲状腺肿（sporadic goiter），多发生于青春期。

2. **分化型甲状腺癌（differentiated thyroid cancer，DTC）** 常表现为无症状的孤立性结节，包括乳头状和滤泡状甲状腺癌。主要危险因素有男性、头颈部外照射史或核尘埃暴露史，结节快速增大、质硬或固定的肿块、声音嘶哑或吞咽困难，颈部淋巴肿大。青春期前的甲状腺癌发现时往往为晚期，伴有局部区域侵袭或者远处转移（肺最常见，其次是骨骼和脑）。

3. **甲状腺髓样癌（medullary thyroid carcinoma，MTC）** 通常因孤立性结节或者在有家族成员诊断出 MTC 时被发现，一般是 2 型多发性内分泌腺肿瘤的组成部分，可进行遗传学诊断。

【治疗】

甲状腺结节大多为良性结节，定期接受颈部触诊及甲状腺超声检查监测。甲状腺结节的处理需要包括甲状腺外科、核医学科、内分泌科、病理科以及放射影像科等多学科共同进行讨论。

1. 最大直径 >4cm 的良性实性结节，生长趋势明显的甲状腺结节及高功能腺瘤推荐行甲状腺腺叶加峡部切除术。

2. 最大直径≤4cm 且 FNAB 证实为良性的甲状腺结节进行定期超声随访，当超声检查异常时行甲状腺腺叶加峡部切除术。推荐6~12 个月复查甲状腺超声和颈淋巴结超声，结节稳定者，每隔 1~2 年复查超声,若结节增大或出现不正常的超声特征,则复查 FNAB 或手术切除。

3. 儿童良性甲状腺结节即不推荐也不反对常规使用左旋甲状腺素片(L-T$_4$)治疗。对于有压迫症状或有辐射暴露史的患者,L-T$_4$ 治疗可能有获益。

➢ 附:甲状腺结节的诊治流程图

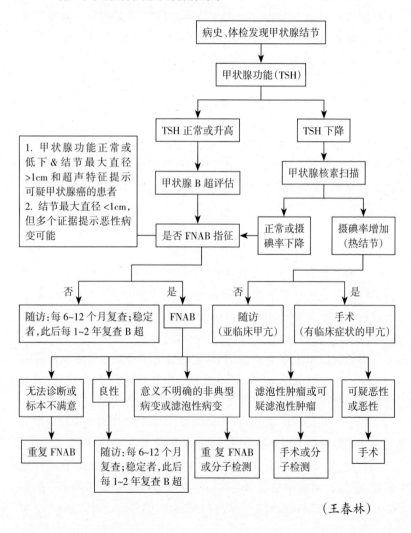

（王春林）

四、急性甲状腺炎

【概述】

急性甲状腺炎(acute thyroiditis)是由甲状腺急性感染(常为细菌性感染)导致的化脓性病变,是一种相对罕见但可能危及生命的甲状腺疾病,多发生于左叶,属全身性脓毒血症在甲状腺的一种局部表现或为甲状腺的孤立性感染,以发热、甲状腺肿痛为基本特征。急性甲状腺炎远不如其他甲状腺炎症性疾病常见,如亚急性肉芽肿性甲状腺炎(甲状腺病毒感染导致,常称亚急性甲状腺炎)和慢性甲状腺炎(常为自身免疫性)。急性甲状腺炎的临床症状和体征与其他非感染性甲状腺炎相似,早期识别急性甲状腺炎的临床和细菌学特征,明确诊断、尽快采取治疗至关重要。

【病因】

甲状腺解剖学结构的独特性以及甲状腺内碘浓度高、血供和淋巴管丰富,使得甲状腺对从邻近部位直接蔓延的感染具有较强的抵抗力,是甲状腺感染罕见的原因。

1. **感染途径** 梨状窝瘘(与第 3 或第 4 鳃弓畸形相关)是儿童细菌感染甲状腺的常见途径,其他途径如甲状舌残留、先天性鳃瘘、血行播散、从邻近部位直接蔓延或食道穿孔。

2. **病原微生物学** 本病的病原体以细菌为主,也可为其他微生物。目前已报道的致病菌按频率由高到低分别为金黄色葡萄球菌、化脓性链球菌、表皮葡萄球菌、肺炎链球菌。其他包括耐甲氧西林金黄色葡萄球菌(MRSA)、克雷伯菌属、流感嗜血杆菌、草绿色链球菌、沙门菌、大肠埃希菌以及厌氧菌等。革兰阳性菌(葡萄球菌、链球菌)仍为主要的致病菌。结核分枝杆菌、新型隐球菌、卡氏肺孢子菌等机会菌感染较罕见,常见于免疫功能缺陷患者。病毒感染可导致甲状腺炎,但其趋向于造成亚急性甲状腺炎,如麻疹病毒、流感病毒、肠道病毒等。

【诊断】

1. **临床表现** 本病可发生于任何年龄,在秋冬季节继发于上呼吸道感染后发病多见。一般起病较急,具有化脓性感染的共同特征。

全身症状可有寒战、发热、心悸等,局部则表现为甲状腺肿大、触痛,伴有吞咽困难,吞咽时疼痛加重,且向两耳、颊部或枕部放射,可伴有喉鸣和声嘶。颈部疼痛多为单侧,早期颈前区皮肤红肿并不明显,严重者可出现甲状腺周围组织肿胀和炎症反应。即使脓肿形成,波动感也常不明显。体格检查发现甲状腺部位肿胀且有压痛,随着疾病进展,甲状腺上方皮肤出现红斑,局部区域淋巴结肿大,脓肿形成可有波动感。由于甲状腺炎症破坏,可出现甲亢的临床表现。

2. **实验室检查**　白细胞、血沉和 C 反应蛋白等急性炎症指标升高,其中血沉升高也可见于亚急性肉芽肿性甲状腺炎。甲状腺功能多为正常,根据病因和病程不同,可有甲亢(分枝杆菌感染)、甲减(真菌性甲状腺炎)等不同表现。

3. **影像学检查**　建议颈部超声评估,急性化脓性甲状腺炎的超声常常显示受累甲状腺单叶肿胀和/或脓肿形成。急性化脓性甲状腺炎的超声检查一般显示灶性甲状腺周围低回声区、与周围组织之间的交界面消失,后期可在受累甲状腺叶内及其周围显示边界不清的低回声或低密度区。颈部超声检查还有助于鉴别颈部其他疼痛及发热的疾病。超声检查未能明确诊断或者临床病程提示甲状腺脓肿蔓延至纵隔等其他部位时可以选择颈部 CT 或 MRI 检查。

4. **梨状窝瘘的评估**　对反复发作的或左侧甲状腺炎儿童,建议食管钡餐造影或者下咽部直接喉镜检查,仔细评估是否存在梨状窝瘘。由于超过 70% 的急性化脓性甲状腺炎儿童有梨状窝瘘,故建议对病因不明的首次发病者进行梨状窝瘘的评估。

5. **病原微生物检测**　病变有波动感或超声证实存在脓肿,在情况允许时进行超声引导下穿刺抽吸或手术引流,穿刺液进行革兰染色、培养,评估有无需氧菌、厌氧菌、真菌和分枝杆菌,同时进行细胞学检查以确保没有漏诊恶性肿瘤。

【鉴别诊断】

1. **亚急性肉芽肿性甲状腺炎**　可出现相同的局部体征,但起病相对较缓慢,炎症局限于甲状腺内,不侵入颈部其他器官,随着时间推移而症状减轻,甲状腺触诊质地坚硬。化验血沉显著升高,甲状腺激素增高。亚急性甲状腺炎患者典型的甲状腺功能改变模式是先出现甲亢,继之出现甲减然后恢复。白细胞无明显增多。

2. 甲状腺恶性肿瘤 可发生急性局灶性坏死或出血而表现为类似急性化脓性感染,但触诊甲状腺质地硬而且固定粘连,周围淋巴结肿大。肿块细胞病理学检查可确诊,其预后差。

3. 颈淋巴结炎 可有发热、局部疼痛、白细胞增多等化脓性感染的特征,颈部可触及肿大的淋巴结,甲状腺区域一般无触痛,甲状腺功能正常。颈部 B 超显示肿大的淋巴结,而甲状腺大小质地均正常。

【治疗】

1. 支持对症治疗 卧床休息,早期局部宜用冷敷,晚期宜用热敷。高热者需进行物理或药物降温。

2. 抗微生物治疗 在脓肿形成开始前就立即进行胃肠外抗生素治疗。若存在波动感或脓肿的超声证据,则除了抗生素治疗外,一般还需实施手术引流。在获得培养结果前,需要给予广谱、足量的抗生素。所选择抗生素的抗菌谱应充分覆盖金黄色葡萄球菌(包括MRSA)、化脓性链球菌、耐青霉素革兰阴性厌氧杆菌和消化链球菌。初始经验性治疗的抗生素选择有以下几种:①克林霉素;②一种青霉素类药物 + 一种 β 内酰胺酶抑制剂,如阿莫西林克拉维酸钾、氨苄西林舒巴坦或者哌拉西林他唑巴坦;③一种碳青霉烯类药物(亚胺培南或美罗培南);④甲硝唑 + 一种大环内酯类药物或甲硝唑 + 阿莫西林。治疗 36~48 小时后临床状况未改善者,则需重新评估治疗方案。获得培养结果后可以根据药敏试验结果调整抗生素方案。分离培养出真菌或结核菌或者怀疑这些微生物感染时,应给予相应的抗真菌或抗结核治疗。

3. 手术 临床检查结果或超声影像学表现提示脓肿或存在气体形成的证据,则应实施引流。如果发生广泛坏死,或者使用了恰当的抗生素但仍有感染持续(表现为白细胞增多、持续发热和局部炎症征象加重),可能需要实施甲状腺叶切除术,坏死组织清创术,创口可实现二期愈合。炎症缓解后,如证实存在梨状窝瘘等先天畸形者需手术切除,以免复发。

4. 并发症的治疗 患者预后一般非常好,通常可完全康复,任何甲状腺功能异常通常在治疗后缓解。对于短暂性或持久性甲减患者,可能需要左甲状腺素替代治疗。局部并发症罕见,但在治疗延迟或不充分时,可危及生命,包括感染蔓延至邻近部位和器官(前纵隔、气管和食管)、区域性交感神经损伤和声带麻痹、颈内静脉血栓形成(Lemierre 综合征)、下行性坏死性纵隔炎和气管外压迫。

➤ 附:急性甲状腺炎诊治流程图

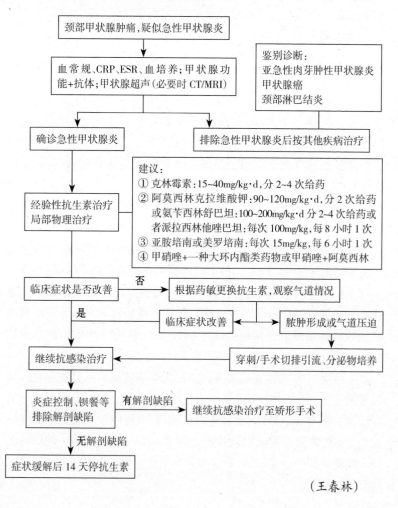

（王春林）

参考文献

1. SALERNO M, IMPRODA N, CAPALBO D.Subclinical hypothyroidism in children.Eur J Endocrinol, 2020, 183 (2): R13-28.

2. KAHALY GJ.Management of graves thyroidal and extrathyroidal disease: an update.J Clin Endocrinol Metab, 2020, 105 (12): 3704-3720.

3. MOOIJ CF, CHEETHAM TD, VERBURG FA, et al. 2022 European Thyroid Association Guideline for the management of pediatric Graves' disease. Eur Thyroid J, 2022, 11 (1): e210073.

4. TULI G, MUNARIN J, AGOSTO E, et al. Predictive factors of malignancy in pediatric patients with thyroid nodules and performance of the Italian classification (SIAPEC 2014) in the outcome of the cytological FNA categories. Endocrine, 2021, 74 (2): 365-374.

5. 国家儿童医学中心, 国家儿童肿瘤监测中心, 中华医学会小儿外科学分会, 等. 中国儿童甲状腺结节及分化型甲状腺癌专家共识. 中华实用儿科临床杂志, 2020, 35 (20): 1521-1530.

6. 倪鑫, 王生才, 邰隽, 等. 儿童甲状腺结节及分化型甲状腺癌指南解读及进展回顾. 中华耳鼻喉头颈外科杂志, 2019, 54 (12): 954-958.

7. 巩纯秀, 王嘉丽. 儿童甲状腺结节的识别和处理. 中华实用儿科临床杂志, 2019, 34 (8): 565-570.

8. LI Y, LYU K, WEN Y, et al. Third or fourth branchial pouch sinus lesions: a case series and management algorithm. J Otolaryngol Head Neck Surg, 2019, 48 (1): 61.

9. LAFONTAINE N, LEAROYD D, FARREL S, et al. Suppurative thyroiditis: systematic review and clinical guidance. Clin Endocrinol (Oxf), 2021, 95 (2): 253-264.

10. TRITOU I, VAKAKI M, SFAKIOTAKI R, et al. Pediatric thyroid ultrasound: a radiologist's checklist.Pediatr Radiol, 2020, 50 (4): 563-574.

第四节　性　腺　疾　病

一、中枢性性早熟

【概述】

中枢性性早熟(central precocious puberty,CPP)是指由于下丘脑-垂体-性腺轴(hypothalamic-pituitary-gonadal axis,HPGA)功能提前启动而导致女孩 7.5 岁前、男孩 9 岁前出现内外生殖器官快速发育及第二性征呈现,直至生殖系统成熟的一种常见儿科内分泌疾病。女孩 10 岁前出现月经初潮亦属性早熟。女孩发病率是男孩的 5~10 倍。由于性发育过早,引起女孩早初潮,可能带来相应的心理问题或社会行为异常以及由于骨骼成熟较快,骨龄超过实际年龄而骨骺提前愈合,影响患儿的终身高。性早熟的年龄界定存在争议,性发育开始的时间与遗传、环境、肥胖等因素有关。

【病因】

CPP 主要由各种原因致下丘脑提前分泌和释放促性腺激素释放激素(GnRH),激活垂体分泌促性腺激素使性腺发育并分泌性激素,从而使内、外生殖器发育和第二性征呈现。根据病因可以分为中枢神经系统病变(包括先天性及后天获得性),外周性性早熟转化为中枢性性早熟以及特发性中枢性性早熟(idiopathic central precocious puberty,ICPP)(表 2-8)。

表 2-8　中枢性性早熟的病因疾病分类

中枢神经系统		外周性转化	特发性
先天性	后天获得性		
蛛网膜囊肿	中枢感染性病变后	先天性肾上腺皮质增生症	无
脑积水/视中隔发育不全	下丘脑垂体肿瘤	麦丘恩-奥尔布赖特综合征	

续表

中枢神经系统		外周性转化	特发性
先天性	后天获得性		
下丘脑错构瘤	颅脑外伤后、术后、化疗或放疗后	卵巢囊肿	
鞍上囊肿	暂时可逆性病变:脑水肿缓解后出现性早熟	家族性男性限制性性早熟	
遗传基因变异 *MRKN3/KISS1/KISS1R/DLK1*		先天性甲状腺功能减退	

不完全性性早熟,是 CPP 的特殊类型,指患儿有第二性征的早现,其机制也有部分的下丘脑-垂体-性腺轴的发动,但它的性征发育呈自限性,不具有 CPP 的程序性进展。最常见的类型为单纯性乳房早发育,若发生于 2 岁以内女孩,可能是由于下丘脑-性腺轴处于生理性活跃状态,又称为"小青春期"。女孩以 ICPP 为多,占 CPP 的 90% 以上,而男孩则相反,60%~80% 是器质性病变引起的。此外,单纯性阴毛早发育和单纯性早初潮也是变异的类型。单纯性阴毛早发育是指阴毛早现但无其他第二性征,是肾上腺轴的提前发动。需排除肾上腺器质性病变后才能诊断。单纯性早初潮是仅有周期性阴道出血,但无任何第二性征,无下丘脑-垂体-性腺轴发动依据,诊断必须进行局部检查排除子宫-生殖道器质性病变。

【诊断】

中枢性性早熟的诊断需要结合临床表现和辅助检查综合诊断。

1. 临床表现

(1) 女孩:乳房发育是首个体征。可以先一侧乳房增大,开始时会有硬结和轻触痛,数月后另一侧才开始发育。一般在乳房开始发育至少 2 年后初潮呈现,如在 2 年内呈现初潮应视为快速进展型。

(2) 男孩:睾丸增大(≥4ml)是首发表现,继而阴茎增大,身高增长速度加快,阴毛发育,一般在睾丸开始增大后至少 2 年才变声和遗精,如在 2 年内发生应视为快速进展型。

(3) 生长加速:40% 女孩出现乳房发育时伴有生长加速;男孩的生长加速 60% 出现在 Tanner Ⅲ期(睾丸容积约 8~12ml)。

(4) 性早熟患者需要注意中枢神经系统症状体征以及引起继发性中枢性性早熟的原发疾病的临床表现。

2. 性腺评估

(1) 子宫卵巢超声:单侧卵巢容积≥1~3ml(卵巢容积=长×宽×高×0.523 3),并可见多个直径≥4mm 的卵泡,子宫长度≥3.4~4cm 可认为已进入青春发育状态,可见子宫内膜影提示雌激素呈有意义的升高。但单凭超声检查结果不能作为 CPP 诊断依据。

(2) 男孩睾丸超声:睾丸容积≥4ml(睾丸容积=长×宽×高×0.71)或长径 >2.5cm,提示青春期发育。

3. 正确评估 HPGA 功能是否启动

(1) 基础性激素测定:基础促黄体生成激素(LH)有筛查意义,如LH<0.1IU/L 提示未有中枢性青春发动,LH>3.0IU/L 可肯定已有中枢性发动。单凭基础值不能确诊时需进行激发试验。雌激素和睾酮水平升高有辅助诊断意义。

(2) 促性腺激素释放激素(GnRH)激发试验:①方法:以 GnRH2.5~3.0μg/kg(最大剂量 100μg)皮下或静脉注射,于注射的 0、30、60 和 90 分钟测定血清 LH 和卵泡刺激素(FSH)水平。GnRH 类似物(GnRH analog,GnRHa)的激发试验作用比天然 GnRH 强数十倍,峰值在 60~120 分钟出现。②判断:如用化学发光法测定,激发峰值LH>5.0IU/L 是判断真性发育界点,同时 LH/FSH 比值 >0.6 时可诊断为中枢性性早熟。目前认为以激发后 30~60 分钟单次的激发值,达到以上标准也可诊断。如激发峰值以 FSH 升高为主,LH/FSH 比值低下,结合临床可能是单纯性乳房早发育或中枢性性早熟的早期,需定期随访,必要时重复检查。

4. 骨龄　CPP 患儿骨龄常提前,骨龄是预测成年身高的重要依据,但对鉴别中枢和外周性无特异性。

5. CPP 诊断依据　以下前 3 条为必备条件:

（1）女孩 7.5 岁前、男孩 9 岁前出现第二性征。

（2）有性腺发育依据,女孩按盆腔超声影像判断,男孩睾丸容积≥4ml。

（3）促性腺激素及性激素升高至青春期水平,HPGA 功能启动。

（4）身高增长加速(病程短者可尚未呈现)。

（5）骨龄比生理年龄提前 1 年以上(非特异性,病程短者可无明显提前)。

6. 病因学诊断　确诊为中枢性性早熟后应进行头颅 MRI 检查(重点是检查鞍区)。以下情况建议进行垂体 MRI 检查:

（1）确诊为 CPP 的所有男孩。

（2）6 岁以下发病的女孩。

（3）性成熟过程迅速(快速进展型)或有其他中枢病变表现者。

【鉴别诊断】

CPP 主要与外周性性早熟和不完全性性早熟鉴别。外周性性早熟是缘于各种原因引起的体内性甾体激素升高至青春期水平,故只有第二性征的早现,但不具有正常性发育程序性过程。临床常见的外周性性早熟有先天性肾上腺皮质增生症、麦丘恩-奥尔布赖特综合征(典型者有咖啡牛奶斑、多发性骨纤维发育不良和性早熟三联症)、卵巢囊肿、分泌人绒毛膜促性腺激素(hCG)肿瘤、外源性激素摄入等。

单纯乳房早发育为女孩不完全性性早熟,好发于 2 岁前的女童。除乳房发育外,不伴有其他性发育的征象,无生长加速和骨骼发育提前,不伴有阴道出血。血清雌二醇和 FSH 基础值常轻度增高。一般认为乳房早发育是一种良性、自限性过程,但部分患者会发展成 CPP。故对单纯乳房早发育的患儿应注意追踪检查,常规随访性激素水平、生长速率、骨龄进展等。

【治疗】

CPP 治疗目标为抑制过早或过快的性发育,防止或缓释患儿或家长因性早熟所致的相关的社会或心理问题(如早初潮),改善因骨龄提前而减损的成年身高也是重要的目标。但并非所有的 ICPP 都需要治疗。

1. 病因治疗　对继发性 CPP,应强调同时进行病因治疗。有中枢神经系统病变的 CPP 可考虑手术或放疗;对非进行性损害的颅内肿瘤或先天异常,如下丘脑错构瘤或蛛网膜囊肿等则宜谨慎处理。对继发于其他疾病的 CPP 应同时针对原发病治疗。

2. GnRHa 治疗　GnRH 类似物(GnRHa)是当前主要的治疗选择,儿童常用制剂有 3.75mg 的曲普瑞林和亮丙瑞林的缓释剂(每 4 周肌肉或皮下注射 1 次)以及长效制剂(每 3 个月注射 1 次)。

(1) GnRHa 治疗的指征

1) CPP(快进展型):性早熟患儿骨骼成熟和第二性征发育加速显著(超过线性生长加快程度);

2) 预测成人身高受损者:预测成人身高 <3 百分位数或 < 遗传靶身高,骨龄身高 < 身高的 2 个标准差;

3) 快进展型青春期:在性早熟界定年龄后开始出现性发育,但性发育进程及骨骼成熟迅速,可影响最终成人身高者;

4) 出现与性早熟直接相关的心理行为问题。

(2) 不需治疗的指征:①性成熟进程缓慢(骨龄进展不超越年龄进展)而对成年身高影响不显著者;②骨龄虽提前,但身高生长速率亦高于正常,预测成年身高不受损者。因青春发育是一个动态的过程,对于暂不需治疗者均需进行定期复查和评估,及时调整治疗方案。

(3) GnRHa 治疗方案:目前国内外缺乏统一标准的 GnRHa 用药剂量及用药方案。国内通常采用剂量 3.75mg,每 4 周注射 1 次。维持剂量应当个体化,根据性腺轴功能抑制情况而定(包括性征、性激素水平和骨龄进展),男孩剂量可偏大。对按照以上处理性腺轴功能抑制仍差者,再次核对诊断无误后,可酌情缩短注射间歇时间或增量。不同的 GnRHa 缓释剂产品选择取决于医生用药习惯和患者接受程度(如更接受肌内或皮下注射)或当地产品供应情况。

(4) 治疗监测:治疗过程中每 3~6 个月测量身高以及性征发育状况(阴毛进展不代表性腺受抑状况),具体内容包括如下:

1）判断性腺轴功能是否抑制：①简易判断：第 3 次注射 GnRHa 后 1 小时抽血检测 LH，LH<1.7IU/L 提示抑制良好，LH1.7~2.0IU/L 需要复查，LH>2.0IU/L 需要进行正规 GnRH 激发试验。②GnRH 激发试验：注射 GnRHa 后 3 周进行 GnRH 激发试验，LH 峰值在青春前期水平（LH<3.3IU/L）提示剂量合适。③女孩需定期复查基础血清雌二醇（E_2）和子宫、卵巢超声，男孩需复查基础血清睾酮浓度以判断性腺轴功能抑制状况。

2）每 6 个月复查骨龄 1 次，结合身高增长，预测成年身高改善情况。

3）对疗效不佳者需仔细评估原因，调整治疗方案。

4）首次注射后可能发生阴道出血，或已有初潮者又见出血。少量出血不必特殊处理，但后续注射后仍有出血或出血量较大时，应当认真评估并作相应止血处理。治疗过程中出现生长速率显著下降（生长速率 <5cm/年）、骨龄进展迅速，均应注意认真评估诊断，排除其他疾病。

（5）GnRHa 停药时机：取决于治疗目的。以改善成年身高为目的者治疗一般宜持续 2 年以上；骨龄 12~13 岁（女孩 12 岁，男孩 13 岁）可考虑停药。但骨龄并非合适的单一停药指标，以骨龄评价治疗后身高的获益也并不可靠。GnRHa 的治疗方案宜个体化，停药应考虑到身高的满意度、依从性、生活质量以及性发育与同龄人同期发育的需求。

（6）安全性监测：GnRHa 治疗过程中偶尔出现皮疹、潮红、头痛，但通常短暂轻微，不影响治疗。10%~15% 的患儿可出现局部反应、硬结，甚至无菌性化脓性病变，过敏反应非常罕见。部分患儿首次应用 GnRHa 治疗 3~7 天后可出现少量阴道出血，与 GnRHa 的"点火效应"导致短暂雌激素水平增高、滤泡生长、囊泡形成有关。长期治疗安全性良好。

（7）联合基因重组人生长激素（rhGH）治疗：可以考虑联合用药的情况有 GnRHa 治疗中患者生长减速明显，或未治疗前已是身材矮小，联合 rhGH 治疗对改善这些患儿的终身高有一定疗效。

1) 适合试用联合应用的人群：①GnRHa 治疗中，生长减速明显者（骨龄≤11 岁者，生长速率 <5cm/年）；②开始治疗时已是矮身材（年龄别身高 <-2SD，按人群参照值或靶身高）且无生长加速者。

2) 影响改善终身高疗效的因素：骨龄、疗程、剂量和靶身高。骨龄≥12.5 岁者和遗传身高低下者差。在以上前提下，联合用药的时间（联用 2~3 年以上者）、rhGH 剂量[初始剂量 0.15U/（kg·d）]与获得改善的终身高呈正相关。

3) 注意事项：①风险告知：有乙肝"大三阳"、肿瘤家族史、烷化剂应用史的患者应用 rhGH 有发生肿瘤的风险，有糖尿病家族史的患者也需谨慎。②疗效存在个体差异：先行疗效和期望值间的差距评估，告知有治疗无效的可能。③治疗前做好相应检查，如乙肝三系、空腹血糖、垂体 MRI 等。④每 3 个月复查空腹血糖、甲状腺功能、胰岛素样生长因子 1（高于发育期相应值 2SD 时暂时停用）。⑤注意 rhGH 改善生长速度规律：开始 6 个月生长速度可有增加，但 6 个月后较前都会有减速（类似 ISS 应用 rhGH）。⑥疗效判断：每 6 个月复查左手骨片，评价身高/骨龄增长比值、骨龄的身高标准差和预测成年身高的变化，决定继续、调整方案或中止治疗。

➤ 附：中枢性性早熟诊治流程图

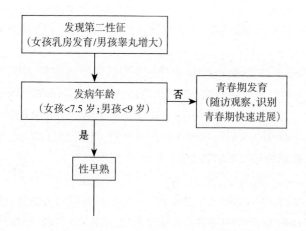

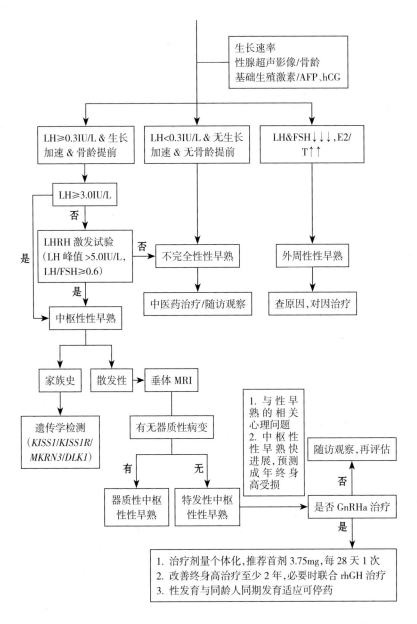

生长速率
性腺超声影像/骨龄
基础生殖激素/AFP、hCG

LH≥0.3IU/L & 生长加速 & 骨龄提前

LH<0.3IU/L & 无生长加速 & 无骨龄提前

LH&FSH↓↓↓，E2/T↑↑

LH≥3.0IU/L

否

是

LHRH 激发试验（LH 峰值 >5.0IU/L，LH/FSH≥0.6）

否

不完全性性早熟

外周性性早熟

是

中医药治疗/随访观察

查原因，对因治疗

中枢性性早熟

家族史

散发性

垂体 MRI

遗传学检测（KISS1/KISS1R/MKRN3/DLK1）

有无器质性病变

有

无

1. 与性早熟的相关心理问题
2. 中枢性性早熟快进展，预测成年终身高受损

随访观察，再评估

否

器质性中枢性性早熟

特发性中枢性性早熟

是否 GnRHa 治疗

是

1. 治疗剂量个体化，推荐首剂 3.75mg，每 28 天 1 次
2. 改善终身高治疗至少 2 年，必要时联合 rhGH 治疗
3. 性发育与同龄人同期发育适应可停药

（王春林）

二、外周性性早熟

【概述】

1. **定义** 外周性性早熟(peripheral precocious puberty,PPP)又称非促性腺激素释放激素(GnRH)依赖性性早熟,是由于各种原因引起的体内性甾体激素升高至青春期水平,从而导致男童在9岁前,女童在8岁前呈现第二性征,但不伴下丘脑-垂体-性腺轴的启动。

2. **病因及发病机制** PPP的病因根据原发内分泌腺体部位分为:

(1)肾上腺

1)先天性肾上腺皮质增生症(congenital adrenal hyperplasia,CAH):CAH是PPP较为常见的病因,包括21-羟化酶缺乏症和11β-羟化酶缺乏症,其中21-羟化酶缺乏症更为常见。

2)肾上腺皮质肿瘤(adrenocortical tumors,ACT):多发生在4岁以下,罕见,在所有儿童恶性肿瘤中占比<1%。ACT与几种遗传综合征有关,例如Li-Fraumeni综合征、Beckwith-Wiedemann综合征、多发性内分泌腺瘤1型(multiple endocrine neoplasia 1,MEN1)和卡尼综合征,涉及相关基因突变,如:MEN1的menin,卡尼综合征的 *PRKAR1A* 等。

(2)性腺肿瘤或囊肿

1)性索间质肿瘤:①幼年型颗粒细胞瘤(juvenile granulosa cell tumors,JGCT):儿童最常见的性索间质肿瘤,70%会发生PPP,可同时分泌抑制素和抗米勒抑制物质;②间质细胞瘤(Leydig cell tumors,LCT):1.25%~4%,是产生睾丸激素的肿瘤,卵巢罕见,LCT和Sertoli细胞肿瘤常发生在波伊茨-耶格综合征(Peutz-Jeghers syndrome)。

2)生殖细胞肿瘤(germ cell tumors,GCTs):通过分泌人绒毛膜促性腺激素(hCG)作用于性腺组织LH受体以刺激性甾体激素的产生。①性腺外GCTs:大部分GCTs原发于性腺外组织,最常见于中枢神经系统(46%)。GCTs在克氏综合征患者中发病率最高;②性腺GCTs:是儿童最常见的卵巢肿瘤,睾丸罕见。

（3）原发性甲状腺功能减退症:大约 18%(女)及 6%(男)甲减患者发生 PPP,发生的机制:

1) 促卵泡刺激素(FSH)理论:高水平的促甲状腺激素(TSH)与 FSH 受体相互作用,可在缺乏促黄体生成素(LH)的情况下,诱导对性腺的 FSH 样作用。

2) 催乳素(PRL)理论:PRL 受甲状腺调节激素(TRH)调控,因而原发性甲减可伴 PRL 升高,后者增强卵巢对循环促性腺激素的敏感性。

3)"重叠"理论:持续的高 TRH 可刺激 FSH 分泌。

（4）麦丘恩-奥尔布赖特综合征(McCune-Albright syndrome, MAS):PPP 是该病最常见表现之一,由于 20 号染色体上编码 G 蛋白 α 亚基的基因(*GNAS1*)激活突变所致,G 蛋白 α 亚基(Gsα)是一种刺激细胞内 cAMP 形成的受体调节器,突变导致 cAMP 堆积,从而刺激一些依赖 cAMP 作用的受体[如肾上腺皮质激素(ACTH)、TSH、FSH、LH 受体]被激活而造成的一组临床综合征。

（5）家族性男性性早熟(familial male-limited precocious puberty, FMPP):又称睾丸毒症(testotoxicosis),是由于编码 LH 受体基因(*LHCGR*)的激活突变导致 Leydig 细胞自主分泌睾酮,并不依赖于促性腺激素刺激。*LHCGR* 突变多呈常染色体显性方式遗传,但该病仅限于男性出现临床表现,女性不发生性早熟,因为雌激素的产生和卵泡发育需要 LH 和 FSH 两种激素的共同参与。

（6）芳香化酶过剩综合征(aromatase excess syndrome, AEXS):罕见,是一种常染色体显性遗传病,由于芳香化酶基因(*CYP19A1*)功能获得性突变造成雌激素产生过量。

（7）家族性糖皮质激素抵抗综合征:由于糖皮质激素受体(GR)基因突变,导致对糖皮质激素全身性作用的部分不敏感,糖皮质激素无法对靶组织发挥作用,反馈上调 ACTH,导致肾上腺来源的雄激素过度分泌从而产生 PPP。

（8）外源性性激素暴露:是 1~5 岁 PPP 的首位原因,化妆品、滋补品、性甾体激素类药物皆可导致 PPP。

性别不同病因也可能不同。按第二性征特征分类,早现的第二性征与患儿原性别相同时称为同性性早熟,与原性别相反时称为异性性早熟(表 2-9)。

表 2-9　PPP 病因按第二性征特征分类

女		男	
同性性早熟	异性性早熟	同性性早熟	异性性早熟
MAS 卵巢良性占位(37%) 分泌雌激素的肾上腺皮质肿瘤 分泌雌激素的卵巢肿瘤(1.5%) 异位分泌 hCG 的肿瘤 外源性雌激素摄入	CAH 分泌雄激素的肾上腺皮质肿瘤或卵巢肿瘤 外源性雄激素摄入	CAH 肾上腺皮质肿瘤或睾丸间质细胞瘤 异位分泌 hCG 的肿瘤 外源性雄激素摄入	产生雌激素的肾上腺皮质肿瘤或睾丸肿瘤 异位分泌 hCG 的肿瘤 外源性雌激素摄入

【诊断】

强调早期诊断。明确病因诊断必须通过详细询问病史、临床表现、体格检查和完善的辅助检查。

1. **病史**

(1) 性发育史:发病年龄(是否过早)、性发育的进展速度(是否过快)、性发育顺序(是否有别于正常顺序)。

(2) 生长发育史:生长速率、运动及智力发育情况。

(3) 不良物质暴露史(包括孕母及患儿):是否有暴露于性甾体激素,包括偶然服用复方口服避孕药、皮肤接触含有雌激素或雄激素的物质。

(4) 中枢神经系统疾病相关的症状:头痛,多饮多尿,五官觉功能障碍或功能低下(如嗅觉、听觉和视觉)及性格改变等。

(5) 家族史:是否存在不良遗传背景,如长辈近亲婚配、家族成员存在类似性早熟史(初潮、变声、胡须、窜长年龄、身高低于父母中身高 $-2SD$)。

（6）母孕史：母亲自发性流产、死产、新生儿死亡病史，妊娠期药物的使用。母亲孕期有无激素过多征象（多毛症、男性化等）。

2. 临床表现

（1）CAH

1）21 羟化酶缺乏症：PPP 为其重要的表现，分型不同，临床表现差异可较大，共同的特征是雄激素增高的症状和体征。过多的雄激素会导致线性生长加速和骨骼成熟的快速进展，最终可能严重损害身高潜力并导致身材矮小。

2）11 羟化酶缺乏症：雄性化表现和 21 羟化酶缺乏症相似，但合并高血压。

（2）ACT：临床上最常见的表现是雄激素过多产生的男性化迹象。部分可伴糖皮质激素过量，包括体重迅速增加、圆脸、多血质外貌、紫纹、高血压、多毛症和糖耐量异常。

（3）性索间质肿瘤：JGCT 儿童可有雄/雌激素过多表现。LCT 男孩偶尔可有男性乳房发育。

（4）GCTs：PPP 可能是性腺外 GCTs 唯一表现，原发于中枢神经系统可伴有相应症状，且这些肿瘤可能很小并且难以定位。

（5）原发性甲状腺功能减退症：合并黏液性水肿、便秘、乏力、情绪淡漠等甲减症状。

（6）MAS：MAS 典型的表现为 PPP、不规则的咖啡牛奶斑及骨囊性纤维发育不良三联症。可同时合并其他内分泌功能亢进，如甲状腺功能亢进症、生长激素过量、皮质醇增多症等。女性 MAS 患儿常以无痛性阴道出血及青春前期乳房增大就诊。男童 MAS 发病率极低，且症状出现晚。

（7）FMPP：症状出现早，典型者，男童在 4 岁前出现快速生长、阴茎增大、睾丸轻度增大及阴毛发育，可有家族史。

（8）AEXS：有家族史。男孩出现乳房发育、骨龄加速，女性可有巨乳症状。

（9）家族性糖皮质激素抵抗综合征：主要表现为盐皮质激素和/或雄激素过多，糖皮质激素缺乏的临床表现很少见，患者表现为出生时生殖器模糊、肾上腺功能早现、PPP。

3. 体格检查

（1）一般体检

1）身高、体重：绘制生长图表，动态观察有无生长加速。

2）检查体型或体态比例、血压、心率，有无特殊面容。

（2）外生殖器及第二性征：根据 Tanner 分期评估性征及第二性征（乳房发育，睾丸体积和阴茎发育，以及阴毛的存在）。乳房发育：对于超重和肥胖儿童可能难以区分乳房脂肪组织增加（脂肪瘤）和真正的乳腺组织，乳晕下坚硬的腺体组织表明乳房发育。睾丸：应使用睾丸容积模具评估睾丸体积，区分单侧和双侧增大、是否对称，并检查是否存在肿块。阴毛发育、阴茎增大、但睾丸体积 <4ml 提示 PPP，但分泌 hCG 的 GCTs 和 FMPP 可伴睾丸轻度增大。ACT 或 CAH 可表现为女孩的阴蒂肥大和阴毛发育。

（3）皮肤检查：咖啡牛奶斑提示 MAS 或 1 型神经纤维瘤病。糖皮质激素过多的症状（如多血质外貌、紫纹、多毛症等）提示 ACT。皮肤色素沉着过度提示 CAH。

4. 辅助检查

（1）血清性甾体激素：包括女孩的雌二醇（E_2）和男孩的睾酮（T）。男孩清晨 T 浓度在青春期前水平，可排除性早熟；而女孩低 E_2 水平不能排除性早熟，但在促性腺激素受抑制时，高水平的 E_2 强烈提示 PPP。

（2）血清促性腺激素：基础促性腺激素应于清晨检测，包括 LH 和 FSH。性激素水平升高、但促性腺激素分泌受抑制表明存在 PPP。注意对于 <6 个月的男孩、<2 岁的女孩需排除小青春期对 LH、FSH 的影响。无法通过基础促性腺激素水平判断 CPP 或 PPP 时，需要进行 GnRH 激发试验。

（3）肾上腺

1）CAH：随机血清 17-OHP 升高可诊断。其他包括基础 ACTH、皮质醇（F）节律、24h 尿 F、雄烯二酮（AD2）等，对于随机 17-OHP 正常但临床表现高度怀疑 CAH 的患者，需要进行 ACTH 激发试验。

2) ACT:脱氢表雄酮(dehydroepiandrosterone,DHEA)和硫酸脱氢表雄酮(DHEAS)是肾上腺产生的主要雄激素,可用作 ACT 的肿瘤标志物。

3) 家族性糖皮质激素抵抗综合征:盐皮质激素过量临床表现,评估醛固酮、电解质等相应检测。

(4) 其他内分泌:甲状腺功能、胰岛素样生长因子 1(IGF-1)(青春期或 CPP 早期升高)。

(5) 肿瘤标志物

1) JGCT:患者抑制素 B(INHB)和抗米勒管激素(anti-Müllerian hormone,AMH)可作为肿瘤标志物。

2) GCTs:升高的血清 β-hCG 和/或甲胎蛋白(AFP)是 GCTs 的特征,但在中枢神经系统 GCTs 的患者中血清 β-hCG 和 AFP 可能是正常的,可能仅在脑脊液中升高。

(6) 影像学检查

1) 骨龄(BA)及骨骼摄片:BA 超前,但存在糖皮质激素过量或甲状腺功能减退时,可能没有 BA 提前。怀疑 MAS 时需行骨骼摄片评估是否有纤维发育不良病变。

2) 磁共振(MRI):议 PPP 患者均完善垂体增强 MRI,尤其是怀疑 GCT 的男童更应行头颅增强 MRI。

3) 超声或 CT:盆腔超声评估子宫卵巢发育情况及占位。建议所有患有 MAS 的男性进行睾丸超声检查。怀疑 CAH 或 ACT 可行肾上腺超声或 CT。怀疑 GCT 需评估腹部超声,必要时全身 CT,以评估异位肿瘤。甲状腺超声评估甲状腺发育及炎症情况。

(7) 内镜、腹腔镜和性腺活检:诊断性腺肿瘤或 ACT 需相关组织活检取得病理组织,中枢神经系统 GCT 可视情况而定。

(8) 分子遗传学检查:根据临床症状选择候选基因,包括 *CYP21A*(21 羟化酶缺乏症)、*CYP11B1*(11 羟化酶缺乏症)、*GNAS1*(MAS)、menin(ACT)、*LHCGR*(FMPP)、*CYP19A1*(AEXS)、GR(家族性糖皮质激素抵抗综合征)等。

5. **诊断标准**

(1) 男童在 9 岁前,女童在 7.5 岁前呈现第二性征。

(2) 第二性征发育的类型、进展速度和顺序有别于正常青春发育。

(3) 性甾体激素升高,促性腺激素正常或被抑制。

(4) 不同病因诊断标准见上述。

【鉴别诊断】

1. **性早熟类型**

(1) CPP:第二性征发育的类型、进展速度和顺序同正常青春发育,线性生长加速。首发表现:乳房结节,睾丸≥4ml;性激素、促性腺激素达青春期水平;BA:超前 >1 岁或 2*SD*。

(2) 单纯乳房早发育(isolated premature thelarche,IPT):仅乳房增大,无其他青春期事件(如线性生长加速、BA 超前等)。良性、自限性,通常持续数月至数年,很少进展到 CPP。

(3) 肾上腺功能早现:指独立于下丘脑-垂体-性腺轴(hypothalamic-pituitary-gonadal axis,HPG)的肾上腺雄激素水平升高,排除其他雄激素过度分泌的病理因素。主要表现为阴毛早现,包括阴毛和腋毛、狐臭和痤疮。通常被认为是一种良性疾病,但应监测儿童是否有青春期进展的其他迹象。

2. **PPP 病因** 见上述。

【治疗】

1. **按不同病因分别处理**

(1) CAH:糖皮质激素抑制肾上腺雄激素的产生,但要避免过度治疗造成成年身高(adult height,AH)受损;失盐型补充盐皮质激素和电解质;进展为 CPP 的儿童,应尽早启用 GnRHa 以改善 AH(具体见第二章第五节相关内容)。

(2) MAS:根据患儿的临床症状进行个体化治疗。治疗期间需密切观察月经出血频率、线性生长速度、BA 进展速度及其他相关内分泌因素。

1）女性 MAS

① 芳香化酶抑制剂：可选用高选择性非甾体类芳香化酶抑制剂（aromatase inhibitor，AI）来曲唑或阿那曲唑，已被证明可有效治疗 MAS。

② 雌激素受体阻滞/调节剂：用作二线或辅助治疗，可选用选择性雌激素受体调节剂（他莫昔芬）；完全性雌激素受体阻断剂（氟维司群）。用雌激素受体阻滞/调节剂需定期行盆腔超声以观察子宫内膜是否存在过度增厚。

③ GnRHa：继发 CPP。

④ 外科手术：若卵巢囊肿反复发生或囊肿尺寸巨大（直径 >6cm）可以考虑外科手术。但外科手术可能损伤卵巢结构从而影响正常的生殖能力，因此不予常规推荐。

2）男性 MAS：同 FMPP。

（3）FMPP

1）最常见的治疗方法：抗雄激素 + 第三代芳香化酶抑制剂（具体见第二章第四节相关内容）。

2）GnRHa：继发 CPP。

（4）ACT、性腺肿瘤：手术切除是过度分泌性甾体激素肿瘤的一线治疗。

（5）其他：根据病因进行治疗，原发性甲减用左旋甲状腺素；AEXS 用醋酸组氨瑞林 + 睾内酯；家族性糖皮质激素抵抗综合征用糖皮质激素；外源性性激素暴露停止接触。

2. 预防 PPP 的病因大部分有遗传学基础，因此产前咨询、优生优育有助于预防疾病的发生。

附:PPP 诊治流程图

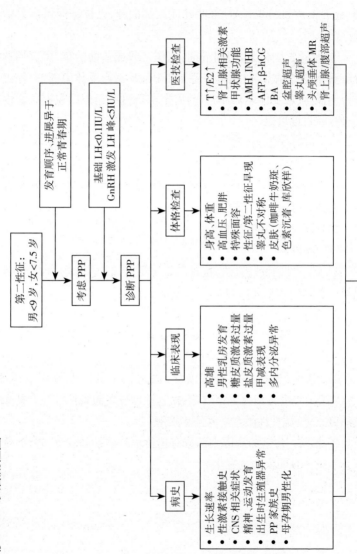

第二性征:
男<9 岁,女<7.5 岁

考虑 PPP

诊断 PPP

发育顺序、进展异于
正常青春期

基础 LH<0.1IU/L,
GnRH 激发 LH 峰<5IU/L

病史
- 生长速率
- 性激素接触史
- CNS 相关症状
- 精神、运动发育
- 出生时生殖器异常
- PP 家族史
- 母孕期男性化

临床表现
- 高雄
- 男性乳房发育
- 糖皮质激素过量
- 盐皮质激素过量
- 甲减表现
- 多内分泌异常

体格检查
- 身高、体重
- 高血压、肥胖
- 特殊面容
- 性征第二性征早现
- 睾丸不对称
- 皮肤(咖啡牛奶斑、
  色素沉着、库欣样)

医技检查
- T↑/E2↑
- 肾上腺相关激素
- 甲状腺功能
- AMH,INHB
- AFP,β-hCG
- BA
- 盆腔超声
- 睾丸超声
- 头颅垂体 MR
- 肾上腺、腹部超声

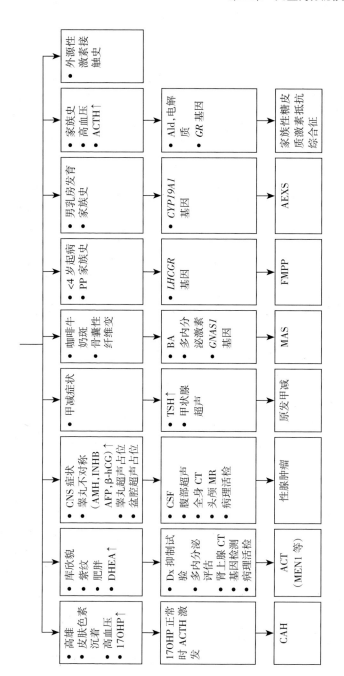

（张娟娟 董治亚）

三、青春期发育变异

人体青春发育启动年龄是一个连续变化的复杂数量性状，在群体中可呈现类似正态分布的特点，并由此界定群体开始青春发育的年龄标准。依据提前启动激活下丘脑-垂体-性腺（HPG）轴的表型特征，除经典的 GnRH 依赖型性早熟外，尚存一组特殊表型的青春发育变异（puberty variant），亦称变异型性早熟。

变异型性早熟也被称为不完全性中枢性性早熟（incomplete central precocious puberty）或部分性青春发育（partial pubertal development），是由于 HPG 轴的部分激活所致的一类特殊类型中枢性性早熟。临床主要鉴定要点为：①提前出现第二性征发育（女童小于 8 岁、男童小于 9 岁）；②一过性或间歇性垂体促性腺激素（LH、FSH）和性腺激素增高；③仅表现某一性征的间歇性发育而无进行性进展，此为区别完全性中枢性性早熟（CPP）的关键特征，故亦被认为是 CPP 的一种良性类型。临床可出现不同表现型，如单纯乳房早发育、单纯阴毛早发育和单纯早初潮。

（一）单纯乳房早发育

【概述】

单纯乳房早发育（isolated premature breast development）也称乳房早发育（premature thelarche，PT），是指女童不足 8 岁年龄出现乳房发育而无其他第二性征发育的一种不完全性性早熟。其发病存在地域和人种差异，发病率约为 1%~4.7%，在儿童性早熟中可占 25%，故是不完全性性早熟的最常见类型。临床主要涉及女童乳房发育，关键的特征是：①乳房发育多在 Tanner2 到 3 期，不会进行性增大；②无其他第二性征；③生长速度未加速；④骨龄正常或接近正常。可见两个高峰发病阶段：①经典型 PT：提前出现的乳房发育多见于生命初期的婴幼儿（<2 岁），发病高峰年龄为 12~18 月龄，通常为自限性的。②非经典型 PT：亦称变异型乳房发育（thelarche variant），是处于经典型 PT 与 CPP 之间的特殊状态，故也有称"过渡型"或"中间型"PT。起病年龄相对偏迟，高峰年龄为 5~6 岁。大多预后良好，但约有 10%~20% 患

儿可随时快速进展而过渡至完全性 CPP。

【病因】

PT 的确切病因尚不明确,可能的机制包括 HPG 轴短暂激活伴 FSH 过量分泌。目前认为经典型的 PT 的发生可能与人体"小青春期"(mini puberty)的生理特征延续有关。小青春期女孩从出生 2 周至 2 岁期间体内 HPG 轴的相关激素(LH、FSH、E_2 或 T 等)水平出现短暂性升高,并能达到青春期水平,之后即回落至发育期前的低值状态。由于女婴小青春期 HPG 轴的撤退相对延迟,部分激活的 GnRH 可刺激垂体促性腺激素持续分泌增加,导致提前乳房发育。另外,个体芳香化酶活性的增强、卵巢内卵泡一过性的雌激素释放增加、乳房组织对雌激素的敏感性增加,尤其是对外源性具雌激素活性的内分泌干扰化合物(EDCs)的暴露都是重要的诱发因素。

【诊断】

1. **病史** 注意询问女孩出生后乳房状态,开始乳房发育的起病年龄、进展情况及有无伴随症状(如阴道出血和阴毛生长等);有无特殊饮食、药物(如避孕药、类固醇激素等)或含 EDCs 的暴露史;周边居住环境状况;有无生长模式的明显变化;有无头痛、视力及行为改变等症状;并注意询问出生史及类似家族史。

2. **体格检查** 包括测量身高、体重,评估第二性征的发育。第二性征的评估包括乳房腺体组织的直径(直接触诊,需通过按压区分脂肪与腺体组织)和乳头乳晕的发育情况,并按发育程度进行 Tanner 分期。乳腺发育通常不超过 B3 期,不伴乳头发育,乳晕无明显色素加深。除乳房增大外,不会出现其他第二性征,故外阴仍呈幼女型,无阴道分泌物增多,无腋毛、阴毛发育(PH1 期)。纵向观察身高、体重等体格测量参数,一般均在正常范围。

3. **辅助检查**

(1) 骨龄片:骨骼年龄无超前(BA≤CA)。

(2) 盆腔超声:子宫、卵巢大小,卵泡数及卵泡直径大小,本病患儿卵巢容积在青春期前范围。

(3) 外周血 FSH 和 LH、E_2、β-hCG 等基础值定量分析,必要时行促性腺激素释放激素(GnRH)激发试验:大多数患儿血 FSH 基础值和激发峰值可见升高,而 LH 值仍处于青春期前水平(<0.2mIU/ml),FSH/LH>1。由于 FSH 造成卵巢分泌雌激素增多而使乳房提前发育,但不同于完全性 CPP 以 LH 分泌为主的特征,故不会导致真正的卵巢发育。小青春期女孩无需做该试验。

4. 诊断要素

(1) 经典型 PT:发病年龄较小,具有持续性、间歇性发作和自行性消退的临床特点,卵巢容积都在青春期前水平,卵泡直径 <4mm,一般日后仍有正常年龄启动的青春发育,因无骨龄超前而不会影响成年身高,故预后良好。

(2) 非经典型 PT:发病年龄相对较大,临床表现介于经典型 PT 与 CPP 之间。近半数患儿乳房发育可由间歇性逐步转向进展性发展,卵巢可见个别较大卵泡,骨龄等于或略大于实际年龄(BA≥CA),故此类型 PT 极易发展为完全性中枢性性早熟(CPP)。由于目前尚无有效的参数可供预测由 PT 逐步转变成完全性 CPP,因此初诊 PT 患儿至少临床随访观察 1 年方可进一步确诊。

【鉴别诊断】

1. **GnRH 依赖型性早熟(GIPP)** 即完全性 CPP,以进行性的性征发育、垂体 LH 分泌增多为主(LH/FSH 增高)及性腺发育增大为特点。而 PT 主要是单一性、非进行性征发育,性腺无增大,并且垂体 FSH 分泌过度增多有助于鉴别。但值得注意的是,在完全性 CPP 的早期 GnRH 激发后也可有 FSH 增高,其值可与 PT 有所重叠,故早期很难与 PT 鉴别,纵向随访非常重要。

2. **非 GnRH 依赖型(外周性)性早熟** 该类疾病往往具有诱发病因,临床常需要鉴别的有:①摄入含有外源性性激素的药物或食物:有明确的病史,会出现 E_2 的增高,但促性腺激素及子宫卵巢超声皆在青春发育期前水平,停止摄入后,性征会逐渐自行消退。②麦丘恩-奥尔布赖特综合征:外周性性早熟中较为罕见,该综合征有除外周性性早熟外尚有其他典型体征,E_2 过度升高可导致阴道出血。③其他尚需甄别的有:卵巢囊肿、肿瘤、生殖细胞瘤及其他罕见的综合征,如

Van Wyk-Grumbach 综合征等；如一侧乳房增大，需与乳房纤维瘤等少见病变加以区别。

【治疗】

1. 经典型 PT 一般预后良好，不必特殊处理，建议保守观察。但对非经典型 PT 若有明显趋向 CPP 进展者应考虑临床干预，可给予中药滋阴降火辨证处理，或参见第二章第四节"一、中枢性性早熟"内容。

2. **预防** 母亲在孕期应避免暴露 EDCs；出生后的婴幼儿应倡导合理营养、健康成长，禁忌滥用滋补品，尽可能避免含性激素成分的食物或药物；有类似家族史者应咨询专科医生，旨在早发现、早治疗。

➤ 附：单纯乳房早发育诊断流程图

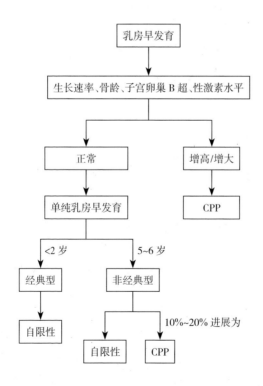

（董治亚 王 伟）

(二) 单纯阴毛早发育

【概述】

单纯性阴毛早发育（premature pubarche）大多由肾上腺早发育（premature adrenarche）所致，但两者概念不完全相同。单纯性阴毛早发育是指女童在 8 岁前、男童在 9 岁前单纯出现阴毛发育，可伴随部分激活 HPG 轴功能，是部分性中枢性性早熟（CPP）的一种特殊类型。由于肾上腺皮质网状带的过早发育，造成肾上腺来源的雄激素（DHEA、DHEAS 和雄烯二酮）合成分泌明显高于同龄儿童水平。本病在临床较少见，高峰发病年龄多见于 4~6 岁，女孩发病明显高于男孩，女男之比约为 10∶1。

【病因】

正常胎儿肾上腺皮质网状带在出生后具有生理性的退化特征，若持续性存在胎儿肾上腺类固醇激素可诱导阴毛早发育。胎儿生长受限（FGR）女孩在胎内由于各种应急状态刺激造成下丘脑-垂体-肾上腺轴（HPA）功能旺盛，往往是生后发生阴毛早发育的易感因素，但非男孩；库欣综合征（Cushing syndrome）及多囊卵巢综合征（PCOS）的患儿也可容易伴有阴毛早发育。此外，外界各种不良物质（如药物、食物等）的暴露、个人皮肤毛囊组织的雄激素受体对 DHEA 过早或过度敏感也是导致阴毛早发育的重要原因。

【诊断】

1. **病史**　询问阴毛或腋毛出现的年龄、进展情况及有无其他伴随症状（如女童阴道出血和乳房发育等），非进行性进展是本病的重要特征；有无含有雄激素物质的特殊饮食或药物暴露史；周边居住环境状况；有无生长模式的明显变化；询问出生史及类似家族史，注意询问人种或家族间的差异。

2. **临床表现**　注意观察患儿出现阴毛、腋毛生长的程度，并作 Tanner 分期跟踪其变化；单纯阴毛早发育者局部皮肤无异样臭味，无痤疮或其他皮疹；除阴毛/腋毛生长外，无其他男性第二性征发育表现（如女童阴蒂肥大等），故仍可见幼女外阴或幼稚外生殖器；可伴有轻度生长加速，多见体格发育参数超标（略高于正常同龄、同性别儿童）。

部分患儿可伴有肥胖或黑棘皮病。

3. 辅助检查

（1）DHEA、DHEAS 和雄烯二酮：升高，但处于正常阴毛发育 Tanner Ⅱ 期范围。

（2）血 FSH、LH、E_2 或 T：一般均在正常青春期前水平，但部分患者随病程进展可见 LH、FSH 水平逐步增高、性腺逐步发育成熟。

（3）骨龄：一般不发生骨龄成熟加速。

【鉴别诊断】

值得强调的是单纯阴毛早发育是一种排除性诊断，切忌忽略临床鉴别诊断。

1. 非经典型先天性肾上腺皮质增生症（NCCAH） NCCAH 症状不典型，女孩缺乏经典 CAH 的外生殖器性别不清，初始表现可能是单纯性阴毛早发育，可伴有其他高雄激素血症表现，如有明显囊性痤疮、女孩阴蒂肥大和男孩外生殖器增大，但无性腺发育等。骨龄成熟加速致使骨龄与身高年龄的比值（BA/HA）往往大于 1。基础血雄激素水平明显升高，包括 DHEA、DHEAS、雄烯二酮和睾酮。对于非经典 CAH 的临床主要鉴别手段是做 ACTH 激发试验或相关基因分析（参见第二章第五节相关内容）。

2. 特发性单纯性阴毛早发育 特发性单纯性阴毛早发育是指有阴毛早现但没有肾上腺功能初现的依据，即 DHEAS 和其他血浆雄激素均在正常水平。可能是毛囊皮脂腺对肾上腺功能初现的微量雄激素浓度敏感性增加所致。

3. 库欣综合征 本病具有向心性肥胖、皮肤紫纹、高血压和低血钾等典型症状，少数肾上腺增生导致库欣综合征可有男性化的表现。实验室检查血皮质醇浓度升高及分泌节律消失，24 小时尿皮质醇定量明显上升。

4. 肾上腺或卵巢的雄性化肿瘤 男女患儿均可有阴毛、腋毛提前出现；短期内明显生长提速、男性化表现和骨龄超前；肾上腺肿瘤可伴有库欣样改变。

5. 外源性雄激素暴露 外源性雄激素可导致单纯性阴毛早发育，

可伴有阴蒂肥大及肌肉力量增强等表现,明确的病史可助于鉴别。

【治疗】

应强调对本病加强临床和实验室监测的重要性。症状较轻者一般无须治疗,但仍需定期随访。对症状明显者可选用抗雄激素药物治疗,可短疗程选用酮康唑(ketacanazol),4~8mg/(kg·d),分两次口服,但应注意药物不良反应。值得注意的是阴毛早发育与PT不同,在日后进入青春期具有发生多囊卵巢综合征(PCOS)的潜在风险,故应注意随访发生PCOS、胰岛素抵抗和代谢综合征(MS)的早期征象,并做好预防工作。

➤ 附:单纯阴毛早发育诊断流程图

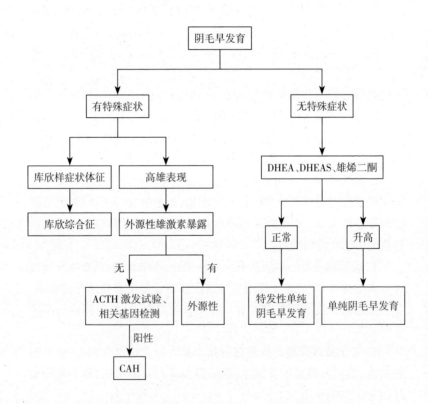

（董治亚　王　伟）

四、家族性男性性早熟（FMPP）

【概述】

家族性男性性早熟（familial male-limited precocious puberty，FMPP）又称为家族性高睾酮血症，是一种罕见的常染色体显性遗传病，仅男性发病。其发生原因是由于黄体生成素-绒毛膜促性腺激素受体（luteinizing hormone/choriogonadotropin receptor，LHCGR）基因激活性突变引起不依赖于下丘脑-垂体-性腺轴的男性外周性性早熟。

【病因】

LHCGR 基因位于 2 号染色体 p21 区，长度约 80kb，包含 11 个外显子及 10 个内含子，编码 LH 受体蛋白，主要在性腺上表达（包括女性卵泡膜细胞、颗粒细胞、黄体和间质细胞，男性睾丸间质细胞）。该蛋白属于 G 蛋白耦联受体家族成员，由 674 个氨基酸组成，分为细胞外 N 端结构域、7 个跨膜螺旋区和细胞内 C 端结构域，可以同时与 LH 及 hCG 结合。正常情况下，青春期下丘脑-垂体-性腺轴启动后 LH 与睾丸间质细胞（Leydig 细胞）上的 LH 受体结合，激活腺苷酸环化酶（cAMP），促使睾酮的合成增加。LHCGR 发生激活性突变后，LH 受体不需与 LH 结合，而呈持续性激活，导致细胞内非 LH 依赖性的 cAMP 增加，间质细胞持续分泌睾酮，导致男性性早熟发生。但该基因变异并不会产生女性性早熟和对生育能力产生明显影响，因为雌激素的产生和卵泡发育需要 LH 和 FSH 两种激素的共同参与。

【诊断】

1. **临床表现** 男孩通常在 4 岁前出现青春发育，表现为生长加速明显；阴茎增大，可有勃起，并出现阴毛，睾丸体积可有增大；骨骼成熟，骨龄增大；面部痤疮明显，可出现变声，常伴攻击行为。注意父亲及家族其他男性成员有无类似病史。

2. **辅助检查**

（1）基础性激素水平：患儿血清睾酮水平明显增高，同年龄不相符。基础 LH 筛查有无中枢性青春发动。人绒毛膜促性腺激素（β-hCG）和甲胎蛋白（AFP）应当纳入基本筛查，是诊断分泌 hCG 生殖细胞瘤的重要线索。

(2) GnRH激发试验:FMPP引起不依赖于下丘脑-垂体-性腺轴的外周性性早熟,但是部分患儿会发生继发性中枢性性早熟,尤其在骨龄明显增大者中。GnRH激发试验主要用于评估有无并发CPP,不作为FMPP的诊断。

(3) 骨龄测定:因持续增高的雄激素存在,骨龄常明显大于实际年龄。

(4) 超声检查:男性性腺超声检测睾丸大小,睾丸容积≥4ml提示有中枢性性早熟可能,同时注意有无占位等异常;肾上腺超声排除肾上腺增生或肿瘤等。

(5) CT或MRI检查:应行头颅MRI及腹部CT检查排除颅内肿瘤或肾上腺疾病所致。

(6) 其他检查:根据患儿的临床表现可以进一步选择其他检查,如甲状腺功能;肾上腺皮质功能:ACTH、皮质醇、17-羟孕酮(17-OHP)、雄烯二酮、脱氢表雄酮等,必要时行ACTH激发试验,排除先天性肾上腺皮质增生症(CAH)可能。

(7) 基因检测:通过外周血检测LHCGR基因可以确诊FMPP,并可明确遗传来源。怀疑FMPP的患儿及其父母双方均应行LHCGR基因突变检测。

【鉴别诊断】

1. **先天性肾上腺皮质增生症(CAH)**　是男性外周性性性早熟的最常见原因,经典型21-羟化酶缺乏患者可以仅表现为阴茎增大、阴囊色素沉着、身高增长加速和骨龄提前等,ACTH激发及相关基因检测可以鉴别二者。

2. **睾丸肿瘤**　分泌雄激素的肿瘤(生殖细胞瘤最多见)可以导致循环中雄激素增高,出现同FMPP类似的外周性性早熟表现。睾丸超声可以探及有无占位。

3. **分泌人绒毛膜促性腺激素肿瘤**　肿瘤产生的hCG促进睾丸增大,雄激素增高,导致阴茎增大、生长加速、骨龄提前等,血hCG常有增高,怀疑中枢系统来源的肿瘤可以行脑脊液hCG检测。

4. 肾上腺皮质肿瘤　儿童肾上腺肿瘤常以性激素分泌增多为主,当雄激素分泌增多时,临床出现男性性早熟表现,同 FMPP 类似。腹部 CT 或肾上腺超声可以明确占位。

【治疗】

1. 治疗　FMPP 的治疗以抑制甾体类性激素的合成以及对抗其雄激素作用为主,治疗目的是抑制过早及过快的性发育,延缓骨龄进展,改善终身高,并减少因性早熟所致的社会或心理问题。治疗 FMPP 的药物包括:

(1) 醋酸环丙孕酮(cyproterone acetate)及醋酸甲羟孕酮(medroxy-progesterone acetate):均属于抗雄激素制剂,也有一定抗促性腺激素作用而使睾酮下降。环丙孕酮的推荐剂量为每天 70~150mg/m^2,分两次服用,最大剂量不超过 200mg/d。不良反应包括头痛、胃肠道反应以及男性乳房发育。

(2) 酮康唑(ketoconazole):作用机制阻断 17-羟基孕酮向雄烯二酮转化而抑制雄激素的合成。建议每天剂量 4~8mg/kg,总量分 2~3 次服用,服药后 48 小时激素水平下降。可以单独使用,也可以芳香酶抑制剂等其他药物联合使用。但需注意酮康唑的不良反应,常见有胃肠道反应以及皮疹、头晕、嗜睡、畏光等,可出现男性乳房发育,并要注意其对肝脏的损伤和肾上腺抑制作用。

(3) 螺内酯(spironolactone):能抑制双氢睾酮与其胞浆受体蛋白结合而具有抗雄激素作用。建议剂量 1~2mg/kg·d,可以分 2~4 次服用。

(4) 阿那曲唑(anastrozole)及来曲唑(letrozole):高选择性非甾体类芳香化酶抑制剂,可以有效延缓骨龄进展,改善终身高,但对于高雄激素症状改善不明显,现多推荐联合抗雄激素药物使用。推荐剂量阿那曲唑为 0.5~1mg/d,来曲唑 1.25~2.5mg/d。

(5) 比卡鲁胺(bicalutamide):非甾体类抗雄激素,能结合并抑制雄激素受体,增加受体的降解。治疗剂量为每天 2mg/kg,每天给药 1 次,最常见的副作用是男性乳房发育和乳房疼痛。

近年来,采用比卡鲁胺联合阿那曲唑或来曲唑治疗较多,能够有效抑制骨龄进展、延长青春发育时间,从而增加终身高。也有报道比卡鲁胺联合阿那曲唑及螺内酯同时使用。

另外,当该症出现继发性 CPP 时,可以联合使用 GnRHa 治疗,以获得最大终身高收益。继发性 CPP 的诊断及 GnRHa 治疗参考第二章第四节"一、中枢性性早熟"内容。

2. 预防

(1) 宣传优生优育:对于有家族史的人员,在妊娠前及妊娠期间应及时进行产前咨询。

(2) 对于已经发现 LHCGR 突变的患儿行父母基因突变筛查:明确分子缺陷诊断后,如父母有再生育需求可行羊水或绒毛膜穿刺进行产前基因检测。成年后患儿如有生育需求,亦可行产前基因检测。

➢ **附:家族性男性性早熟的诊断流程图**

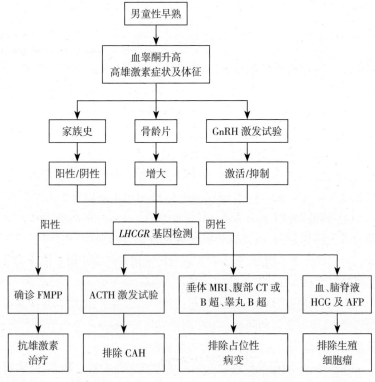

（董治亚　陈立芬）

五、性腺功能减退

【概述】

小儿性腺功能减退(hypogonadism)或性发育不良是指小儿生殖系统先天或后天性发育缺陷,导致生殖腺(卵巢或睾丸)功能减退的一类疾病。性腺功能减退病因及致病机制复杂,若缺乏早期认识及早期有效干预可导致成年性腺功能障碍。女孩超过13岁、男孩超过14岁无青春发育,或青春发育进展缓慢,需要进行性腺功能的评估。

【病因】

引起小儿性腺功能减退的病因众多,下丘脑-垂体-性腺轴任何环节出现异常均可导致性腺功能减退。根据发病机制,性腺功能减退可分为三大类:

1. **低促性腺激素(低 Gn)型性腺功能减退(hypogonadotropic hypogonadism,HH)** 是由于中枢神经系统、下丘脑或垂体病变引起 Gn 分泌减少所致。分为先天性和获得性低促性腺功能低下,先天性病因有:原发于下丘脑合成分泌 GnRH 障碍、GnRH 作用缺陷、孤立性 Gn 或其受体编码基因的突变、垂体多种促激素缺乏,也可是遗传综合征的一部分。获得性病因:可继发于颅内肿瘤、创伤、感染、血管性病变和放射损伤等造成下丘脑-垂体损伤等。由慢性系统及功能性疾病所致的暂时性性腺功能减退,在原发病因去除或缓解后性腺功能减退消除。

2. **高促性腺激素(高 Gn)型性腺功能减退(hypergonadotropic hypogonadism)** 病因多为遗传因素致性腺分化和发育异常,其中以性染色体数目和结构异常尤为常见。

3. **联合性腺功能减退(combined hypogonadism)** 是由于 Gn 及性腺功能同时受损,病因包括共同作用于垂体-性腺及肾上腺轴的基因突变、放疗、化疗等。

性腺功能减退的病因见表 2-10。

表 2-10 性腺功能减退的病因

低 Gn 型性腺功能减退	高 Gn 型性腺功能减退
下丘脑、垂体发育及遗传因素	染色体异常(特纳综合征、克氏综合
Kallmann 综合征	征、混合性性腺发育不良等)
GnRH 释放及作用受损	原发性卵巢功能衰竭的其他原因
多种垂体前叶激素缺乏	自身免疫性性腺病变
孤立性 Gn 缺乏或作用缺陷	高雄激素血症/多囊卵巢综合征
HPG 轴多水平基因缺陷(*DAX-1*、*SF1*)	盆腔/脊柱放射性照射
中线发育不良	原发性睾丸功能衰竭的其他原因
中枢神经系统异常、感染	(睾丸退化、隐睾、Sertoli 细胞缺陷
肿瘤(颅咽管瘤、生殖细胞瘤、垂体	综合征)
瘤等)	睾丸放化疗
朗格汉斯细胞组织细胞增生症、肉	睾丸外伤、扭转
芽肿病	**联合性性腺功能减退**
继发性脑损伤、垂体柄移位	X 连锁先天性肾上腺发育不良
脑血管异常	颅脑放疗联合化疗或全身放疗
颅脑放射线照射	铅中毒
遗传综合征(普拉德-威利综合征、	
Laurence-Moon-Biedl 综合征、Gordon-	
Holmes 脊髓小脑共济失调、CHARGE	
综合征等)	
性腺(卵巢、睾丸)发育不良	
遗传综合征(努南综合征、Robinow	
综合征等)	
性激素合成和作用异常	
LH/FSH 抵抗	
性激素合成/作用酶基因缺陷	
神经性厌食	
营养不良	
功能性因素	

【诊断】

1. 病史

(1) 不良性发育史:出生后明显可见小阴茎、小睾丸,且随年龄增长无增大变化或有增大,但落后于同年龄正常儿童。可能伴有隐睾、腹股沟疝和尿道下裂,或外生殖器模糊。缺乏小青春期:对出生时外生殖器发育小的婴儿应询问是否在婴儿早期检测过外周血 FSH、LH、睾酮、抗米勒管激素、抑制素 B。至青春期年龄尚无第二性征显现,如有无乳房发育或外生殖器增大,询问启动的年龄及进展的动态变化,有无月经或变声及出现的年龄。

(2) 不良物质暴露史(包括孕母及其患儿):是否有不良物质、药物的应用,包括中西医药物制剂、避孕药等,以及居住环境状况,肿瘤患儿是否有放、化疗史,睾丸局部外伤、手术、感染(腮腺炎)史等。

(3) 个人发育史:婴儿期是否有低血糖、持续性黄疸史。生长发育、有无慢性器官系统疾病史,神经系统症状包括动作和智力发育落后,嗅觉、听觉和视觉低下。是否过度节食或运动、压力等。

(4) 家族史:是否存在长辈近亲婚配、家族成员是否存在类似不良性发育史。家族的生长和发育模式,母孕史及有无创伤性分娩。

2. 临床表现

性腺功能减退男女童在青春发育期前往往不易被发现。主要表现如下:胎儿期发生性腺功能减退的男童出生后表现为小阴茎、小睾丸,或外生殖器呈间性,可伴有隐睾、腹股沟疝或尿道下裂,阴囊发育差,少皱褶,无小青春期表现。儿童期发病者外生殖器外观正常,但生殖器发育幼稚,无随年龄增长的生长变化趋势。女童出生时外生殖器正常,在儿童期呈性幼稚状况,大、小阴唇不发育。至青春期无青春发育启动,女孩 13 岁、男孩 14 岁以上无第二性征出现。部分患者虽有乳房发育及睾丸体积增大,但发育的进程缓慢,历经 4~5 年无月经或遗精。体毛发育差,表现为青春期无阴毛、腋毛出现,男童无胡须生长或生长稀少。身体比例异常,表现为长臂和长腿,躯干与四肢比例缩小。女孩无青春期肩、胸及臀部脂肪再分布,男孩表现为中心脂肪堆积、肌肉不发达,青春发育期前可出现乳房发育,呈女性型。持续童声,高音调,缺乏青春期男孩变声特征。骨骼成熟迟缓：骨骺闭合延迟,骨龄小于实际年龄,多数病例终身高高于同龄儿童。

综合征合并性腺功能减退患者常伴随有相对应的症状,与合并的原发病有关。常见的有:Kallmann 综合征患者多伴有嗅觉丧失或明显迟钝,部分患者可伴有其他缺陷,如色盲、神经性耳聋、小脑功能不全、唇裂、腭裂、肾畸形等。中线发育不良常有唇腭裂、中隔、眼发育不良。CHARGE 综合征可伴发眼部缺陷、漏斗胸和心脏病、生长迟缓及耳聋等。普拉德-威利综合征合并多种异常表现,如智力低下、肌张力低下、矮小及肥胖等。Laurence-Moon-Bield 综合征伴有色素性视网膜炎、智力低下、多指/趾畸形及肥胖。克氏综合征伴有智力落后、语言及学习障碍、行为异常。特纳综合征伴有生长障碍、颈蹼、肘外翻、心脏及肾脏畸形等。

3. **实验室检查**　由于儿童期 HPG 轴处于抑制状态,性腺功能呈生理性的功能减退。在儿童阶段,对性腺功能减退的诊断除测定性激素的基础水平外,需依赖于内分泌激发试验评价 HPG 轴功能。

(1) 促性腺激素(Gn)测定:检测目的主要为区分高 Gn 型性腺功能减退与低 Gn 型性腺功能减退。在青春发育期前,垂体 FSH、LH 分泌量很低,无明显脉冲释放,或均呈低频、低幅,故测定 FSH、LH 基础水平对判断低 Gn 型性腺功能减退缺乏准确性和可靠性。应注意婴儿出生后血 FSH、LH 呈逐渐增高趋势,至 2~3 月龄达峰,6 月龄时降至最低值,呈现"小青春期"。小于 6 个月婴儿检测 FSH、LH 水平可以初步判断下丘脑、垂体功能。若基础 FSH、LH 水平明显升高,提示高 Gn 型性腺功能减退,当出现持续临界值状态或低下水平,应做内分泌 GnRH 或者 GnRHa 激发试验以评估垂体促性腺激素分泌水平。

(2) 性腺激素测定:

1) 睾酮:由于睾酮清晨分泌量最高,故宜采晨血检测。由于体内睾酮包含游离睾酮(FT)与结合型睾酮,而血液循环中的睾酮主要为结合型睾酮,其中 30% 与性激素结合球蛋白(SHBG)紧密结合,68% 与白蛋白结合,仅极少量为游离睾酮(即活性睾酮)(占 2%),故应注意通常检测的睾酮为总睾酮(TT),其定量应视为临床常规的初级筛查试验。由于睾酮合成降低时能刺激肝脏合成 SHBG 增多,可使血总睾酮达正常范围,故当临床疑似男孩性腺功能减退及血总睾酮值正常或临界低值时应推荐血清 SHBG 和游离睾酮(FT)测定。经综合分析后的血睾酮水平才能作为可信的定量指标。

2) 血抗米勒管激素(AMH):在男性由睾丸支持细胞(Sertoli 细胞)合成分泌。在胚胎期具有促进米勒管退化、出生后进一步促进 Sertoli 细胞及输精管发育成熟的作用。AMH 分泌模式:在出生时,促性腺激素、睾酮和 AMH 水平先是迅速降低,促性腺激素、睾酮和 AMH 随后增加,并且在 3~6 个月时形成小青春期,AMH 在大约 6 个月的年龄达到了最高峰,在童年时期缓慢地下降,在青春期下降至低水平。AMH 是反映青春期前睾丸发育水平的特异性标志。无睾症患儿血清 AMH 浓度检测不到;低促性腺激素性性功能减退症患儿青春期由于缺乏 FSH 刺激,AMH 水平会降低;克氏综合征患儿血清 AMH 浓度低下,直到青春发育期才有正常浓度的血清 AMH;隐睾尚有睾丸功能的患儿,AMH 较正常同龄人偏低;对于腹腔内隐睾的患儿,hCG 激发试验可能不会使血清睾酮浓度增加,因此血清 AMH 对青春期前睾丸功能评估起到重要作用。但 AMH 不能完全代替 hCG 试验,AMH 检测结果和 hCG 激发试验结果不一致时,需要重复 hCG 激发试验或延长 hCG 激发试验来综合判断睾丸功能。若仅 AMH 低下,建议行 hCG 激发试验评估睾丸功能,可鉴别罕见的 Sertoli 细胞功能受损所致的米勒管永存综合征。此外,女性 AMH 是由卵巢初级卵泡的颗粒细胞生成,主要抑制始基卵泡进入生长阶段,是可靠的卵巢功能评估指标,可用于预测特纳综合征等患儿的卵巢功能。

3) 抑制素 B(Inh B):在男性由睾丸 Sertoli 细胞合成分泌,是 Sertoli 细胞数目及其功能成熟的标志,分泌受 FSH 调控,并可负反馈调节垂体 FSH 分泌。随青春期 Sertoli 细胞发育成熟,Inh B 水平相应升高,可同 AMH 联合应用一起用于评价睾丸的功能。此外,女性 Inh B 是由卵巢颗粒细胞生成,可同 AMH 联合应用一起用于评价卵巢的功能,但敏感性和特异性均低于 AMH。

4) 雌激素:通常临床测定的雌激素为其活性形式的雌二醇。正常雌激素的水平在女婴出生后 2~4 周升高,3 个月达到高峰,随后下降至儿童期低水平。青春期启动后,雌激素水平升高,可以早于第二性征出现,能评价卵巢功能。

(3) 内分泌动态试验:

1) 促性腺激素释放激素(GnRH)激发试验:用于检测垂体前叶促性腺细胞功能。方法:以 GnRH 2.5μg/kg(最大剂量 100μg)皮下或静脉注射,于注射前和注射后 30、60、90 分钟测定血清 LH 和 FSH 水平。判断:正常 LH 的反应峰值出现在 30min,峰值 > 基础值 3 倍。基础值低、峰值增加不到基础值的 2 倍为低弱反应。若 LH 注射前后无明显变化称为无反应。峰值于 60~90min 出现为延迟反应。无反应、低弱反应及延迟反应均提示垂体促性腺激素分泌缺陷疾病可能。不同程度的原发性睾丸功能低下者 Gn 的基础值已较高,激发后峰值高于正常反应,而下丘脑或垂体病变所致者则反应低下或接近正常,但后者临床很难鉴别垂体或下丘脑病变。上述检测结果皆需兼顾激发试验结果及个体化进行综合判断。另外,小于 6 月龄男童无须做该试验。

2) 绒毛膜促性腺激素(hCG)刺激试验:用于检测睾丸间质细胞(Leydig 细胞)功能。根据不同年龄选择不同剂量的 hCG(婴幼儿 500U/次、儿童期 1 000U/次、青春期前期 1 500U/次),每天或隔天肌内注射,共 3 次,第 1 次注射前、第 3 次注射后次晨采血检测睾酮、双氢睾酮。结果判断:通常血睾酮激发峰值应较基础值增加的倍数按年龄分为:婴儿期 2~10 倍,儿童期 5~10 倍,青春期 2~3 倍以上,被认为睾丸间质细胞功能正常。

(4) 骨龄:此类患儿的 BA 检测被用于观察性激素的作用效应,性激素低下者骨龄往往明显延迟。在某些遗传综合征中可见短掌骨特征。

(5) 下丘脑垂体、嗅球 MRI:多垂体激素缺乏症患儿可见垂体发育缺陷(如垂体柄断裂、空蝶鞍等),Kallmann 综合征患儿可见下丘脑嗅球发育不良。

(6) 超声:腹股沟区或盆腔超声确定子宫及性腺的结构和位置;泌尿系统超声检测肾脏及肾上腺结构。超声对腹腔内隐睾检测的准确性有限,但对腹股沟区性腺及米勒结构的识别较准确。

(7) 遗传学检测:①染色体核型分析;②相关基因缺陷筛查。

(8) 其他:伴生长激素缺乏症表型者应检测 GH、TSH 及 ACTH 等。

【鉴别诊断】

体质性青春期延迟(constitutional delay of growth and puberty, CDGP)是青春期发育延迟的常见原因,其发生与遗传有密切的关系。男孩相对较多见,青春发育前生长缓慢,生长速度在正常范围低限,体型较同龄儿童瘦小,出现第二性征的年龄延迟,骨龄落后与身高及性征发育程度一致。家族中父母或兄弟姐妹有类似的生长方式。女孩一般在年龄 13 岁后、男孩在年龄 14 岁后才开始发育(但其前常不伴严重小阴茎、小睾丸或阴囊发育不良)较晚者青春发育可延迟到 17~18 岁。在该年龄范围未启动青春期者,其 AMH、InhB、雌激素、GnRH 激发试验或 hCG 刺激试验呈阳性反应,可以与性腺功能减退鉴别。

【治疗】

1. 治疗　对于确诊性腺功能减退的患者,男孩 14 岁、女孩 13 岁应该开始治疗。治疗的目的:促进性腺发育,诱导青春发育的启动,恢复和维持患儿体内正常性激素水平及其性腺功能,避免性腺组织长期惰性而废用,预防由于性激素低下所致的成年疾病发生,保存成年后的生育功能。常选用的治疗方案有:诱导青春发育治疗及性激素替代治疗。

(1) 诱导青春发育治疗:用于低 Gn 性腺功能减退的治疗,促进性腺发育,诱导青春发育。

1) 人绒毛膜促性腺激素(hCG);hCG 具有类似 LH 效应,能促进睾丸 Leydig 细胞发育,使其合成分泌睾酮,同时也具有弱的 FSH 作用,能促进曲细精管发育,产生精子。诱导起始剂量为 hCG 500U,每周 2 次,肌内注射,然后每 6 个月增加 500U,直到成人剂量 1 500U,

每周2次。达到成人剂量后,开始加用重组 FSH 75~150U,每周2~3次,皮下注射进行生精治疗,4 个月后增加到 300U,每周 3 次。或者联合 HMG 治疗,75U 肌内注射,每天 1 次,进行生精治疗。治疗过程中需监测血清睾酮、Inh B 水平、hCG 水平、精液分析和睾丸体积,以及精子数量。低促性腺功能减退症 70%~85% 患者在联合用药 0.5~2 年内产生精子。治疗有效的反应为睾酮水平升高,睾丸体积增大,阴茎增大。初始睾丸体积和治疗过程中睾丸体积增大的幅度是预测精子生成最重要指标。如治疗过程中睾酮水平均低于 3.47nmol/L 或治疗 2 年期间睾丸体积无进行性增大且精液中不能检测到精子,可考虑停药或试用脉冲式 GnRH 治疗。当有大量精子生成时,如患者暂无生育需求,可行精子冻存。此外,男童往往在 18 岁后才能确定 IHH,但一些儿童在幼年就呈现 IHH 特征性临床表现,如缺乏微小青春期(新生儿 0~12 个月促性腺激素水平异常降低)、小睾丸(或隐睾)、小阴茎和嗅觉缺失。对这些患儿,可间断短期小剂量雄激素或 hCG 治疗,使阴茎发育始终接近同龄人,以减轻患儿和家长心理负担,同时应监测骨龄变化,不宜长期使用。

2) GnRH 脉冲微量泵注射:需注意在选择该方法前务必进一步验证腺垂体功能状况,仅有垂体功能正常者方可采用。模拟生理 GnRH 分泌的形式,促进睾丸及卵巢的发育。应首选戈那瑞林由微泵模拟下丘脑 GnRH 脉冲给药。按 90 分钟 1 次脉冲方式皮下注射,单次剂量 0.1~0.2μg/kg(不超过 10μg/次),昼夜持续给药。每月随访监测 FSH、LH、睾酮和精液常规,调整戈那瑞林的剂量和频率,稳定后可 3 个月随访 1 次,依据患者的具体情况调整药物剂量。治疗 3 个月后就可能有精子生成。治疗过程中外周血 FSH、LH 及睾酮(或雌激素)水平明显增高,阴茎、睾丸增大(或子宫、卵巢发育)提示预后良好。约 3%~20% 的患者在长期治疗过程中,下丘脑-垂体-性腺轴功能可自主恢复到正常,称为逆转。对内源性 LH≥1IU/L 患者,应间断停药观察自主性性腺轴功能是否启动。

(2) 性激素替代治疗:用于促进第二性征的发育,维持正常的性激素水平,促进骨线性生长,改善身高,促进骨矿沉积、改善骨密度以及促进心理健康。

1）雄激素：多种睾酮制剂及治疗方案可用于雄激素替代疗法。

① 雄激素诱导青春期：男性患者青春期诱导一般从 12 岁开始，而在身材矮小的青少年中延迟治疗可能会获得更多的身高，强调根据病因个性化治疗。通常使用低剂量睾酮，在 2~3 年的时间内逐渐增加到成人剂量。肌内注射、口服或局部给药均可以选择，常用的有丙酸睾酮、十一酸睾酮，起始剂量为每月 50mg 肌内注射，每隔 6~12 个月增加 50mg，达到每月 250mg 的剂量时就可以开始长期使用成人睾酮制剂，维持剂量为每 2 周 200~250mg 或每 3 个月 1 000mg。也可以口服十一酸睾酮胶丸 40mg/d，每 6 个月后增加 40mg/d，最终达成人剂量 160~240mg/d。雄激素诱导青春期的不良反应主要包括红细胞增多和体重增加，对存在性别焦虑的患者，男性第二性征不可逆也要引起重视。

② 经皮吸收睾酮凝胶：模拟生理睾酮分泌模式。睾酮凝胶和透皮制剂也可以使用，但目前缺乏儿童剂型，成人剂量为 1% 睾酮凝胶或 5mg 睾酮贴剂。

③ 2.5% 双氢睾酮凝胶：是睾酮的活性形式，能直接发挥生物效应，用于 5α-还原酶缺陷症的治疗及诊断性治疗。

2）雌孕激素：女性青春期诱导可从 11 岁开始，而矮身材的染色体异常患者雌激素诱导青春期的起始年龄可以推迟到 12 岁，使骨骺闭合前身高生长最大化。雌激素治疗应从低剂量开始，应个体化，并应根据观察到的第二性征和骨成熟度缓慢增加。推荐使用天然雌激素口服或透皮吸收均可以，起始剂量 17-β 雌二醇 0.25mg 每天 1 次，口服，每隔 6 个月增加 0.25mg，直到成人剂量每天 2mg，或者采用经皮给药模式，初始剂量每天 3.1~6.2μg，每隔 6 个月增加 3.1~6.2μg，直到成人剂量 100μg/d，一般需要 2 年时间达到成人剂量。有子宫存在的患儿，当雌激素剂量增加到接近成人水平或出现第一次突破性出血时，必须加用孕激素替代治疗，建立正常的月经周期，使子宫内膜癌的风险尽量降低。方法为每月服用雌激素 21 天，在第 12 天或 2 周末联用孕激素，联用 8~10 天同时停药，以产生撤退性出血。最好选用天然或接近天然的孕激素,如甲地孕酮、地屈孕酮或微粒化黄体酮。醋酸甲羟孕酮 5~10mg/d,或者微粒化的孕酮 100~200μg/d,或者地屈孕酮 10~20mg/d。治疗过程中注意监控雌激素治疗的相关不良反应,包括肝功能异常、血栓形成及高血压等。天然雌激素相对而言不良反应更少,透皮剂肝脏毒性更低,有条件的情况下推荐使用。

3)其他治疗和随访监测

① 患者性激素低下,容易引起骨密度减低,建议监测血钙,$25\text{-}(OH)D_3$,精准补充钙和维生素 D,定期检查骨密度。

② 心理评估及治疗:长期性腺功能减退和第二性征发育差可导致患者自卑心理,严重影响生活质量。因此在诊治过程中要及时给予心理支持。

③ 随访监测:长期睾酮缺乏和肥胖、胰岛素抵抗以及糖尿病的发生有关,在诊疗过程中应常规监测血糖、血脂水平,鼓励患者保持良好的生活方式、维持理想体重。

2. 预防

(1) 出生前预防:避免近亲结婚,家族中有先证者,应做产前基因检测及染色体检测。

(2) 出生后预防:①重视评价小青春期:小青春期是婴儿阶段 HPG 轴活跃期,该期 FSH、LH、T、E 升高,对性腺、外生殖器及生殖细胞的发育有促进作用,也是早期检查 HPG 轴功能状态的最佳时期。错过该期,对性腺功能的评价需等到青春期。对出生时外生殖器发育异常的婴儿,应检查 HPG 轴的功能,以尽早地诊断性腺功能减退,早期治疗,减轻性腺功能的损害。②避免性腺外伤,及时处理精索蒂扭转。避免或减少放射线照射及化学物质对下丘脑-垂体-性腺的损伤。

➢ 附:性腺功能减退的诊治流程图

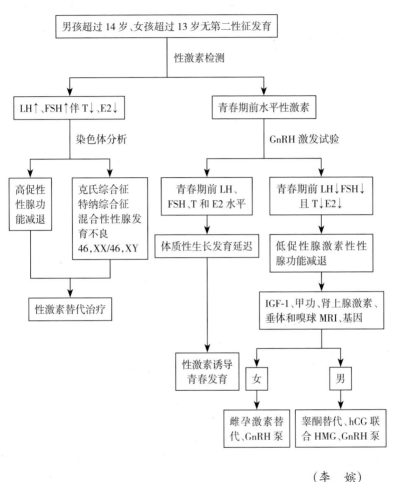

（李　嫔）

六、小儿性发育障碍

【概述】

小儿性发育异常（disorders of sex development,DSD）是染色体核型、性腺表型以及性腺解剖结构不一致的一大类遗传异质性疾病的总称。2006年欧洲儿科内分泌学会和美国劳森·威尔金斯（Lawson

Wilkins)儿科内分泌学会达成共识,将此类与性发育相关的疾病统称为 DSD,以前使用的两性畸形、性反转、间性等含有歧视性含义的术语建议不再使用。此类疾病其成因复杂,相对罕见,具有不同的病理生理机制,临床表型各异,不同病因可有相同或相似的临床表型,而同一病因临床表型也可差异很大。根据染色体核型不同可将 DSD 分为三大类,即 46,XX DSD、46,XY DSD 和性染色体 DSD(表 2-11)。

【病因】

1. **性染色体** DSD 以特纳综合征及克氏综合征最为常见。

(1) 克氏综合征:最常见的核型为 47,XXY,变异型者 X 染色体的数目可不同。

(2) 特纳综合征:染色体核型为 45,X 或 45,X/46,XX,也可呈现其他变异核型。

(3) 混合性性腺发育不全:核型最常见为 45,X/46,XY。

(4) 嵌合体,卵睾型 DSD:为嵌合型(46,XY/46,XX)或交织型(46,XY/47,XXY 或其他交织型)。

2. 46,XY DSD 病因主要为睾丸发育和分化异常、睾酮合成和作用缺陷、男性性腺发育相关综合征等。

(1) 睾丸发育与分化异常:涉及睾丸发生发育的级联调控基因(*SF1/NR5A1*、*WT1*、*GATA4*、*FOG2/ZFPM2*、*CBX2*、*SRY*、*SOX9*、*SOX8*、*MAP3K1*、*ESR2/NR3A2*、*DMRT1*、*TSPYL1*、*DHH*、*SAMD9*、*ARX*、*MAMLD1/CXorf6* 等)缺陷皆可导致性发育异常的发生,包括完全性性腺发育不良(complete gonadal dysgenesis,CGD,也称 Swyer 综合征)和部分性性腺发育不良(partial gonadal dysgenesis,PGD)、卵睾型 DSD、睾丸退化综合征等。

(2) 雄激素合成障碍:任何导致类固醇激素合成过程中的相关酶缺陷均可出现 46,XY 的男性化不足,如 3β-羟类固醇脱氢酶(3β-HSD)缺乏、17α-羟化酶(17α-OH)和 17,20-裂解酶缺乏、17β-羟类固醇脱氢酶(17β-HSD)缺乏及类固醇急性调节蛋白(StAR)基因缺陷,这类疾病均可导致先天性肾上腺皮质增生。另外,黄体生成素(LH)受体缺陷可直接导致睾酮合成障碍,5α-还原酶 2 型缺乏症导致睾酮向双氢睾酮转换不足,使活性更强的双氢睾酮合成降低。

(3) 雄激素作用缺陷(雄激素不敏感综合征):包括完全性雄激素不敏感综合征(complete androgen insensitivity syndrome,CAIS)和部分性雄激素不敏感综合征(partial androgen insensitivity syndrome,PAIS)及轻微性雄激素不敏感综合征(mild androgen insensitivity syndrome,MAIS)。

(4) 其他先天异常:如由于血抗米勒管激素(AMH)和 AMH 受体缺陷造成米勒管永存综合征(PMDS)。其他还有男性性腺发育相关综合征、睾丸退化综合征、孤立性尿道下裂、*INSL3* 或 *GREAT* 基因突变所致隐睾等。

3. 46,XX DSD

(1) 胎儿期雄激素增多:胎儿雄激素分泌过多主要来源于先天性肾上腺皮质增生(congenital adrenal hyperplasia,CAH)类疾病,其中21-羟化酶(21-OH)缺乏症最为常见(占 90%~95%),其次为 11β-羟类固醇脱氢酶(11β-HSD)缺乏症等。此外,胎儿期芳香化酶缺乏也可致雄激素过多。

(2) 母体或外源性雄激素增多:母体雄激素过多疾病通常由肾上腺或卵巢肿瘤所致。外源性雄激素或孕激素摄入为 46,XX 外生殖器畸形的另一个罕见原因。

(3) 胎儿期性腺发育异常:原始性腺决定异常可导致 46,XX 睾丸型 DSD,卵睾型 DSD,常见于 SRY 阳性患儿,同时也有很多其他基因参与睾丸决定,如 *SOX9* 基因的过量表达等,见表 2-11。

【诊断】

强调早期诊断,明确病因诊断必须通过详细询问病史、临床表现、体格检查和完善的辅助检查。

1. 病史 围绕以下程序性的问题展开病史采集:

(1) 是否由于雄激素暴露导致女性外生殖器外观男性化(即 46,XX DSD)。

(2) 是否由于雄激素的产生不足或作用减弱而导致雄激素不足男性女性化(即 46,XY DSD)。

表 2-11 DSD 的病因及分类

性染色体 DSD	46,XY DSD	46,XX DSD
① 47,XXY (克氏综合征及异变型) ② 45,X (特纳综合征及变异型) ③ 45,X/46,XY 嵌合型 (混合型性腺发育不良) ④ 46,XX/46,XY (嵌合体, 卵睾型 DSD)	① 睾丸发育异常: a. 完全或部分型性腺发育不良 (如:*SF1/NR5A1, WT1, GATA4, FOG2/ZFPM2, CBX2, SRY, SOX9, SOX8, MAP3K1, ESR2/NR3A2, DMRT1, TSPYL1, DHH, SAMD9, ARX, MAMLD1/CXorf6*) b. 卵睾型 DSD c. 睾丸退化 ② 睾酮合成和功能障碍: a. 睾酮合成障碍:LH 受体突变, Smith-Lemli-Opitz 综合征, *StAR, CYP11A1, HSD3B2, CYP 17, POR, CYB5A, AKRIC2, HSD17B3, SRD5A2* 等基因缺陷 b. 睾酮作用缺陷:雄激素不敏感综合征, 药物和环境影响 ③ 其他: 男性性腺发育相关综合征 米勒管永存综合征 睾丸缺失综合征 孤立性尿道下裂 低促性腺功能减退症 隐睾 (*INSL3, GREAT*) 环境影响	① 性腺 (卵巢) 发育异常: a. 卵巢发育不良 b. 卵睾型 DSD (如 *NR5A1, NR2F2, RSP01*) c. 睾丸型 DSD (如:*SRY+, SOX9* 重复, *SOX3* 重复, *NR5A1, NR2F2, RSP01, WNT4*) ② 雄激素过多: a. 胎儿:*HSD3B2, CYP21A2, POR, CYP11B1,* 糖皮质激素受体突变 b. 胎儿胎盘:*CYP19* 缺陷, *POR* 缺陷 c. 母源:母源雄性化肿瘤 (如黄体瘤, 雄激素类药物) ③ 其他: 相关综合征 (泄殖腔畸形) 米勒管结构发育不良 (如 MKRH) 子宫畸形 (如 MODY5) 阴道闭锁 (如 KcKusicke Kaufman) 阴唇融合

（3）是否有复杂的性染色体疾病（如卵睾型 DSD）。

（4）是否存在先天的生殖缺陷导致了严重的生殖器异常（如尿道下裂、泄殖腔外翻、阴茎缺如）。

病史重点关注：

（1）孕产妇用药史（如合成代谢类固醇、雄激素、辅助生殖用药），是自然怀孕还是医学助孕。

（2）孕期一般健康状况和内分泌状态（如孕产妇多毛症或男性化，包括怀孕期间发生的女性男性化）。

（3）家族史（如不孕不育、闭经、外生殖器发育异常、隐睾、母亲家系中与雄激素不敏感相关的阴毛和腋毛发育不良、男性乳房发育等）。

（4）产前超声检查和基因遗传学检测结果对确定胎儿的性别非常重要，如胎儿的核型(46,XY)和产前超声生殖器女性型不相符的情况提示雄激素不敏感或外生殖器发育不良。

（5）绒毛膜和/或绒毛取样或羊膜腔穿刺获得的产前资料。

2. 临床表现

（1）46,XX DSD：患儿有女性内生殖器（米勒管结构和卵巢），外生殖器因体内雄激素的增高而呈现不同程度的雄性化，甚至呈现完全男性外阴表型。

（2）46,XY DSD：临床表现差异较大，严重者外阴可呈完全女性表型，并可见盲端的阴道腔，也可呈间性畸形，表现为阴囊分裂状，阴茎小似肥大的阴蒂，轻者仅表现为小阴茎、隐睾及轻度的尿道下裂。

（3）性染色体 DSD：特纳综合征及克氏综合征临床表现参见其他章节。混合型性腺发育不良患儿的性腺通常一侧为条索状性腺（或无性腺），对侧的睾丸则发育不良。卵睾型 DSD 患者的性腺组织可呈多种组合：一侧睾丸、另一侧卵巢；双侧卵睾；一侧卵睾、另一侧为一个卵巢或睾丸，外生殖器可为男性或女性，但多数为畸形外生殖器。

3. 体格检查

（1）一般体检：身高、体重、血压，体型或体态比例，有无特殊面容，皮肤有无痤疮、色素沉着。乳晕有无色素沉着。

（2）外生殖器及第二性征是 DSD 体格检查的关注重点

1) 检查外生殖器有无畸形,并给予表型分型。XX 核型者宜采用 Prader 分期:正常女性;Ⅰ级为女性外生殖合并阴蒂肥大;Ⅱ级为阴蒂肥大合并部分阴唇融合,形成漏斗形泌尿生殖窦;Ⅲ级为阴蒂似阴茎,阴唇阴囊完全融合,尿道开口于会阴;Ⅳ级为阴囊完全融合,尿道开口于阴茎根部;Ⅴ级为正常男性(见文末彩图 2-1)。

XY 核型者则推荐采用外生殖器男性化评分(EMS)描述男性化程度(正常男性外生殖器为 12 分,男性化程度越低得分越低)(图 2-2)。

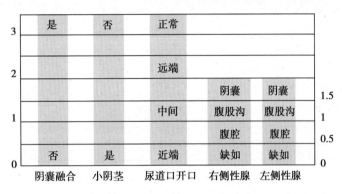

图 2-2 外生殖器男性化评分(EMS)

2) 阴茎测量:阴茎长度(需阴茎竖立呈伸直状态,自根部测量)和周径或宽度,周径或宽度皆需测量阴茎中段。观察阴茎的质地及皮肤色质,尿道口开口的位置,阴茎有无下弯、包茎畸形。

3) 睾丸测量:注意睾丸的位置(能否降至阴囊内)、大小(用睾丸容积模具或测睾丸长、宽径)和质地。

4) 阴囊发育:注意阴囊皮肤的松紧、皱褶多少,阴囊内是否存有睾丸或肿块等。

5) 肛门与生殖器的距离测量:测量由阴囊皮肤与会阴交界处至肛门中心的距离(可视为雄激素效应程度的指标)。

6) 阴蒂、小阴唇及阴道:有无阴蒂、阴蒂的长度、有无小阴唇及其着色,是否有独立的阴道开口。

7) 阴毛发育:阴毛出现时间、顺序及按 Tanner 标准分期。

8) 乳房发育:开始乳房发育年龄,并按 Tanner 标准分期。

4. 实验室检查

(1) 染色体核型分析、SRY 基因(建议采用 FISH 方法):关键检查。

(2) 血清性激素水平是最基本的评估指标,包括 LH、FSH、催乳素、黄体酮、睾酮、雌二醇。LH、FSH 升高,性激素水平低下甚至测不到,需考虑性腺发育不良可能,可见于克氏综合征、特纳综合征、睾丸退化综合征、无睾症、睾丸间质细胞发育不全、单纯性腺发育不全、17α-羟化酶缺乏症等;若性激素正常或升高,则可能存在性激素不敏感,如雄激素不敏感综合征(CAIS)。LH、FSH 正常,则需结合患者具体临床表现综合判断,如 PAIS、5α-还原酶 2 缺乏症、CAH 等。

(3) 肾上腺轴功能评估:ACTH(8:00 和 16:00)、血清皮质醇(8:00和 16:00)、睾酮、血黄体酮、17-羟孕酮、脱氢表雄酮、雄烯二酮等检测有利于排除肾上腺疾病,还可以通过 ACTH 激发试验鉴别不同类型CAH。若 46,XX DSD 患儿血黄体酮、17-羟孕酮、睾酮、雄烯二酮增高,伴或不伴血 ACTH 增高、皮质醇降低,则提示 CAH 可能。

(4) 血清抗米勒管激素(anti-Müllerian hormone,AMH)和抑制素B 测定:AMH 及抑制素 B 是提示睾丸支持细胞存在的标志物,评估AMH 和抑制素 B 有助于判断睾丸存在及功能,其敏感性优于人绒毛膜促性腺激素(human chorionic gonadotropin,hCG)激发试验,在"小青春期"性腺评估中也有重要意义。在双侧隐睾患者中,检测不到血清AMH 和抑制素 B 提示睾丸组织缺失。此外 AMH 检测有助于性腺发育不良和雄激素合成障碍类疾病的鉴别,性腺发育不良 AMH 明显低下,雄激素合成障碍 AMH 水平正常。

(5) 血、尿类固醇激素检测:利用液相色谱质谱或气相色谱质谱技术进行检测,有助于类固醇代谢障碍疾病的鉴别诊断,如尿 5α 和5β 类固醇的比值降低,对 5α-还原酶 2 型缺乏症具有诊断意义。

(6) 激发试验:当基础性激素检测很难鉴别病因时,则需进行激发试验。如促性腺激素释放激素(gonadotrophin releasing hormone,GnRH)激发试验用来检查下丘脑-垂体-性腺轴功能,hCG 激发试验检查睾丸间质细胞功能。①GnRH 激发试验:正常 LH 的反应峰值出现在30min,峰值>基础值3倍。基础值低、峰值增加不到基础值的2倍为低弱反应。若LH注射前后无明显变化称为无反应。峰值在60~90min出现为延迟反应。无反应、低弱反应及延迟反应均提示垂体促性腺激素分泌缺陷疾病可能,对DSD病因鉴别有重要价值。②hCG激发试验,单次注射法,hCG 5 000U/1.72m^{2}一次注射(儿童期和青春期),注射前及注射后72h采血检测睾酮、双氢睾酮。多次注射法:根据不同年龄选择不同剂量的hCG(婴幼儿500U/次,儿童期1 000U/次,青春期前期1 500U/次),每天或隔天肌内注射,共3次,第1次注射前、第3次注射后次日早晨采血检测睾酮、双氢睾酮和雄烯二酮等。结果判断通常为血睾酮激发值应较基础值增加,婴儿期2~10倍,儿童期5~10倍,青春期2~3倍以上,提示睾丸间质细胞功能正常。睾酮和双氢睾酮的比值对于帮助诊断5α-还原酶2缺乏症非常重要。若hCG激发试验睾酮反应正常,双氢睾酮升高不理想,睾酮和双氢睾酮比值新生儿期>8.5,儿童期>10提示可能存在5α-还原酶2缺乏症,但最终确诊仍需要5α-还原酶基因检测。

(7)影像学检查:①腹股沟区或盆腔超声确定子宫及性腺的结构和位置。②泌尿系统超声检测肾脏及肾上腺结构。超声对腹腔内隐睾检测的准确性有限,但对腹股沟区性腺及米勒结构的识别较准确。此外,泌尿系统造影、生殖道造影以及排泄性膀胱造影不作为一线常规的影像检查,但有时为明确尿道、阴道的解剖结构、定位尿道和阴道在泌尿生殖窦的位置和入口以及是否存在反流,需要进行此项检查。

(8)内镜:腹腔镜和性腺活检不作为常规检查,在下列情况下需要进行此项检查:①常规检查无法探及性腺,高度怀疑腹腔内存在发育异常的性腺,尤其是睾丸,或常规检查不能明确诊断,必须依赖开放手术或腹腔镜探查的其他情况。②DSD的鉴别诊断必须依赖于性腺组织学检测的情况。③对于无法通过核型和血清检测获得准确诊断,腹腔疑似睾丸组织、卵睾组织,需要对性腺做纵向取样活检的情况。

(9)分子遗传学检查:已知DSD相关常见基因变异主要有 *SRY*

基因(常导致 46,XY 完全性或部分性腺发育不良、46,XY 原发性闭经等),核受体亚家族 5 组 A 成员 1(nuclear receptor subfamily 5,NR5A1)基因(常导致 46,XX 睾丸 DSD、46,XX 卵睾 DSD、46,XY DSD 伴肾上腺功能不全、46,XX 原发性肾上腺功能衰竭、46,XY 完全性或部分性腺发育不良、46,XY 尿道下裂、小阴茎、46,XY 无睾症、46,XX 原发性卵巢功能不全、46,XY 无精症),SRY-盒包含蛋白 9(group A,member 1,SRY-BOX 9,SOX9)基因(常导致广泛性发育不良、Cooks 综合征、皮埃尔·罗班序列征),GATA 结合蛋白 4 基因(常表现为 46,XY 部分性腺发育不良伴心脏杂音、46,XY 外生殖器表型模糊、无精症、心脏杂音或心脏正常、46,XY 小阴茎伴心脏杂音),维尔姆斯瘤基因 1(Wilms tumor gene 1,WT1)(可导致 Denys-Drash 综合征),地中海贫血伴智力低下综合征基因(常表现为 α-地中海贫血伴严重的精神运动迟缓,典型的面部特征,矮小、心脏、骨骼和泌尿生殖系统异常),丝裂原激活蛋白激酶 1 基因(可导致 46,XY 完全性或部分性腺发育不良),类 Y 染色体编码睾丸特异性蛋白 1 基因(常表现为 46,XY 男性睾丸发育不全、生殖器表型模糊),5α-还原酶 2 基因(可导致 5α-还原酶 2 型缺乏症、外生殖器表型模糊、小阴茎合并尿道下裂),雄激素受体基因(常表现为正常女性、外生殖器表型模糊、小阴茎或正常男性),其他影响类固醇激素代谢的众多基因变异也是导致 DSD 的重要原因。另外,DSD 相关的染色体微缺失及微重复也是遗传基因检测关注的重点,如 9 号染色体 p24.3 缺失(可导致 46,XY 性腺发育不全、46,XX 9p 缺失女性卵巢发育及功能可正常),X 染色体 p21.2 重复(可表现为 46,XY 完全性腺发育不良或 46,XY 部分性腺发育不良伴或不伴多发畸形),10 号染色体 q26.1 缺失(可导致 46,XY 泌尿生殖发育异常)等。

【治疗】

DSD 患者的治疗方案的制订及完成需要多学科团队(MDT)共同协作完成,包括儿科内分泌、小儿外科或泌尿科、心理学、妇产科、临床遗传学和新生儿科的专科医师、社会工作者、护士和医学伦理专家。

1. **性别选择及确认**　出生后尽早根据内外生殖器的发育状况、病因、家长和患儿意见、心理、行为、伦理选择性别。遵循以下原则：①在病理生理及解剖结构上将生物功能及结构损害降到最低。②将心理和社会的不利影响最小化。③尽量保留生育功能。④尽量保护性功能，维持一定的性生活满意度。⑤如果有可能，在性器官选择手术上要留有余地，为后续抚养性别不能得到患者认同时保留修正的可能。

（1）46，XX DSD：多选择女性，尤其是 CAH 建议选择女性。但是睾丸型 DSD（男性性反转）可以考虑男性抚养。

（2）46，XY DSD：①CAIS、Swyer 综合征等外阴完全呈女性者，有女性社会性别认同和没有雄激素效应，一般应选择女性抚养性别。②PAIS 选择男性的情况越来越多，PAIS 无论选择男性还是女性，较 CAH、CAIS 或 Swyer 综合征更容易出现性别焦虑。③单纯性小阴茎选择男性，建议在婴儿期接受短期睾酮或双氢睾酮治疗，可以使阴茎获得较好的增长。④泄殖腔外翻报道有超过 60% 选择女性者出现了性别不认同，选择男性趋势增多。⑤外生殖器模糊者（如 PAIS 等），先行雄激素制剂治疗 3 个月，如阴茎能较治疗前增长，可选择男性抚养性别，但对雄激素治疗反应不佳者可选择女性抚养性别。

（3）**性染色体 DSD**：①克氏综合征及变异类型建议选择男性，但性别焦虑的发生率较高。②混合性腺发育不良可选择男性、女性或中性，综合产前雄激素暴露、性腺解剖、性腺功能以及青春期后的性腺发育情况考虑。③卵睾 DSD 可选择男性或女性，选择女性者较易出现性别不认同，选择男性趋势增多。

2. **手术治疗**

（1）46，XX DSD：选择女性性别者，严重畸形者需行外科手术切除严重肥大的阴蒂，手术年龄一般选择在 6~12 个月内。轻度肥大者应随访观察，不轻易做切除术。

（2）46，XY DSD：对携带 Y 染色质的完全性腺发育不良选择女性性别者以及混合性腺发育不良作为男性抚养者都应在小儿早期手术切除发育不良的条索状性腺，以避免恶性肿瘤发生。

（3）性染色体型 DSD:对双侧卵睾型的患者应切除全部睾丸组织。选择男性性别应切除卵睾及女性生殖管道,因这类患者的卵睾中的睾丸部分大多发育不全,恶变率高。

3. 激素治疗 DSD 激素治疗的目的是维护男性或女性性器官发育,改善并维持其基本的生理功能。但是,激素干预在带来益处的同时,相关风险也不能完全避免,随着临床实践的进一步完善,尽量将激素不良影响控制在可控的最小范围。

（1）46,XX DSD

1）选择男性性别者:①小阴茎,建议婴儿期给予肌内注射外源性睾酮,可以模拟小青春期促性腺激素介导的雄激素分泌从而实现阴茎生长。大多数研究支持肌内注射十一酸睾酮 25mg,每月 1 次,持续 3 个月,可以促进小阴茎婴儿的外生殖器生长发育。对青春期前期直立排便困难或社会压力负担较大的小阴茎患儿,短期给予每月肌内注射十一酸睾酮 25~50mg,共 3 个月,也可起到促进阴茎增长的效果。但是,青春期前使用低剂量睾酮必须要谨慎,避免睾酮治疗潜在的诱导骨龄提前或青春期性发育提前的风险,对于青春前期的小阴茎患儿,应该避免在骨龄 8 岁后注射睾酮。②雄激素不敏感综合征,PAIS 男性,由于雄激素受体结合亲和力较低,通常需要给予超过同年龄生理水平的睾酮(最高可达 5 倍生理剂量)才能够对抗雄激素抵抗效应。超高剂量的睾酮转换导致的雌激素增高,可引起男性乳房女性化,必须引起重视,必要时需要加用芳香化酶抑制剂或手术切除乳房。③大部分 5α-还原酶缺乏症的男性患者在青春发育期睾丸功能可以维持正常,不需要睾酮常规替代。对于由于 5α-还原酶的缺乏导致的男性化不足或 DSD 患儿,临床通过给予高剂量睾酮治疗,可以弥补 5α-还原酶的功能不足,增加雄激素效应,获得较为满意的临床效果。另外,也可以局部使用 2.5% 双氢睾酮凝胶,同样可以较好改善男性外生殖器的外观,促进阴茎生长。双氢睾酮比睾酮活性更高,可以更好促进阴茎的快速增长。此外,由于双氢睾酮是终末激素不能被芳香化,因此它不会促进骨成熟或促进男性乳房发育,避免了高剂量睾酮的不良反应。④低促性腺激素性性腺功能低下和男性青春期发育诱导详见性腺功能减退相关章节。

2）选择女性性别者：①CAIS 血清雌二醇水平远远高于青春期后的男性，虽然低于正常女性，但仍足以诱导女性第二性征和维持女性的体形特征。但由于缺乏雄激素作用以及雌二醇水平相对较低，骨质疏松症的风险较高，因此仍推荐给予补充适量的雌激素，使血清雌二醇水平维持在 300~400pmol/L 的范围内较为合适。②Swyer 综合征促性腺激素水平升高，性激素水平低下，性腺为条索状纤维结缔组织，条索状性腺切除后应给予雌激素替代治疗诱导青春期，之后加孕激素模拟人工周期，以促进其第二性征的发育及预防骨质疏松。治疗方法参见上述其他 DSD 女性雌激素治疗方案。③女性青春期诱导可从 11 岁开始，而矮身材的染色体异常患者雌激素诱导青春期的起始年龄可以推迟到 12 岁，使骨骺闭合前身高生长最大化。雌激素治疗应从低剂量开始，应个体化，并应根据观察到的第二性征和骨成熟度缓慢增加。推荐使用天然雌激素口服或透皮吸收，起始剂量 17-β 雌二醇 0.25mg 每天 1 次，口服，每隔 6 个月增加 0.25mg，直到成人剂量每天 2mg/d，或者采用经皮给药模式，初始剂量每天 3.1~6.2μg，每隔 6 个月增加 3.1~6.2μg，直到成人剂量 100μg/d，一般需要 2 年时间达到成人剂量。有子宫存在的 DSD 患儿，当雌激素剂量增加到接近成人水平或出现第一次突破性出血时，必须加用孕激素替代治疗，建立正常的月经周期，使子宫内膜癌的风险尽量降低。方法为每月服用雌激素 21 天，在第 12 天或 2 周末联用孕激素，联用 8~10 天同时停药，以产生撤退性出血。最好选用天然或接近天然的孕激素，如甲地孕酮、地屈孕酮或微粒化黄体酮。醋酸甲羟孕酮 5~10mg/d，或者微粒化的孕酮 100~200μg/d，或者地屈孕酮 10~20mg/d。治疗过程中注意监控雌激素治疗的相关不良反应，包括肝功能异常、血栓形成及高血压等。天然雌激素相对而言不良反应更少，透皮剂肝脏毒性更低，有条件的情况下推荐使用。

（2）性染色体 DSD：根据选择的性别不同选择激素治疗方法。①45,X/46,XY 混合型性腺发育不全患者具有典型的类特纳综合征临床特征，如身材矮小发生在 2 岁以后、心脏及肾脏畸形，外生殖器可以表现为正常的女性外阴、外生殖器模糊或正常的男性阴茎等。主要治疗为手术切除有肿瘤发生风险的性腺组织，生长激素促进患儿身高增长以及性激素替代治疗。②表型为类特纳综合征女性患儿，生长激素开始应用的时机及持续应用时间的选择仍存在很多争议。推荐雌激素诱导青春期的起始年龄为 12 岁，2 年内缓慢增加剂量，使骨骺闭合前身高生长最大化。③46,XX/46,XY，嵌合型，卵睾型 DSD 患者往往同时存在卵巢和睾丸组织（即卵睾），性别的分配主要取决于外生殖器的功能状态（具体药物治疗方法参见上述治疗方案和相关疾病章节）。

（3）46,XX DSD 中 CAH 患者需用糖皮质激素治疗，失盐型患者需加用盐皮质激素（具体药物治疗方法参见上述治疗方案和相关疾病章节）。

4. 社会心理治疗　DSD 患者的治疗应为终身性治疗，外科整形手术和激素治疗，能够部分重塑外生殖器的形态和维护性腺内分泌功能，但在近期或远期的性腺功能效应上目前尚难达到令人满意的疗效。由于胚胎早期的性激素紊乱干扰患者大脑的性别印记，以及外生殖器畸形和随后的治疗过程会给患者本人和家庭带来巨大的心理创伤，故有必要为此类患者（或家庭）提供长期的人文关怀及个体化的心理支持。应为患者本人和家属制订一份长期随诊和教育计划，并充分尊重患者自身的意愿，以达到最满意的疗效。

5. 预防　不同病因有不同的预防措施。母亲孕期须避免滥用性激素制剂，女性避免富含雄激素的药物和食物，有 DSD 家族史的人员，在妊娠前应及时和产科医生进行交流，进行产前咨询。对某些分子缺陷诊断明确的疾病，第二胎建议做产前无创性诊断。无创产前诊断（non-invasive prenatal testing，NIPT）技术是对母体外周血浆中纯化后的游离胎儿 DNA 片段（cell free fetal DNA，cffDNA）进行测序，可在孕 10 周后进行，该技术有助于宫内早期筛查单基因变异及胎儿非整倍体 DSD。其他有创性可行羊水或绒毛膜穿刺对胎儿进行产前基因检测，有助于判断胎儿是否具有发病风险等。

▶ 附：DSD 诊断流程图

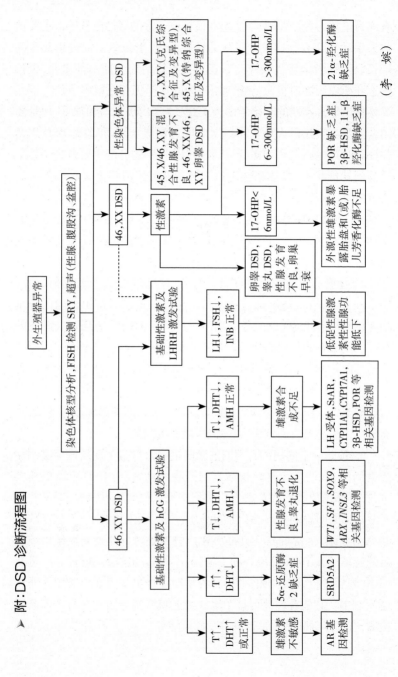

（李　嫔）

146

七、青春期多囊卵巢综合征

【概述】

多囊卵巢综合征(polycystic ovarian syndrome,PCOS)是指排除基础疾病的雄激素过多、无排卵和多囊性卵巢形态的一组综合征,是育龄妇女不孕的最常见原因,患代谢综合征、2型糖尿病、心血管疾病及子宫内膜癌的风险增加。本症病因尚未明确,大多起病于青春期或青春期后,鉴于其对妇女健康的极大危害性,PCOS的早期(青春期)诊断和治疗日益受到重视。

青春期是女性生理和心理的过渡时期,下丘脑-垂体-卵巢轴功能的不稳定导致激素及月经模式的变化。由于月经不规则、无排卵、胰岛素抵抗、多毛、寻常痤疮可以是正常青春发育期的表现,成人PCOS诊断标准并不适用青春期。多数学者认为临床高雄激素状态及持续性稀发月经(月经初潮后持续2年以上)可作为青春期PCOS诊断的早期依据,但需除外其他可能引起高雄激素的疾病。据统计,国外青春期PCOS发病率为8.3%~9.13%,国内约为5.74%。

【病因】

PCOS的核心特点是雄激素过多,其临床表现具有高度异质性,发病机制仍不明确。目前认为是遗传因素和环境因素共同作用的结果。

1. **遗传因素** 母亲患有PCOS是子代发生PCOS的一个危险因素,卵巢多囊样改变可在PCOS中以常染色体显性方式遗传,另外影响卵巢功能的基因变异和易导致胰岛素抵抗、肥胖和2型糖尿病的基因变异也与PCOS的发生有关。

(1) 类固醇合成酶、性激素结合球蛋白、雄激素受体等,以及胰岛素敏感性和肥胖有关蛋白质的编码基因变异与PCOS发生有关联;6.7%的PCOS患者存在AMH和AMH受体基因的编码区和调控区变异;不同PCOS队列的全基因组关联分析(genome-wide association study,GWAS)研究发现DENND1A基因位点变异与一些PCOS相关的生殖和代谢表型有关。

（2）表观遗传学改变：越来越多的证据提示，表观遗传学改变在PCOS 发病机制中发挥重要作用，研究提示，PCOS 成年女性的组织存在胞嘧啶-磷酸-鸟嘌呤（cytosine-phosphate-guanine，CpG）岛的表观遗传性甲基化异常。

2. 环境因素

（1）子宫内环境：先天性男性化疾病包括先天性肾上腺皮质增生症的青春期女性，发生 PCOS 的可能性增加。另外，宫内营养过剩和不足被视为 PCOS 的危险因素。

（2）出生后环境：出生后 PCOS 的环境危险因素能使隐藏的遗传性或先天易感性状发展为 PCOS。

1）胰岛素抵抗性高胰岛素血症：因为胰岛素活性具有组织特异性，卵巢中，胰岛素过多与 LH 协同上调雄激素生成，还能引起颗粒细胞过早黄体化，加剧了高雄激素状态，促进 PCOS 的发生和无排卵。

2）雄激素过多症：高雄激素血症可干扰下丘脑水平的孕激素负反馈调节，导致 LH 水平继发性升高，正常情况下卵巢暴露于高水平 LH 时会出现同源脱敏，但在中度胰岛素过多的环境中（或 DENNAD1.V2 表达增加时）卵巢会失去这一保护机制，对 LH 产生高反应性，生成更多的雄激素。

3）其他诱因和危险因素：小于胎龄儿（SGA）出生后第 1 年快速追赶或大于胎龄（LGA）儿持续肥胖等是导致青春期 PCOS 的环境危险因素。

【诊断】

1. 临床表现 月经异常/持续无排卵和雄激素过多是 PCOS 的两个主要特征。多在青春后期发病，各种症状体征多在初潮前或后不久陆续出现。

（1）雄激素过多的皮肤表现

1）多毛：指皮肤雄激素依赖的部位（面、胸、背、下腹部）色深而粗的体毛生长，可采用改良的 Ferriman-Gallwey 评分系统进行多毛分布和严重度的评价。PCOS 是青春期多毛症最常见的原因，种族或遗传差异可能会影响多毛症的程度。

2)痤疮:青少年痤疮按程度分为轻、中、重度,按性质分为粉刺型和炎症型。粉刺型痤疮在青少年较为常见,而炎症型痤疮对刚步入青春期的女性并不常见,围初潮期存在中度(面部皮损 >10 处)或重度炎症型痤疮提示高雄激素血症。

3)其他:如秃发、脂溢性皮炎、多汗及化脓性汗腺炎是青春期高雄激素血症的罕见表现。

(2)月经与排卵异常:临床上 PCOS 多以月经异常为首要就诊原因。青春期女孩初潮后月经经常不规律且不排卵,可持续数年。目前认为,初潮后持续出现表 2-12 中的月经稀发/闭经,或异常的过度子宫出血,提示排卵障碍,临床需考虑 PCOS。

表 2-12 月经异常类型及定义

症状	定义
原发性闭经	女性 15 岁时或乳房开始发育后超过 3 年仍无月经初潮
继发性闭经	前次月经来潮后超过 90 天无月经
月经稀发	初潮后 0~1 年:少于 6 次月经(平均周期长度 >60 天); 初潮后 1~3 年:每年少于 8 次月经,即每年缺失 4 次以上月经(平均周期长度 >45 天); 初潮后 3 年至围绝经期:每年少于 9 次月经,即每年缺失 3 次以上月经(平均周期长度 >38 天),这是成人的标准
异常的过度子宫出血	青春期出血周期短于 21 天(在初潮后第 1 年短于 19 天); 青春期出血持续 7 天以上; 出血浸湿卫生巾或卫生棉条足以影响生活质量

(3)肥胖和胰岛素抵抗:流行病学显示青春期肥胖女性 PCOS 发病率明显高于正常体重者。胰岛素抵抗的临床表现包括黑棘皮病、代谢综合征、睡眠呼吸障碍和非酒精性脂肪肝。如果临床上遇到青春期女性伴有肥胖或胰岛素抵抗表现,应考虑 PCOS 的可能性。

(4)心理问题:PCOS 患者更容易发生心理疾病,尤其是抑郁、焦虑、睡眠障碍和社交恐惧的患病率较正常人高。

2. **实验室检查** 目的是评价雄激素过多的严重程度和来源,排除其他相关疾病,如肾上腺疾病、肾上腺或卵巢肿瘤(表 2-13)。

表 2-13　雄激素过多诊断标准及病因筛查

	测定项目	备注
高雄激素血症的检测	总睾酮(T)、血清游离睾酮、雄烯二酮、脱氢表雄酮和硫酸脱氢表雄酮(DHEA/DHEAS)	高度怀疑 PCOS 的患儿首次检测 T 不高的情况下可多次检测,高于均值 +2SD 为升高,也可借鉴成人标准,正常上限为 40~60ng/dl(1.4~2.1nmol/L); 游离 T 可直接检测,或计算游离雄激素指数[(睾酮(nmol/L)/性激素结合蛋白(nmol/L)×100],FT>34.7pmol/L(10ng/dl)可诊断高雄激素血症; 总睾酮 >150ng/dl(5.1nmol/L)警惕男性化卵巢肿瘤可能; DHEA>700μg/dl 提示肾上腺肿瘤
月经异常病因筛查	LH、FSH	PCOS 患儿基础 LH 水平升高、FSH 正常或低于正常;LH 受 BMI 影响,PCOS 患者的 LH 水平与 BMI 成反比; FSH 明显升高提示原发性性腺功能减退症; LH 和 FSH 降低提示继发性性腺功能减退症
	AMH	升高至正常上限值的 2 倍或更高对 PCOS 具有高度特异性
	hCG	排除怀孕
	PRL	5%~30%PCOS 患儿的 PRL 升高(正常的 1.5 倍),显著升高者可支持高催乳素血症/催乳素瘤的诊断
	TSH	可与原发性甲减所致的月经异常和无排卵鉴别
胰岛素抵抗评估	OGTT 及胰岛素释放试验、血脂、糖化血红蛋白	OGTT 及胰岛素释放试验:可提示高胰岛素血症(肥胖者 75%,非肥胖者 30%)、胰岛素抵抗;血胰岛素反应高亢但血糖反应正常;糖尿病等; 血脂异常:胆固醇、甘油三酯、高密度脂蛋白、低密度脂蛋白异常; 糖化血红蛋白升高

测定项目	备注
非 PCOS 高雄血症疾病筛查	清晨 17-OHP、促肾上腺皮质激素刺激试验、血清皮质醇、胰岛素样生长因子 1（IGF-1）、TSH	早 8 点的 17-OHP>170ng/dl（5.1nmol/L）提示非典型 CAH（NCCAH）； 17-OHP≤1 000ng/dl（30nmol/L），需行促肾上腺皮质激素刺激试验才能确诊先天性肾上腺皮质增生症； 中午或下午血清皮质醇<10μg/dl（276nmol/L）可排除库欣综合征； IGF-1 升高提示生长激素过多所致的雄激素过多症与重度胰岛素抵抗综合征的假肢端肥大症性雄激素过多症； 甲状腺功能亢进可能使性激素结合蛋白（SHBG）升高，从而升高总睾酮水平，因此可能与雄激素过多症混淆

3. **影像学检查**

（1）盆腔超声：多囊卵巢形态（polycystic ovary morphology，PCOM）的超声发现支持 PCOS 诊断，但青春期正常女性中多囊卵巢表现的发生率较高，故诊断 PCOS 时不推荐该检查。超声检查的主要目的是筛查罕见但严重的卵巢肿瘤及肾上腺肿瘤。

PCOM 的超声标准：阴道超声发现卵巢过大和/或卵泡数目过多，且没有优势卵泡（体积 >1ml）或黄体。PCOM 的超声发现支持 PCOS 的诊断，但目前青少年 PCOS 的国际诊断标准未包括该表现。对于青春期女性，如有明确的 PCOM 和雄激素过多的症状，尽管没有月经异常/不排卵症状，仍存在发生 PCOS 的风险，应密切监测。

（2）CT/MRI：用于排除肾上腺或卵巢肿瘤。

4. **诊断标准**

目前国际上尚无统一的青春期 PCOS 诊断标准，根据国内已有的青春期 PCOS 诊治共识及 2017 年国际儿科内分泌学联合会（ICPE）发布了青春期 PCOS 的病理生理学和诊断和治疗指南，推荐青春期 PCOS 的诊断标准需具备以下所有条件：①存在提示无排卵的月经异常,且持续时间 1~2 年;②具有高雄激素血症的临床表现和/或生化改变。

如存在多毛、痤疮、秃发等雄激素过多的临床表现,血清总睾酮、血清游离睾酮升高即可认为高雄激素血症。如果患者存在高雄激素的临床表现,且合并女性男性化,则血清雄激素测定可不作为诊断必需。同时应排除其他导致雄激素水平升高的病因(包括先天性肾上腺皮质增生、库欣综合征、分泌雄激素的肿瘤等)及其他引起排卵障碍的疾病(如高催乳素血症、卵巢早衰或下丘脑-垂体闭经以及甲状腺功能异常)。

针对青春期 PCOS 起病特点,青春期月经不规律的青少年如有以下高危因素,应进行 PCOS 的相关筛查:①家族史:PCOS、秃发、糖尿病、高血压、肥胖;②青春期前肥胖;③胎儿期生长受限、出生后快速生长或过高出生体重;④肾上腺皮质机能早现或阴毛早现;⑤月经初潮提前;⑥超重或肥胖,尤其是腹型肥胖;⑦持续无排卵;⑧高雄激素血症;⑨代谢综合征;⑩不同疾病情况下的高胰岛素血症,包括胰岛素受体的基因缺陷、先天性脂质营养失调的基因缺陷、因患糖原积累性疾病而接受高剂量口服葡萄糖治疗和 1 型糖尿病患者。筛查内容包括:①是否有血睾酮水平升高及雄激素过多临床表现(中重度多毛;持续存在的痤疮);②是否有提示无排卵的月经异常。

【鉴别诊断】

1. 高雄激素血症或高雄激素症状的鉴别诊断

(1) 库欣综合征:是由多种病因引起的以高皮质醇血症为特征的临床综合征。约 80% 的患者会出现月经周期紊乱,并常出现多毛体征。根据测定血皮质醇水平的昼夜节律、24h 尿游离皮质醇、小剂量地塞米松抑制试验可确诊库欣综合征。

(2) 非经典型先天性肾上腺皮质增生(NCCAH):占高雄激素血症女性的 1%~10%。临床主要表现为血清雄激素水平和(或)17-OHP、黄体酮水平的升高,部分患者可出现超声下的 PCOS 及月经紊乱。根据早 8 点的 17-OHP>170ng/dl(5.1nmol/L)提示 NCCAH。ACTH 刺激后 17-OHP 值 >1 000ng/dl(30nmol/L)高度提示 21 羟化酶缺陷型

NCCAH,而 >1 500ng/dl 可以确诊该病。17-OHP 的水平处于中间范围时(1 000~1 500ng/dl),需要行基因检查确诊 NCCAH。

(3) 卵巢或肾上腺分泌雄激素的肿瘤:患者快速出现男性化体征,血清睾酮或 DHEA 水平显著升高,总睾酮 >150ng/dl(5.1nmol/L)警惕男性化卵巢肿瘤可能。DHEA>700μg/dl 提示肾上腺肿瘤。可通过超声、MRI 等影像学检查协助鉴别诊断。

(4) 其他:药物性高雄激素血症需有服药史。特发性多毛有阳性家族史,睾酮水平及卵巢超声检查均正常。

2. 伴排卵障碍的月经异常鉴别诊断

(1) 功能性下丘脑性闭经:通常血清 FSH、LH 水平低或正常,FSH 水平高于 LH 水平,雌二醇相当于或低于早卵泡期水平,无高雄激素血症,在闭经前常有快速体重减轻或精神心理障碍、压力大等诱因。

(2) 甲状腺疾病:根据甲状腺功能测定和抗甲状腺抗体测定可诊断。建议疑似 PCOS 的患者常规检测 TSH 水平及抗甲状腺抗体。

(3) 高 PRL 血症:血清 PRL 水平升高较明显,而 LH、FSH 水平偏低,有雌激素水平下降或缺乏的表现,垂体 MRI 检查可能显示垂体占位性病变。

(4) 早发性卵巢功能不全(premature ovarian insufficiency,POI):主要表现为 40 岁之前出现月经异常(闭经或月经稀发)、促性腺激素水平升高(FSH>25U/L)、雌激素缺乏。

【治疗】

青春期 PCOS 的治疗主要是对症治疗,一方面改善患者多毛、痤疮、月经异常等临床症状,另一方面预防肥胖、子宫内膜病变和心血管疾病等远期并发症。治疗应采取个体化原则。

1. 生活方式指导　是青春期 PCOS 患者最重要的基础治疗,包括饮食控制、运动和行为干预。饮食控制包括养成良好的饮食习惯,坚持低糖低脂低热量饮食,均衡营养。运动能有效减轻体重,可根据个人的主观愿望及身体状况量力而行。行为干预包括对肥胖认知和行为两方面的调整,使患者逐步改变不良生活习惯,改善焦虑、抑郁等负面心理状态。肥胖者控制体重后可改善月经异常、无排卵性不育,同时促进代谢平衡、减少冠心病的危险。但考虑到青春期发育阶段的生理需求,青春期 PCOS 患者减轻体重不宜过快,应循序渐进,以不影响正常生长发育为原则。

2. 药物治疗 不能替代生活方式的改变,作为辅助手段。

(1) 复合口服避孕药(combined oral contraceptive,COC):可通过抑制内源性促性腺激素分泌、直接抑制卵巢内雄激素生成等途径降低雄激素水平,减轻多毛症。可作为高雄激素血症及多毛症、痤疮的首选治疗。

常用药物有炔雌醇环丙孕酮片(炔雌醇 0.035mg+ 醋酸环丙孕酮 2mg,共 21 片)、屈螺酮炔雌醇片(炔雌醇 0.03mg+ 屈螺酮 3mg,共 21 片)及屈螺酮炔雌醇片(Ⅱ)(炔雌醇 0.02mg+ 屈螺酮 3mg,共 28 片,其中后 4 片为安慰剂),从月经第 3~5 天开始服用,1 片/d,21 或 28 天为 1 个周期。COC 可能加重糖代谢紊乱和高甘油三酯血症,因此使用中需加强血脂监测。目前不推荐炔雌醇环丙孕酮片作为一线治疗,因为其具有更高的深静脉血栓风险。

(2) 孕激素:适用于无高雄激素血症、多毛、痤疮症状及无胰岛素抵抗的青春期 PCOS 患儿月经紊乱的治疗。优先选择天然孕激素(黄体酮)或地屈孕酮。常用的口服药物包括地屈孕酮(10~20mg/d)、微粒化黄体酮(100~200mg/d),自月经周期的第 15~16 天开始使用,用药时间为 10~14 天;醋酸甲羟孕酮(10mg/d,10~14 天/月);也可选用肌注黄体酮(20mg/d,3~5 天/月)。首推口服药物。优点在于每个周期用药时间相对较短,药物对机体代谢影响小,对下丘脑-垂体-卵巢轴无明显抑制。

(3) 雌/孕激素序贯治疗:适用于雌激素水平偏低的青春期 PCOS 患者。部分青春期 PCOS 患者体内雌激素水平偏低,子宫偏小,子宫内膜薄,孕激素试验阴性,建议该类患者采用雌/孕激素序贯治疗。口服雌二醇 1~2mg/d,21~28 天/周期,每个周期的后 10~14 天加用天然孕激素或地屈孕酮,也可采用复方制剂。该治疗方案既可调整月经周期,又可改善低雌相关症状。

(4) 抗雄激素制剂:美国 FDA 批准使用的抗雄激素制剂有三种:

螺内酯(spironolactone)、氟他胺(flutamide)和非那雄胺(finasteride)。螺内酯是最常用的雄激素受体拮抗剂,主要通过抑制 5α-还原酶进而抑制双氢睾酮的合成,在皮肤毛囊部位竞争结合雄激素受体而阻断雄激素外周作用。适用于不合适或 COC 治疗无效的患者,常用剂量为 $1\sim 3mg/(kg \cdot d)$,分 2 次口服。不良反应较轻,包括月经不规则、低血压、疲倦、尿频和高钾血症。为减少不良反应,可从较低剂量开始,短期内快速加至规定量。氟他胺和非那雄胺系非类固醇类抗雄激素类药物,为 5α-还原酶竞争性抑制剂。非那雄胺 5mg/d 能安全有效治疗多毛症,但目前尚未被广泛使用。

(5)地塞米松:主要用于治疗高雄激素来源于肾上腺的 PCOS 患者。根据高雄水平,每天口服 0.375~0.75mg,建议定期复查雄激素,及时减量与停药。

(6)盐酸二甲双胍:是目前应用最为广泛的胰岛素增敏剂,对于肥胖的青春期 PCOS 及糖耐量减退患者可明显改善糖耐量,同时降低较高的雄激素水平,常规用法为 500mg,2~3 次/d,治疗中每 3~6 个月复诊 1 次。主要不良反应有腹胀、恶心、呕吐及腹泻等胃肠道症状,肾功能不全慎用。

3. **物理治疗** 主要方法有刮除、蜡除、拔除及脱毛剂,均可有效改善外观,且不会加重多毛症状。此外,激光及电凝除毛也能有效治疗多毛症。

➢ **附:青春期多囊卵巢综合征诊断流程图**

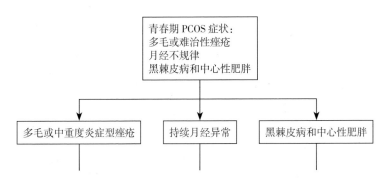

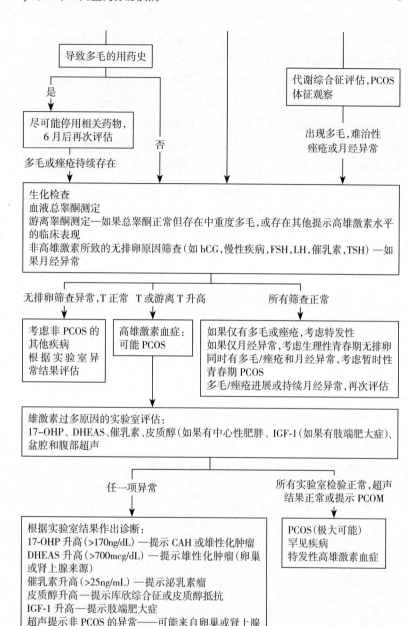

导致多毛的用药史

是

尽可能停用相关药物，6月后再次评估

否

多毛或痤疮持续存在

代谢综合征评估，PCOS体征观察

出现多毛，难治性痤疮或月经异常

生化检查
血液总睾酮测定
游离睾酮测定—如果总睾酮正常但存在中重度多毛，或存在其他提示高雄激素水平的临床表现
非高雄激素所致的无排卵原因筛查(如hCG，慢性疾病，FSH，LH，催乳素，TSH)—如果月经异常

无排卵筛查异常，T正常

T或游离T升高

所有筛查正常

考虑非PCOS的其他疾病
根据实验室异常结果评估

高雄激素血症：可能PCOS

如果仅有多毛或痤疮，考虑特发性
如果仅月经异常，考虑生理性青春期无排卵
同时有多毛/痤疮和月经异常，考虑暂时性青春期PCOS
多毛/痤疮进展或持续月经异常，再次评估

雄激素过多原因的实验室评估：
17-OHP、DHEAS、催乳素、皮质醇(如果有中心性肥胖、IGF-1(如果有肢端肥大症)、盆腔和腹部超声

任一项异常

所有实验室检验正常，超声结果正常或提示PCOM

根据实验室结果作出诊断：
17-OHP升高(>170ng/dL)—提示CAH或雄性化肿瘤
DHEAS升高(>700mcg/dL)—提示雄性化肿瘤(卵巢或肾上腺来源)
催乳素升高(>25ng/mL)—提示泌乳素瘤
皮质醇升高—提示库欣综合征或皮质醇抵抗
IGF-1升高—提示肢端肥大症
超声提示非PCOS的异常——可能来自卵巢或肾上腺的肿瘤，或罕见疾病

PCOS(极大可能)
罕见疾病
特发性高雄激素血症

(程昕然)

156

八、青春期男性乳腺增生症

【概述】

男性乳腺增生或称男性乳腺发育(gynecomastia),是指男性乳腺组织增生所致的乳房肿大(真性男性乳腺发育),需与假性男性乳腺发育(如肥胖者脂肪堆积所致的乳房肿大)鉴别。男性乳腺发育本身不是一种疾病,而是一种症状或潜在疾病的状态。按病因不同分为生理性和病理性。生理性男性乳腺发育可见于新生儿期、青春期和老年期。有小部分属于病理性,需做详细病因学检查。不明原因的青春前期男性乳腺发育,称为特发性男性乳腺发育。青春期男性乳腺发育多见于 12~16 岁,高峰在 13~14 岁(患病率为 40%~65%)。一般在 TannerⅢ~Ⅳ期多见,随后在青春期晚期发病率下降。据统计,50%~75% 的男性青春期有暂时性乳房发育,其中 75% 在 2 年内消退,90% 在 3 年内消退。

【病因】

雌/雄激素比例失衡、催乳素水平升高、乳腺组织对正常水平的雌激素敏感性增高均可引起男性乳房发育。其中雌激素和雄激素水平不平衡包括雌激素增多(直接分泌增多、清除减少、芳香化酶活性增加、外源性摄入)、雄激素减少(分泌减少、清除增加、与 SHBP 的结合增加)、雌/雄激素比增加(青春期及老年期生理性变化、甲状腺疾病、肝肾功能疾病、营养不良治疗后等)(表 2-14)。

1. **生理性**　男性在青春期出现乳腺组织的发育是由于与血浆雄激素相比,血浆雌激素水平的短暂增加。在青春期,肾上腺和睾丸都会产生雄激素和雌激素。在青春早期白天性腺分泌睾酮水平尚低的时候,肾上腺来源的雄激素向雌激素的转化增多,使雌激素/雄激素比值增高。此外,研究发现胰岛素样生长因子-1(insulin-like growth factor-1,IGF-1)和瘦素水平在伴有男性乳房发育的青春期男孩中明显较高。瘦素能够激活雌激素受体以及增加芳香化酶在乳腺组织中的酶活性,IGF-1 在青春期男性乳房发育的发病机制中也有一定作用。

表 2-14 男性乳房发育的病因

分类	病因
生理性和特发性	新生儿/婴儿 青春期 老年期
病理性	外源性：食物、接触物和药物 高促性腺激素性腺功能减退（原发性） 低促性腺激素性腺功能减退（中枢性或继发性） 甲状腺功能亢进 肿瘤：睾丸、肾上腺、异位分泌 hCG 的肿瘤等 肝脏疾病，营养不良 肾脏疾病 罕见病因：睾酮产生的酶缺陷、雄激素不敏感、性发育异常、高芳香酶活性综合征 环境污染物质

2. 病理性

（1）雌激素增多

1）源自食物、接触物和药物：服用含有雌激素或雌激素活性的食物（肉类、牛奶、人参等）、接触含有雌激素或雌激素活性的物品（润肤品、化妆品、发油、薰衣草、茶油等）均可导致男性乳腺发育（表 2-15）。

表 2-15 可致男性乳房发育的药物、接触物及其机制

分类	药名	作用机制
接触物	芳香油类、含雌激素的抗秃发制剂和阴道用霜剂、甘草	
	雌激素饲料喂养的牛肉和牛奶、荨麻茶、植物雌激素、黄豆	
抗雄激素药物	氟他胺、尼鲁米特、环丙特龙、非那雄胺	雄激素受体阻滞
	酮康唑	抑制睾酮合成
	螺内酯	雄激素受体阻滞，大剂量抑制睾酮合成

续表

分类	药名	作用机制
外源性激素	雌激素	直接作用于乳腺组织
	雄激素	芳香化为雌激素,及其他机制
	非芳香化雄激素(蛋白同化类固醇、甲基睾酮、双氢睾酮)	机制不明
	人绒毛膜促性腺激素	刺激睾丸 Leydig 细胞合成雌激素
	生长激素	促进雌激素合成
滥用物质	乙醇	减少雌激素与 SHBP 的结合
	大麻	雄激素受体阻滞
	海洛因	机制不明
神经/精神作用药物	吩噻嗪	升高催乳素
	苯丙胺类、地西泮、甲基多巴、苯妥英、利血平、三环类抗抑郁药	机制不明
	氟哌啶醇、阿片类、利培酮	
心血管药物	胺碘酮	
	钙离子通道阻滞剂(地尔硫䓬、维拉帕米)	
	血管紧张素转化酶抑制剂	
	洋地黄	
抗消化道溃疡药物	甲氰咪呱	雄激素受体阻滞
	甲氧氯普胺、奥美拉唑、雷尼替丁	机制不明
抗胆固醇药物	非诺贝特	机制不明
抗肿瘤药物及免疫调节剂	烷化剂、长春新碱、亚硝基脲、甲氨蝶呤、博来霉素、顺铂、环孢素、伊马替尼	损害睾丸 Leydig 细胞导致原发性性腺功能减退

续表

分类	药名	作用机制
抗微生物药物	乙硫异烟胺、异烟肼、高效抗反转录病毒治疗	机制不明
	甲硝唑	抑制睾酮合成
其他	青霉胺、茶碱	机制不明

2）肿瘤：是一小部分乳腺发育的病因。

① 睾丸、肾上腺肿瘤：睾丸 Leydig 细胞瘤可产生雌激素；合成 hCG 的肿瘤分泌 hCG 作用于睾丸 Leydig 细胞分泌雌激素；睾丸 Sertolic 细胞瘤以及多数合成 hCG 的肿瘤的芳香酶过度表达，增加雄激素向雌激素的转化。Peutz- Jeghers 综合征（黑斑息肉综合征）有随年龄增长肿瘤易感性增加的特征，睾丸 Sertolic 细胞瘤是 Peutz-Jeghers 综合征患者男性乳腺发育的主要原因。女性化肾上腺皮质肿瘤（恶性程度高、低分化）可直接分泌雌激素或合成雌酮的前体 DHEA，通过外周转化为雌酮，导致男性乳腺发育。

② 内分泌性和其他分泌 LH 的垂体肿瘤、催乳素瘤，可致男性乳腺发育。

3）肾上腺疾病：下丘脑-肾上腺代谢紊乱可导致男性乳腺发育。单纯性 ACTH 缺乏是一种罕见疾病，伴有血浆 LH、雌激素水平的升高，导致乳腺发育。先天性肾上腺皮质增生症 3β-羟类固醇脱氢酶缺乏、11β-羟化酶缺陷及迟发型 21-羟化酶缺乏，有时出现男性乳腺发育。

4）性发育异常：卵巢、睾丸均有内分泌活性，因此表现为男性、女性的复合表现，乳腺发育常在青春期发生。

5）高芳香酶活性综合征：源于 CYP19A1 基因获得性变异，激活了芳香化酶基因转录的启动子使芳香化酶表达增加；是较罕见的常染色体显性遗传性疾病。在男性表现为早期线性生长加速，青春期前（10~11 岁）乳房发育，继后出现男性青春发育，成人期可有睾丸功能轻度低下。该综合征还伴有面部毛发稀疏，骨龄提前，终身高矮小。

6）甲状腺功能亢进：10%~40% 的甲亢男性患者可有乳腺发育，因甲亢时雄激素向雌激素的转化增加，同时血浆性激素结合蛋白（SHBP）增加，导致乳腺发育。甲状腺功能恢复正常时肿大的乳腺可自然消退。甲状腺功能减退可影响垂体-性腺轴，从而增加黄体生成素和雌激素的产生。同时原发性甲状腺功能减退的患者，促甲状腺激素释放激素水平升高，催乳素可能升高，可导致男性乳房发育。

（2）雄激素不足：如性腺功能减退，男性乳腺发育可见于各种类型的遗传性或获得性性腺功能减退。发生年龄与青春期乳腺发育相似。

1）高促性腺激素性性腺功能减退（原发性）：原发睾丸功能衰竭血睾酮水平低，继发 LH 升高，刺激睾丸残存的 Leydig 细胞分泌雌激素；生后因损害睾丸功能致乳腺发育的易患因素有病毒性睾丸炎（腮腺炎）、肉芽肿性睾丸炎、双侧睾丸损伤和放疗等。克氏综合征患者 50%~70% 可有乳腺发育。先天性睾酮合成完全缺陷者呈现女性表型；不完全缺陷者，出生时男性外生殖器男性化不足（不同程度的小阴茎、尿道下裂、双裂阴囊和隐睾）及青春期乳腺肿大。Ⅲ型 17β-羟类固醇脱氢酶缺乏使雄烯二酮向睾酮转化障碍，患者青春期血睾酮低下，雄激素前体向雌激素转化增多导致男子乳腺发育。

2）低促性腺激素性性腺功能减退（中枢性或继发性）：较常见，患者所有性激素水平降低，因外周肾上腺雄激素前体持续向雌激素转化，使 E_2/T 增加，导致乳腺发育。见于颅脑手术、放疗后及系统性疾病等。因男性乳腺有催乳素（prolactin，PRL）受体表达，高催乳素血症除了直接作用于 PRL 受体，也可通过抑制促性腺激素释放导致男子乳腺发育。

（3）雄激素不敏感：雄激素受体基因突变导致雄激素外周作用缺陷，为 X 连锁遗传性疾病。完全缺陷者呈现女性表型；部分缺陷者，出生时男性外生殖器男性化不足（不同程度的小阴茎、尿道下裂、双裂阴囊和隐睾），青春期启动后虽血睾酮水平高，但因组织对雄激素不敏感,同时高 LH 促进了睾丸合成雌激素共同促进了乳腺发育。

(4) 其他疾病:慢性消耗性疾病所致营养不良、肝脏疾病、慢性溃疡性结肠炎、囊性纤维化、艾滋病等,均可导致乳腺肿大。肝脏疾病尤其是肝硬化,由于肝细胞损害,使肝脏对雌激素的灭活减少导致男性乳房发育。营养不良的患儿在治疗过程中能量摄取增加时可发生乳腺肿大,原因也与肝脏功能障碍有关。饥饿状态下,性激素分泌减少;当饮食恢复时,雌激素和雄激素的分泌均增加,此时由于肝脏功能尚未恢复,对雌激素的灭活不足,使 E/T 比值增加,以后,随肝功能的好转,肿大的乳腺可消退。肾功能衰竭(慢性尿毒症)时可发生男性乳房发育,原因是肾功能衰竭时,肾脏对促性腺激素的清除率下降,睾丸对促性腺激素不反应,睾酮水平下降,使血 LH 和卵泡刺激素(follicle-stimulating hormone,FSH)升高,睾丸生精功能损害。神经受损害如肋间神经损伤(胸廓成形术或带状疱疹)可致男性乳房发育(催乳素分泌增加)。

(5) 家族性男性乳腺发育症:除家族性高芳香酶活性综合征外,家族性男性乳腺发育大部分原因不明,似呈 X 连锁或限性常染色体显性遗传,可伴或不伴遗传性性腺功能减退。

【诊断】

1. **临床表现**　主要表现为乳房增大和/或触痛。

(1) 食物、药物服用史、接触物、环境暴露及家族史(长时间或一过性乳房增大)。

(2) 甲状腺功能异常的表现等。

(3) 发病年龄:发病年龄对病因有提示,青春期可有生理性乳房肿大,青春前期发病应视为异性性早熟,此时无论是孤立的乳房发育还是伴有其他性征发育均为病理性乳房增大,应详细做病因诊断。青春期乳腺发育的男孩如有以下表现应考虑有基础疾病的可能:巨大型男性乳腺发育(乳腺直径≥5cm)、进展快速(提示激素不平衡程度重)、泌乳、睾丸小、男性第二性征缺乏或不足(低促性腺功能减退)、腹腔或睾丸肿块(肿瘤)、行为问题、睾丸质硬(克氏综合征)、线性生长加速(芳香化酶过度)、甲状腺肿(甲亢)等,需认真检查病因。

(4) 体检:检查时患者应取仰卧位,检查者把拇指和示指放在乳房底部,然后缓慢合拢。男性乳房发育可触及同心圆状,质地较韧,呈橡胶感的组织,而脂肪堆积所致的乳房肿大在合拢过程中无抵抗感。乳头、乳晕正下方触及纤维腺体,直径 0.5cm 及以上。可呈单侧、双侧或不对称肿大;可有压痛(通常 6 个月后可消失);个别病例伴溢液。乳房疼痛一般在快速进展或近期发作的患儿中更为常见。健康的青春期男孩出现乳房发育,乳腺直径多≤4cm,类似女性 Tanner Ⅱ 期,可有痛感,通常呈自限性,偶尔可持续至成年早期。一般患儿在乳房发育之前已有男性第二性征发育征象,睾丸容积增大,阴囊皮肤色素沉着,甚至可有阴毛,且未服用过会导致乳房增大的药物。

针对男性乳房发育的分级,至今已有数十种标准。目前应用最多的是 1973 年由 Simon 等提出的乳房分级:1 级为轻度乳房增大,无明显皮肤冗余;2 级为中度乳房增大,其中又将有无皮肤冗余分出 2 个亚级,2a 无皮肤冗余,2b 伴皮肤冗余;3 级为乳房明显增大,伴皮肤冗余。由于评估方法简单,可以直观迅速地做出临床分级诊断,是大部分分级的基础。但 Simon 分级描述粗略、主观,没有区分病理类型,故对于手术方式的指导意义稍欠缺。

发现基础疾病相关体征,如营养不良和恶病质者要注意慢性病、恶性病;甲状腺肿大、精神亢奋者要注意甲状腺功能亢进;男孩男性化程度低、睾丸小且不对称,要考虑性腺功能减退或女性化肿瘤。嗅觉丧失伴有小睾丸,需警惕 Kallmann 综合征。双裂阴囊和/或尿道下裂可能表明部分雄激素不敏感。

2. 辅助检查

(1) 激素水平测定:根据病史、体检情况来定。一般均作早晨血 FSH、LH、E_2、T、hCG 测定作为筛查。疑似睾丸发育不良者,进一步作 hCG 激发试验,以了解睾酮分泌功能。疑似肾上腺病变者,检查反映肾上腺功能的有关激素(皮质醇、脱氢表雄酮等)。疑似性早熟者,做促性腺激素释放激素激发试验。疑似甲亢者,进行甲状腺功能检测。怀疑肿瘤应作 hCG、甲胎蛋白(alpha fetoprotein,AFP)、乳酸脱氢酶(lactate dehydrogenase,LDH)等肿瘤标记检查。

(2) 染色体核型:有助于确定染色体性发育障碍致男性乳房发育的诊断,如克氏综合征。

(3) 疑慢性病时,应查肝、肾、甲状腺功能。

(4) 乳腺影像学检查:可区分脂肪组织、乳腺组织、其他罕见病变(囊肿、错构瘤、囊状淋巴管瘤、假血管瘤样间质增生、肿瘤等)。

(5) 超声检查:睾丸超声灵敏度高,能发现睾丸肿瘤(临床触不到时更有意义)。DHEA 增高时,应行肾上腺超声检查;如 E_2 升高,应查肾脏、肾上腺、睾丸超声。

(6) MRI/CT:肾上腺、肺、肝或鞍区等病灶的可能部位。

(7) 乳腺活检或穿刺细胞学检查:乳腺肿物疑恶性时进行。

【鉴别诊断】

1. **脂肪型乳房**　多为双侧,大多见于肥胖儿童。

2. **乳腺肿瘤(癌)**　是单侧乳腺肿大的一个罕见原因,如神经纤维瘤 I 型、乳腺囊肿、乳腺错构瘤、浆分泌腺瘤、皮样囊肿、脂肪瘤、囊状淋巴管瘤,及神经母细胞瘤、急性淋巴细胞白血病、淋巴瘤、横纹肌肉瘤等肿瘤的乳腺转移。可能伴有皮肤凹陷,乳头收缩,乳头溢液和腋窝淋巴结肿大。

【治疗】

病理性乳腺肿大做病因治疗。排除病理性或暂不能确定病因者做如下处理。

1. **定期复查**　无症状或者无基础疾病的生理性男性乳房发育患者,应一年随访 2 次。青春期男孩轻度生理性乳腺肿大者(乳腺腺结直径 <4cm,或类似女性 B2 期),有 90% 在 3 年内完全消退,如以药物治疗,则 90% 在 6 个月内完全消退。如果患儿没有心理负担,此种情况,一般不需治疗,但需定期复查。如经过解释,患儿仍有心理负担,可适当予药物治疗。巨大型乳腺肿大,很少自然消退,多需要药物或手术治疗。

2. 病因治疗 病理性(包括青春期前及青春期)男性乳腺发育，乳腺消退的可能决定于病因去除、乳腺肿大的程度以及进展的时间长短。病因治疗最为重要，包括停服可疑食物、药物；避免可疑接触物暴露；治疗甲状腺功能亢进、肾上腺疾病、营养不良等。

3. 药物治疗 许多药物已被用于治疗男性乳房发育症，主要作用机制是纠正雌激素/雄激素比例失衡，包括抗雌激素药、芳香化酶抑制剂、雄激素制剂。乳腺直径≤6cm，且病程少于 4 年者，药物治疗效果好，短期随诊复发率低。但目前的疗效数据大多局限于样本数较少的病例和没有对照组的病例报告，难以得出肯定结论。

(1) 抗雌激素药:雌激素受体阻滞剂，降低 E_2/T 比值。

1) 他莫昔芬(tamoxifen):其主要作用机制是通过其与雌激素受体的结合从而阻断雌激素对乳腺上皮的增殖作用来介导的。它是治疗生理性、持续性青春期或特发性男性乳房发育症的安全有效方法。用量为每天 10~20mg，每天 2 次，疗程为 3~6 个月，此剂量安全，副作用少(仅有 5% 患者有轻度恶心、腹部不适，易疲劳，盗汗，不需停药)。

2) 雷洛昔芬(raloxifene):是第二代选择性雌激素受体调节剂。用量为每天 60mg，每天 1 次，疗程为 3~6 个月。在任何患者中均未观察到副作用。

(2) 阻断雌激素合成(芳香化酶抑制剂):芳香化酶是催化雄激素转化为雌二醇、雄烯二酮转化为雌酮的限速酶。芳香化酶抑制剂与芳香化酶细胞色素 P_{450} 部分结合，抑制雄激素向雌激素的转换。芳香化酶抑制剂依据类型(甾体或非甾体)和生产先后(一代、二代、三代)及抑制雌激素的作用大小进行分类。

1) 睾内酯(testolactone):是第一代芳香化酶抑制剂。用量为150mg，每天 3 次，此剂量安全，不抑制促性腺激素分泌，亦不影响青春发育。

2) 阿那曲唑(anastrozole):是第三代芳香化酶抑制剂。随机、双盲、安慰剂对照研究显示，口服阿那曲唑 1mg 每天 1 次，疗程 6 个月对青春期男性乳腺发育有效，至少降低 50% 乳腺大小，无严重不良反应。

（3）雄激素类药物:降低 E_2/T 比值。

1）达那唑（danazol）:用量为 4~8mg/kg,每天 1 次顿服。有对青春期男性乳腺发育有效的报道。有研究发现,虽然与他莫昔芬相比,达那唑治疗男性乳房发育的复发率更低,但他莫昔芬的效果更显著。

2）睾酮:对于性腺功能减退者,可注射睾酮（50mg/月）或口服十一酸睾酮胶丸（40mg,每天 1~2 次）。值得注意的是,在克氏综合征或外周性芳香化酶活性增高患者,使用睾酮后,乳腺肿大也可能维持原状甚至加重,此时仍要手术治疗。

3）双氢睾酮（dihydrotestosterone heptanoate）:肌内注射。因其在体内不能被芳香酶转化为雌激素,因此用于治疗成人男子乳腺发育症;也有外用于乳房组织且有效的报道。暂无用于儿童的资料。

4. **手术治疗**　巨乳腺结直径 >6cm,或乳腺肿大病程超过 4 年者,其乳腺较硬韧,组织学上提示纤维化明显,药物治疗多不能使之消退,需行手术治疗。观察至少 12 个月后出现持续性乳房增大、乳房疼痛或压痛和/或显著的社会心理困扰的非肥胖男性青少年,也可考虑手术治疗。肥胖不是手术治疗的禁忌证。吸脂术对乳房有大量脂肪沉积的患者有帮助。手术治疗的目的是实现男性胸部的正常外观,并尽可能减少瘢痕。男性乳腺发育症的手术治疗方案需个体化。术后如复发,可用药物治疗。

5. **监测**　关于乳腺肿大是否使乳腺癌变的机会增加,目前尚无确切的结论。但可以肯定的是,克氏综合征患者乳腺癌的发生率较正常增加 20 倍,需要加强监测。

> ➤ 附:男性乳腺发育诊断流程图

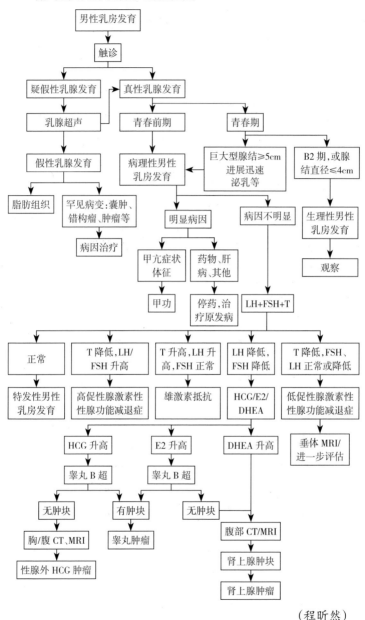

（程昕然）

参考文献

1. 马晓宇,倪继红,杨露露,等.GnRHa 治疗对特发性中枢性性早熟和快进展型早发育儿童的远期影响.中华内分泌代谢杂志,2020,36(1):58-62.

2. FU J,ZHANG J,CHEN R,et al. Long-term outcomes of treatments for central precocious puberty or early and fast puberty in Chinese girls. J Clin Endocrinol Metab. 2020;105(3):dgz027.

3. CHEUICHE AV,DA SILVEIRA LG,DE PAULA LCP,et al. Diagnosis and management of precocious sexual maturation:an updated review. Eur J Pediatr. 2021,180(10):3073-3087.

4. HADDAD NG,EMGSTER EA.Peripheral precocious puberty including congenital adrenal hyperplasia:causes,consequences,management and outcomes.Best Pract Res Clin Endocrinol Metab. 2019 Jun;33(3):101273.

5. FARELLO G,ALTIERI C,CUTINI M,et al. Review of the Literature on current changes in the timing of pubertal development and the incomplete forms of early puberty. Frontiers in Pediatrics,2019,7:147.

6. GANGAT M,RADOVICK S.Precocious puberty.Minerva Pediatrica,2020,72(6):491-500.

7. ROSENFIELD R L. Normal and premature adrenarche. Endocrine Reviews,2021,42(6):783-814.

8. 杨海花,陈永兴,卫海燕.LHCGR 基因突变所致家族性男性性早熟家系分析.中国临床医学,2020.27(1):102-105.

9. MELMED S,AUCHUS RJ,GOLDFINE AB,et al. Williams textbook of endocrinology. 14th Edition.America:Elsevier Medicine,2019:867-936.

10. 中华医学会儿科学分会内分泌遗传代谢学组.性发育异常的儿科内分泌诊断与治疗共识(2019).中华儿科杂志,2019,57(6):410-418.

11. 中华医学会小儿外科学分会泌尿外科学组.性别发育异常中国专家诊疗共识.中华小儿外科杂志,2019,40(4):289-297.

第五节 肾上腺疾病

一、先天性肾上腺皮质增生症

【概述】

先天性肾上腺皮质增生症(congenital adrenal hyperplasia,CAH)是由于肾上腺皮质激素合成通路相关酶(包括酶调节蛋白)的先天性缺陷、以皮质醇合成障碍为主、经负反馈作用促使下丘脑-垂体分泌的 CRH-ACTH 分泌增加导致病理性肾上腺皮质增生的一组综合征,属常染色体隐性遗传性疾病。总体发病率为 1∶(14 000~18 000 出生婴儿),因地区、人种和型别而异,在一些孤立的、小群体中可能更高。21-羟化酶缺乏症(21-hydroxylase deficiency,21-OHD)是最常见的类型,国际报道发病率为 1/(10 000~20 000),国内为 1/(12 200~16 466)。目前已明确的皮质醇合成通路中酶的缺陷有 7 种,同一种酶缺陷也可因突变基因型不同使酶缺陷程度不一。以上使 CAH 的总体诊断和处理具有复杂和多元性,包括产前诊断、新生儿筛查、不同酶缺陷的诊治方式,婴儿期肾上腺危象的预防和处理,儿童期为保证正常线性生长的治疗,青春期为保证正常青春发育和远期生殖能力的处理,远期代谢并发症的预防和监控乃至心理和生活质量的干预。其中失盐型在婴儿早期因肾上腺危象导致的死亡率可达 4%~10%;而新生儿筛查和早期诊治可使死亡率下降。

【病因】

与所有酶缺陷所致遗传代谢病一样,不同酶缺陷的 CAH 将发生相应类固醇激素(终产物)的缺乏和所缺陷酶的相应阶段的前体(中间代谢产物)堆积和旁路代谢亢进所致产物增多,引起不同的相应症状(图 2-3)。目前已明确酶的缺陷有 7 种类型(5 种经典酶的缺陷和 2 种非经典的酶调节蛋白缺陷),分别发生不同相应型别的 CAH。其中最常见的是 21-羟化酶缺乏,占 90%~95%,其次为 11-羟化酶缺乏、17-羟化酶缺乏和 3β-羟类固醇脱氢酶缺乏,分别占 1% 左右。编码

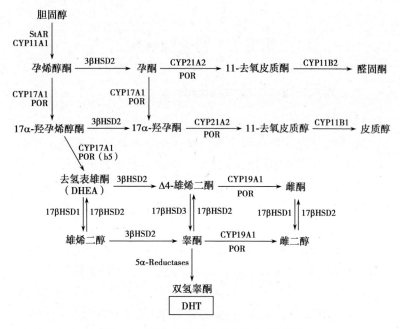

图 2-3 肾上腺类固醇激素的合成通路

这些酶的基因均已被克隆,结构和功能的关系大多已明确,对指导临床诊治和遗传咨询有积极的指导意义。

【诊断】

按肾上腺皮质类固醇合成异常状况,CAH 总体临床表现可包括皮质醇不足(原发性肾上腺皮质功能减退)、盐皮质激素低/高、雄激素高/低和中间产物增加等四大方面。诊断需依据临床表现、内分泌激素检查综合判断,必要时进行基因诊断。

由于 21-OHD 是最常见的类型,以下内容主要是 21-OHD(经典型)的诊治,其他酶缺陷类型 CAH 的临床和生化特征将在鉴别诊断部分叙述,部分还会在第二章第 5 节中详述。

1. 临床表现

(1)皮质醇不足:皮质醇生理作用主要是维持血糖水平、维持体液和电解质的部分作用和机体对抗应激的保护作用。儿童皮质醇不足的典型临床表现为疲乏、胃肠道症状(食欲缺乏、呕吐、腹痛、便秘)、低血糖(面色苍白、出汗、定向障碍和情绪波动)、肌无力、晨起头痛、生长迟缓(轻微)、体重减轻、低血压、头晕、昏厥(体位性)、应激后可诱发危象(易发生感染性休克);还有肌肉疼痛、畏寒、嗜盐等。此外,不同程度的皮肤、黏膜色素沉着,可早于其他症状出现,位于牙龈、外阴、乳晕、掌纹和关节皱褶部位,部分患儿可无皮肤、黏膜颜色加深。

(2) 醛固酮不足:严重缺乏者生后1~4周出现失盐症状,由于伴有皮质醇合成障碍,患者会出现不同程度的肾上腺皮质功能不足表现:呕吐、腹泻、脱水、严重代谢性酸中毒、难以纠正的低血钠、高血钾,进而出现血容量下降、血压下降、休克、循环功能衰竭的肾上腺危象(详见肾上腺危象章节),未及时诊治可致命。部分患者的危象由应激因素诱发,如轻重不等的感染、外伤、手术,甚至预防接种。慢性失盐表现为软弱无力、慢性脱水状态、恶心呕吐、腹泻和喂养困难。

(3) 雄激素合成过多:女性(46,XX)患儿呈现异性性早熟表现,出生时即出现不同程度的男性化体征。阴蒂肥大随年龄增加加重、不同程度阴唇融合类似尿道下裂,尿道、阴道分别开口或共同一个开口。中间状态为阴蒂肥大伴不同程度的大阴唇背侧融合和阴囊化;严重者阴蒂似阴茎,外阴酷似完全性阴囊型尿道下裂伴隐睾的男性。体毛增多、阴毛发育、骨龄提前。子宫卵巢发育正常。男性(46,XY)患儿出生时外阴无明显异常,6月龄后逐渐出现体格生长加速和同性性早熟表现,4~5岁明显,阴茎增大,不伴睾丸增大;体毛增多、阴毛发育、多痤疮;骨龄提前。

2. 临床分型　随21-羟化酶缺乏程度的不同,病情的严重程度不同,临床分为经典型(失盐型和单纯男性化型)、非经典型(迟发型)。

(1) 经典型失盐型:21羟化酶活性残余 <1%,临床呈严重失盐伴不同程度的雄激素升高表现。

(2) 经典型单纯男性化型:21羟化酶残余酶活性 2%~10%,以不同程度的雄激素增高为主要表现,无明显失盐,应激事件可诱发危象。

(3) 非经典型(迟发型):21羟化酶活性残余 20%~70%,临床表现为无症状至雄激素过多的广泛表现谱。女孩按发生率高低依次是肾上腺功能早现、痤疮、生长加速、家族筛查发现、阴蒂肥大;妇女则为多毛、月经周期紊乱、痤疮、不育、家族筛查发现、秃发、阴蒂肥大、肾上腺偶发瘤、矮身材等。男孩按发生率高低依次是肾上腺功能早现、家族筛查发现、生长加速、痤疮、男性乳房发育;成年男性则为家族筛查发现、痤疮、肾上腺偶发瘤、不育。本型不发生肾上腺危象。

3. 辅助检查

(1) 染色体核型分析:对有失盐危象的新生儿或婴儿,不论有无外阴性别模糊者均需作染色体核型分析。某些伴肾上腺发育缺陷的患儿可以是 46,XY DSD,例如 *SF-1*(*NR5A1*)基因突变的 46,XY 患儿,临床以失盐表现起病,外阴可以完全似女性。

(2) 生化改变:失盐型患者高尿钠、低血钠、高血钾、低血氯、代谢性酸中毒、低血糖等。

(3) 内分泌激素

1) 血清皮质醇和 ACTH:早上 8 时皮质醇低下、ACTH 升高支持原发性肾上腺皮质功能低下。但酶活性减低程度轻者,两者都可以在正常范围内,尤其非应激情况下。对 3 月龄以下、睡眠-觉醒节律未建立的婴儿,不强调早上 8 时抽血,在患儿白天觉醒时抽血为宜。

2) 中间产物堆积:血 17-羟孕酮(17-OHP)、21-去氧皮质醇、雄烯二酮和睾酮升高;尿 17-酮类固醇(17-KS)、孕三醇(17-OHP 代谢产物)和 17-生酮类固醇(17-KGS)排除量增加,外源性糖皮质激素替代治疗后上述指标下降。

17-OHP 升高是 21-OHD 重要的激素改变,是诊断和治疗监测的重要指标。17-OHP 基础值因年龄、性别和酶缺陷类型和程度而异,需按年龄的正常参照值判断。该激素有昼夜变化,一般上午较高,故血标本应在早上 8 时前服药前抽取为宜。已有初潮者,卵泡期采血。

结合 2010 年和 2018 年国际 21-羟化酶缺陷的临床应用诊治指南,17-OHP 对诊断 21-OHD 的参照值如下:

按基础的 17-OHP 值划分为 3 个区段指导诊断和分型:

① 17-OHP>30nmol/L(10ng/ml)时考虑为 21-OHD;

② 17-OHP 在 6~30nmol/L(2~10ng/ml) 时考虑为非经典型 21-OHD;

③ 17-OHP<6nmol/L(2ng/ml)时不支持 CAH 或考虑非经典型 21-OHD。

考虑非经典型 21-OHD 时,需行快速 ACTH1~24 兴奋(激发)试验协助诊断。结果判断:ACTH 激发后的 17-OHP>30nmol/L(10ng/ml)时考虑为 21-OHD;<30nmol/L(10ng/ml)时不支持 21-OHD,或为非经典型 21-OHD,此时基因检测可以协助诊断。

3) 血清雄激素:判断血清中肾上腺来源的雄激素(雄烯二酮、硫酸脱氢表雄酮和睾酮)的检测值时需注意年龄变化规律,尤其是男孩宜按年龄的正常参照值判断。21-OHD 患者改变较敏感和显著升高的是雄烯二酮,其次是睾酮。硫酸脱氢表雄酮升高的敏感性和特异性不强。

男孩生后 7~10 天内因睾丸受胎盘 hCG 影响,血清雄激素可达青春期水平。其后下降,至 1 个月后又可因小青春期再度升高,但此时还可伴 LH 和 FSH 的升高。

4) 肾素和醛固酮:经典型失盐型 21-OHD 患者的肾素活性(PRA)升高,但它不是诊断 21-OHD 的特异性指标。而 PRA 低下时可除外 21-OHD 的诊断。对单纯男性化型的 21-OHD 患者,PRA 升高是 9α-氟氢可的松替代的依据。醛固酮低下支持 21-OHD;但至少有 1/4 的 21-OHD 患儿醛固酮在正常范围内。如 PRA 和醛固酮在正常范围不能排除 21-OHD 诊断。新生儿和小婴儿有生理性醛固酮抵抗,测得高值时易被误导。判断肾素、醛固酮水平,要考虑体位因素、年龄以及检测方法的特异性。

(4) 影像学检查:对出生时性别模糊者应按性发育异常(DSD)的诊断流程。在生后 1 周内做超声检查有无子宫(女性患儿因受母亲雌激素影响,在生后 2 周内子宫增大,超声能清晰显示),在染色体核型分析结果出来之前对性别判断有参考意义。儿童期起病者超声和 CT/MRI 等可显示双侧增大的肾上腺,可与肾上腺肿瘤或其他肾上腺发育不良、萎缩所致皮质醇减低鉴别;部分新生儿患者可见增大。如 MRI 显示肾上腺有类脂样密度,可提示类脂增生性 CAH 诊断。

(5) 基因检测:对临床高度相似,但实验室检查结果不典型者 (ACTH 兴奋试验结果不能确定)或 ACTH 兴奋试验不能帮助准确判断者(如正在使用糖皮质激素),或需要遗传咨询者可行基因检测来确诊。

4. 分型　按照临床和实验室检查结果综合判断,诊断不同 CAH 类型和 21-OHD 的分型,以制定治疗方案。不同类型的 CAH 的临床和生化、内分泌激素改变,因酶缺陷不同而异。部分类似 21-OHD,但有些以低雄激素血症为主要就诊原因。

各型的主要临床表现、激素改变和生化异常见表 2-16。

【鉴别诊断】

21-OHD 的鉴别诊断应考虑与其他类型的 CAH 的鉴别和与非 CAH 的肾上腺皮质功能减退的疾病鉴别。

1. 21-OHD 与其他类型的 CAH 的鉴别　有 17-OHP 升高的 CAH 类型的鉴别诊断如下:

(1) 11-羟化酶缺乏:本病也有高雄激素血症,但不但无失盐,反而是水钠潴留和高血压。高血钠、低血钾,肾素低,类似醛固酮增多症。

(2) P450 氧化还原酶缺陷(POR):本病女孩出生时外阴男性化(宫内雄激素代谢异常),但生后不再加重;常有肾上腺危象。POR 患者的雄激素低下是与 21-OHD 重要的鉴别点。

(3) 17-羟化酶缺乏:*CYP17A1* 的同工酶之一的 17,20-裂链酶 (17,20-lyase deficiency)缺乏患者血 17-OHP 升高,皮质醇轻度不足; 46,XY 男性雄激素低下、男性化不全是其主要临床表现,46,XX 女性第二性征不发育、原发性闭经等。

2. 肾上腺皮质肿瘤　儿童肾上腺皮质肿瘤常表现为性激素分泌增多,伴或不伴皮质醇分泌增多。肿瘤患儿皮质醇可正常或升高,但 ACTH 明显低下是鉴别要点。在新生儿或婴儿早期发病者多以高雄激素血症表现起病,并可常伴有 17-OHP 升高。因肿瘤细胞内 P450

表 2-16　不同酶缺陷 CAH 的临床、激素改变和生化异常

酶缺陷	21-OHD 缺乏		11-OHD 缺乏	17β-OHD 缺乏	3β-羟类固醇脱氢酶缺乏症	类脂性 CAH
	失盐型	单纯男性化型				
编码基因	CYP21A2	CYP21A2	CYP11B1	CYP17A1	HSD3B2	StAR/CYP11A1
激素缺陷表现						
皮质醇	↓↓	↓	↓	↓↓	↓	0
醛固酮	↓	N	↓↓↓	↓↓↓	↓↓	0
DHEAS	↑	N/↑	↑	↓↓↓	↑↑↑	0
雄烯二酮	↑↑	↑↑	↑↑↑	↓↓↓	↓	0
睾酮	↑	↑	↑	↓↓	↓	0
堆积底物						
17-OHP	↑↑	↑↑	↑	↓↓↓	N/↓	0
肾素活性	↑↑	N/↑	↓↓	↓↓↓	↑	↑↑
去氧皮质酮	↓	↓	↑↑	↑↑	↓	0

续表

酶缺陷	21-OHD 缺乏		11-OHD 缺乏	17β-OHD 缺乏	3β-羟类固醇脱氢酶缺乏症	类脂性 CAH
	失盐型	单纯男性化型				
11-去氧皮质醇	↓	↓	↑↑	↓	↓	0
皮质酮	↓	↓	-	↑	↓	0
孕烯醇酮	-	-	-	-	-	±
17-孕烯醇酮	-	-	-	-	↑↑	0
临床表现						
失盐	+	+	-	-	+	+
高血压	-	-	+	+	-	-
同性外阴	+(女)	+(女)	+(女)	+(男女)	+(男女)	+(男)
外周性性早熟	+	+	+	-	-	-
青春发育障碍	-	-	-	+	+	+

注:"+"有;"-"无或不作为检测标记;"N"正常;"0"不能检出。

酶系的表达是无序的,雄激素升高的种类不平衡,如 DHEAS 在肿瘤可显著升高而有别于 21-OHD。虽然影像学检查可以发现肿瘤,但因受检查设备分辨的敏感度和特异度;肿瘤大小、性质和部位的影响,单次影像学结果可能不会发现肾上腺占位病变。因此对暂不能除外肿瘤,但雄激素不能被地塞米松抑制以及高雄激素临床表现呈进展性的患者需复查和密切随诊。

3. 其他病因的先天性肾上腺发育不良 其他遗传性肾上腺发育缺陷疾病也可在新生儿或婴儿早期以失盐危象发病。致肾上腺发育不良的遗传性疾病有:编码类固醇生成因子-1(steroidogenic factor-1, SF-1)基因(*NR5A1*)突变。46,XY 患者,表型女性或间性,尿生殖窦永存,不同程度的睾丸发育异常,可有异常的米勒管和华氏管结构。另一个在男孩常见的遗传性肾上腺发育缺陷是核受体转录因子-1(nuclear receptor transcription factors,DAX-1/*NR0B1*)基因突变,呈 X 连锁遗传。除肾上腺皮质醇减低外,青春期伴低促性腺激素性性腺功能减退,无高雄激素血症。但在小青春期年龄,雄激素可与正常儿童类同。

4. 单纯性阴毛早发育 对儿童期呈阴毛早现起病的 21-OHD 需与单纯性阴毛早发育鉴别,尤其女孩。鉴别意义在于单纯性阴毛早发育不需要治疗,而非经典型 21-OHD 则根据临床表现必要时进行干预。ACTH 兴奋后的 17-OHP 检测值是主要诊断依据。

【治疗】

21-OHD 患儿的临床管理包括疾病教育、药物(糖皮质激素、盐皮质激素补充)、长期并发症(如睾丸肾上腺残余瘤等)的防治、外科手术(外阴男性化女孩外生殖器矫形术)。目标是防止肾上腺危象和抑制高雄激素合成,以保证未停止生长的个体尽可能正常地线性生长和青春发育;对已发育者需最大限度地维护正常生殖功能。非经典型一般不需治疗,除非症状明显,如骨龄快速进展或明显的高雄激素血症表现和继发多囊卵巢综合征等。

1. 疾病教育 包括对患者本人及家庭的教育,使其认识到长期药物替代治疗和定期随诊监测的重要性、应激情况下需增加常用的糖皮质激素剂量、行外科手术操作时必须告知其主治医师等。

2. 药物治疗

（1）对未停止生长的患儿

1）糖皮质激素：为避免对生长的抑制，应使用氢化可的松，10~15mg/(m²·d)，至少分 3 次给予口服，不宜应用长效制剂（如泼尼松、甲泼尼龙、地塞米松）。

2）盐皮质激素：失盐型患者，必须联用理盐作用强的 9α-氟氢可的松 0.05~0.2mg/d，分 1~2 次口服。氟氢可的松的剂量宜个体化，对严重的难以控制的失盐者可酌情再增。应用氟氢可的松，尤其是用量大时须严密监测临床和生化改变，防止过量的不良反应（如低血钾、血压升高等）。

3）对 2 岁以下患儿还需额外补充氯化钠 1~2g/d，分次于进食时给予。

4）应激事件时需增加氢化可的松的剂量，如发热性疾病（>38.5℃）、胃肠炎伴脱水、全麻下的外科手术、大的创伤（药理量糖皮质激素的使用期间，盐皮质激素可以不用，因糖皮质激素可兴奋盐皮质激素受体）。

（2）对已达成年身高的患者

1）糖皮质激素：可以个体化地应用长效的皮质醇制剂，但需严密监测库欣综合征表现。

氢化可的松 15~25mg/d，分 2~3 次口服；强的松 5~7.5mg/d，分 2 次口服；泼尼松龙 4~6mg/d，分 2 次口服；甲强龙 4~6mg/d，分 2 次口服；地塞米松 0.25~0.5mg/d，1 次口服。

2）盐皮质激素：对失盐型，即使达到成年身高，氟氢可的松也需照旧补充，0.05~0.2mg/d，分 1~2 次口服。

（3）外科手术时皮质醇制剂剂量的建议：需要接受手术和麻醉时，应增大糖皮质激素剂量并补充氯化钠。手术日及其后 3~4 天内监测血电解质，每天 2 次，监测血压每 4 小时 1 次。术前 1 天氢化可的松 2mg/kg 静滴。手术日在术前氢化可的松 2mg/kg 静滴，术中氢化可的松 2.5mg/kg 和氯化钠 0.5mg/(kg·d)加入 10%GS 静脉匀速滴注。

最大液量控制在 150mg/(kg·d)。术后傍晚氢化可的松 2.5mg/kg 静滴。术后第 1 天氢化可的松 2~5mg/kg 静滴,第 2 天能口服后渐减量,于第 3 天减至替代量的 2 倍,第 4 天 1.5 倍,第 5 天恢复至原替代量。第 4 天,病情稳定后可停止血压等监测。

3. 治疗监测 确诊后开始皮质激素补充治疗 6 个月内以及 1 岁以下患儿,宜每 3 个月复诊 1 次。情况稳定后可酌情 4~6 个月复诊。皮质醇剂量按体重和激素控制状态调节。

(1) 临床体格生长指标:定期检测身高、体重和第二性征的发育。生长速度过快或 6 岁前呈现第二性征提示雄激素控制欠佳,应及时行性腺轴相关检查,是否继发中枢性性早熟。2 岁起监测骨龄,6 岁前一般每年测骨龄 1 次,但线性生长速度过快和控制不佳者需每 4~6 个月复查。

(2) 内分泌激素检测:基础血 17-OHP 是主要治疗监测指标,需在清晨服用皮质醇前抽血。雄烯二酮最能反映雄激素控制状态,抽血时间对测定值影响不大。总体建议不需将雄激素和 17-OHP 抑制得完全"正常"甚至低下,合适的目标是使各指标稍高于"正常"范围。应用氟氢可的松者,应定期监测肾素活性基础值、生化电解质,宜控制 PRA 在年龄正常范围。ACTH 和皮质醇不是常规监测指标。

(3) 睾丸和肾上腺的影像检查:男孩自 2~4 岁起每年行超声睾丸检查,筛查睾丸肾上腺残余瘤的发生。激素指标控制不良者,两性都需做肾上腺的 CT/MRI 以发现有无肾上腺结节样增生抑或腺瘤形成。

4. 外阴男性化女孩外生殖器手术矫形及时机 对于严重的男性化女孩(单泌尿生殖道开口),建议跟家长讨论早期手术进行泌尿生殖窦修复,一般在婴儿期/儿童期进行,但 3 岁以下患儿要特别注意麻醉耐受性的问题。

> ➢ 附:先天性肾上腺皮质增生症诊断流程图

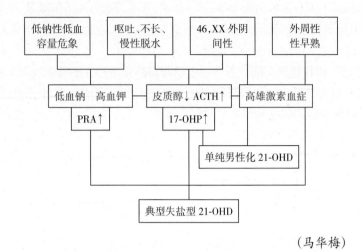

（马华梅）

二、库欣综合征

【概述】

儿童青少年库欣综合征（Cushing syndrome）为罕见疾病,又称皮质醇增多症,是由于多种病因机体长期处于过高的糖皮质激素（主要为皮质醇）水平所引起的一类代谢紊乱的临床综合征。主要临床表现为满月脸、多血质、向心性肥胖、皮肤紫纹、痤疮和高血压等。医源性皮质醇增多远多于内分泌疾病。

【病因】

按皮质醇增多是否依赖促肾上腺皮质激素（adrenrorctropin, ACTH）进行分类。

1. ACTH 依赖型　引起皮质醇增多的病因在下丘脑-垂体或其他部位,通过下述途径引起 ACTH 分泌过多,致使肾上腺皮质增生,由此导致临床一系列症状。约 80% 的内源性病例属于此类型。垂体性库欣综合征又称库欣病。

（1）垂体肿瘤:多数为垂体微腺瘤,多位于腺垂体。一种是自主性的,不依赖下丘脑产生的促肾上腺皮质激素释放激素（CRH）;另一种依赖于 CRH,由于下丘脑分泌大量 CRH,长期 CRH 刺激可引起继发性垂体微腺瘤。少数为垂体大腺瘤或 ACTH 癌。

(2) 垂体 ACTH 分泌细胞增生:下丘脑或更高级的中枢神经功能紊乱、蝶鞍旁神经肿瘤分泌 CRH 或下丘脑外异位分泌 CRH 的肿瘤大量分泌 CRH 而刺激垂体 ACTH 细胞增生。

(3) 异位 ACTH 分泌综合征:非下丘脑垂体肿瘤(肺癌、胰腺癌、胸腺癌等)分泌过量的有生物活性的 ACTH 而促使肾上腺皮质增生。

2. 非 ACTH 依赖型　引起皮质醇增多的病因为肾上腺本身或外源性。

(1) 肾上腺腺瘤或癌:这些肿瘤呈自主性分泌,由于皮质醇增高,反馈性抑制了 ACTH。直径 >5cm 的肿瘤往往同时分泌盐皮质激素和性激素(雌激素或雄激素),还可表现高钠血症和高血压,男性乳房发育或男性化症状明显。肾上腺癌一般雄激素分泌较多、男性化症状明显。

(2) 原发性肾上腺皮质增生:如原发性色素结节性肾上腺皮质病(primary pigmented nodular adrenocortical disease,PPNAD),ACTH 非依赖性大结节增生(ACTH-independent macronodular adrenal hyperplasia,AIMAH)。大部分为结节性增生,呈自主性分泌。

(3) 外源性皮质醇增多:由于过量使用合成糖皮质激素可出现库欣综合征。外源性糖皮质激素可抑制 CRH 和 ACTH 的分泌,从而导致双侧肾上腺皮质萎缩。

【诊断】

1. 临床表现　患者有典型特殊体征比较容易诊断,但有的病例需经过细致的实验室检查,才能诊断。

(1) 肥胖:进行性向心性肥胖,以面、颈、腹部比较明显,多数患者面部脂肪堆积在脸颊如满月形,多血质,常有痤疮;水牛背。

(2) 皮肤:皮肤萎缩、细薄,容易受伤及出血。于腹部、乳房、上臂、腋窝、肩部、大腿上部、臀部或腰部两侧可见紫纹。如 ACTH 分泌增加,皮肤也可有类似艾迪生病的色素沉着;异位 ACTH 分泌综合征色素沉着更严重。

（3）生殖系统：月经紊乱在青春期女孩中常见，可表现闭经、月经减少，月经周期异常。并有不同程度的雄激素过多的体征，如多毛和阴毛早现。男性多表现为性欲减退、阳痿。如有显著的女性男性化或男性女性化，则要警惕肾上腺皮质癌的可能。

（4）高血压：50%~80% 的病例有高血压，主要是水钠潴留引起，儿童患者较成人显著。

（5）肌肉骨骼异常：近端肌肉萎缩、骨质疏松。

（6）其他：生长迟缓，糖耐量异常，免疫功能减弱而感染率增加，神经心理变化表现抑郁或焦虑，欣快或躁狂，学习能力、认知功能和记忆力受损。

2. 辅助检查　包括实验室检查和特殊的药物试验。

（1）血清电解质改变：患儿皮质醇分泌很多时，可有显著的低血钾，血钠高。

（2）糖代谢紊乱：常表现为糖耐量减低，甚至 2 型糖尿病。

（3）24 小时尿游离皮质醇增高，血浆皮质醇增高和早晚节律改变，对诊断本病很有帮助。

（4）地塞米松抑制试验：检查下丘脑-垂体-肾上腺轴能否被外源性地塞米松（Dx）抑制的方法，要求试验前 1 周停用所有激素类药物（包括皮质激素、性激素、生长激素等）和抗癫痫类药物。

1）小剂量地塞米松抑制试验：①1mg 过夜地塞米松法：当日早晨 8 时和下午 4 时测血皮质醇和 ACTH，午夜（夜间 11 时左右）服用 1mg 地塞米松，次日早晨 8 时再检测上述项目。②2 天经典小剂量法：口服地塞米松 0.5mg，每 6 小时 1 次，连续 2 天。于服药前后和服药第 2 天分别留 24 小时尿检测游离皮质醇或 17-羟类固醇，同时服药前后测定血清皮质醇进行比较。

大多数正常或单纯性肥胖患儿服用地塞米松后，可使尿游离皮质醇和血皮质醇下降至对照值50%以下。若下降至对照值50%以上，需做大剂量地塞米松抑制试验定因。

2）大剂量地塞米松抑制试验：将上述 2 天小剂量法中的地塞米松剂量改为 2mg，其余步骤同小剂量法。

该检测主要用于鉴别库欣病和异位 ACTH 综合征。如用药后患儿的血皮质醇或尿 17-OHCS、游离皮质醇能被抑制至对照值的 50% 以下,一般为 ACTH 依赖型库欣综合征(如垂体微腺瘤、垂体 ACTH 分泌细胞增生),反之提示为异位 ACTH 综合征。肾上腺腺瘤和肾上腺癌患儿不能被抑制。

(5) 影像学检查:肾上腺彩超、CT 或 MRI 对诊断皮质腺瘤或癌很有帮助,肿瘤或癌均可清楚显示。推荐对所有 ACTH 依赖型库欣综合征患者进行鞍区 MRI 或增强 MRI 检查。ACTH 依赖型库欣综合征患儿如临床、生化、影像学检查结果不一致或难以鉴别库欣病或异位 ACTH 综合征时,建议行双侧岩下窦静脉取血(bilateral inferior petrosal sinus sampling,BIPSS)以鉴别 ACTH 来源。此外,胸部 X 线、CT 扫描,生长抑素受体显像,正电子发射断层成像(positron emission tomography,PET)等影像学检查有助于发现异位 ACTH 综合征的原发肿瘤。

3. 病因学诊断 当临床出现满月脸、多血质、向心性肥胖、皮肤紫纹痤疮和高血压时诊断库欣综合征容易,但重要的是做出病因诊断,诊断步骤见诊断流程图。

(1) ACTH 依赖型肾上腺皮质增生症:症状发展缓慢,多血质,紫纹宽大,皮肤色素沉着。实验室检查尿游离皮质醇增高,能被大剂量地塞米松抑制;ACTH 基础值升高,外源性 ACTH 刺激后,血浆皮质醇反应增加。垂体 MRI 检出率较高。

(2) 异位 ACTH 综合征:发病缓慢,有库欣综合征表现,皮肤色素沉着明显,可出现低血钾、碱中毒。尿游离皮质醇上升,恶性肿瘤患儿的皮质醇增多大部分不能被大剂量地塞米松抑制。ACTH 基础值升高,CRH 试验无反应。肿瘤定位需要影像学检查,如胸腹部 CT、MRI 等。也有用生长抑素受体显像,PET 进行肿瘤定位。

(3) 肾上腺腺瘤:病程较短,多血质,紫纹相对较轻,皮肤色素淡。尿雄激素、脱氢睾雄酮(DHEA)和硫酸脱氢睾雄酮(DHEAS)均增高。部分患儿 17-羟孕酮(17-OHP)水平可升高,升高的皮质醇一般不能被大剂量地塞米松抑制。ACTH 基础值降低,外源性 ACTH 刺激后,皮质醇反应正常或轻度反应。肾上腺 CT 或 MRI 对肿瘤多能检出。

(4) 肾上腺癌:多发生于 <7 岁的儿童,病程进展快,有的患儿甚至无皮质醇增多的临床表现,但雄激素增多的男性化表现非常突出,如阴毛早现、多毛。可出现明显的低血钾和碱中毒。尿 17-KS 和 DHEAS 等升高明显,不能被大剂量地塞米松抑制,对 ACTH 无反应。

【鉴别诊断】

1. **肥胖症** 又称单纯性肥胖,患儿可以出现一种或多种疑似皮质醇增多的临床表现,如:①高血压;②糖耐量受损;③痤疮和/或多毛;④紫纹;⑤血浆皮质醇或尿 17-OHCS 高于正常。与库欣综合征不同的是,单纯性肥胖患儿无满月脸和水牛背,紫纹大多较淡、较细,增高的皮质醇或尿 17-OHCS 大多能被小剂量地塞米松抑制。

2. **多囊卵巢综合征** 可见于肥胖女孩中,一般有雄激素过高的表现,如多毛、痤疮,青春期月经量少或闭经。增高的尿 17-KS 和 17-OHCS 能被小剂量地塞米松抑制,但不能抑制睾酮的增高。盆腔超声可见多囊卵巢。

【治疗】

治疗的目标为患儿症状和体征改善、激素水平及生化指标恢复正常或接近正常、下丘脑-垂体-肾上腺轴(HPA 轴)恢复正常、长期控制防止复发,缓解和治愈。根据不同病因采取相应治疗方案。

1. **肾上腺皮质腺癌** 包括手术、药物治疗和局部放疗,应根据肿瘤分期进行不同治疗。本病预后较差,无转移者尽可能彻底切除癌肿;有转移者一般行双侧肾上腺切除术加化疗;只能切除部分癌肿者需要加用化疗。

2. **肾上腺皮质腺瘤** 首选手术切除肿瘤。术后因下丘脑-垂体轴的长期抑制,出现明显的肾上腺皮质功能减退症状,因此术后需用皮质醇补充治疗。先静脉后口服,并逐渐减至维持量,6~12 个月以后自身肾上腺皮质功能恢复后才能逐渐停药。少数患儿因肾上腺皮质永久性萎缩,不能维持正常的激素水平而需终身补充治疗。

3. **库欣病** 首选治疗方法是由经验丰富的神经外科医师行选

择性经蝶或经颅垂体腺瘤摘除术。患者术后可能出现激素撤退症状,需补充生理剂量的肾上腺糖皮质激素直到 HPA 轴恢复正常;对于症状严重者,可短期静脉内使用超生理剂量的肾上腺糖皮质激素治疗。

4. 肾上腺皮质增生 手术切除双侧肾上腺是 PPNAD 治疗的主要选择,次全切除或单侧肾上腺切除可使显性库欣的症状明显缓解,但最终仍需要肾上腺全切除。酮康唑可明显抑制 PPNAD 患者皮质醇分泌。垂体微腺瘤、肾上腺皮质增生明显的患儿,为了有效控制病情,可以选择单侧或双侧肾上腺切除加垂体放射治疗或 γ 刀,术后可能需要皮质激素补充治疗较长时间甚至终身。只对复发患儿作双侧肾上腺全切除术,优点是没有再复发风险;缺点是患儿在短时间内由肾上腺功能亢进突然变为功能不全,而终身要依靠皮质激素补充治疗。

5. 异位 ACTH 综合征 如肿瘤定位明确,首选手术治疗;如肿瘤已转移或难以定位、症状严重或首次手术失败的患者则可行双侧肾上腺切除术或以药物阻断皮质醇合成,并同时对症治疗及纠正低钾血症等生化紊乱。

此外,对于低血钾和糖尿病,应根据具体情况补钾和使用胰岛素。术后电解质紊乱用一般方法难以纠正时需要口服氟氢可的松,每天 0.1~0.2mg。

6. 肾上腺危象的防治 肾上腺手术的患儿要注意防止发生肾上腺危象。所有的库欣综合征患者,不论其病因是肿瘤还是增生,在手术时和手术后均须使用皮质激素补充治疗。肿瘤患者术后补充治疗至少需要 6 个月左右;增生患者如做双侧肾上腺全切除,术后要终身补充治疗。肾上腺大部切除术后也可以发生永久性肾上腺皮质功能减退,也需要长期补充治疗。

➤ 附:库欣综合征的诊断流程图

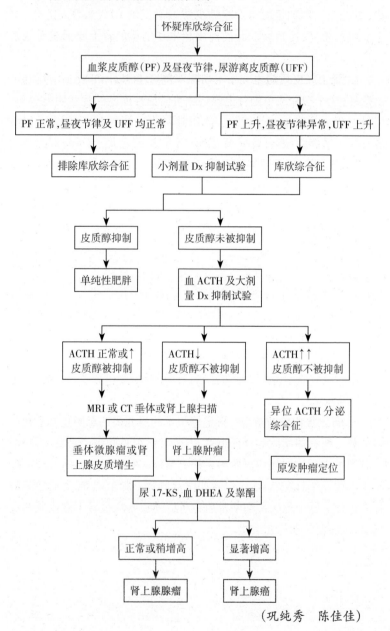

(巩纯秀　陈佳佳)

三、肾上腺皮质功能减退症

【概述】

肾上腺皮质功能减退症(adrenocortical insufficiency,AI)是指源于下丘脑-垂体-肾上腺轴功能损害的一组综合征,可为原发肾上腺功能衰竭,或继发于下丘脑-垂体轴病变的肾上腺疾病。临床表现为糖皮质激素(glucocorticoid,GC)分泌不足或作用缺陷,伴或不伴盐皮质激素、雄激素分泌异常。临床表现为无力、衰竭、厌食、失盐和体位性低血压等肾上腺皮质激素不足/缺乏的症状。儿童和青春期较为罕见,早期常因症状轻微、无特异性而不被知悉,急性肾上腺危象则可威胁生命,需要立即治疗。尽管自 1949 年可的松(cortisone)合成成功,GC已开始应用于临床,但至今 AI 的诊断和治疗仍具挑战性,尤其是儿童。所有类型的 AI 均需长期 GC 替代治疗、严密监测,保证合适的剂量以防治疗不足或过度;在应激时要调整剂量避免危象发生;因此,患者教育及家庭教育非常重要。

【病因】

AI 的病因可概括为 3 种:肾上腺皮质内在的细胞结构或功能有损害的病变为原发性 AI(primary AI,PAI)、垂体 ACTH 分泌减少(继发性 AI)、CRH 或其他促 ACTH 分泌机制缺乏(三发性 AI)。

1. PAI　类固醇、胆固醇合成障碍;肾上腺发育障碍/发育不全[类固醇生成因子-1(SF-1)、X 染色体上剂量敏感的性别反转先天性肾上腺发育不良基因-1(DAX-1)、ACTH 受体等基因突变];肾上腺破坏(自身免疫性、肾上腺脑白质病变、营养不良、感染、出血)均可导致 PAI。

(1) 遗传性病因:是儿童 PAI 的较常见原因,见表 2-17。

(2) 感染:结核、人类免疫缺陷病、真菌(组织胞质菌病、隐球菌病、球孢子菌病)、梅毒、非洲锥虫病等,因感染性肾上腺炎导致 AI,同时患者还有感染相关的其他临床表现。近年趋势是结核所致减少,病毒性增加。

(3) 肾上腺出血:见于脑膜炎球菌败血症(华-弗综合征)、原发性抗磷脂综合征。

表 2-17 儿童原发性肾上腺皮质功能减退的遗传性病因

病因	发病机制	肾上腺皮质功能减退外临床特征
● 自身免疫性肾上腺炎 (Autoimmune adrenalitis)		
◇ 孤立性	HLA-DR3-DQ2, HLA-DR4-DQ8, MICA, CTLA-4, PTPN22, CIITA, CLEC16A, VitD 受体	无
◇ 自身免疫多内分泌腺病综合征 1	AIRE 基因突变型 (APS 1 型)	慢性皮肤黏膜念珠菌病,甲状旁腺功能减退症,其他自身免疫性疾病
◇ 自身免疫多内分泌腺病综合征 2	HLA-DR3, HLA-DR4, CTLA-4 相关型 (APS 2 型)	甲状腺自身免疫性疾病,1 型糖尿病,其他自身免疫性疾病
◇ 自身免疫多内分泌腺病综合征 4	HLA-DR3, CTLA-4 相关型 (APS 4 型)	其他自身免疫性疾病(自身免疫性胃炎,白癜风,乳糜泻,脱发),不包括甲状腺疾病和 1 型糖尿病
● 先天性肾上腺皮质增生症 (Congenital adrenal hyperplasia, CAH)		
◇ 21 羟化酶缺乏	*CYP21A2* 基因突变	高雄激素血症
◇ 11β 羟化酶缺乏	*CYP11B1* 基因突变	高雄激素血症,高血压
◇ 3β 类固醇脱氢酶 2 缺乏	*3β-HSD2* 基因突变	男孩外生殖器模糊难辨,女孩出生后男性化表现
◇ 17α 羟化酶缺乏	*CYP17A1* 基因突变	男孩女孩均青春发育延迟,高血压
◇ P450 氧化还原酶缺乏	P450 氧化还原酶基因突变	骨骼畸形(Antley-Bixler 综合征),生殖器异常

续表

病因	发病机制	肾上腺皮质功能减退外临床特征
◇ P450 侧链裂解酶缺乏	CYP11A1 基因突变	XY 性逆转
◇ 类脂性 CAH	StAR 基因突变	XY 性逆转
● 先天性肾上腺发育不全 (adrenal hypoplasia congenita, AHC)		
◇ X-连锁	NR0B1 基因突变	男孩低促性腺激素性性腺功能减退症
◇ Xp21 邻接基因综合征 (Duchenne 型肌营养不良症基因缺失 contiguous gene syndrome, 甘油激酶基因缺乏 NR0B1 基因缺失)		Duchenne 型肌营养不良症;甘油激酶缺乏;精神运动发育迟滞
◇ SF-1 连锁	NR5A1 基因突变	XY 性逆转
◇ IMAGe 综合征	CDKN1C 基因突变	宫内生长迟缓,干骺发育不良,先天性肾上腺发育不良和生殖器畸形
● Kearns-Sayre 综合征	线粒体 DNA 缺失	外眼肌麻痹,视网膜变性,心脏传导缺陷,内分泌失调
● 代谢性疾病:过氧化酶体缺陷		
◇ 肾上腺脑白质营养不良 (adrenoleukodystrophy)	ABCD1 和 ABCD2 基因突变膜蛋白(ALDP) 缺乏 X-连锁	无力,痉挛,痴呆,失明,四肢瘫痪
◇ 肾上腺脊髓神经病 (adrenomyeloneuropathy)		肾上腺脑白质营养不良较温和的一种变异型,进展较为缓慢
● 胆固醇代谢异常		
◇ Wolman 病	LIPA 基因突变	双侧肾上腺钙化,肝脾肿大

续表

病因	发病机制	肾上腺皮质功能减退外临床特征
◇ 合固醇血症（Sitosterolaemia）	ABCG5 和 ABCG8 基因突变	黄瘤,关节炎,早发冠心病,身材矮小,性腺和肾上腺衰竭
◇ Smith-Lemli-Opitz 综合征	DHCR7 基因突变	先天性多发畸形为特征,智能低下。血中胆固醇水平降低,胆固醇前体(7-脱氢胆固醇升高
● 家族性糖皮质激素缺乏或 ACTH 不敏感综合征		
◇ 1 型	MC2R 基因突变	色素沉着,身材高大,特征性面容如眼间距过宽,前额突出,嗜睡,肌肉无力,但血压正常
◇ 2 型	MRAP 基因突变	色素沉着,正常身高,低血糖,嗜睡,肌肉无力,但血压正常
◇ 变异型	MCM4 基因突变	生长迟滞,小头畸形,染色体断裂增多,反复感染[自然杀伤(NK)细胞缺乏]
● 原发性全身糖皮质激素抵抗或 Chrousos 综合征	全身、部分,靶组织对糖皮质激素不敏感	疲劳,低血糖症,高血压,高雄激素血症
● 三 A 综合征（Triple A syndrome）	AAAS 基因突变	贲门失弛缓症,耳聋,精神发育迟滞,角化过度

（4）双侧肾上腺肿瘤转移：主要见于肺癌、胃癌、乳腺癌、结肠癌的肾上腺转移，多见于成人。

（5）双侧肾上腺浸润：肾上腺原发性淋巴瘤、淀粉样变性、血色病等。

（6）双侧肾上腺切除：难治性库欣综合征、双侧肾上腺包块、双侧嗜铬细胞瘤等。

（7）药物：抗凝药（肝素、华法林），酪氨酸激酶抑制剂——舒尼替尼（sunitinib）等药物致肾上腺出血导致 AI；氨鲁米特（aminoglutethimide）可抑制细胞色素 P450 芳香化酶（CYP19A1）；曲罗斯坦（trilostane）抑制 3β-羟类固醇脱氢酶 2 型；酮康唑（ketoconazole）、氟康唑（fluconazole）和依托咪酯（etomidate）可抑制线粒体中依赖细胞色素 P450 的酶（如 CYP11A1、CYP11B1）的活性而减少皮质激素的合成；苯巴比妥通过诱导 P450 细胞色素酶（CYP281、CYP282）的活性增加皮质醇的代谢；苯妥英、利福平和曲格列酮能诱导 P450 细胞色素酶（主要是 CYP3A4）的活性增加皮质醇的代谢；米托坦（mitotane）可能通过抑制线粒体 CYP11A1 和 CYP11B1 酶活性、诱导线粒体呼吸链损伤致细胞凋亡、抑制胆甾醇 O-酰基转移酶（cholesterol O-acyltransferase，SOAT1）的活性进而诱导内质网应激，等多种机制抑制肾上腺类固醇生成。

2. 中枢性 AI 肾上腺组织结构正常，随年龄增大可发生肾上腺失用性继发性萎缩。

（1）继发性 AI：继发性 AI 较 PAI 多见，女性多于男性，发病率估计为 150/100 万~280/100 万。原因多为非垂体肿瘤的放疗致垂体功能减退、ACTH 缺乏。继发性 AI 的原因包括占位性病变或创伤：垂体肿瘤（腺瘤、囊肿、颅咽管瘤、室管膜瘤、脑膜瘤、癌很少）或创伤（垂体柄病变）；垂体肿瘤的手术或放射治疗、HPA 轴外的肿瘤或白血病；感染或浸润（淋巴细胞性垂体炎、血色病、肺结核、脑膜炎、结节病、放线菌病、组织细胞增生症、韦格纳肉芽肿病）；垂体卒中等。此外也有遗传性病因，垂体发育相关的转录因子基因（*TBX19*、*POMC*、*PC1*、*HESX1*……）突变、普拉德-威利综合征等。

（2）三发性 AI：常见原因是外源性 GC 长期使用（CRH 抑制）。原因包括：

1）占位性病变或创伤：下丘脑肿瘤（颅咽管瘤、肺癌或乳腺癌转移）；下丘脑手术，中枢神经系统或鼻咽肿瘤放射治疗；感染或浸润（淋巴细胞性垂体炎、血色病、肺结核、脑膜炎、结节病、放线菌病、组织细胞增生症、韦格纳肉芽肿病）；创伤，损伤（颅底骨折）。

2）药物诱发：GC 治疗（全身或局部）或内源性 GC 分泌过多症（库欣综合征）；米非司酮（mifepristone）；抗精神病药物氯丙嗪（chloropromazine），抗抑郁药丙米嗪（imipramine）等。

【诊断】

儿童 AI 常因临床症状非特异而延迟诊断，而漏诊或不适当的治疗是可以致命的。AI 的诊断有 3 个目的：确定是否有不适当的低皮质醇分泌；AI 属原发性还是中枢性；解释基础病理过程，即进行病因诊断。儿童 AI 的病因考虑不可过于简单，因儿童病因有别于成人，成人以结核、自身免疫常见，儿童则以遗传性病因较常见。

1. 临床特征

（1）肾上腺皮质激素不足的临床特点

1）皮质醇不足：见于 PAI 和 CAI。儿童 AI 的典型临床表现为疲乏，胃肠道症状（食欲缺乏、呕吐、腹痛、便秘），低血糖（面色苍白、出汗、定向障碍和情绪波动），肌无力，晨起头痛，生长迟缓（轻微），体重减轻，低血压，头晕，昏厥（体位性），应激后可诱发危象（易发生感染性休克）；还有肌肉疼痛、怕冷、嗜盐等。原发性可有皮肤色素沉着，可早于其他症状出现，最易见到的部位是齿龈、掌纹、关节皱褶部位，乳晕和外阴的皮肤。未获及时诊断病程长者全身皮肤色素都加深，皮肤干涩。与原发性 AI 相反，继发性 AI 的皮肤白皙而带虚肿态。

2）盐皮质激素不足或增多：盐皮质激素（醛固酮）的生理作用是促进肾小管储钠排钾，促进髓质集合管排氢。

① 盐皮质激素不足表现：呈现不同程度的醛固酮缺乏合并皮质醇不足的表现，如失盐症状（呕吐、腹泻、脱水）；严重代谢性酸中毒、难以纠正的低血钠、高血钾，血浆肾素活性升高；如不及时诊治容易导

致血容量下降、血压下降、休克、循环功能衰竭。嗜咸食是盐皮质激素不足的重要特征。

② 盐皮质激素过多：见于 CAH 个别类型，如 11-羟化酶缺乏。虽血醛固酮水平降低，但显著升高的血 11-脱氧皮质酮具有高盐皮质激素活性。临床为钠潴留表现，高血压（高血容量），如高血钠、低血钾、碱中毒、血浆肾素活性降低。

3）雄激素不足或过多

① 雄激素不足：见于 PAI。女童无外阴异常；男童可表现为 46，XY 性发育异常疾病（DSD），外生殖器模糊、隐睾、盲端阴道等。

② 雄激素过多：见于 CAH 一些类型，如 21-羟化酶缺乏、11-羟化酶缺乏等。男童表现为同性性早熟，出生时无症状，6 月龄后逐渐体格生长加速和性早熟，4~5 岁明显，阴茎增大，睾丸不增大，骨龄提前，智力正常。女童出生时即出现不同程度的男性化体征——阴蒂肥大、阴唇融合类似尿道下裂，子宫卵巢发育正常；骨龄提前。

4）肾上腺危象：肾上腺危象是 AI 最严重的临床表现，是威胁生命的急症，AI 患者病死率增高的主要原因。常发生于 GC 和盐皮质激素标准替代治疗的 AI 患者，发生率为每年 5 次/100 例~10 次/100 例患者；病死率为每年 0.5 次/100 例患者。很轻微的诱因（如轻度胃不适）即可诱发危象，诱发因素还包括呕吐和/或腹泻、感染、外科手术、外伤、严重过敏反应、糖尿病患者严重低血糖、治疗依从性不佳、不接受治疗等。临床特点包括不适、疲劳；恶心、呕吐、腹痛（有时腹膜刺激征阳性）；肌肉疼痛或痉挛；脱水、低血压和休克；认知功能受损，混乱、意识丧失，昏迷。实验室检查显示低钠血症、高钾血症、血肌酐升高（肾前性肾功能不全）、低血糖，有时轻度高钙血症等。

（2）伴发临床表现有助于病因诊断：性别、特殊外貌、精神发育、骨骼发育；实验室检查（血脂、肌酶等）。肌肉、心脏、眼、耳受累考虑 Kearns-Sayre 综合征；肝脾大，呕吐，脂肪泻，生长迟缓，贫血考虑 Wolman 病；黄色瘤，早发冠状动脉疾病，关节炎，矮小，性腺功能减低考虑谷固醇血症；特殊面容，发育不良等。

2. 辅助检查

(1) 一般实验室检查

1) 血常规:轻度的正细胞正色素性贫血,淋巴细胞减少和嗜酸性粒细胞增多。

2) 生化改变:①可有低血糖、低钠和高钾血症、酸中毒,轻度高血钙和肌酐升高,但无特异性。PAI 的低钠是缘于失盐,继发性 AI 的低钠是因水潴留。②假性高脂血症:见于肾上腺脑白质营养不良患者。③肝肾功能:自身免疫性 AI 的部分患者有自身免疫性肝功能损害。

(2) 内分泌激素测定

1) 血浆皮质醇和 ACTH 水平

① 原发性 AI:血皮质醇低下和 ACTH 水平升高。

A. 8AM 血皮质醇:<140nmol/L(5μg/dl)提示 AI。

B. 8AM 血 ACTH:PAI 时不同程度升高。如皮质醇不足,且 ACTH> 正常范围高限的 2 倍,支持 PAI 的诊断;而当皮质醇在"正常范围"时 ACTH 升高也提示 PAI。

C. 24 小时尿游离皮质醇测定:对 AI 诊断没有帮助。

D. 标准剂量 ACTH 兴奋试验:试验方法:早晨(7:30~8:30)留置静脉针,30 分钟后(8:00~9:00)采血检测基础 ACTH 和皮质醇。予 ACTH 静脉推注,剂量为 250μg(成人及≥2 岁儿童),125μg(1~2 岁幼儿),15μg/kg(<1 岁婴儿),推注后 30 和/或 60 分钟时再采血检测血浆皮质醇浓度。判断:30 或 60 分钟皮质醇 <500nmol/L(18μg/dl),可确定 AI(值得注意的是,大多数 PAI 患者 ACTH 兴奋后血浆皮质醇不增加,因已被升高的内源性 ACTH 刺激后达峰浓度)。

② 中枢性 AI:血皮质醇和 ACTH 水平均低下。

A. 8AM 血皮质醇:<83nmol/L(3μg/dl),提示皮质醇缺乏;>365nmol/L(13μg/dl)预示 HPA 轴正常;83~365nmol(3~13μg/dl)/L,不能排除 AI,需要行 HPA 评价试验。

B. 8AM 血 ACTH:CAI 时 ACTH 范围广,可在正常偏低值或测不出。

C. HPA 评价实验:怀疑 CAI 时进行。

a. 胰岛素诱导的低血糖——胰岛素糖耐量试验(the insulin tolerance test,ITT):该试验被视为评估可疑 CAI 的参考试验,因为低血糖是快速激活 HPA 轴的强大应激物。峰皮质醇 <500 nmol/L(18μg/dl),确定 AI;<550 nmol/L(20μg/dl),不能排除确定 AI。试验方法:试验前一天当晚禁食,试验当天卧床,留置静脉针,胰岛素静脉推注,剂量 0.1U/kg。静推前、静推后每 15 分钟采血,至 60~90 分钟,检测血糖、皮质醇、ACTH(必要时)。血糖可降至基础水平的 50% 或 <2.5mmol/L(45mg/dl)。判断:皮质醇反应如≥550 nmol/L(20μg/dl)提示 HPA 正常。但婴儿早期自发性低血糖时的皮质醇反应对 CAI 的判断没有帮助,因为皮质醇反应不显著。试验过程中要严密监护,因有发生低血糖抽搐和低血钾风险。心血管疾病或有抽搐史患者禁行本试验。

b. 隔夜甲吡酮试验:甲吡酮是 11β-羟化酶抑制剂,抑制皮质醇合成的最后一步,减少皮质醇对 ACTH 的负反馈。试验方法:午夜口服甲吡酮 30mg/kg(体重 <30kg 儿童剂量 1.0g/m²),每小时监测血糖,次晨 8AM 测血 11-脱氧皮质醇、皮质醇和 ACTH。正常儿童次晨血 11-脱氧皮质醇 >7mg/dl(200nmol/L)、ACTH>50pg/ml,CAI 患者达不到该水平。该试验目前很少应用,因有诱发肾上腺危象的风险。11-脱氧皮质醇的检测也很少提供。

c. 标准剂量 ACTH 兴奋试验:试验方法同上。慢性内源性 ACTH 缺乏会导致肾上腺束状带反应性降低和皮质醇反应不良。如果 ACTH 缺乏严重且持续很长一段时间,它将导致继发性肾上腺萎缩、ACTH 刺激不会引起正常皮质醇反应。因此可以正确识别长期 ACTH 功能不全的患者,但不能识别中度 ACTH 缺乏或近期 ACTH 缺乏的患者。判断:ACTH 推注后皮质醇 >600nmol/L(22μg/dl)排除 CAI;<440nmol/L(16μg/dl),提示中枢性 AI。

d. 低剂量 ACTH 兴奋试验:标准剂量的 ACTH 是超生理剂量的,相当于标准剂量 1/250 的低剂量 ACTH,诱导 20 分钟时的血清皮质醇与标准剂量等同,被认为是诊断 CAI 更为敏感的试验。试验方法:早晨(7:30~8:30)留置静脉针,30 分钟后(8:00~9:00)采血检测基础 ACTH 和皮质醇。ACTH 静脉推注,剂量 1μg(成人),或 0.5μg/m²,推注后20~30分钟时再采血检测血浆皮质醇浓度。判断同标准剂量法。

e. 胰高血糖素试验:作为胰岛素诱导的低血糖试验的替代试验,特别适用于低血糖试验禁忌的情况,如年幼的孩子(<6岁);此外还可同时检测GH储备。试验方法:胰高血糖素1mg皮下注射(体重>100kg,剂量1.5mg;小于6岁者,剂量30μg/kg)。注射前、注射后每30分钟采血检测血清皮质醇、GH浓度(必要时),至3~5小时。

2) 血清醛固酮:不同病因的AI患者醛固酮水平不一,但所得结果对是否应用盐皮质激素替代有指导意义。肾上腺发育缺陷者常低下,但继发性AI可正常。

3) 血浆肾素活性:可在皮质功能减退早期已升高,但与以后病变严重性无关。

4) 其他内分泌激素:为探查病因,需检查其他激素。如考虑CAH时查17-OHP。考虑继发性AI或考虑自身免疫性内分泌综合征时,一般都宜同时检查其他激素,包括甲状腺、甲状旁腺和性腺的相关激素,必要时查生长激素和胰岛素及糖代谢的相关检查。需注意,继发性AI属腺垂体激素缺乏的一部分,其皮质醇低下发生时间常迟于因TSH缺乏发生甲状腺功能减退和生长激素缺乏,有的在原发病发生后数年甚至更久才显示AI,需追踪监测。

(3) 进一步的病因诊断学检查:肾上腺功能减退症作为一组综合征,其病因疾病谱很广。因此,临床需根据临床表现选择病因诊断学检查。

1) 影像学检查:肾上腺超声、CT或MRI。先天性肾上腺发育不良者,肾上腺细小、萎缩甚至不显影,CAH或肿瘤有相应增生或占位性改变。考虑继发性AI时作垂体-蝶鞍区的MRI,以探索原发病因。

2) 疑似CAH:查血17-OHP。

3) 疑似肾上腺脑白质营养不良:查血长链脂肪酸和头颅MRI(有特异的脑白质改变)。

4) 疑似自身免疫性肾上腺炎/自身免疫性内分泌综合征:查自身免疫相关指标(抗肾上腺皮质抗体和抗21羟化酶抗体),和可能累及的其他相关内分泌腺的激素测定。

5) Smith-Lemli-Opitz综合征:查7-脱氢胆固醇。

6) 其他:疑似朗格汉斯组织细胞增生症做皮疹的活检。疑似感染做相关病原学检查:结核、HIV、CMV 等。疑似遗传病因行相应基因检查以获确诊。

【鉴别诊断】

1. 与慢性消耗性症状的其他器官器质性疾病鉴别

(1) 慢性肝病:因常有隐性黄疸或肤色暗沉被疑似皮肤色增深,实验室检查可提示肝功能异常,而皮质醇正常。

(2) 慢性肾脏病变:常有类似 AI 的症状和电解质异常。但实验室检查可提示肾功能等异常,而皮质醇正常。

2. 亚临床 AI 的诊断 功能损害较轻的原发性 AI 和继发性 AI 在垂体发生损害的早期,皮质醇和 ACTH 都可在正常范围,包括激发试验后的皮质醇(亚临床 AI)。故对拟似诊断者需要定期随访和重复 ACTH-皮质醇的有关检查。如自身免疫性 AI,可在抗 21-羟化酶自身抗体产生后 10 年才发病。继发性 AI 发病更迟,如 90% 先天性垂体柄阻断综合征的继发性 AI 可迟至 30 岁后才被诊断,危象机会也低于 PAI。因 ACTH 主要刺激束状带,继发性的 AI 以皮质醇减低为主,而理盐激素相对不缺乏,除非已发生了严重的肾上腺萎缩。

【治疗】

治疗目标是改善因皮质醇减低所致症状和预防危象。

1. 治疗时机 AI 潜在生命威胁,一旦明确诊断必须尽快开始治疗;已发生肾上腺危象者,需更早开始治疗。

2. 疾病教育 对于慢性 AI 是非常重要的。包括对患者本人及家庭的教育,使其认识到长期 GC 替代治疗的重要性、应激情况下需增加常用的 GC 剂量、行外科手术操作时必须告知其主治医师。除此之外,患者必须随身备好氢化可的松(hydrocortisone,HC)的注射剂,并了解如何使用以及什么时候用。

3. 药物治疗 包括长期 GC 替代治疗、盐皮质激素补充、肾上腺雄激素补充等。特殊类型 CAH 盐皮质激素过高(如 11-羟化酶缺乏)者,或雄激素分泌过多(如 21-羟化酶缺乏、11-羟化酶缺乏)者,相应治疗见有关章节。

(1) 皮质醇补充治疗:所有类型 AI 必须长期 GC 替代治疗。首选最接近生理的 HC。如当地无法提供该药,可选用醋酸可的松,但要相应增加剂量(其效应是氢化可的松的 0.8)。健康人生理性皮质醇分泌量为 5~6mg/(m^2·d),皮质醇替代只需覆盖正常每天的皮质醇产生量。

1) 常规替代剂量:目前推荐 AI(CAH 者除外)成人口服氢化可的松(15~25mg/d),或醋酸可的松 20~35mg/d;儿童 8~9mg/(m^2·d),分多次口服(CAH、PAI、继发性 AI 需求不一)。HC 分 2、3 次,首次为每天总量的 1/2~2/3 于晨醒后即服,最后一剂于睡前 4~6h 口服。原则是采用患者自我感觉好的最小剂量。避免夜间高剂量,会影响睡眠和胰岛素敏感性。不良反应可有骨密度的轻度减少、生活质量降低,与剂量正相关。应避免使用长效制剂,如泼尼松、地塞米松,因该类制剂可导致慢性 GC 过多。目前在传统制剂的治疗过程中,仅能通过症状、体征来分析判断是否存在 GC 治疗不足或过度,并进行 GC 剂量调整。

2) 应激治疗:需根据应激的程度增加剂量,发热性疾病(>38.5℃)、胃肠炎伴脱水或进行外科操作时,HC 剂量需加至通常剂量的 2~3 倍;大病或手术时(全身麻醉下的外科手术、大的创伤等),HC 剂量甚至需加至通常量的 10 倍以预防肾上腺危象。

3) 特殊情况下 HC 的使用:因甲状腺功能亢进致皮质醇清除增加,AI 患者合并未治疗的甲状腺功能亢进时,皮质醇用量要增至通常量的 2~3 倍;合并生长激素缺乏的继发性 AI,应用 GH 治疗时注意监测皮质醇浓度,必要时增加皮质醇替代量(因 GH 对 11β-羟化酶的影响使皮质醇清除增加)。应用苯妥英、苯巴比妥和卡马西平等抗惊厥药物时,因刺激细胞色素 P450,诱导转氨酶导致糖皮质激素代谢加快,而降低 GC 效应;相反抗反转录病毒药物,如利托那韦因抑制该酶而延缓了 GC 代谢、使血 GC 浓度增加。

(2) 盐皮质激素:盐皮质激素用于原发性 PAI,预防钠的丢失、血容量的丢失和高钾血症。剂型选择 9α-氟氢可的松。成人剂量 0.05~0.20(中位剂量 0.1)mg/d,儿童需要相对更多;可于早晨单次服用。夏天暴露于高气温环境(>29℃)时可能需要加量。通过监测血压、血钾钠浓度、血浆肾素水平进行剂量调节。

（3）NaCl 的补充：对于 2~3 岁以下的患儿，原发 PAI 除补充盐皮质激素外，还需给予 NaCl 补充，1~2g/d。

（4）雄激素补充：肾上腺来源的雄激素脱氢表雄酮（DHEA）及硫酸脱氢表雄酮（DHEAS）的补充，可改善 PAI 成年妇女和儿童青少年的情绪和总体幸福感。仅用于在 GC 和盐皮质激素补充适宜情况下，幸福感仍严重受损的患者。成人单次口服 DHEA 25~50mg 即可使血 DHEAS 在年龄正常水平。相应的监测是必需的，包括女性的雄激素过多的症状体征，血 DHEAS 浓度（维持在年龄相应范围的中间值）。儿童资料很少。

（5）肾上腺危象治疗：肾上腺危象是威胁生命的急症之一，常发生在接受标准替代治疗的 AI 患者。儿童 PAI 患者肾上腺危象的发生率为 2.7/100 患者年，高于成人，儿童 CAH 肾上腺危象的发生率达 5.8/100 患者年。需要紧急处理，包括治疗低血压、逆转电解质紊乱和皮质醇缺乏。

1）HC：成人 HC 首剂 100mg，以后 100~300mg/d，持续静脉滴注或肌内注射，每 6 小时 1 次。儿童剂量视年龄和体表面积而定，婴儿、学龄前和学龄期分别 25mg、50mg 和 100mg，每 6 小时 1 次。

2）静脉液体补充：成人以 3~4L 等渗盐水（9g/L 盐水）或 50g/L 葡萄糖等渗盐水静脉滴注，初始输注速率 1L/h（需要监测血流动力学、血电解质避免液体过度）；紧接的 24~48h 输注速率减慢。

3）盐皮质激素：HC 每天 50mg 及以上，原来使用的氟氢可的松可停止使用，或减量（理盐效应；静脉用 50mg≈0.1mg 氟氢可的松）。

4）伴发疾病管理：同时处理应激性胃溃疡预防、低分子量肝素、抗生素等。

5）基础病的治疗：患儿情况好转稳定后数天（根据病情 1~3d）内肠道外 HC 减量至常规量口服。

4. 治疗监测

（1）糖皮质激素：监测主要根据临床评估，目标是体格发育指标（身高、体重和青春发育性征）在正常生长和发育范围内，对继发性 AI 更需重视。剂量不足者原症状不改善；替代过量时周围性水肿、反复感染和睡眠障碍。血清 ACTH 不建议作为监测指标,但对原发性 AI 应避免 ACTH 在正常范围内,ACTH 如"正常"提示皮质醇替代剂量过度。8AM 血清皮质醇不是监测指标(因不可能正常);尿游离皮质醇也可以作为 HC 剂量判断依据。

(2) 盐皮质激素:监测也基于临床评估(失盐、体位性低血压、水肿)、血压、电解质、肾素。血清钠、钾等生化指标、肾素活性应维持在正常范围。高血压提示盐皮质激素过量。

➤ 附:肾上腺皮质功能减退的诊断流程图

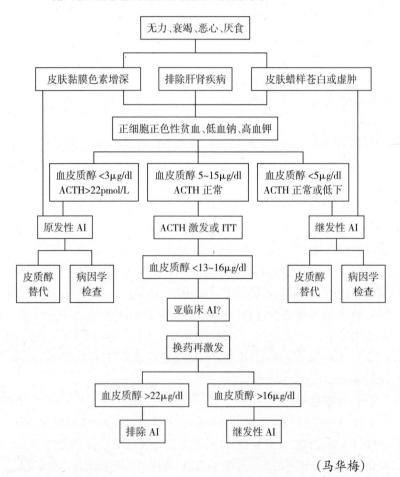

(马华梅)

四、肾上腺危象

【概述】

肾上腺危象(adrenal crisis)又称急性肾上腺皮质功能不全症(acute adrenocortical insufficiency),是威胁生命的内分泌急症。临床表现为不同程度的急性血容量低下伴以低血钠和高血钾为主的电解质紊乱。目前尚无公认的定义,被普遍采用的肾上腺危象的实用定义是:①成人:与绝对低血压(收缩压<100mmHg)或相对低血压(收缩压较平时低20mmHg以上)相关的健康状况的急性恶化,其特征是在注射糖皮质激素后1~2小时内消失(即低血压在1小时内明显消失,临床症状在2小时内改善);②婴幼儿:紧急情况下识别婴幼儿低血压可能很困难,该年龄组的肾上腺危象被定义为与急性血流动力学紊乱相关的健康状况的急性恶化(相对于年龄相应的正常参照值的低血压或窦性心动过速)或明显的电解质异常(例如,非其他疾病引起的低钠血症、高钾血症或低血糖),注射糖皮质激素后,上述归因于肾上腺危象的特征基本消失。

肾上腺危象常发生于糖皮质激素(GC)和盐皮质激素(FC)标准替代治疗的AI患者,是肾上腺皮质功能减退症(AI)最严重的临床表现,也是AI患者病死率增高的主要原因,发生率为每年(5~10)次/100例患者;病死率为每年0.5次/100例患者。肾上腺危象也见于原无肾上腺基础病变、因各类急性重症疾病使下丘脑-垂体-肾上腺皮质轴(HPAA)受到继发损害,导致皮质醇分泌不足和/或作用障碍。肾上腺皮质分泌的皮质醇是维持人体代谢平衡的重要物质。健康人在各种应激状态下HPAA(也包括肾上腺髓质和交感神经系统)被激活,引起内源性的皮质醇分泌增加,产生对代谢、心血管和抗炎症调节作用,以维持机体在应激时全身和细胞的内环境稳定。此功能反应为机体生存所必须。肾上腺皮质内并不储存皮质醇,它随时在ACTH的调控下增加合成和分泌,HPAA功能完好才能应对应激。

【病因】

1. 原有慢性肾上腺皮质功能减退(AI)的患者在应激时发生危象
有的患者明确原有 AI,但有部分 AI 患者,危象发生前处于肾上腺皮质亚临床功能减退状态,未获诊断,可在应激时以危象发病。儿童较常见的病变有:

(1) 伴失盐的先天性肾上腺皮质增生症(CAH),如 21-羟化酶缺乏、3β-羟类固醇脱氢酶缺乏和其他少见的皮质醇合成高位酶的缺陷,如类固醇生成急性调节蛋白(StAR)。

(2) 少见的遗传性先天性肾上腺发育不良和遗传代谢缺陷,如 SF-1 和 *NROB1* 基因突变,肾上腺脑白质营养不良。

(3) 自身免疫性肾上腺功能减退。

(4) 其他继发性(下丘脑-垂体功能低下)的肾上腺功能减退,如既往头部外伤、原有垂体柄阻断综合征或朗格汉斯组织细胞增生症等(详见第二章第五节)。

2. 危象前无肾上腺皮质功能减退 缘于各类急性病变同时损害了下丘脑-垂体-肾上腺皮质轴不同层面或药物对肾上腺皮质功能的影响(从肾上腺皮质组织结构本身受损、甾体合成酶阻断至受体层面的损害)。儿童常见原因如下:

(1) 严重感染和其他急性重症病变伴发:见于脓毒败血症、重症胃肠道感染、重症胰腺炎、烧伤和心血管手术后,肾上腺皮质功能减退症发生率为 17%~54%,而败血症所致急性肾上腺功能不全发生率可高达 60%。急性重症疾病时所发生的急性肾上腺功能不全又被称为"危重病相关性皮质醇不足"(critical illness-related corticosteroid insufficiency,CIRCI)是缘于原发病所含病理因素(如炎性因子等)对 HPAA 的影响使呈现皮质醇分泌不足或作用降低的 HPAA 功能不全。异常损害环节可发生在该轴的任一点,从 CRH 分泌不足至外周靶组织发生皮质醇抵抗。

(2) 肾上腺出血或栓塞(重症疾病发生弥散性血管内凝血、抗凝药应用、有凝血功能障碍,腰腹部钝性外伤或无外伤)。

(3) 急性呼吸窘迫综合征:新生儿或其他年龄均可见。

（4）各类非内分泌疾病应用了较长疗程药理治疗量的皮质醇：如肾病、风湿性疾病，在外源皮质醇撤退或因故漏服时发生。

（5）其他药物所致肾上腺功能的损害：如利福平、苯妥英钠、甲地孕酮、酮康唑和米托坦等药物（详见第二章第五节）对肾上腺皮质在不同层面的功能损害。此类病因可以在无任何诱因和先兆情况下发生危象。

【诊断】

结合临床症状和肾上腺功能相关辅助检查综合判断。临床呈现较轻的肾上腺皮质功能低下的症状（厌食、恶心、呕吐、疲劳、姿势性眩晕、腹痛、肢体和背部疼痛以及意识障碍）和相同的生化紊乱包括低钠血症和高钾血症（见于 PAI）和低血糖（儿童较成人更常见）。

1. 病史

（1）症状：起病呈急性重症疾病表现（发热、腹泻和相关感染症状）。急发的虚脱，伴恶心、呕吐、腹泻和腰背或腹痛（甚至可似急腹症）。大部分为骤发，但病史回顾显示，相当部分患者发病前近期内已有乏力、恶心、呕吐、体重下降或反复感染等非特异前驱症状，提示有慢性肾上腺皮质功能减退可能。

（2）有相关诱因：如感染（可以是非重症）、手术、婴幼儿预防接种后；或有可能的其他应激事件，如年长儿剧烈运动或重大心理应激。以往疾病和近期药物应用史。

（3）原有已确诊的慢性肾上腺皮质功能减退疾病，因故漏服或停服糖皮质激素。原发性 AI 发生肾上腺危象的几率稍高于中枢性 AI。

（4）影响 HPAA 轴的药物应用史

1）皮质醇制剂：肾病、哮喘、风湿性疾病或其他疾病较长期的非替代剂量的皮质醇制剂应用。

2）直接影响肾上腺皮质激素合成的药物。

2. 体征

需注意表现的非特异性和不同原发病及个体差异。

（1）低血容量性休克和脱水表现（见于 90% 以上患者）：血压下降

甚至低血容量性休克。

（2）心率：一般加快。但在血容量显著不足时心率则正常甚至变慢，此为异常的机体应答，也有可能是致命的高钾心脏毒性致心搏骤停前的表现，更应重视。

（3）神经系统症状：神志淡漠直至昏迷，甚至抽搐。

（4）皮肤皱褶或黏膜色素增深：见于原有慢性肾上腺皮质功能减退的患者（详见肾上腺皮质功能减退章节）。

（5）其他原有基础疾病的体征。

3. 辅助检查

（1）血、尿常规：正细胞正色素性贫血；淋巴细胞增多，淋巴细胞绝对计数增高；可有嗜酸性粒细胞增多。脱水情况下尿比重低于1.030，提示肾上腺皮质激素尿浓缩功能的缺陷。

（2）生化改变

1）低血钠、高血钾：除绝对值外，血钠/血钾 <27，是重要判断标准。部分患儿以低钠性昏迷为首发表现。

2）可伴有低氯和代谢性酸中毒。

3）低血糖：常见，原有继发性肾上腺皮质功能减退者更常见，可以严重、持续的低血糖昏迷起病。

4）氮质血症：缘于肾灌注不足，可以随补液纠正。但如低血压长时间未得到纠正，继发肾损害与其他病因所致肾损害相同。

5）高血钙、低蛋白血症。

（3）血皮质醇和 ACTH 测定

1）对原已确诊有慢性肾上腺皮质功能减退的患者不一定需测定。

2）否认既往有肾上腺皮质功能减退、拟诊有肾上腺皮质功能减退原发病患儿的检查：肾上腺皮质功能正常者，在应激情况下皮质醇的分泌至少是基础状态的 13~14 倍，甚至更高。据此，已有共识认为成人重病时随机血清皮质醇 <10μg/dl（276nmol/L）或血清游离皮质醇 <2μg/dl（55.2nmol/L）已可视为低下；如血清皮质醇≤18μg/dl（500nmol/L）时可考虑有皮质醇分泌不足。儿童此界值尚无共识。

3）皮质醇激发值:近年对 CIRCI 较多有应用短效的 ACTH 激发或甲吡酮试验,如激发后的皮质醇测值 <18μg/dl(500nmol/L),或较基础值的增加值 <9μg/dl(250nmol/L)时可认为有皮质醇分泌不足。但需在所有治疗启动前进行。有认为如在开始扩容等处理危象同时,可以先用地塞米松,不影响测试结果。但 CIRCI 时以上判断结果尚待有更多循证医学证据支持。

4）血清 ACTH:对是否原有垂体前叶功能低下有参考意义(见第二章第五节)。但 ACTH 升高的诊断意义不大,因无法判断是应激性升高或原有肾上腺皮质功能减退。

(4)其他对诊治有意义的检查

1）中心静脉压测定:有助于合理评价治疗前后的血容量。

2）心电图:必做,是制订抢救措施的重要内容,主要判断有无高钾改变。可有 P 波低平、T 波高尖、QRS 波增宽甚至 P 波消失酷似室性心动过速(实际上是窦-室综合波)、心动过缓等。

3）胸片:可显示肺的灌注不足和心脏缩小。

(5)病因学相关检查

1）对拟似有慢性肾上腺皮质功能减退的患儿可按临床特征作相应其他有特异诊断意义的检查。如拟似先天性肾上腺皮质增生症 21-羟化酶缺陷,可以查 17-OHP 等。

2）肾上腺影像学检查:急诊肾上腺 CT 或 MRI 可证实有出血、钙化、增生、萎缩或其他病变。

【鉴别诊断】

与其他可引起低血容量休克和有低钠、高钾的疾病鉴别。

1. 严重的败血症和其他重症感染性休克　是鉴别的重点,因它与肾上腺危象表现可重叠。此类休克其外周血管阻力增加,是高动力性循环状态(血管扩张性休克),而非低血容量性。其低钠和高钾血症可不明显,但可有嗜酸性粒细胞增多和低血糖。此类休克不同于肾上腺危象,处理要点是以多巴胺类药物扩张外周血管。但需判断这些疾病是否伴发 CIRCI。当低血压归因于肾上腺危象时糖皮质激素治疗无效或疗效不佳,应考虑与低血压相关的其他疾病共存,如败血症。

2. 严重的胃肠炎 也有明显水盐电解质丢失的病变,但一般不发生肾上腺皮质功能受累以及多有低血钾,除非严重感染和严重脱水已致肾功能损害。

3. 脑性盐耗综合征 有低钠血症和低血容量,但尿量和尿钠显著增多,一般无高血钾,除非已继发因肾灌注不足所致肾损害。

4. 肾功能不全或原有涉及水盐回吸收异常的肾小管疾病 该类疾病生化改变一般都有低血钾和碱中毒,有别于肾上腺危象时的酸中毒。

5. 浆膜腔有渗出性病变 从第三体腔间隙的血容量和电解质的丢失。

【治疗】

一旦确诊需迅速处理,主要目标是迅速恢复血容量和组织正常的血流灌注,紧急处理高血钾所致心脏危象,足量补充皮质醇,纠正相关电解质紊乱和低血糖。处理得当都有良好预后。对原无慢性肾上腺皮质功能减退的患者,在危象时或危象后进行相关的肾上腺皮质功能检查确定肾上腺皮质功能状况。

1. 抗休克和纠正水盐电解质紊乱

(1) 低血容量性休克处理:按丢失情况评估补充液体。快速静脉用生理盐水补充血容量,首次液量 20ml/kg,观察血管床灌注指标的改善(心率、脉搏力度、血压、神志、体温和尿量)。有需要时可以反复应用,首个小时内总量不超过 60ml/kg。好转后,如果患者有低血糖,静脉注射右旋糖(dextrose),0.5~1g/kg;根据标准复苏指南提供晶体液体的后续管理。有好转时用以上液量的 1/4 量继续补充直至患儿的血管床灌注状态完全正常。应用中心静脉压的测定合理评估血容量的纠正状态。

(2) 高钾血症的处理

1) 纠正高血钾指征:对血钾 >7mmol/L,并有严重致命的心电图改变时[包括严重的心动过缓、心房静止和窦-室传导(无 P 波)、室性心动过速或室颤]需作紧急降血钾以及进行对抗高钾所致的致命心律失常治疗。

2)高血钾处理:

①葡萄糖酸钙:能对抗高血钾引起的心电生理改变所致的心肌异常应激和心电传导,恢复静息电位正常。因此需明确的是,钙剂并无直接降血钾作用,而是保护心脏,改变心脏的应激性。用法:10%葡萄糖酸钙0.5~1.5ml/kg用葡萄糖稀释后,在心电图监护下缓慢静脉推注(不少于2~5分钟),当心电图正常时即可停止注射。其作用可维持30~60分钟。

②胰岛素:是常用的降钾处理,与葡萄糖同时应用,在促进糖原合成同时使血钾从血浆转移入细胞内。用法:胰岛素0.25IU/kg加入5%葡萄糖(一般每单位胰岛素配2g葡萄糖)匀速静脉滴注,至少维持6小时。滴注时应监测血糖。血钾正常后,输注逐步减速至停用。如同时有低血糖时可先予25%葡萄糖静注(血糖升高能刺激内源性胰岛素分泌,有助于血钾下降)。

3)低钠血症的处理:高张钠补给的指征与其他病因所致的低钠血症相同,即血钠低于120mmol/L,或已有明显的中枢神经系统症状,如抽搐或有脑水肿表现。补钠时应仔细控制补钠速度,在24小时内血钠提升不超过12mmol/L,以防纠正过快引起的渗透性脱髓鞘综合征。一般情况下,随着补液和皮质醇制剂的补充替代,低血钠和高血钾会逐步纠正。

2. 皮质醇制剂的补给 是关键的处理,应在诊断后15分钟内即刻足量给予。

(1)制剂的选用:必须应用氢化可的松,因危象时的生化改变是低钠和高钾。氢化可的松同时有各半的理盐和理糖作用,能有针对性地纠正电解质紊乱。其他重病时常用的地塞米松等制剂不具理盐活性,不推荐使用。9α-氟氢可的松一般亦不必联合使用,因大量的氢化可的松已足以克服失盐状态;若给予过多反会使低钠血症过快纠正,致发生渗透性脱髓鞘综合征。如果原来是失盐型的先天性肾上腺皮质增生症患者,则原9α-氟氢可的松替代剂量不变。

（2）氢化可的松剂量：剂量需高达慢性肾上腺皮质功能减退时日常生理替代量的 10 倍或更大量。步骤如下：

1）首剂：儿童 $50\sim100mg/m^2$（<3 岁，25mg；3~12 岁，50mg），青春期可用成人量 100mg，静脉注射。

2）维持处理：首剂给予后，继之给予每天总量维持。每天总剂量与首剂量类似：$50\sim100mg/m^2 \cdot d$（<3 岁，25~30mg/d；学龄儿，50~60mg/d；青春期，100mg/d），视病情决定。一天总量分为 4 次，6 小时 1 次。各次分剂可静脉注射或静脉滴注，但如循环已明显改善，肌注各分剂量比静脉注射为好（需用供肌注的制剂）。以上剂量在休克等血流灌注异常表现缓解后至少维持 3 天（视应激病因所致危象表现的轻重差异决定）。病情稳定后且已能口服者改为口服维持剂量的 2~3 倍的氢化可的松，2~3 天后可减至维持量。

3）维持治疗的判断：原有肾上腺皮质功能减退者，危象过后酌情每 3~4 天减量减一次，逐步减至生理替代量。原无肾上腺皮质功能低下者，在危象时小剂量 ACTH 激发后皮质醇升高与基础值差 <9μg/dl（250nmol/L）提示有 HPAA 的损害。可先按有肾上腺皮质功能减退处理逐步减量至生理替代量同时，进一步作相应检查以明确是否有肾上腺皮质功能减退的基础病变。

3. 基础病的诊断和治疗　所有肾上腺危象患者都需要同时诊断和治疗诱发疾病。尽管对肾上腺危象进行了特异性治疗，但持续性休克的存在提示导致低血压的其他原因，需要及时识别和管理。

4. 疾病教育　肾上腺危象的有效预防、及早发现诊断和治疗有赖于完善的医疗环境、反应迅速以及知情的医疗保健专业人员（救护车、护理人员和医务人员）和有效的患者教育，以便患者可以在需要时启动糖皮质激素加量。

➢ 附：肾上腺危象的诊断流程图

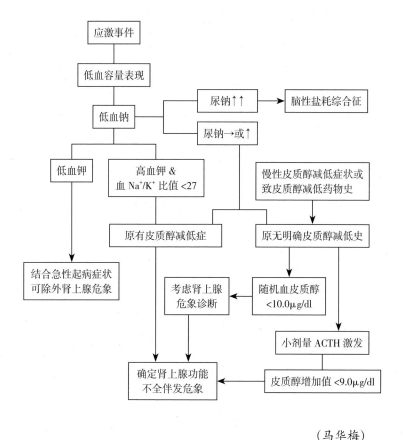

（马华梅）

参考文献

1. CAPALBO D,MORACAS C,CAPPA M,et al. Primary adrenal insufficiency in childhood:data from a large nationwide cohort. J Clin Endocrinol Metab,2021,106（3）:762-773.

2. RUSHWORTH RL,TORPY DJ,FALHAMMAR H.Adrenal crisis.N Engl J Med,2019,381（9）:852-861.

第六节　甲状旁腺及钙磷代谢障碍性疾病

一、甲状旁腺功能减退症

【概述】

甲状旁腺功能减退症(hypoparathyroidism)简称甲旁减,是因多种原因导致甲状旁腺激素(parathyroid hormone,PTH)分泌不足或作用缺陷或外周靶细胞对 PTH 的作用不敏感(PTH 抵抗),导致钙、磷代谢异常。临床以反复手足搐搦、癫痫发作、低钙血症和高磷血症为主要特征的疾病,长期口服钙剂和活性维生素 D 制剂可以使病情得到控制。

【病因】

1. **甲状旁腺激素分泌不足**

(1) 原发性甲状旁腺功能减退症

1) 家族性(遗传性)甲状旁腺功能减退症:包括常染色体显性遗传、隐性遗传及 X 连锁隐性遗传等多种遗传方式,也有散发性。

2) 先天性甲状旁腺发育异常:如 DiGeorge 综合征为常染色体显性遗传或散发性。与胚胎第 3、4、5 对腮囊形成的缺陷有关。病因是染色体 22q11.21-q11.23 基因的微小缺失。

3) 钙敏感受体基因突变:钙敏感受体(CaSR)是 G 蛋白耦联受体家族的一个成员,位于甲状旁腺细胞上,同时还在肾小管细胞表达。CaSR 激活型突变可抑制甲状旁腺主细胞分泌 PTH,减少钙的重吸收,使尿钙排出量增加,导致高钙尿症性甲状旁腺功能减退症。CaSR 失活型突变可引起家族性良性低尿钙性高钙血症及新生儿严重甲状旁腺功能亢进症。

4) 特发性甲状旁腺功能减退症:原因不明者归于此类。

(2) 后天获得性甲状旁腺功能减退:

1) 甲状旁腺手术或放射损伤:多见于甲状腺癌根治或甲状旁腺功能亢进症经多次手术后,甲状旁腺组织被切除或受到损伤,或影响甲状旁腺血供。可有暂时性和永久性甲旁减两种。

2) 甲状旁腺浸润性疾病、重金属中毒如血色病(铁)、珠蛋白生成障碍性贫血(铁)和肝豆状核变性(铜)等;或因淀粉样变、结核病、结节性肉芽肿或肿瘤浸润而引起甲状旁腺浸润性病变。

3) 自身免疫性多发内分泌腺病综合征:Ⅰ型属常染色体隐性遗传疾病,突变基因位于 21q22.3,以皮肤黏膜念珠菌病、自身免疫性甲状旁腺功能减退和艾迪生病三联症为特征,其表现多种多样。

4) 低镁血症:抑制甲状旁腺主细胞分泌 PTH,并使周围组织对 PTH 的反应性减弱。其病因包括肠道吸收减少、胃肠道丢失及肾脏丢失增加。

5) 新生儿暂时性甲状旁腺功能减退:早期新生儿由于甲状旁腺发育不完善,不能正常分泌 PTH,或是母亲患甲状旁腺功能亢进症时由于妊娠时经胎盘转移的钙较多,使胎儿处于高血钙状态,暂时性抑制了甲状旁腺的功能。

2. 甲状旁腺激素活性抵抗

(1) 假性甲状旁腺功能减退症(pseudohypoparathyroidism,PHP),是一组以外周器官(肾脏、骨骼等)对 PTH 抵抗为特征的异质性疾病,为常染色体显性遗传性疾病。分为Ⅰ型、Ⅱ型,根据 GNAS 基因缺陷方式分为 PHPⅠa、PHPⅠb 和 PHPⅠc。

(2) 假假性甲状旁腺功能减退症(PPHP):PPHP 与编码 Gsα 的父源性 GNAS 基因杂合突变有关,具有奥尔布赖特遗传性骨营养不良体态异常,但没有 PTH 激素抵抗的生化改变。

【诊断】

1. 临床表现

(1) 神经肌肉应激性增加:一般当血游离钙浓度≤0.95mmol/L (3.8mg/dl),或血总钙值≤1.88mmol/L(7.5mg/dl)时常出现症状。初期主要有麻木、刺痛和蚁走感,严重者呈手足搐搦,甚至全身肌肉收缩而有惊厥发作。也可伴有自主神经功能紊乱,如出汗、声门痉挛、气管呼吸肌痉挛及胆、肠和膀胱平滑肌痉挛等。体征有面神经叩击征(Chvostek 征)阳性和束臂加压试验(Trousseau 征)阳性。

(2) 神经精神症状:癫痫发作,其类型有大发作、小发作、精神运动性发作,甚至发生癫痫持续状态;伴有肌张力增高、手颤抖。精神症状有兴奋、焦虑、恐惧、烦躁、欣快、忧郁、记忆力减退、妄想、幻觉和谵妄等。约15%患儿有智力减退,约5%见视盘水肿,偶有颅内压增高,脑电图示一般节律慢波、爆发性慢波以及有尖波、棘波、癫痫样放电改变。

(3) 外胚层组织营养变性:低钙性白内障、出牙延迟、牙发育不全、磨牙根变短、龋齿多甚至缺牙、皮肤角化过度、指/趾甲变脆、粗糙和裂纹及头发脱落可伴发白色念珠菌感染等。

(4) 骨骼改变:病程长、病情重者,可有骨骼疼痛,以腰背和髋部多见。

(5) 胃肠道功能紊乱:有恶心、呕吐、腹痛和便秘等。

(6) 转移性钙化:多见于脑基底节(苍白球、壳核和尾状核),常对称性分布。脑 CT 检查阳性率高,约 50%。病情重者,小脑、齿状核、脑的额叶和顶叶等脑实质也可见散在钙化。其他软组织、肌腱、脊柱旁韧带等均可发生钙化。

(7) 奥尔布赖特遗传性骨营养不良(Albright hereditary osteodystrophy,AHO):假性甲旁减及假假性甲旁减患者常有典型遗传缺陷性体态异常表现为身材矮粗、体型偏胖、脸圆、颈短、盾状胸,指/趾骨畸形(多为第 4、5 掌骨或跖骨);常有智力低下,味觉和嗅觉减退;软组织钙化和骨化较多见;可并发皮下钙化、低钙性白内障和颅内基底钙化;并可合并甲状腺、肾上腺皮质功能减退、尿崩症、糖尿病或性腺发育不良。

(8) DiGeorge 综合征主要表现:先天性胸腺、甲状旁腺发育不良及先天性心血管畸形。具有特殊面容(眼距增宽、外眦上斜、小下颌、唇腭裂、短人中等)、低钙血症以及先天性心脏病如主动脉右位或法洛四联症。

2. 辅助检测

(1) 血钙:低钙血症是重要的诊断依据,血钙水平≤2.0mmol/L(8.0mg/dl)。有明显症状者,血钙一般≤1.88mmol/L(7.5mg/dl),血游离钙≤0.95mmol/L(3.8mg/dl)。

（2）血磷：多数患者增高，高于正常上限，≥1.78mmol/L（5.5mg/dl），部分患者正常。

（3）尿钙和磷排量：一般情况下，24小时尿钙排量减少，尿磷排量减少。钙敏感激活型突变可减少钙吸收，导致尿钙增高。此外，尿钙可以作为治疗调整的随访指标，以避免泌尿系结石和肾钙化。

（4）血碱性磷酸酶：正常。可作为治疗随访的参考指标。

（5）血PTH值：正常人中当血总钙值≤1.88mmol/L（7.5mg/dl）时，血PTH应有5~10倍的增加。甲状旁腺功能减退者出现低钙血症时，血PTH水平多数低于正常，也可以在正常范围。因此，测血PTH时，应同时测血钙，两者一并分析。与原发性甲旁减不同的是假性甲旁减患者，血PTH水平增高。

（6）心血管改变：心电图示Q-T间期延长。重症患者可有甲旁减性心肌病，心力衰竭。

（7）骨X线片：长骨骨皮质增厚及颅骨内、外板增宽，腰椎骨质增生、韧带钙化、椎旁骨化，骨盆像示髋臼钙化致髋关节致密性骨炎等。骨密度检查提示骨量增加。

（8）脑CT检查：多见于脑基底节（苍白球、壳核和尾状核）对称性钙化。

【鉴别诊断】

1. **假性甲状旁腺功能减退症（PHP）** PHP患儿甲状旁腺结构和功能正常，甲状旁腺素（PTH）合成、分泌增多，但肾、骨靶器官对PTH抵抗。大部分患儿临床表现具有AHO表型，且血钙低、血磷高、PTH增高，尿钙、磷、cAMP均低。可分为Ⅰ型（Ⅰa、Ⅰb和Ⅰc型）和Ⅱ型。①PHP-Ⅰa型：是由于 GNAS 基因的失活性突变导致的Gsα蛋白表达或活性降低，患者除了PTH抵抗外，还存在AHO和其他多种激素抵抗；②PHP-Ⅰb型：是由 GNAS 基因上游的另外4个外显子的甲基化异常所致，患者仅有PTH和TSH抵抗，不具备AHO；③PHP-Ⅰc型：对多种激素存在抵抗，但其Gsα蛋白活性正常；④PHPⅡ型是由于受体后缺陷所致，无AHO畸形，尿cAMP正常或增高。

2. **假假性甲状旁腺功能减退症（PPHP）** 具有奥尔布赖特遗传

性骨营养不良（AHO异常）表型的个体，但其生化指标正常。其特点是血钙、磷水平正常，PTH水平增高，血碱性磷酸酶正常。尿cAMP对PTH的反应正常（表2-18）。

表2-18 甲状旁腺功能减退症鉴别诊断

| 疾病 | 病因 | 血清 PTH | 尿 cAMP | 外源性 PTH 试验* | | AHO 体型 |
				尿 cAMP	尿磷	
原发性甲旁减	PTH 分泌不足	降低	降低	正常	正常	无
PPHP	*GNAS* 基因突变	增高	降低	正常	正常	有
PHP Ⅰa	*GNAS* 基因突变	增高	降低	降低	降低	有
PHP Ⅰb	*GNAS* 基因上游甲基化异常	增高	降低	降低	降低	无
PHP Ⅰc	Gsα 功能正常	增高	降低	降低	降低	有
PHP Ⅱ	受体后缺陷	增高	增高	正常	降低	无

注:* 肾脏组织对 PTH 反应性测定:当静脉注射 PTH 300U（美国药典）后3小时内尿环磷酸腺苷排量测定。

3. **低镁血症** 对反复手足抽搐，静脉补钙不易控制的，需考虑低镁血症。镁缺乏可引起低钙血症，血PTH降低，同时伴有血镁降低可确诊，同时补充镁制剂可缓解抽搐。

4. **其他低血钙原因** 碱中毒、维生素D缺乏、维生素D依赖性佝偻病、严重肝肾疾病（如慢性肾病）、药物（如呋塞米、肿瘤化疗药物）、重症疾病（如中毒性休克、败血症和重症胰腺炎）等可出现血清游离钙水平降低。

【治疗】

治疗目标是控制病情，使症状缓解，血清钙纠正至正常低限或接近正常，尿钙排量保持在正常水平。假性甲旁减的低血钙症较易纠正，部分患者单纯使用钙剂治疗即可，但大多需要加用活性维生素D制剂。假性甲旁减治疗的另一个目标是降低血PTH水平，所需药物剂量一般低于甲旁减患者。

1. **急性低钙血症的治疗**:处理原则为补充钙剂和活性维生素 D,并需纠正低镁血症。

(1) 钙剂:对有手足抽搐、喉痉挛、惊厥或癫痫大发作等低钙血症症状及体征的患者,均需积极采取静脉补钙治疗。用 10% 葡糖酸钙 10~20ml 缓慢静脉推注,通常症状立即缓解;如果症状复发,必要时可重复。对于症状反复多次出现难以缓解者,可持续静脉滴注钙剂。方案为:①立即静脉缓慢推注 10% 葡萄糖酸钙 1~2ml/kg(相当于元素钙 9~18mg/kg),静脉滴注加入等量或 2 倍 5% 葡萄糖,谨防渗漏血管外,必要时 6~8h 后重复给药,葡萄糖酸钙浓度≤2%。②维持静脉滴注钙剂:速度以元素钙 <4mg/(kg·h) 为宜。当血钙 >1.88mmol/L(7.5mg/dl) 时,可改口服元素钙 100mg/(kg·d) 或 1~2g/d。需定期监测血清钙水平,维持血钙在 2.0~2.2mmol/L(8.0~8.8mg/dl),尿钙 <0.1mmol/(kg·d),避免发生高钙血症及高钙尿症,以免出现致死性心律失常及泌尿系统结石和钙化。③若抽搐发作严重,可短期内辅以地西泮或苯妥英钠肌内注射,以迅速控制手足搐搦与痉挛。④如低钙血症仍然不能纠正,症状不能缓解,可同时口服每天 1 000~2 000mg 元素钙。⑤应用洋地黄类药物者需慎用钙剂,如临床必须应用钙剂,则应进行心脏监护。

(2) 活性维生素 D:由于 HP 患者缺乏 PTH,活性维生素 D 的生成受阻,需要给予活性维生素 D 才能迅速纠正肠钙的吸收障碍。①骨化三醇[1,25-$(OH)_2 D_3$],常用初始剂量为婴儿 0.04~0.08μg/(kg·d),>1 岁儿童初始剂量 0.25μg/d,剂量范围 0.25~2μg/d,分 2~3 次口服,起效快,口服 3~6h 后血药浓度达峰值,半衰期为 5~8h。②阿法骨化醇[1α-$(OH) D_3$]:适用于肝功能正常的患者,剂量 0.5~2μg/d,分 2~3 次口服。

(3) 纠正低镁血症:低镁血症常与低钙血症并存,低镁血症时 PTH 分泌和生理效应均减低,使低钙血症不易纠正。严重低镁血症(低于 0.4mmol/L)患者可出现手足搐搦、惊厥等症状,因此,在补充钙剂和应用维生素 D 的同时,尤其病程长、低血钙难以纠正者,予以补镁,有助于提高疗效。常用硫酸镁静脉滴注和/或口服氯化镁。

2. HP 及 PHP 的长期治疗(慢性低钙血症的治疗)

治疗目标：①减轻低钙血症所产生的症状；②对于 HP 患者，维持空腹血钙在正常低值或略低于正常，尽可能维持在 2.0mmol/L 左右，PHP 患者维持血钙在正常范围；③维持血磷在正常或略高；④避免或减少高尿钙的发生；⑤维持钙磷乘积在 55mg/dl 或 4.4mmol/L 以下；⑥防止肾脏等软组织的异位钙化，如肾结石或肾钙质沉积。

(1) 钙剂：应长期口服，每天补充元素钙 1~1.5g(食物 + 药物)，葡萄糖酸钙、乳酸钙、氯化钙和碳酸钙中分别含元素钙 9.3%、13%、27% 和 40%。碳酸钙含元素钙较高，但需胃酸才能解离为可吸收的钙离子，餐时服用较好。而枸橼酸钙(含元素钙 21%)虽含元素钙较碳酸钙低，但其解离不需要胃酸，任何时间都可服用，尤其适用于胃酸较少者。

(2) 活性维生素 D 及其衍生物：①骨化三醇 1,25-$(OH)_2D_3$：初始剂量为 0.25μg/d，维持剂量为 0.03~0.08μg/(kg·d)，最大量为 2.0μg/d，分次口服。②阿法骨化醇 1α-$(OH)D_3$：适用于肝功能正常的患者，剂量 0.5~2μg/d，分 2~3 次口服，其治疗剂量为骨化三醇的 0.6~1.0 倍。

(3) 普通维生素 D：普通维生素 D 在肝脏羟化后转变为 25-$(OH)D$，后者半衰期较长(2~3 周)，25-$(OH)D$ 在高浓度时，也能激活维生素 D 受体。在用活性维生素 D 的同时，需补充普通维生素 D，将 25-$(OH)D$ 维持在正常范围(≥75nmol/L)，能使血钙更趋稳定，且为 PTH 非依赖性肾外组织合成 1,25-$(OH)_2D_3$ 提供足够底物，以充分利用肾外组织产生 1,25-$(OH)_2D_3$ 的能力。普通维生素 D 包括维生素 D_2 和维生素 D_3，两者活性相似。

3. 甲状旁腺激素替代治疗 理论上应为甲旁减最理想的治疗，已有基因重组的人 PTH 制剂上市，但目前多用于骨质疏松治疗和成人甲旁减的替代治疗。多项临床试验提示 PTH(1-34) 及 PTH(1-84) 皮下注射治疗较传统的补充钙剂和维生素 D 的治疗可以更好地使血钙达正常范围，并减少高尿钙发生，因此可降低肾结石、肾功能不全的发生率。但因其价格昂贵，且必须采用注射方式给药，目前尚缺乏儿童临床应用资料，故尚未应用。

4. 甲状旁腺移植 目前主要有自身移植及异体移植两种方法，

但存在供体来源、排斥反应等诸多问题,因此尚在研究中,未应用于临床治疗。

5. **随访监测**　治疗期间,需监测血钙,药物剂量调整期间每周至每月检测上述指标,药物剂量稳定后每半年检测上述指标及尿钙和尿肌酐;PHP 患者还需监测血 PTH 水平。根据病情检查泌尿系统超声,及时发现有否肾结石或肾钙质沉着症。

6. **预防**　控制好母亲的血钙水平,可减少新生儿甲旁减。对于特发性甲旁减和假性甲旁减,钙剂和维生素 D 的联合应用完全可以控制病情,因此决定预后的重点是能否得到早期正确的诊断和合理的治疗。这不仅意味着消除低血钙相关的手足搐搦和神经系统症状,而且可以预防和防止低钙性白内障和基底节钙化的发生和进展。

(陈晓波)

二、假性甲状旁腺功能减退症

【概述】

假性甲状旁腺功能减退症(pseudohypoparathyroidism,PHP),是一种以甲状旁腺激素(parathyroid hormone,PTH)抵抗、低血钙、高血磷为主要特征的罕见遗传病。根据不同的临床表现分为 PHP Ⅰ型和Ⅱ型。PHP Ⅰ型又分为 PHP Ⅰa、PHP Ⅰb、PHP Ⅰc。

【病因】

1. PHP Ⅰ型的发病主要与 *GNAS* 基因异常(包括突变和表观遗传)有关,人类的 *GNAS* 基因是有遗传印记的,所以特定组织对等位基因的表达取决于这个等位基因是遗传于母亲还是父亲;因此,疾病的表现也因亲本来源的不同而存在差异,不同亚型 *GNAS* 基因异常的特点不同。*GNAS* 基因定位于20q13.3,包含 13 个外显子。*GNAS* 产生至少五种不同的 mRNA,Gsα 是最丰富和最具特征的基因产物。Gsα 的启动子和 exon1 位于 CpG 岛上,但 Gsα 的两个等位基因上都没有甲基化标记。Gsα 在大多数组织中是双向表达的,但是在肾近端小管、甲状腺、性腺、垂体、中枢神经系统的不同区域和棕色脂肪组织等少数组织中,Gsα 主要来自母源等位基因;父源等位基因通过尚未明确的机制被沉默。故当母源等位基因发生失活变异时,由于父源 Gsα 表达沉默,可以解释为什么观察到多激素抵抗。即母源等位基因变异,Gsα 蛋白减少或消失,相关组织中出现激素抵抗;父源等位基因变异,Gsα 蛋白减少,但因激素靶器官中父源 Gsα 表达很少,几乎没有激素抵抗。

(1) PHP I a 型:是一种常染色体显性遗传病,由 *GNAS* 基因发生功能丧失性突变引起,会导致 PTH 与受体结合时腺苷环化酶不能激活。母系遗传 *GNAS* 基因 1~13 号外显子突变会表达 I a 型 PHP。*GNAS* 基因第 7 外显子 4bp 缺失突变是伴有 AHO 体型患者的突变热点。

(2) PHP I b 型:I b 型 PHP 患者存在低钙血症,但无 AHO 表型异常。在本病中,PTH 抵抗似乎仅存在于肾脏,导致患者只存在低钙血症、高磷血症和 PTH 升高。这种罕见的常染色体显性遗传病似乎由 *GNAS* 甲基化缺陷或影响该基因调控元件的突变引起,而非 *GNAS* 本身突变。I b 型是母系遗传。

(3) PHP I c 型:是指 G 蛋白与 PTH 受体的耦联异常。激活腺苷环化酶的能力保持完好,但不再与 PTH 及其受体的结合相耦联。I c 型 PHP 患者的表型通常与 I a 型 PHP 患者类似。

2. **II 型 PHP 及其他 PTH 抵抗型**　II 型 PHP 患者没有 AHO 的特征。给予外源性 PTH 后,尿 cAMP 水平正常甚至升高,但磷酸盐排泄并未增加。现已证实,本病发生的一种遗传机制为 *PRKAR1A*(蛋白激酶,cAMP 依赖性调节,I α 型)基因突变,该基因编码腺苷酸环化酶的催化亚基,与多激素抵抗伴肢端发育不全表型有关。

【诊断】

1. **临床表现**　低钙血症和高磷血症是 HP 和 PHP 的共同临床生化特征,是否出现临床表现则取决于血钙下降的速度、程度及其持续的时间。

(1) I a 型 PHP 患者存在 AHO 的一系列表现,包括圆脸、身材矮小、第 4 或 5 掌/趾骨短、肥胖、皮下钙化或异位钙化和发育迟缓。肾小管 PTH 抵抗也会导致高磷血症和低钙血症,以及继发性甲状旁腺功能亢进和甲状旁腺功能亢进性骨病(纤维性骨炎)。

Ⅰa型PHP患者对多种其他G蛋白耦联激素抵抗,包括促甲状腺激素(TSH)、黄体生成素(LH)、卵泡刺激素(FSH)和促性腺激素释放激素(GnRH);表现为甲状腺功能减退症、性腺发育迟滞或性功能减退,女性患者出现月经量减少、闭经或不育,血性激素水平减低。由于存在GHRH抵抗,矮小被公认为PHPⅠa患者常见的临床表现之一,但部分患者血生长激素(GH)正常,GHRH水平并不升高,提示矮小可能与骨骺过早闭合有关。部分患者胰岛β细胞功能下降,胰岛素分泌减少,并存在胰岛素抵抗,易并发糖尿病。

(2) Ⅰb型PHP患者存在低钙血症、高磷血症和高PTH,但无AHO表型异常。

(3) Ⅰc型PHP是指G蛋白与PTH受体的耦联异常。Ⅰc型PHP患者的临床表型通常与Ⅰa型PHP患者类似。

(4) Ⅱ型PHP及其他PTH抵抗型:Ⅱ型PHP患者没有AHO的特征。给予外源性PTH后,尿cAMP水平正常甚至升高,但磷酸盐排泄并未增加。

(5) 假假性甲状旁腺功能减退症(PPHP)由父系遗传 *GNAS* 基因功能突变,患者具有AHO表型,但血清钙浓度正常,且不存在肾小管PTH抵抗,称为"假性-PHP"。

2. **辅助检查** 低钙血症和高磷血症,高PTH血症(PTH抵抗),根据相关激素抵抗不同会出现TSH升高,LH和FSH升高,性激素水平减低。X线示手掌骨短粗和骨龄增大等表现。

临床诊断标准:①PTH抵抗和/或皮下骨化(包括更深处的骨化);②早发(2岁以前)肥胖伴TSH抵抗或PTH抵抗;③AHO体征;④有/无家族史;⑤分子遗传诊断:金标准用于临床诊断,并协助分型。主要围绕 *GNAS* 基因展开检测,检测内容包括DNA测序、甲基化、拷贝数检测。

【鉴别诊断】

同甲状旁腺功能减退症。

【治疗】

目前尚无根治方法,临床只能对症治疗,需要终身口服钙剂和活性维生素D,减少磷的摄入,治疗目的为维持血钙、血磷在正常水平,使血PTH下降,缓解症状。

治疗原则:

1. 各型PHP的治疗原则相同。详见甲状旁腺功能减退症。

2. 严重的有症状的低血钙需要立即纠正,可以静脉使用钙盐,同时使用活性维生素D。

3. PTH抵抗所致的慢性低钙血症的治疗目标是将血钙和血磷维持在正常范围,同时避免高尿钙(以免出现肾脏钙化),并且将PTH水平控制在正常上限的2倍以内(过高的PTH对骨矿化有副作用)。推荐服用活性维生素D伴或不伴钙剂,不应使用PTH或PTH类似物。

4. 治疗期间,无症状的患者应每6个月监测一次血PTH、血钙、血磷,尿钙和尿磷,根据临床需要可提高监测频率。

5. 少部分由于颅内异位钙化引发癫痫者,需要抗癫痫治疗,但应避免给予苯妥英钠、苯巴比妥以及卡马西平等。

(陈晓波)

三、甲状旁腺功能亢进症

【概述】

甲状旁腺功能亢进症(hyperparathyroidism,简称甲旁亢),是由于甲状旁腺分泌过多甲状旁腺激素(parathyroid hormone,PTH)而引起的钙磷代谢失常。可分为原发性、继发性、三发性和假性甲旁亢。原发性甲旁亢(parathyroid hyperparathyroidism,PHPT)是由于甲状旁腺本身病变引起的PTH合成、分泌过多,主要表现为骨骼改变、神经系统疾病、消化道系统疾病、高血钙和低血磷等。继发性甲旁亢系各种原因引起的低血钙长期刺激甲状旁腺所致,如慢性肾衰竭、维生素D缺乏,肠道、肝和肾脏疾病致维生素D吸收不良和生成障碍。三发性甲旁亢是在继发性甲旁亢的基础上,腺体受到持久和强烈的刺激部分增生,自主分泌过多的PTH,产生高钙血症。假性甲旁亢是由于某些器官的恶性肿瘤分泌类似甲状旁腺素的多肽物质而引起血钙水平升高,血磷降低及甲旁亢症状,成人多见。

【病因】

儿童甲状旁腺功能亢进症罕见。原发性甲旁亢的主要病因是甲状旁腺腺瘤、增生和癌。儿童及青少年患者中以腺瘤最多见,并以单个腺瘤为主。甲状旁腺癌在儿童中很少见。随着血钙测定方法的改进,无症状性甲旁亢的检出率明显增加。国外报道儿童 PHPT 总体发病率为 2/10 万~5/10 万,男女比例相当。

在原发性甲旁亢的病因中,遗传综合征占 5% 左右,包括多发性内分泌腺瘤 1 型(MEN1,也称卓-艾综合征,可同时伴有胰岛、胃泌素瘤及垂体腺瘤)或 2a 型(MEN2a,也称 Sipple 综合征,可伴有甲状腺髓样癌及嗜铬细胞瘤)、家族性低尿钙性高钙血症(FHH)、新生儿严重甲旁亢(NSHPT)、甲旁亢-腭肿瘤综合征(HPT-JT)。

【诊断】

1. **临床表现** 儿童甲旁亢患者与成人患者不同,发生相关症状或体征的比例较高。凡具有骨骼病变、泌尿系结石和高钙血症的临床表现,单独存在或两三个征象复合并存,伴有高血钙、低血磷、血碱性磷酸酶和 PTH 增高、尿钙排量增多支持甲旁亢的诊断。原发性甲旁亢的症状及体征主要是由高血钙引起。

(1)高钙血症的症状:①神经系统:淡漠、嗜睡、性格改变、智力低下、肌张力减低等,严重者甚至昏迷。易疲劳、四肢肌肉软弱,近端肌肉尤甚,重者发生肌肉萎缩。②消化系统:高血钙可刺激促胃液素分泌,胃酸增多,溃疡病较多见,还可致胃肠道平滑肌张力降低,胃肠蠕动缓慢,引起食欲缺乏、腹胀、便秘、反酸等。钙离子易沉着于胰管和胰腺内,激活胰蛋白酶原和胰蛋白酶,引起急性或慢性胰腺炎发作。一般胰腺炎时血钙值降低,如患者血钙值正常或增高,应除外原发性甲旁亢。

(2)骨骼病变:典型病变是广泛骨丢失、纤维性囊性骨炎、囊肿棕色瘤形成、病理性骨折和骨畸形,部分患儿可合并佝偻病体征。主要表现为广泛的骨关节疼痛,伴明显压痛。多由下肢和腰部开始,逐渐发展至全身。重者有骨畸形,如胸廓塌陷变窄、椎体变形、骨盆畸形、四肢弯曲和身材变矮等。

(3) 泌尿系统症状:在 PTH 过多时,高血钙使肾小球滤过的钙量大为增加,超过了 PTH 增加肾远曲小管重吸收钙的效果,尿钙排出量增多,此外 PTH 能降低肾小管对磷的回吸收,尿磷排出也增多。因此,患者常有烦渴、多饮和多尿。可发生反复的肾脏或输尿管结石、血尿、乳白尿或尿砂石等,也可有肾钙盐沉着症。容易并发泌尿系统感染,晚期则发生肾功能不全。国外报道在儿童及青少年甲旁亢患者中,有泌尿系统结石者占 36%~64%。

(4) 其他症状及体征:①软组织钙化影响肌腱和软骨等处,可引起非特异性关节痛,累及手指关节,有时主要在近端指间关节。皮肤钙盐沉积可引起皮肤瘙痒。②颈部可触及肿物。③心电图示心动过速,Q-T 间期缩短,有时伴心律失常。④肾脏受损可有继发性高血压。

2. **实验室检查** 甲旁亢的定性诊断主要靠血钙和 PTH 检测,而定位诊断则依靠颈部高频超声、颈部及纵隔 CT 和放射性核素扫描。

(1) 血清钙:正常人血总钙值为 2.25~2.75mmol/L(9~11mg/dl),血清游离钙值为(1.18±0.05)mmol/L。当血清总钙 >2.63mmol/L(10.5mg/dl),血清游离钙高于 1.25mmol/L(5mg/dl) 时称为高血钙。其分度为:血总钙 <3.0mmol/L 为轻度,可能无症状;3.0~3.5mmol/L 为中度,可出现厌食、多饮多尿;>3.5mmol/L 为重度高血钙,可出现恶心、呕吐、脱水以及神志改变(嗜睡甚至昏迷)。甲旁亢时血清总钙值呈现持续性增高或波动性增高,而血游离钙测定结果较血总钙测定对诊断更为敏感。要注意合并低蛋白血症、维生素 D 缺乏症、骨质软化症、肾功能不全、胰腺炎、甲状旁腺腺瘤栓塞等时,虽然血清总钙值正常,但游离钙值常增高,故需要重复测定血钙水平。

(2) 血清磷:儿童正常值为 1.29~2.10mmol/L(4.0~6.5mg/dl),目前多用钼酸盐法。甲旁亢时血磷水平通常降低,且由于近端小管排酸能力受损,可伴有轻度高氯性酸中毒,出现氯/磷(Cl/P) 比值升高。

(3) 血清碱性磷酸酶(ALP):原发性甲旁亢时,排除了肝胆系统的疾病存在,血清 ALP 增高可反映骨病变的存在,骨病变愈严重,血清 ALP 值愈高。儿童 ALP 正常值较成人高 2~3 倍。

(4) 血 PTH:血 PTH 浓度是诊断本病一个直接而敏感的指标,用这个指标诊断甲旁亢与手术的符合率达 90% 左右。且血 PTH 升高程度与血钙浓度、肿瘤大小和病情的严重程度相平行。目前多采用测定全段 PTH(2-84)的免疫化学发光法。血 PTH 水平增高,结合血钙值有利于鉴别原发性和继发性甲旁亢。

(5) 24 小时尿钙:原发性甲旁亢患儿 24 小时尿钙 >0.1~0.15mmol/kg (4~6mg/kg)。

(6) X 线检查:X 线表现和病变的严重程度相关,典型的表现为普遍骨质疏松,弥漫性骨密度减低。特征性的骨吸收,包括指/趾骨骨膜下骨吸收,以中指桡侧最为明显,外侧骨膜下皮质呈不规则锯齿样(图 2-4);皮质内骨吸收,皮质内可见纵行透亮条纹;软骨下骨吸收,见于耻骨联合、骶髂关节和锁骨的两端。还可见纤维性囊性骨炎、棕色瘤、病理性骨折,牙周膜下牙槽骨硬板消失。腹部平片示肾或输尿管结石、肾钙化。

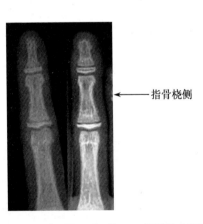

指骨桡侧

图 2-4 骨膜下骨吸收,第 2、3 指骨放大图像
骨密度减低,指骨边缘欠锐利,皮质缘呈栅栏状,尤以指骨桡侧为著

（7）骨密度测定和骨超声速率检查：显示骨量丢失和骨强度减低。皮质骨的骨量丢失早于骨松质，且丢失程度更为明显。

（8）定位检查：①颈部超声检查：诊断符合率约70%。②放射性核素检查：^{99m}锝-甲氧基异丁基异腈（^{99m}Tc-MIBI）扫描显像符合率在90%以上。③颈部和纵隔CT扫描：CT扫描对颈部及纵隔异位的甲状旁腺病变均有识别作用，并可同时显示甲状腺有无病变。腺瘤CT平扫表现为卵圆形或三角形肿块，密度不均匀。但若腺瘤较小可出现阴性结果。

对甲状腺瘤的定位超声检查是首选的定位诊断方法，^{99m}Tc-MIBI应作为常规定位诊断方法，尤其是两者联合检查可提高定位诊断的准确性。

【鉴别诊断】

1. **高钙血症**　①恶性肿瘤：通过骨转移破坏引起高钙血症，血PTH水平正常或降低，部分恶性肿瘤（如鳞癌、腺癌等）肿瘤释放甲状旁腺激素相关蛋白（PTHrP），作用于PTH/PTHrP受体，引起高钙。②结节病：有高血钙、高尿钙、低血磷和碱性磷酸酶增高，与甲旁亢颇相似。但无普遍性脱钙。有血浆球蛋白升高。鉴别可摄胸片，血PTH水平正常或降低。③维生素A、D过量：有明确的病史可供帮助，此症有轻度碱中毒，而甲旁亢有轻度酸中毒。④甲状腺功能亢进：约20%的患者有轻度高钙血症，尿钙亦增多，伴有骨质疏松。可依据甲亢临床表现及TSH降低，T_3、T_4升高来鉴别。此外需要注意低蛋白血症会掩盖游离钙水平的显著增高，注意检测白蛋白水平。

2. **继发性甲旁亢**　是由于各种原因所致的低钙血症，刺激甲状旁腺，使之增生肥大，分泌过多的PTH，见于佝偻病、慢性肾功能不全、骨质软化症和小肠吸收不良等。某些新生儿甲旁亢可由于母亲患甲旁减，胎儿于子宫内即可有甲状旁腺增生，X线长骨出现类似甲旁亢表现，该病为暂时性，出生后可逐渐恢复。与原发性甲旁亢鉴别，继发性甲旁亢患者除PTH升高外，血钙降低或正常低限。

3. **代谢性骨病**　①骨质疏松症：血清钙、磷和碱性磷酸酶都正常，为普遍性脱钙和骨质疏松。②佝偻病：血清钙、磷正常或降低，血碱性磷酸酶和 PTH 均可增高，尿钙和磷排量减少。骨 X 线有椎体双凹变形、假骨折等特征性表现。③肾性骨营养不良：骨骼病变有纤维性囊性骨炎、骨硬化、骨软化和骨质疏松 4 种。血钙值降低或正常，血磷增高，尿钙排量减少或正常，有明显的肾功能损害。

【治疗】

1. **手术治疗**　外科手术是原发性甲旁亢的唯一有效治疗，对于有症状或有并发症的原发性甲旁亢患者，手术治疗不仅可以减轻症状，而且能够改善预后。对于无症状甲旁亢治疗尚存在争论，需密切随访观察，一旦出现高血钙、PTH 明显增高和症状加重如骨吸收病变的 X 线表现、肾功能减退、活动性尿路结石、骨密度明显降低等，则需考虑手术。新生儿重症原发性甲旁亢由于存在极严重的高钙血症及高水平的 PTH，通常是致死性的，需要及早行甲状旁腺全切术。原发性甲旁亢多数为腺瘤，手术中均应探查所有的甲状旁腺，如为腺瘤，做腺瘤摘除；如为增生，则主张切除 3.5 个腺体；如为腺癌，则宜做根治手术。手术遗漏、病变的甲状旁腺异位、增生的甲状旁腺切除不足或复发约 10%，则需考虑再次手术。

甲状旁腺切除后约有 80% 患者出现低钙血症，一般术后 24 小时血钙开始逐渐下降，第 5~10 天大多达最低点。轻者口服钙剂及维生素 D 或活性维生素 D。重者出现手足抽搐，予以静脉补钙。若补钙反应不佳者，宜同时补充维生素 D。对难治性低血钙应测血镁，低血镁者应口服氯化镁，或取 25% 硫酸镁分次肌内注射或溶于 5% 葡萄糖液中静脉滴注 8~12 小时。

2. **药物治疗**　非手术治疗的患者必须注意保持足够的水化，避免使用噻嗪类利尿剂及长期制动，伴明显呕吐或腹泻时应进行积极的处理。饮食钙摄入量以中等度合适，避免高钙饮食。口服磷酸盐可提高血磷的水平，有助于骨矿盐的沉积，降低血钙，减少尿钙排泄，阻抑肾结石的发展，降低 $1,25\text{-}(OH)_2D_3$ 的浓度。

当血清钙 >3.5mmol/L,无论有无临床症状,均需立即采取有效措施降低血钙水平。治疗原则包括扩容、促进尿钙排泄、抑制骨吸收等治疗。

(1) 扩容、促尿钙排泄:高钙血症时由于多尿、恶心、呕吐引起的脱水非常多见,因此需首先使用生理盐水补充细胞外液容量。充分补液可使血钙降低 0.25~0.75mmol/L,补充 0.9% 氯化钠注射液一是纠正脱水,二是通过增加肾小球钙的滤过率及降低肾脏近、远曲小管对钠和钙的重吸收,使尿钙排泄增多。

(2) 利尿:细胞外液容量补足后可使用呋塞米,作用于肾小管髓袢升支粗段,抑制钠和钙的重吸收,促进尿钙排泄,同时防止细胞外液容量补充过多。由于噻嗪类利尿药可减少肾脏钙的排泄,加重高钙血症,因此绝对禁忌。

(3) 应用抑制骨吸收药物:此类药物的早期使用可显著降低血钙水平,并可避免长期大量使用生理盐水和呋塞米造成的水及电解质紊乱。

1) 双膦酸盐:静脉使用双膦酸盐是迄今为止最有效的治疗高钙血症的方法。高钙血症一经明确,应尽早开始使用,起效需 2~4 天,达到最大效果需 4~7 天,大部分患者血钙能降至正常水平,效果可持续 1~3 周。儿科常用帕米膦酸钠 0.5~1.0mg/(kg·d),静脉滴注,每天 1 次。注意肾功能,少数患者可出现体温升高、有时会出现类似流感样症状,可予以对症处理。

2) 降钙素:降钙素起效快,不良反应少,但效果不如双膦酸盐显著。使用降钙素 2~6h 内血钙可平均下降 0.5mmol/L。常用剂量为:鲑鱼降钙素 2~8IU/kg,鳗鱼降钙素 0.4~1.6IU/kg,皮下或肌内注射,每 6~12h 注射 1 次。降钙素半衰期短,每天需多次注射。多适用于高钙危象患者,短期内可使血钙水平降低,用于双膦酸盐药物起效前的过渡期。

3) 拟钙剂:可以激活甲状旁腺中的钙敏感受体,从而抑制 PTH 分泌。若重度高钙血症患者无法进行甲状旁腺切除术,可用西那卡塞来纠正血清钙。尤其适用于不能接受手术、高钙血症的症状明显或血钙明显升高者。应用后 1 周内即可检测到血钙变化,在治疗中应注意监测血钙水平,但其对骨密度无显著影响。

3. 严重高血钙时透析治疗　对于上述治疗无效或不能应用上述药物的高钙危象患者,还可使用低钙或无钙透析液进行腹膜透析或血液透析,治疗顽固性或肾功能不全的高钙危象,可达到迅速降低血钙水平的目的。

4. PHPT 时出现以下情况是危重的征象,应迅速纠正高血钙,争取尽早手术。

(1) 有严重高血钙的征象,如血钙 >3.5mmol/L(14mg/dl),以及有神经精神症状。

(2) 有长期高血钙的病变,如肾结石、肾衰竭、纤维性囊性骨炎、假性杵状指等。

(3) 有严重的肌病、转移性钙化(包括肺、肾、血管、关节的钙化及带状角膜病、结膜磷酸钙沉积引起的"红眼睛")、贫血(因过多的 PTH 可诱发骨髓纤维化及造血功能降低)。

(4) 有不明原因的骨痛、病理性骨折、尿路结石、血尿、尿路感染等情况时,应想到本病,尽早做相应检查、尽早确诊,给予早期合理治疗,如尽早手术切除腺瘤,或选择正确的药物治疗等。

5. 预防　对于不手术的患者,应推荐采取多项预防措施,包括:

(1) 尽量避免可加重高钙血症的因素,包括噻嗪类利尿剂和碳酸锂治疗、容量不足、长期卧床/不活动、高钙(>1 000mg/d)饮食。鼓励患者进行体力活动以尽量减少骨质吸收。

(2) 鼓励患者充分饮水,以尽量降低肾结石风险。

> ➤ 附:高钙血症诊断流程

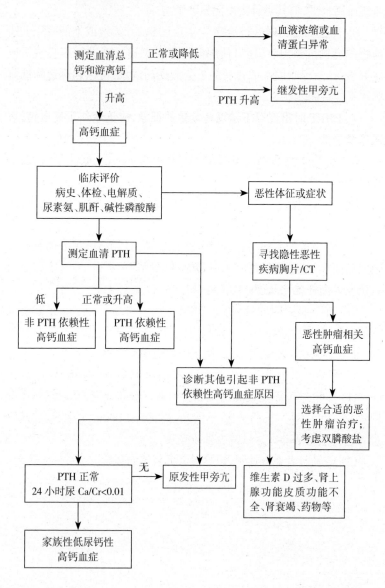

（陈晓波）

四、佝偻病

(一) 维生素 D 缺乏性佝偻病

【概述】

维生素 D 是一种必需营养素,对维持钙稳态和骨骼健康有重要作用。维生素 D 缺乏性佝偻病(vitamin D deficiency rickets)目前仍是婴幼儿的常见病,因维生素 D 缺乏引起体内钙、磷代谢失常,导致长骨干骺端和骨组织矿化不全,以致骨骼发生病变。维生素 D 缺乏还可影响神经、肌肉、造血、免疫等组织器官的功能,对小儿的健康危害较大。

【病因】

1. 围产期危险因素

(1) 孕母缺乏维生素 D(VitD):维生素 D 可由母亲通过胎盘转移至胎儿,母亲维生素 D 储存量较低与婴儿血清 25-羟维生素 D [25-(OH)D)]浓度较低有关。维生素 D 缺乏在深肤色妊娠女性中尤为常见,特别是生活在较高纬度地区者和冬季时。

(2) 早产:早产儿的 25-(OH)D 浓度尤其低,因为没有足够时间来累积从母亲体内经胎盘转运的维生素 D。晚期妊娠是维生素 D 转运的关键时期,因为此时大部分胎儿骨骼开始钙化,需要母亲的肾脏和胎盘增加激活 25-(OH)D 转变为 1,25-二羟维生素 D [1,25-(OH)$_2$D]。晚期妊娠母亲缺乏维生素 D 可导致胎儿缺乏维生素 D,严重时还可导致胎儿佝偻病。

(3) 纯母乳喂养:即使是维生素 D 充足的母亲,母乳中维生素 D 含量也较低(15~50IU/L),缺乏阳光暴露或未使用补充剂时,平均摄入 750ml/d 母乳的纯母乳喂养婴儿仅摄入了 10~40IU/d 的维生素 D。若因肤色较深或其他原因导致母体维生素 D 缺乏,则乳汁中维生素 D 的含量就更少。

2. 常见的出生后危险因素

(1) 日照不足:由于使皮肤内 7-脱氢胆固醇转变的紫外线不能透过普通窗玻璃、冬春季日照时间短、大气污染、高层建筑物阻挡日光照射等因素,所以 2 岁内、冬春季出生、户外活动少、北方的小儿发病率相对较高。

(2) 摄入不足:天然食物维生素 D 含量少,如乳类(包括人乳及牛、羊乳等)、禽蛋黄、肉类等含量较少,谷类、蔬菜、水果几乎不含维生素 D。维生素 D 的吸收、转运、代谢与体内其他营养素相关,如蛋白、脂肪摄入低,会出现维生素 D 摄入减少。母乳中维生素 D 浓度与母亲饮食、日照有关。牛乳中钙磷比例不合适,易缺乏维生素 D。

(3) 婴幼儿生长过快:如果母孕期间缺乏维生素 D,胎儿体内储存维生素 D 不足,而婴幼儿出生后生长速度快,需要维生素 D 多,易发生维生素 D 缺乏性佝偻病。早产、双胎、低体重儿更易发生。

(4) 疾病因素;肝肾损害会影响维生素 D 的羟化;肠道、胆道疾病会影响维生素 D 的吸收。如肝炎、慢性肾脏疾病和慢性腹泻等。

(5) 药物影响:抗惊厥药物如苯妥英钠等干扰维生素 D 的代谢;糖皮质激素拮抗维生素 D 对钙的转运。

(6) 遗传因素也是影响维生素 D 代谢的原因之一。通过不同人种或者地区的研究,明确了血 25-(OH)D 水平的差异与维生素 D 结合蛋白、7-脱氢胆固醇还原酶和 25-羟化酶的编码基因(上述蛋白质编码基因分别为 GC、DHCR7 和 CYP2R1 基因)的遗传变异具有高度相关性。携带上述 3 个风险基因型位点的人群,更容易出现 25-(OH)D 缺乏。

【诊断】

1. 临床表现 多见于 3 个月 ~2 岁婴幼儿,主要表现为正处于生长中的骨骼病变,肌肉松弛和神经兴奋性改变。常在维生素 D 缺乏 1~2 月内发病,其骨骼病变常在维生素 D 缺乏数月后出现。本病的发生发展是一个连续的过程,临床上分期如下:

(1) 初期:多在 3 个月左右开始发病,早期出现非特异性的神经精神症状,包括夜惊、多汗、睡眠不安等,查体枕秃较常见。生化改变轻微,血钙、血磷大多正常,碱性磷酸酶正常或稍高,血清 25-(OH)D$_3$ 下降。X 线无异常或临时钙化带模糊、干骺端稍增宽。

(2) 激期:多见于 3~12 个月婴儿,除早期神经精神症状外,主要表现骨骼病变。颅骨表现为囟门增大、闭合延迟、乒乓颅、方颅、鞍形颅、出牙延迟、出牙顺序紊乱等;肋骨出现佝偻病肋骨串珠、鸡胸、漏斗胸、赫氏沟等改变;四肢表现手足镯畸形、下肢呈膝内翻或膝外翻等改变。其他表现包括脊柱畸形、语言运动发育落后、关节过伸、反复感染等。生化表现血钙、血磷降低、碱性磷酸酶升高,血清 25-(OH)D_3 明显下降、血清 PTH 升高。X 线显示临时钙化带模糊、消失、干骺端增宽,边缘不整呈云絮状、毛刷状和杯口状,骨骺软骨增宽。

(3) 恢复期:活动期经维生素 D 和日光照射治疗后,症状消失,体征逐渐减轻或基本恢复。X 线可见临时钙化带重现、增宽、骨密度增加。血钙、血磷和碱性磷酸酶恢复正常,25-(OH)D_3 升高。

(4) 后遗症期:多见于 3 岁以上的儿童,经治疗恢复,症状消失,骨骼病变不再进展,X 线和血生化检查正常,仅留有不同程度的骨骼畸形,如膝内翻、膝外翻和鸡胸等。

2. **维生素 D 缺乏诊断** 依据病因等高危因素、临床症状与体征等进行诊断,确诊需根据血清 25-(OH)D_3 水平。维生素 D 为 75~250nmol/L(30~100ng/ml) 为适宜范围。25-(OH)D_3 水平是维生素 D 营养状况的最佳指标。目前国际、国内多数机构和专家认为:血清 25-(OH)D_3<20μg/L(50nmol/L) 为维生素 D 缺乏(deficiency),20~30μg/L(50~75nmol/L) 为维生素 D 不足(insufficiency),>30μg/L(>75nmol/L)为维生素 D 充足,<10μg/L(<25nmol/L)为严重缺乏。

3. **维生素 D 缺乏性佝偻病诊断** 根据年龄、病史、症状、体征、血生化和骨骼 X 线检查,进行综合分析,临床判断分期,其中体征是主要诊断条件,血生化和骨骼病变是可靠的诊断标准。佝偻病的主要病理改变是类骨组织增生、堆积、骨基质钙化不良等骨骼改变。主要为维生素 D 缺乏[通常 25-(OH)D<10μg/L]并存在骨骼病变。

【鉴别诊断】

临床表现均呈佝偻病骨骼改变,但各型的生化检查不同,各型佝偻病的实验室检查,见表 2-19。

表 2-19 各型佝偻病的实验室检查

病名	钙	磷	ALP	25-(OH)D₃	1,25-(OH)₂D₃	PTH	其他
维生素 D 缺乏	正常或↓	↓或正常	↑	↓	↓	↑	(−)
维生素 D 依赖 I 型	↓	↓	↑	正常	↓	↑	氨基酸尿
维生素 D 依赖 II 型	↓	↓	↑	正常或↑	↑	↑	脱发
家族性低血磷	正常或↓	↓	正常	正常	正常	正常或↑	尿磷↑
肾小管酸中毒	正常或↓	↓	↑	正常	正常	正常	碱性尿、代酸、高氯低钾
范科尼综合征	正常或↓	↑	↑	正常	正常	正常	尿糖、氨基酸尿
肾性佝偻病	↓	↑	正常	正常	↓	↑	氮质血症
肝性佝偻病	↓	↓	↑	↓	↓	正常	转氨酶↑

【治疗】

1. 对 0~1 岁维生素 D 缺乏婴幼儿建议用维生素 D_2 或 D_3 2 000IU/d, 连用 8~12 周以使血清 25-(OH)D 水平达到 30μg/L(75nmol/L)以上, 改成维持量 400IU/d;对 >1~18 岁的维生素 D 缺乏儿童和青少年,建议用维生素 D_2 或 D_3 2 000IU/d 或 50 000IU/周,连用 8~12 周以使血清 25-(OH)D 水平达 30μg/L(75nmol/L)以上,改成维持量 600IU/d。

2. **钙剂**　每日给予元素钙 500mg(饮食摄入+药物),联合维生素 D,根据疾病情况和维生素 D 水平进行调整(表 2-20)。

表 2-20　营养性佝偻病的维生素 D 治疗

年龄	维生素 D 每日剂量/IU (持续 2~3 个月)	单次冲击 剂量/IU	维生素 D 维持量/IU
<3 月龄	1 000	不推荐	400
3~12 月龄	1 000~2 000	50 000(5 万)	400
>1~12 岁	2 000~6 000	150 000(15 万)	600
>12 岁	6 000	300 000(30 万)	600

注:治疗 2~3 个月后,评估治疗反应,以决定是否需要进一步治疗。全球共识倾向于使用每日疗法而不是冲击疗法。单次冲击治疗也建议口服途径,大剂量冲击治疗时少数个体会出现高钙血症和高钙尿症,单次冲击治疗后 3 个月改为每日维持剂量。维生素 D 治疗反应个体差异比较大,建议进行个体化治疗。

3. **监测**　对于正在治疗维生素 D 缺乏性佝偻病的儿童,应在治疗 4 周后测定血清钙、磷、碱性磷酸酶浓度和尿钙/肌酐比值。此时,血清钙、磷水平应已恢复正常,碱性磷酸酶应开始向参考范围下降。尿钙/肌酐比值可能仍偏低。这些检查应每月进行 1 次,直到剂量下调至每日维持剂量。此时可以进行放射学检查来确定佝偻病是否治愈。

4. **预防**　维生素 D 缺乏症的预防:

(1) 预防维生素 D 缺乏的一般措施:增加日照和富含维生素 D 食物的摄入是经济有效的方法。通常,春、夏和秋季 11:00~15:00 将面部和双上臂暴露于阳光 5~30 分钟(取决于多因素),每周 3 次即可达到预防目的。缺少日照时建议补充维生素 D_2 或维生素 D_3,二者在疗效和安全性方面无显著差别。

(2) 维生素 D 预防剂量:为预防佝偻病,无论何种方式喂养的婴儿均需要补充维生素 D 400IU/d,大于 12 月龄以上儿童至少需要维生素 D 60IU/d。

(3) 维生素 D 缺乏高危人群,维生素 D 推荐剂量,见表 2-21。

表 2-21 维生素 D 缺乏高危人群维生素 D 推荐剂量

年龄	建议补充剂量/ (IU·d⁻¹)	年龄	可耐受补充上限/ (IU·d⁻¹)
0~1 岁	400~1 000	0~6 个月	1 000
1~18 岁	600~1 000	6 个月 ~1 岁	1 500
		1~3 岁	2 500
		3~8 岁	3 000
		>8 岁	4 000

(4) 建议妊娠和哺乳期妇女补充维生素 D 至少每天 600IU;建议肥胖儿童和成人及用抗惊厥药、糖皮质激素、抗真菌药和抗艾滋病药物的儿童和成人至少需要同年龄段 2~3 倍的维生素 D 方能满足需要。

(5) 维生素 D 缺乏的防治策略:对维生素 D 缺乏的防治,建议用普通维生素 D_2 或 D_3 制剂,口服治疗优于肌内注射。不推荐用活性维生素 D 或其类似物纠正维生素 D 缺乏。

(6) 钙剂:饮食钙摄入预防营养性佝偻病,0~6 月婴儿,每天摄入钙剂(元素钙)200mg,6~12 月婴儿,每天摄入元素钙 260mg。>12 月儿童饮食钙摄入标准为 >500mg/d 为足够;摄入在 300~500mg/d 为不足;摄入 <300mg/d 为缺乏。饮食含钙不足时需要药物补充。

(陈晓波)

(二) 维生素 D 依赖性佝偻病

【概述】

维生素 D 依赖性佝偻病(vitamin D dependent rickets,VDDR)是指维生素 D 活化异常或作用异常的一类特殊类型的佝偻病。维生素

D依赖性佝偻病根据发病机制分为3型：Ⅰ型是活性维生素D合成异常，Ⅱ型是维生素D受体异常或维生素D与受体作用异常，Ⅲ型是维生素D降解异常。既往由于该类型佝偻病常规剂量维生素D治疗效果不佳，被称为维生素D依赖性佝偻病。

【病因】

维生素D具有两种分子形式，即维生素D_2和维生素D_3。后者可以由皮下脂肪组织的胆固醇经紫外线照射生成。维生素D_3经肝脏1α-羟化酶作用生成25-$(OH)D_3$，通过肾脏的1α-羟化酶作用合成1,25-$(OH)_2D_3$，与维生素D受体结合发挥生物学作用。1,25-$(OH)_2D_3$主要通过肝脏细胞色素P4503A4酶(CYP3A4)代谢，也可以通过肾脏代谢，具体代谢途径见图2-5。

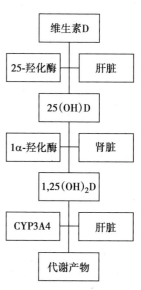

图2-5 维生素D代谢途径

维生素D依赖性佝偻病根据发病机制分为3型：维生素D依赖性佝偻病Ⅰ型是1,25-$(OH)_2D$合成障碍性疾病，其中ⅠA型是由于编码1α-羟化酶的*CYP27B1*基因突变导致25-$(OH)D$不能生成1,25-$(OH)_2D$引起；ⅠB型是编码25-羟化酶的*CYP2R1*基因突变导致维生素D不能生成25-$(OH)D$引起。Ⅰ型维生素D依赖性佝偻病患者维生素D靶组织对于1,25-$(OH)_2D$反应敏感。

维生素D依赖性佝偻病Ⅱ型是由于维生素D受体或其调节基因异常导致患者对1,25-$(OH)_2D$抵抗的一类疾病。其中ⅡA型是由于维生素D受体基因(VDR)突变引起，ⅡB型是由于调节基因突变导致，目前已报道的导致维生素D依赖性佝偻病ⅡB型(VDDRⅡB)基因有*HNRNPC*基因，该基因编码激素反应原件结合蛋白，导致维生素D作用异常。

维生素D依赖性佝偻病Ⅲ型是由于维生素D代谢失活过程中的

代谢酶活性异常增加、循环中维生素 D 浓度减低引起。维生素 D 主要在肝脏通过 CYP3A4 酶代谢，基因突变导致酶活性增加时可导致循环中维生素 D 浓度减低，出现维生素 D 缺乏表现。

【诊断】

1. 临床表现

(1) 维生素 D 依赖性佝偻病 I 型(VDDR I)：临床表现与维生素 D 缺乏性佝偻病类似，但通常起病更早、症状更重。临床可表现为肌张力减退、易怒、手足搐搦或抽搐发作，伴有行走困难、出牙延迟及佝偻病的骨骼表现。长期得不到正确诊治的患者可出现骨折、大运动发育落后、肌无力、脱发、身材矮小等。部分患儿伴有肾小管酸中毒和氨基酸尿及磷酸盐尿。

(2) 维生素 D 依赖性佝偻病 II 型(VDDR II)：患者临床表现与其他类型 VDDR 患者类似，受累儿童在出生时通常表现正常，但会在 2 岁内发生佝偻病。

2. 实验室检查　不同类型的维生素 D 依赖性佝偻病生化特点见表 2-22。X 线可见轻重不等的佝偻病变化，干骺端增宽，毛刷样、杯口状改变，骨小梁粗大，骨质疏松和骨密度不均匀。

3. 诊断　根据其临床表现及体征、实验室检查、影像学检查，并结合基因检测对其发病原因进行鉴别。

【鉴别诊断】

1. 低血磷性佝偻病　是一组以肾脏磷排泄增多、血磷降低为核心特征的骨代谢性疾病，临床以佝偻病为主要表现，生化提示低磷血症、尿磷排泄增多，碱性磷酸酶升高，PTH、25-$(OH)D_3$正常，补充中性磷酸盐合剂后病情可缓解。

2. 维生素 D 缺乏性佝偻病　本病多发生于 6 个月~2 岁幼儿，为日光照射不足、维生素 D 摄入不足以及胃肠疾病所致，补充维生素 D 后病情可缓解。

3. 范科尼综合征　本病因近端肾小管多种物质转运功能障碍，不能回吸收氨基酸、葡萄糖、磷酸盐、钙等出现佝偻病。生长迟缓、软弱无力、食欲差、多饮多尿、呕吐、脱水、代谢性酸中毒、高血氯、低钾、

表2-22　VDDR不同类型机制及生化特点

分型	血钙	血磷	ALP	25-(OH)D	1,25-(OH)$_2$D	PTH	遗传方式	致病基因(OMIM)	编码蛋白	机制
VDDR I A型	正常或↓	正常或↓	↑	正常或↑	↓	↑	AR	CYP27B1(264700)	1α-羟化酶	25-(OH)D不能生成1,25-(OH)$_2$D
VDDR I B型	正常或↓	正常或↓	↑	↓	↓	↑	AR	CYP2R1(600081)	25-羟化酶	维生素D不能生成25-(OH)D
VDDR II A型	正常或↓	正常或↓	↑	正常或↑	正常或↑	↑	AR	VDR(277440)	维生素D受体	维生素D受体异常
VDDR II B型	正常或↓	正常或↓	↑	正常或↑	正常或↑	↑	不详	HNRNPC(600785)	HNRNPC蛋白	激素反应元件结合蛋白表达异常
VDDR III型	正常或↓	正常或↓	↑	↓	↓	↑	AD	CYP3A4(124010)	CYP3A4酶	维生素D代谢过度失活

低磷血症、血钙正常或降低,碱性磷酸酶升高。尿磷增多、尿氨基酸阳性、尿糖增高等。

【治疗】

治疗原则是将血清钙水平保持在正常范围,PTH恢复正常。不同类型的VDDR治疗如下:

1. 天然维生素D制剂对VDDRⅠ型患者无效,VDDRⅠA型患者可选择应用1,25-(OH)$_2$D治疗,VDDRⅠB型可应用25-(OH)D或1,25-(OH)$_2$D治疗。VDDRⅠA型患者骨化三醇起始剂量0.25μg/d,最大量2μg/d;治疗初期需加用50~75mg/(kg·d)的元素钙补充治疗,以防止因骨骼再矿化导致的血钙减低,后期可逐渐减少元素钙补充。VDDRⅠB型25-(OH)D起始剂量0.5μg/d,最大剂量3μg/d,骨化三醇建议剂量为0.25~2.0μg/d。

2. VDDRⅡ型对于维生素D不敏感,常规治疗剂量的维生素D制剂效果不佳,需要大剂量的维生素D或骨化三醇[初始剂量2μg/(kg·d)]治疗,骨化三醇最大剂量6μg/kg·d或最大量30~50μg/d。起病早期需要大剂量钙剂(2~3g/d)补充,部分严重型患者可能需要长期静脉应用钙剂。

3. VDDRⅢ型患者也需要补充大剂量的维生素D或其衍生物以维持正常血钙浓度。

4. **监测**　VDDR患者治疗过程中需密切监测,警惕无症状低钙或高钙血症发生,维持正常生长。建议在治疗初期每周评估1次患者血清钙、磷、甲状旁腺素、碱性磷酸酶、肌酐、1,25-(OH)$_2$D$_3$及24小时尿钙或随机尿钙/肌酐比,调整药物治疗。后期可每3~6个月进行1次监测血清电解质、碱性磷酸酶、维生素D水平、PTH及尿液电解质检测。每1~2年评估肾脏超声检查。每年应进行1次骨骼X线检查评估骨骼病变情况。

(三)低磷血症性佝偻病

【概述】

低磷血症性佝偻病(hypophosphatemic rickets)曾称低磷抗维生素D佝偻病(vitamin D-resistant hypophosphatemic rickets),大多数病例是

由于肾脏丢失磷酸盐,因而也称为"磷酸盐性多尿症"。该病现称为遗传性低磷血症性佝偻病,因为发现其主要问题是磷酸盐丢失,而不是真正的维生素 D 抵抗。

遗传性低磷血症或低磷血症性佝偻病包括:X 连锁低磷血症(X-linked hypophosphatemia,XLH)、常染色体显性遗传性低磷血症性佝偻病(autosomal dominant hypophosphatemic ricket,ADHR)、常染色体隐性遗传性低磷血症性佝偻病(autosomal recessive hypophosphatemic ricket,ARHR)、遗传性低磷血症性佝偻病伴高钙尿症(hereditary hypophosphatemic rickets with hypercalciuria,HHRH)等。其中 XLH 最常见;其他类型罕见。这些疾病大多还伴有循环中较高水平的成纤维细胞生长因子 23(fibroblast growth factor 23,FGF-23),这种循环中的激素可以引起肾脏磷酸盐流失,是共同的终末途径。XLH 发病率约1/20 000。主要特点是近端肾小管及肠道对磷重吸收障碍,大量磷从尿中排出,使血磷降低,一般在 0.65~0.97mmol/L(2~3mg/dl)之间,钙磷乘积 <30,以致骨质不易矿化,造成佝偻病或骨软化症。

【病因】

低磷血症性佝偻病遗传方式大多是 X 连锁显性遗传(XLH),部分为常染色体显性遗传或隐性遗传。XLH 的致病基因位于染色体Xp22.1,称为 X 染色体上内肽酶同源的磷酸盐调节基因(phosphate regulating endopeptidase on the X chromosome,PHEX),该基因主要在骨和牙齿中表达,编码结合于细胞表面的蛋白裂解酶(内肽酶)。PHEX基因的多种失活突变均可导致 XLH,基因型与表型之间并无明显关联。PHEX 失活突变(骨组织中)增加 FGF-23 生成,而 FGF-23 是一种调磷因子,其生成增多会引起 XLH。FGF-23 抑制肾脏钠/磷酸盐协同转运蛋白对磷酸盐的重吸收,并通过特异性 FGF 受体与重要辅因子 klotho 蛋白发挥作用。FGF-23 水平升高也是其他遗传性低磷血症性佝偻病和肿瘤诱发的骨软化症的重要共同通路,但这些疾病中FGF-23 升高的机制不同。

ARHR 的三种突变基因分别为 *DMP1*、*ENPP1* 和 *FAM20C*,血清FGF-23 均升高。HHRH 是由于 *SLC34A3* 基因突变所致,其患者体内

FGF-23 低于正常水平,显示 FGF-23 作用可能独立于磷酸调节之外的信号通路。

【诊断】

1. **临床表现**　患儿一般发病早,有家族史,出生不久即有低血磷,多在 1 周岁左右开始出现佝偻病的骨病变,走路呈鸭步,下肢呈髋内翻、膝内翻和膝外翻。其他佝偻病体征包括肋骨串珠和郝氏沟,手足镯畸形,肌张力低下等。病情轻的患儿易被忽视,身高多正常,也有部分患儿因生长发育障碍致身材矮小。严重佝偻病可表现出典型的活动性佝偻病症状和体征、严重进行性骨骼畸形、多发性骨折、剧烈骨痛尤以下肢明显,甚至不能行走,伴有身高生长发育停滞。并常于出现骨病前,早期出现牙齿病变,如牙折断、牙痛、磨损、乳牙早脱、釉质过少等。

低磷血症临床表现变异大,最常见的是不同神经肌肉症状,包括进行性嗜睡、肌肉乏力、麻木以致瘫痪、昏迷甚至死亡。血清磷 <0.26~0.32mmol/L 时可出现意识模糊、乏力、抽搐等,血清磷 <0.65mmol/L 时患者可出现肌肉损伤。严重者甚至引起心力衰竭及心律失常、溶血、血小板功能不全等。

2. **实验室检查**　血磷降低是主要的生化异常表现。血清磷降低可分为轻度(0.75~1.0mmol/L)、中度(0.5~0.7mmol/L)、重度(<0.3~0.5mmol/L),该病患儿血磷一般呈中度降低。血钙值正常或稍降低,甲状旁腺激素(PTH)水平正常,血清碱性磷酸酶活性明显增高。虽然存在低磷血症,但尿磷仍排出增加,且尿常规和肾功能正常,说明肾小管对磷的重吸收障碍。此外,尿钙与尿肌酐的比值可以作为治疗随访指标,其正常为 0.15~0.3。如果这个比例大于 0.4 [尿钙排泄量 >4mg/(kg·d)],说明维生素 D 或骨化三醇的剂量太大,应及早减量,以减少维生素 D 中毒的机会。

3. **骨骼 X 线**　是重要的辅助检查,可见轻重不等的佝偻病变化,活动期与恢复期病变同时存在,在股骨、胫骨最易查出。可表现为骨龄落后,膝外翻或内翻。干骺端增宽,呈碎片状,骨小梁粗大,在胫骨近端、远端以及股骨、桡骨、尺骨远端干骺端皆可出现毛刷样、杯口状改变、骨质疏松和骨密度不均匀(图2-6),但部分病例可在腰、骶、尾椎韧带处见多处钙化。

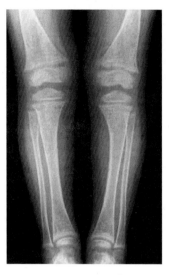

图2-6 低磷酸盐佝偻病骨骼改变

低血磷性抗维生素D佝偻病,双下肢X线片股骨远端、胫骨近端干骺端呈毛刷样改变

【鉴别诊断】

1. 维生素D缺乏性佝偻病

(1)病因:由于日光照射不足、维生素D摄入不足以及胃肠疾病所致,补充维生素D后病情缓解。

(2)发病年龄:多发生在婴幼儿(6个月~2岁)。

(3)血25-(OH)D_3活性降低。

(4)给予维生素D治疗,对一般维生素D缺乏性佝偻病患儿在数天内血磷上升,2周左右长骨X线片显示好转。

2. 维生素D依赖性佝偻病(vitamin D dependent rickets) 此病一般属于常染色体隐性遗传,是由于肾脏缺乏1-羟化酶,不能合成1,25-(OH)$_2$$D_3$。发病时间从生后数月起,常伴有肌无力,早期可出现手足

搐搦症。血钙降低,血磷正常或稍低,血氯增高,但 PTH 水平均升高,并可出现氨基酸尿,虽经常规剂量维生素 D 治疗,但在 X 线长骨片上仍显示佝偻病征象。分为 I 型和 II 型。I 型:肾脏合成 $1,25-(OH)_2D_3$ 减少,导致其血浆浓度降低,用 $1,25-(OH)_2D_3$ 治疗即获痊愈;II 型: $1,25-(OH)_2D_3$ 血浆浓度正常或升高,而细胞对 $1,25-(OH)_2D_3$ 反应降低,该型需要大剂量 $1,25-(OH)_2D_3$(最大剂量 $2\mu g/d$)及钙剂(最大剂量为元素钙 $3g/d$),并予磷酸盐替代才可能见效。

3. **肾性佝偻病** 各种先天性或后天性肾脏疾病引起慢性肾功能障碍,影响维生素 D 代谢和肾脏排磷功能。血钙低,血磷升高,导致甲状旁腺继发性功能亢进,导致骨骼脱钙,钙盐沉积障碍,而发生佝偻病改变。多有慢性酸中毒及肾功能异常,治疗在于改善肾功能,并用维生素 D_3 或 $1,25-(OH)_2D_3$ 治疗。

4. **远端肾小管性酸中毒** 为肾小管上皮细胞膜的一种运转功能障碍。远曲小管泌氢不足,以致影响肾小管对电解质的重吸收功能,从尿中丢失大量钾、钠、钙,继发性甲状旁腺功能亢进,骨质脱钙,出现佝偻病症状,伴严重骨骼畸形。临床上表现多尿、碱性尿、代谢性酸中毒、低血钙、低血磷、低血钾和高氯血症等。维生素 D 治疗无效,主要纠正酸中毒和补钾。

5. **范科尼综合征** 属于常染色体隐性遗传病,因近端肾小管多种物质转运功能障碍引起全身性代谢性疾病,表现分为多饮多尿、呕吐、生长障碍和佝偻病等,实验室检查示除尿磷增多、血磷降低、碱性磷酸酶升高之外,还有尿氨基酸、尿糖增高。

6. **继发性疾病** 如巨细胞肿瘤(良性或恶性)、修复性肉芽肿、血管瘤、纤维瘤等引起,是由于这些肿瘤分泌的体液因子可能会损伤近端肾小管对 $25-(OH)_2D_3$ 的 1α-羟化和磷酸盐的转运,肾磷酸盐清除增高,而发生骨软化及低磷酸盐血症。

【治疗】

治疗原则是防止骨畸形,减轻低磷血症,尽可能使血磷升高,维持在 $0.97mmol/L(3mg/dl)$ 以上,有利于骨的钙化。维持正常的生长速率,又要避免维生素 D 中毒所致高尿钙、高血钙的发生。可采用高磷饮食,每天给无机磷 1~3.6g,还需补充中性磷酸盐合剂及活性维生素 D 治疗。

1. 口服中性磷酸盐合剂　为提高血磷至正常水平,常需补充中性磷酸盐合剂。以磷元素计算剂量为 20~60mg/(kg·d),分 4~6 次口服;国内常见磷酸盐制剂配方见表 2-23。避免磷元素 >80mg/(kg·d)。中性磷酸盐合剂需要从小剂量开始应用,剂量过大会出现腹部不适、腹泻,但逐步增加剂量常可耐受,有时可引起血钙降低而导致继发性甲状旁腺功能亢进。如无副作用发生,可继续治疗至全部骨骺愈合为止。

表 2-23　国内常见磷酸盐制剂配方

配方	磷酸氢二钠/g	磷酸二氢钠/g	溶液总量/L	磷元素/(g·L⁻¹)
1	76.8	18.2	1	21.5
2	193.7	20.5	1	47.6
3	29.0	6.4	1	7.7

2. 活性维生素 D 骨化三醇　即 $1,25\text{-}(OH)_2D_3$,骨化三醇剂量为 20~30ng/(kg·d),分 2~3 次口服。治疗的前几个月,骨化三醇剂量可提高至 50~70ng/(kg·d),加速骨骼反应,逐渐减量,避免高尿钙或高血钙的发生。经治疗后血清碱性磷酸酶(ALP)降至正常,但常不能完全治愈骨病,也不能纠正低血磷,故需配合中性磷酸盐合剂的治疗。

3. 治疗目标　在治疗的最初几周,要减少骨骼疼痛。第 6~12 个月 ALP 水平达到正常。1 年后生长速度增加。3~4 年后下肢渐渐变直。每 6 个月减少膝间距或踝间距 1cm,以减轻膝内翻或膝外翻。

4. 治疗监测　治疗中需要监测血钙、血磷和碱性磷酸酶、甲状旁腺激素、肝肾功能和尿钙、尿磷。血磷维持在接近正常低限水平,指南推荐每 3 个月行尿钙测定,5 岁及以下儿童行随机尿的尿钙/尿肌酐检测(>0.35 为高尿钙),5 岁以上儿童可行 24h 尿钙测定(>5mg/kg 为高尿钙)。推荐每 1~2 年行肾脏超声检测,观察有无肾钙质沉着。

5. **抗FGF-23单抗(KRN23)在XLH患者中的临床应用** 布罗索尤(burosumab)是首个针对FGF-23的全人源单克隆抗体,其可通过直接与FGF-23结合而抑制其下游信号通路,增加肾脏重吸收磷以及血清活性维生素D水平,最终改善骨骼矿化和减少骨骼疾病。在美国,布罗索尤单抗适应证为XLH成人和1岁及以上的儿童;在欧盟,适用于1岁及以上的经放射学诊断有骨骼病变的XLH儿童和青少年。2021年1月布罗索尤单抗在中国获批用于≥1岁XLH的治疗。治疗期间必须监测空腹血磷水平,以调整用药剂量。布罗索尤单抗治疗儿童XLH的起始剂量为0.8mg/kg,每2周1次皮下注射。最低起始剂量为10mg,最大剂量为90mg。接受布罗索尤单抗治疗期间不能同时口服磷酸盐和活性维生素D类似物。对正在接受传统治疗的患儿,给予布罗索尤单抗治疗前需停药1周。

布罗索尤单抗治疗有效的指标为血磷达到正常低限、ALP正常或接近正常、生长速率增加、下肢畸形和影像学好转、尿磷重吸收率和1,25-$(OH)_2D_3$正常或接近正常、6min步行试验较治疗前提高5%~10%等。布罗索尤单抗治疗过程中须监测空腹血磷水平,以调整用药剂量。一般剂量调整间隔时间不小于4周,调整剂量可为每次0.4mg/kg。若血磷高于各年龄段的正常上限,应停止给药。

布罗索尤单抗治疗亦存在肾钙质沉着和甲状旁腺激素升高的风险,因此治疗过程中也应定期监测血钙、PTH、尿钙、血压、肾脏和心脏超声等指标。另外,因布罗索尤单抗是一种新型生物制剂,接受治疗的患儿可出现超敏反应、注射部位反应如皮肤瘙痒、红斑、荨麻疹、血肿、硬结、出血、疼痛等,牙齿脓肿的发生概率也高于传统磷酸盐治疗的患儿。若发生严重超敏反应和严重注射部位反应,则停用布罗索尤单抗,并给予适当治疗。此外尚缺乏布罗索尤单抗治疗青少年XLH关于生长突增的临床试验数据;药物价格相对昂贵;其长期疗效及药物效益成本分析仍有待进一步观察。

6. **手术治疗** 明显骨畸形需在病情静止时行矫正手术。

➤ 附:佝偻病诊断流程图

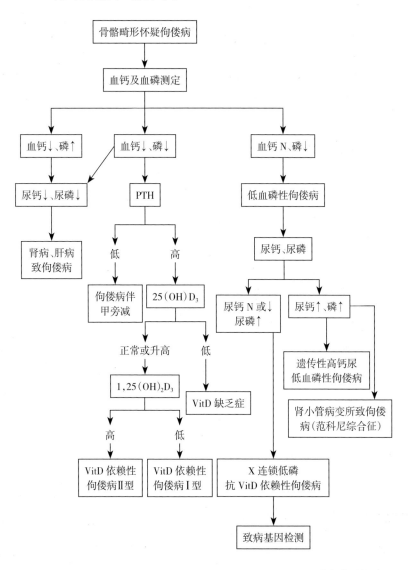

（陈晓波）

参考文献

1. LEVINE MICHAEL A.Diagnosis and management of vitamin D dependent rickets.Front Pediatr,2020,8：315.

2. 丁桂霞.低磷性佝偻病研究新进展.中华实用儿科临床杂志,2019,34(17)：1304-1308.

3. SAKO S,NIIDA Y,SHILLLA KR,et al. A novel PHEX mutation associated with vitamin D resistant rickets.Hum Genome Var,2019,6:(9-10).

4. WHYTE MP,CARPENTER TO,GOTTESMAN GS,et al. Efficacy and safety of bumsumab in children aged 1-4 years with X-linked hypophphataemia：a multicentre,open-label,phase 2 trial.Lancet Diabetes Endocrinol,2019,7(3)：189-199.

5. 中华医学会儿科学分会内分泌遗传代谢学组.儿童X连锁低磷性佝偻病诊治与管理专家共识.中华儿科杂志,2022,60(6)：501-506.

第七节　糖代谢异常疾病

一、儿童1型糖尿病

【概述】

1型糖尿病约占糖尿病患者的5%~10%,多于儿童或青少年时期起病。在儿童及青少年糖尿病中,1型糖尿病所占比例高于90%。我国近年发病率为2/10万~5/10万,<5岁儿童发病率年平均增速5%~34%。

1型糖尿病的特点是慢性免疫介导胰腺β细胞的破坏,导致胰岛素绝对缺乏。大多数病例(1A型)由自身免疫介导的胰腺β细胞破坏引起,当约90%的胰腺β细胞被破坏时,就会出现临床症状。1型糖尿病出现临床症状之前经过不同的可识别阶段。第1阶段的特点是存在β细胞自身免疫,而血糖正常,缺乏临床症状,症状可持续数月至数年,第2阶段进展为血糖异常,但仍无症状,第3阶段为出现临床症状阶段。

【病因】

1 型糖尿病的病因是多方面的,包括遗传易感性,环境因素,免疫因素,但作用仍不明确。胰岛素自身抗体(insulin antiantibody, IAA)、酪氨酸磷酸酯酶 IA-2 抗体、谷氨酸脱羧酶抗体(glutamic acid decarboxylase antibody, GADA)、β 细胞特异性锌转运体 8 自身抗体(zinc transporter 8 autoantibodies, ZnT8A)等阳性是胰岛 β 细胞自身免疫的标志。

1 型糖尿病易感性与多个基因相关。人类白细胞抗原(human leucocyte antigen, HLA) 基因解释了 30%~50% 的风险。最高风险的单倍体为 *DRB1*0301/DQA1*0501*、*DQB1*0201* 与 *DRB1*0401/DQA1*0301*、*DQB1*0302*(也表示为 *DR3/DR4* 或 *DQ2/DQ8*),2 个高风险 HLA 单倍体(*DR3/4*)的杂合,发展为胰岛自身免疫和 1 型糖尿病的危险度为 30。1 型糖尿病的 HLA 保护型单倍体为 DRB1*1501-DQA1*0102-DQB1*0602、DRB1*1401-DQA1*0101-DQB*0503 和 DRB1*0701-DQA1*0201-DQB1*0303。全基因组关联研究已经确定了 60 多个风险位点。其中贡献较大的非 HLA 遗传风险包括基因 *INS*、*PTPN22*、*CTLA4* 和 *IL2RA*。

环境因素(感染、营养和/或化学)引起胰腺 β 细胞损伤的机制还不清楚,损伤比临床症状的出现早几个月甚至几年。已发现肠道病毒感染与胰岛自身免疫和 1 型糖尿病相关,在糖尿病患者的胰岛中检测到了肠道病毒。先天性风疹综合征与随后发生的 1 型糖尿病有关。

尽管 1 型糖尿病中家族聚集现象占了 10%,但并没有证实有遗传模式。1 型糖尿病患者的同卵双胞胎患糖尿病的风险是 36%;20 岁同胞风险率约是 4%,60 岁同胞风险率是 9.6%;一般人群的风险率是 0.5%。父亲为糖尿病患者的后代患 1 型糖尿病的概率(3.6%~8.5%)比母亲患者的后代(1.3%~3.6%)高 2~3 倍。

1 型糖尿病是一个连续进展的过程,在症状出现前,会有一个依次进展的阶段,大体可以分为 3 期(表 2-24)。

表 2-24　1 型糖尿病分期

	1 期	2 期	3 期
分期	自身免疫 血糖正常 无症状	自身免疫 糖代谢紊乱 无症状	新发高血糖 有症状
诊断特点	多个胰岛 自身抗体 无 IFG 或 者 IGT	多个胰岛自身抗体 糖代谢紊乱:IFG 和/或 IGT FPG:5.6~6.9mmol/L 2 小时负荷后血浆葡萄糖: 7.8~11.1mmol/L HbA1c:5.7%~6.4%	临床症状 达到糖尿病诊断 标准

注:IFG,空腹血糖受损;IGT,糖耐量受损;FPG,空腹血糖。

【诊断】

1. **临床表现**　当血清葡萄糖浓度超过肾糖阈(大约 180mg/dl)就出现糖尿。尿糖增高导致渗透性利尿(包括钠、钾和其他电解质的丢失)而致脱水。患者表现多饮以补充丢失的水分。体重减轻是由于机体持续存在分解代谢状态及从尿糖、酮尿中丢失热量所致。经典的 1 型糖尿病的临床表现包括多尿、多饮、多食及体重减轻。但是婴幼儿多饮多尿常不易被发觉而很快发展为脱水及酮症酸中毒。学龄儿童可发生夜间遗尿,并非糖尿病儿童都有多食,部分患儿食欲正常或减低,有乏力及精神萎靡。

2. **糖尿病的诊断**　我国目前采用国际儿童和青少年糖尿病学会(International Society for Pediatric and Adolescents Diabetes,ISPAD) 的糖尿病及糖代谢状态分类标准(表 2-25)。满足糖尿病诊断标准后,再根据病因学证据进行分型诊断。

3. **1 型糖尿病的诊断依据及要点**　1 型糖尿病目前尚无确切的诊断标准,但以下特点可协助诊断:①起病年龄:多数患者 20 岁以前起病,但也可以在任何年龄发病;②起病方式:起病较急,多数患者的口干、多饮和多尿、体重下降等"三多一少"症状较为典型,有部分患者直接表现为脱水、循环衰竭或昏迷等酮症酸中毒的症状;③治疗方

表 2-25　糖尿病的诊断标准

1. 糖尿病的症状加上随机血浆葡萄糖浓度≥11.1mmol/l(200mg/dl),"随机"定义为:一天中的任意时刻,不考虑最后一餐的时间
或者
2. 空腹血浆葡萄糖≥7.0mmol/l(126mg/dl)[a] "空腹"定义为:至少 8 小时没有热量摄入
或者
3. OGTT 试验中,2 小时负荷葡萄糖≥11.1mmol/l(200mg/dl)[a] 依据 WHO 描述的试验方法:应用葡萄糖负荷的方法,将相当于 75g 无水葡萄糖的糖负荷溶解到水中,或者按 1.75g/kg 计算,最大量 75g
4. HbA1c 6.5%[b] 此试验需要使用 NGSP 认证和 DCCT 标准化的方法

注:[a] 如果没有明确的高血糖,则需要重复检测。[b] HbA1c<6.5% 不能排除糖尿病的诊断,单独使用 HbA1c 诊断 1 型糖尿病尚不明确。

式:依赖胰岛素治疗;④病理生理:胰岛功能较差,或者在短时间内迅速衰竭;⑤自身免疫证据:50%~70% 的患者体内可检测到胰岛自身抗体。值得注意的是,有少数患者起病初期胰岛自身抗体阴性,但随着病程进展,可出现抗体阳转,这同样应归属于自身免疫性糖尿病。

【鉴别诊断】

2 型糖尿病:临床表现有助于鉴别 1 型和 2 型糖尿病。与 1 型糖尿病相比,2 型糖尿病发病年龄相对较大,多在青春期后,起病隐匿,三多一少症状不典型,酮症酸中毒发生率偏低,肥胖发生率高,具有黑棘皮、多囊卵巢综合征等胰岛素抵抗表现,糖尿病家族史可达 80%,无自身免疫抗体存在的依据。最有助于鉴别的实验室指标包括血清 C 肽水平及胰岛自身抗体。

但是,因以下原因有些患者仅凭临床表现难以区分为 1 型或 2 型糖尿病:

(1) 酮症酸中毒不是 T1DM 特有的表现,T2DM 以酮症酸中毒起病不罕见,有相当数量的 2 型糖尿病儿科患者在诊断时表现为酮尿或酮症酸中毒,导致误诊为 1 型糖尿病。而且无论 T1DM 还是 T2DM 患者都可能在早期就诊而不发生酮症酸中毒,因此酮症酸中毒不是分型的可靠指标。

(2) 青春期的肥胖儿童增多,肥胖或超重患者也可患自身免疫性 T1DM。15%~25% 新诊断的 1 型糖尿病患儿可能有肥胖症,被误诊为 2 型糖尿病;

(3) 1 型、2 型在发病时和诊断后 1 年余,胰岛素或 C 肽的检测会有相当大的重叠。这个重叠是由于 1 型糖尿病胰岛 β 细胞功能的恢复(蜜月期),还因为葡萄糖毒性和脂毒性损伤了 2 型糖尿病胰岛素分泌功能。1 型糖尿病的肥胖青少年因合并肥胖引起的胰岛素抵抗,增加了 C 肽最初的残留量。因此,急性期进行 C 肽检测意义不大。

(4) 2 型糖尿病家族史在一般人群中的随机阳性率可达 15% 甚至更高,因此降低了家族史对 2 型糖尿病诊断的特异性。

(5) 理论上,T1DM 患者大部分血浆中存在谷氨酸脱羧酶抗体 65、胰岛细胞抗体 512 和酪氨酸磷酸酯酶抗体等。但是中国人 T1DM 的抗体检测阳性率也明显低于欧美国家的白种人,而部分 T2DM 患儿也可有胰岛的免疫损伤而出现部分抗体阳性。

因此,有时需要通过随访观察患者对胰岛素的依赖与否以及 C 肽的下降速度来最后确立分型。C 肽检测对鉴别有更大的作用,1 型糖尿病患者患病 12~24 个月后基本上不会有持续高的 C 肽水平。

【治疗】

管理 1 型糖尿病患儿需要综合手段,包括药物治疗、饮食治疗、运动、血糖监测和心理精神治疗等方面。治疗方案非常灵活,每个患儿和家庭的个性化需求都需考虑。最佳的糖尿病关怀应该是一个专业的糖尿病团队,其中包括医生、糖尿病护士教育者、营养师和社会工作者或心理医生。

1. **目标** 儿童糖尿病治疗的目的是在保证正常生长发育基础上使血糖尽可能接近正常。越来越多的证据表明,"5 驾马车"共同实施才是有效的方式。针对 T1DM 儿童及青少年而言,要根据其年龄、病程、生活方式、患者本人或其家庭管理和认识糖尿病的能力、血糖监测频率及就诊的方便性与积极性、代谢控制目标等选取适合自己的个体化管理模式,灵活运用糖尿病知识,结合实践不断优化及调整,最终获得个体化的、高生活质量的糖尿病综合管理方案。

2. **胰岛素剂型** 根据胰岛素的起效时间及作用时长将其分为超速效、速效、短效、中效、长效及超长效(表2-26)。因为不同的制剂有不同的药代动力学特点,为不同年龄段患儿的不同需求提供了更多的治疗方案选择,增加了治疗的灵活性,可以提高患儿的生存质量。不同种类的胰岛素的持续时间和达峰时间不同。可因患儿个体的治疗需求和治疗目标以很多种组合得以应用。常用的胰岛素方案是:①每天2次注射方案,即短效(或速效)胰岛素与中效胰岛素的混合制剂分别于早餐前和晚餐前2次注射。早上用量一般为需要总量的2/3,晚上约为总量的1/3左右;②每天3次注射方案是早餐前短效(或速效)与中效胰岛素混合,晚餐前单用短效(或速效)胰岛素,睡前用中效胰岛素,或为其他类似的方案;③基础-餐前方案,每餐前给予短效(或速效)胰岛素,配合睡前中效或长效胰岛素注射,夜间的中长效胰岛素一般为全日总量的30%~50%,其余分成3或4次于每餐前注射;④胰岛素泵能提供持续的皮下胰岛素注射。

表 2-26 胰岛素制剂

胰岛素种类	开始作用时间/h	高峰时间/h	维持时间/h
超速效胰岛素类似物	0.1~0.2	1~3	3~5
速效胰岛素类似物	0.15~0.35	1~3	3~5
短效胰岛素	0.5~1	2~4	5~8
中效胰岛素	2~4	4~12	12~24
基础长效胰岛素			
甘精胰岛素	2~4	8~12	22~24
地特胰岛素	1~2	4~7	20~24
甘精胰岛素	2~6	最小峰值	30~36
德谷胰岛素	0.5~1.5	最小峰值	>42

蜜月期患儿胰岛素用量常在 0.4~0.6U/(kg·d);病程 1~2 年以上者 0.5~1U/(kg·d);青春期中期,胰岛素用量常增加 40%~50%,甚至达到 1~2U/(kg·d)。

3. **营养**　儿童青少年糖尿病营养治疗原则是供给营养充足的平衡膳食,保证正常生长和青春期发育,维持血糖尽可能接近正常。能量摄入应遵循"总量控制"原则,定时定量进餐,每日总热量(kcal)为:年龄 ×(70~100)kcal,按碳水化合物 50%~55%、脂肪 25%~35%、蛋白 15%~20% 进行分配。要结合患儿的年龄、体重、生活习惯、宗教信仰、喜好等采用个体化的方案。2018 年我国《儿童青少年糖尿病营养治疗专家共识(2018 版)》指出,糖尿病饮食管理方法包括食物交换份法、碳水化合物计数法、血糖生成指数(glycemic index,GI)和血糖负荷(glycemic load,GL)。因食物交换份法简单、易操作,使用者多。碳水化合物法灵活性高、依从性好,广泛应用于使用基础-餐前胰岛素治疗的患者,有助于改善血糖控制、减少血糖波动,但需要注意控制蛋白质和脂肪含量,避免摄入过多导致体重增加。使用低 GI 和/或低 GL 饮食治疗的患者餐后血糖、HbA1c、血脂、BMI 均优于使用传统营养治疗的方案,故而建议在严格控制碳水化合物摄入的基础上应用低 GI 和/或低 GL 食物。

4. **运动**　运动适用于所有人群。当胰岛素用量适当时,运动可以增加胰岛素的敏感性。运动量只能依据年龄及个体化的经验,建议以"试错法"摸索运动量、运动方式和运动时间,找出适合每个患儿的运动量和时间,使胰岛素、进食及强化锻炼三者相互匹配。强调有规律、有计划的运动。糖尿病患儿可以进行任何形式的运动,在运动前、中、后都要检测血糖。大运动量以及进行高危险性体育运动时,要求有熟知低血糖诊断、治疗经验的成人陪同,并注意进食,防止发生低血糖,在即将进行剧烈运动时可以适当减少胰岛素用量。

5. **血糖监测和血糖控制目标**　血糖监测是评估患儿血糖情况的重要指标,是了解胰岛素剂量、饮食、运动是否匹配的重要措施。目前广泛应用的方法是指自我血糖监测(self monitoring blood glucose,SMBG)和持续葡萄糖监测(continuous glucose monitoring,CGM)。

SMBG 需要监测初发患儿每日三餐前、餐后 2~3 h、睡前和夜间血糖、加餐前后共测血糖 6~10 次。近年来,CGM 已得到广泛应用,成为评估血糖水平的重要方法。CGM 可以了解患儿 24h 的总体血糖情况,获得平均血糖、低血糖及高血糖所占时间比、目标血糖占比时间(time in range,TIR)等指标,降低儿童轻、中度低血糖的发生频率,家长满意度较高。国际共识建议 CGM 监测下 TIR(3.9~10.0mmol/L)时间≥70%,目标范围外(<3.9mmol/L)时间低于 4%,血糖 <3.0mmol/L 时间低于低于 1%,血糖 >10.0mmol/L 时间低于 25%,>13.9mmol/L 时间低于 10%。儿童糖尿病血糖控制目标是在不发生严重低血糖的情况下达到最低的 HbA1c 水平。HbA1c 每 3 个月随访 1 次。有数据证实 HbA1c 在 7.0% 时并没有增加低血糖的发生风险,2018 年 ISPAD HbA1c 的达标值由 7.5% 降至 7.0%。我们要正确应用这个目标值,在保证患者安全,不降低生活质量,不增加患者压力的前提下,制定个体化的 HbA1c 控制目标。

6. **糖尿病的并发症筛查** 每年测 1 次血压,在诊断后 3 个月内就应该进行初次的眼科检查,检测白内障或主要的屈光不正。11 岁的患儿和有 2 年糖尿病病史的患儿应该开始进行视网膜病的筛查。筛查频率是 1 年 1 次,但是如果有视力丧失的高风险应该更频繁地进行筛查。11 岁的患儿和有 2 年糖尿病病史的患者应该开始每年筛查微量白蛋白尿。若出现微量蛋白尿提示早期的肾脏损害并提示具有发展为肾病的高危因素。应用精氨酸血管升压素转化酶抑制剂可以阻止微量蛋白尿的进展。所有 11 岁以上儿童在诊断后(糖尿病稳定后)应立即进行血脂异常筛查,无家族史者可每 5 年筛查 1 次。糖尿病病程 2 年以上或 11 岁以后,需要每年评估有无周围和自主神经病。

7. **社会心理支持** 心理社会的因素是影响糖尿病治疗和保健的最重要因素。识别、鉴别与糖尿病有关的心理问题,并提供这方面的信息和咨询非常重要。如果家庭成员高度重视且支持糖尿病保健,那么患儿的治疗效果更好。

➢ 附:儿童1型糖尿病诊治流程图

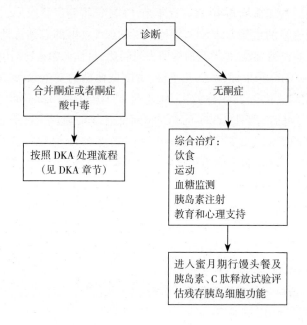

（曹冰燕 巩纯秀）

二、儿童2型糖尿病

【概述】

2型糖尿病（type 2 diabetes mellitus,T2DM）是指胰岛素抵抗为主伴胰岛素分泌不足，或胰岛素分泌不足为主伴有或不伴有胰岛素抵抗所致的糖尿病。随着儿童肥胖的增多,2型糖尿病表现出明显的上升趋势,流行趋势已经波及全球范围。我国一项多中心研究及浙江地区的调查均显示2型糖尿病呈明显上升趋势。北京地区儿童6~18岁2型糖尿病患病率0.6/1 000,浙江地区2007~2013年5~19岁2型糖尿病平均年龄标化发病率为1.96/10万,全国14个中心的调查显示2005~2010年间2型糖尿病患病率10.0/10万。

【病因】

T2DM是遗传易感性和环境因素共同作用的结果。

遗传因素在 2 型糖尿病的病因中较 1 型糖尿病更为重要,同卵双胎患 2 型糖尿病一致率为 90%,双亲中一人患 2 型糖尿病,其子女患病风险率为 5%~10%,父母皆患病,子女中 50% 有糖尿病,12% 有糖耐量减低。研究表明 2 型糖尿病的发病具有多基因遗传特征,目前报道的相关基因至少有 20 多种。

流行病学研究表明,肥胖、高热量饮食、体力活动不足及年龄增长是 2 型糖尿病最主要的环境因素,有高血压、血脂紊乱、糖耐量减低或空腹血糖受损者患 T2DM 风险也增加。超重或肥胖,特别是中心性肥胖是 T2DM 最重要的独立危险因素,85% 以上 2 型糖尿病患儿超重或肥胖,并且都是典型的中心性肥胖。但并非所有肥胖者都必然发生 T2DM,发病与否取决于胰岛素抵抗的程度和胰岛 β 细胞的功能。

胎儿宫内及婴儿早期营养不良可能是导致以后发生 T2DM 的原因,这就是"节俭基因型假说"。

【诊断】

1. **临床表现**　发病较隐匿,临床表现轻重不一,轻者仅有肥胖,往往在体检时发现高血糖或尿糖,重者可出现酮症,甚至酮症酸中毒。部分患儿伴有黑棘皮病,多见于颈部或腋下。在诊断 2 型糖尿病的同时要注意慢性并发症的发生,包括高血压、血脂异常、微量蛋白尿、眼底病变等,以及睡眠呼吸障碍及肝脏脂肪变性等疾病,青春期少女还应注意是否合并多囊卵巢综合征。

2. **诊断标准**　我国目前采用国际儿童和青少年糖尿病学会(ISPAD)的糖尿病及糖代谢状态分类标准(见第二章第七节)。满足糖尿病诊断标准后,再进行分型诊断。

对于典型的 2 型糖尿病,可根据下列表现做出诊断:①超重或肥胖(超重定义为 BMI≥同年龄、同性别的 85 百分位而小于 95 百分位,肥胖定义为 BMI 大于同年龄、同性别的 95 百分位);②有 T2DM 家族史;③诊断时残存胰岛素分泌功能良好(表现为胰岛素和 C 肽水平正常或升高);④起病症状隐匿;⑤胰岛素抵抗的表现(如黑棘皮或多囊卵巢综合征);⑥无糖尿病自身免疫的证据(T1DM 相关的自身抗体阴性),比 T1DM 患者更容易合并高血压和脂代谢紊乱。

【鉴别诊断】

儿童青少年糖尿病的诊断首先应该鉴别的是 1 型还是 2 型糖尿病,单基因遗传病也需要鉴别。表 2-27 提供一些可供鉴别的临床特征。由于儿童 T2DM 的临床表现多样,仅从临床表现区分 T1DM 与 T2DM 已经显示出越来越缺乏可靠性,有时需长期随访尚可明确分型。

【治疗】

总体目标是:通过饮食控制和体育锻炼取得和维持标准体重、减轻胰岛负荷,使血糖处于正常水平;减少低血糖的发生;防止相关病变(高血压、高血脂、肾病、非酒精性脂肪肝等)出现。

儿童 2 型糖尿病的管理采用分级管理,治疗方法的选择取决于症状、高血糖严重程度、是否有酮症/酮症酸中毒。

1. **药物治疗** 对于合并酮症或酮症酸中毒的 T2DM 患儿,以及难以在 T1DM 和 T2DM 之间进行鉴别的患儿必须使用胰岛素治疗。对于确诊病例没有合并酮症或酮症酸中毒的 T2DM 患儿如果随机静脉血糖大于 250mg/dl 或者 HbA1c 大于 8.5% 也推荐使用胰岛素。二甲双胍可以在诊断初期或者在酮症酸中毒纠正后即与胰岛素联合应用。使用胰岛素的患儿可以在 2~4 周过渡到二甲双胍,每次减少胰岛素剂量的 30% 至 50%,逐渐增加二甲双胍用量。对于无症状,HbA1c<8.5% 的患儿,可以二甲双胍联合生活方式干预,观察 3~4 个月,若 HbA1c<7%,空腹血糖低于 130mg/dl,餐后低于 180mg/dl,可以继续生活方式干预和二甲双胍治疗,若超过上述指标,则需加用基础胰岛素治疗。

如果二甲双胍(含或不含基础胰岛素)不能再达到血糖目标,10 岁或以上的儿童过去没有甲状腺髓样癌或多发性内分泌肿瘤的病史或家族史,则应考虑使用胰高血糖素样肽-1 受体激动剂治疗。接受二甲双胍,胰高血糖素样肽-1 受体激动剂和基础胰岛素治疗的患者,如果不能达到血糖目标,则应每天注射基础胰岛素和餐前胰岛素或胰岛素泵治疗。

表 2-27 儿童及青少年 1 型糖尿病、2 型糖尿病和单基因糖尿病的临床特点

特点	1型	2型	单基因
遗传学	多基因的	多基因的	单基因
发病年龄	6个月~年轻的成年人	通常在青春期（或者更迟）	通常在青春期之后，除了葡萄糖激酶基因突变和新生儿糖尿病
临床表现	常常急性起病	差异较大；从缓慢（通常是隐匿的）到严重	差异较大（在葡萄糖激酶基因突变中可能是偶然发现的）
自身免疫性	是	否	否
酮体	常见	不常见	在新生儿糖尿病中常见；其他类型中少见
血糖	高	差异大	差异大
肥胖症	与普通人群相同	较普通人群发病率高	与普通人群相同
黑棘皮	无	有	无
频率（在所有年轻人糖尿病中占的比例）	通常 90%	在大部分国家 <10%（在日本 60%~80%）	1%~2%
父母有糖尿病的比例	2%~4%	80%	90%

257

二甲双胍可以增加肝脏胰岛素敏感性,减轻体重,低血糖发生风险低,要求的血糖监测次数较胰岛素治疗少,痛苦小,药物没有口服时间的限制。鉴于其胃肠道副作用,建议从每天 500~1 000mg 起,每周增加 500~1 000mg,直到达到有效量或最大量 2 000mg,随餐分次给予。一般来说,超过 2 000mg 不再发挥治疗作用。胰高血糖素样肽-1 受体激动剂如利拉鲁肽(最大 1.8mg/d)和每周 1 次艾塞那肽缓释片被批准用于治疗 10 岁或 10 岁以上的青少年的 2 型糖尿病。

2. **饮食治疗**　饮食控制以维持标准体重、纠正已发生的代谢紊乱和减轻胰岛 β 细胞的负担为原则。6~12 岁儿童为 900~1 200kcal/d,13~18 岁则为 1 200kcal/d 以上。推荐每日碳水化合物供能比为 50%~55%,建议碳水化合物来自富含膳食纤维的食物。脂肪的摄入以 25%~35% 为宜,应增加植物脂肪占总脂肪摄入的比例,限制饱和脂肪酸与反式脂肪酸的摄入量,饱和脂肪酸的摄入量不应超过供能比的 10%。蛋白质摄入量占总能量的 15%~20%。植物来源蛋白质,尤其是大豆蛋白更有助于降低血脂水平。膳食纤维可改善餐后血糖代谢和长期糖尿病控制,谷物膳食纤维还可增强胰岛素敏感性,推荐糖尿病患者的膳食纤维摄入量为 10~14g/1 000kcal。

3. **运动治疗**　每天至少 60 分钟中等至剧烈的运动强度可以达到降低 BMI 和改善血糖的目标。中等至剧烈的运动定义为使呼吸加快、流汗、心率加快的运动。"谈话试验"可以简单地评估运动强度:如果可以说话不能唱,则是中等强度;不能说话则是剧烈运动。依从性是影响实施效果的重要因素,运动方式要根据儿童的喜好及家庭环境个体化,简单易行最好。每天 60 分钟的活动可以 1 次性完成,也可以分阶段逐渐完成,每次不少于 15 分钟。饮食、运动的干预需结合患儿的药物治疗,对使用胰岛素者,应注意避免低血糖的发生。另外要求限制学习以外的"屏幕"时间(如看电视和电脑)每天少于 2 小时。

4. **血糖监测**　新诊断的患儿,无论采用什么样的治疗方法,均要求监测空腹、餐前和睡前的血糖,在达到血糖控制目标后,可以根据选择的治疗药物、治疗强度等适当调整血糖监测频率。但是对于易发生低血糖或高血糖的患者或者接受易发生低血糖的治疗方式时,则需要继续严密监测。

多次胰岛素注射或胰岛素泵治疗的 T2DM,血糖监测频度应达到3 次或以上。睡前注射 1 次长效胰岛素的患儿,需要监测空腹血糖,尤其注意夜间和空腹的低血糖。口服药物治疗的患儿,如果 HbA1c 在理想水平或非糖尿病范围,则只需间断监测血糖,每周数次即可。如果在疾病状态或者有低血糖或高血糖的症状则需频繁监测。建议用餐前和餐后 2 小时血糖相结合的监测方式。

糖化血红蛋白反映的是过去 8~12 周的平均血糖水平,HbA1c 应每 3 个月监测 1 次,控制目标为小于 7%。

5. **并发症和并发症的筛查**　T2DM 患儿在诊断初期及疾病早期即有并发症的存在,每次就诊都应该测血压。其他的并发症(例如:蛋白尿、视网膜病、血脂障碍和多囊卵巢综合征)在诊断糖尿病时和以后每年检查。确定有高血压或蛋白尿时应该用血管紧张素转换酶抑制剂,若耐受不了则使用血管紧张素受体拮抗剂。若单种药物治疗无效时应考虑联合治疗。血脂治疗的目标值是:低密度脂蛋白 <2.6mmol (100mg/dl);甘油三酯 <1.7mmol/L。

6. **以家庭为中心的糖尿病管理模式**　临床医生在给予 T2DM 患儿治疗方案的过程中,除了依据诊疗常规外,一定要考虑到家庭的结构、教育背景及父母和患儿对治疗的倾向性,这些决定了患儿及家长的依从性,而依从性是决定治疗成功与否的重要因素。

2 型糖尿病的治疗及管理微课介绍见视频。

视频　儿童 2 型糖尿病的
治疗及管理

➤ **附:儿童2型糖尿病诊治流程图**

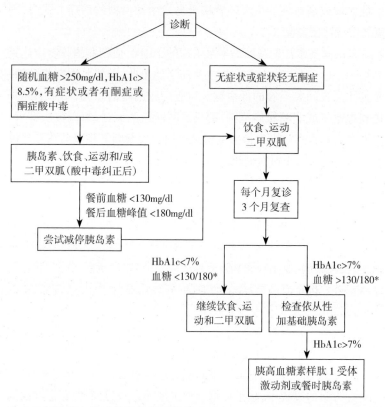

注:*自我监测空腹或餐前静脉血糖值小于130mg/dl(7.2mmol/L)及餐后血糖峰值<180mg/dl(10mmol/L)。

(曹冰燕　巩纯秀)

三、糖尿病酮症酸中毒

【概述】

糖尿病酮症酸中毒(diabetic ketoacidosis,DKA)是以高血糖,高血酮,酮尿,脱水,电解质紊乱,代谢性酸中毒为特征的综合征。DKA是1型糖尿病最常见的急性并发症。新诊断1型糖尿病合并DKA的发生率,世界不同报道显示存在很大的地域差异,如欧洲和北美,新发糖尿病患者 DKA 发生率在 15% 到 70% 不等。高发因素包括年龄较小，诊断延迟，社会/经济地位较低以及居住在 T1DM 患病率较低的国家/地区。北京市儿童医院单中心新诊断 T1DM 合并 DKA 发生率，不同的年代有所不同，从 22% 到 55.2% 不等；我国多中心调查显示，新发 T1DM 的 DKA 发生率平均约为 50%，不同地区之间 DKA 发生率波动在 24.6%~89.7% 之间，其中诊断延迟、年龄小是 DKA 发生最主要的原因，与国际调查发布的结果一致。儿童 T2DM 合并 DKA 的发生更常见于年幼，少数民族和男性。既往不同国家报道的儿童青少年 T2DM 合并 DKA 发生率为 5%~25%。我国单中心报道分别是北京儿童医院新发儿童 T2DM 的 DKA 发生率为 17%，上海为 23%。

研究报道已确诊 T1DM 患者每年患 DKA 的风险为 1%~10%。我国多中心研究显示已诊断 T1DM 儿童 DKA 再发生率为 5.3%，各中心波动在 1.1%~24.1% 之间。诱因主要有感染、中断胰岛素注射、饮食异常导致血糖控制欠佳，少见有胰岛素泵故障。不同病程发生 DKA 诱因不同，病程 1 年内再次 DKA 的诱因以中断胰岛素注射为主，占 39.3%；1 年以上中断胰岛素注射仅占 13.1%，主要以感染（36.1%）和饮食异常（26.2%）为诱因。通过加强对再发 DKA 因素的教育，对防止 DKA 再发。

儿童 DKA 的死亡率为 0.15%~0.30%，是 15 岁以下 T1DM 患者的最主要死因。对于长期血糖控制不良和 DKA 反复发生者，死亡风险大大增加。脑水肿是 DKA 死亡的主要原因，占 60%~90%，幸存者中 10%~25% 有明显的后遗症。

【病因】

DKA 的发生是由于胰岛素绝对或相对不足，以及反调节激素（胰高血糖素、儿茶酚胺、皮质醇和生长激素）水平升高引起分解代谢加速，使肝脏和肾脏中的葡萄糖产生增加，外周葡萄糖利用下降，导致高血糖；增加脂肪分解作用和生酮作用，造成高酮血症和代谢性酸中毒。高血糖和高酮血症引起渗透性利尿，脱水和电解质的丢失。如果没有及时应用外源性胰岛素，补液纠正脱水和电解质紊乱和代谢性酸中毒，将危及生命。

【诊断】

1. **临床表现**　存在多尿、多饮、多食、体重下降等糖尿病的特征表现,DKA 的临床表现有:脱水,呼吸急促,呼吸深大,库斯莫尔呼吸(Kussmaul respiration),类似急腹症的症状如恶心、呕吐和腹痛,意识模糊,意识不清,严重者意识丧失。

2. **实验室检查**　静脉血糖 >11.1mmol/L,血气 pH<7.3,或 HCO_3^- <15mmol/L,酮血症和酮尿症。尽可能测量血 β-羟基丁酸,≥3mmol/L 提示 DKA,DKA 时通常尿酮体≥(++)(中度到大量的酮体)。

DKA 严重程度分度(根据静脉血气分度):①轻度:pH<7.3 或 HCO_3^-<15mmol/L;②中度:pH<7.2 或 HCO_3^-<10mmol/L;③重度:pH<7.1 或 HCO_3^-<5mmol/L。

3. **DKA 和高糖高渗状态(hyperglycemic hyperosmoalar state, HHS)的并存**　HHS 诊断标准:①血糖 >33.3mmol/L(600mg/dl);②动脉血气 pH >7.30,静脉 pH>7.25;③血 HCO_3^->15mmol/L;④酮体少量(无或微量)[β-羟丁酸(1±0.2)(SEM)mmol/L];⑤血浆有效渗透压 >320mmol/L;⑥意识模糊或昏迷。有些 HHS 患儿在重度脱水时会同时合并 DKA,部分 T1DM 患儿也可同时发生 DKA 和 HHS,比如诊断前因口渴大量饮用含糖饮料。因此应注意识别,谨慎处理。

【鉴别诊断】

对于已经确诊为糖尿病的患儿并发 DKA 比较容易诊断,但是很多以 DKA 发病的新诊断糖尿病患儿,起病时又常伴有呼吸道感染、恶心、呕吐、腹痛等症状,不易首先考虑到 DKA,容易延误诊断。故儿科医生应特别注意,对于不明原因的酸中毒,昏迷者应该首先了解有无糖尿病的病史,并进行尿糖,血糖和电解质的检查,及时确定有无糖尿病和 DKA 的可能性。

儿童 DKA 需与以下疾病进行鉴别:①急性感染;②急腹症;③高渗性昏迷;④低血糖昏迷;⑤其他引起高血糖的原因:暂时性高血糖、医源性高血糖、肾性高血糖等。

【治疗】

1. **DKA 治疗的目的**　纠正酸中毒和酮体转阴;纠正脱水;恢复

血糖至接近正常；监测及治疗 DKA 的并发症；识别并处理突发事件。由于 DKA 表现存在很大的个体差异（从轻度脱水至重度脱水），因此需要针对每个患者的实际情况进行临床判断，根据患者具体情况、持续、密切的临床和生化监测结果，及时调整治疗方法（电解质成分、补液速度、胰岛素剂量）。

2. **DKA 的紧急评估** DKA 的紧急评估应遵循儿童高级生命支持（pediatric advanced life support；PALS）的一般准则，即刻评估：血糖、血/尿酮体、血电解质、血气、全血细胞计数、脱水的严重程度、意识水平。

四、新生儿糖尿病

【概述】

新生儿糖尿病（neonatal diabetes mellitus，NDM）是指出生后 6 个月内发生的糖尿病，很少发生在 6 个月到 1 岁之间，可分为永久性新生儿糖尿病（permanent neonatal diabetes mellitus，PNDM）和暂时性新生儿糖尿病（transient neonatal diabetes mellitus，TNDM），其中 PNDM 约占 40%~50%。PNDM 出现后将永久存在。而 TNDM 在新生儿期后会自行缓解或消失，但约有半数患者在儿童期或青少年期会再现，而糖尿病再发后，将会持续终身。

1. NDM 是一种罕见的遗传性疾病，在不同种族中发病率有所不同，目前已知大约每 9 万 ~16 万活产婴儿中就有 1 人发生。近年来，对 NDM 发生的分子机制研究有了重大意义的突破，研究显示大多数 NDM 属于单基因病，同时也使 NDM 的治疗进入一个全新的时期。

2. **病因** NDM 的发病涉及众多的基因（表 2-28）。其中胰岛 β 细胞中 ATP 依赖的钾通道（K_{ATP} 通道）编码基因（*KCNJ11* 或 *ABCC8*）突变是 PNDM 最常见的原因，也是 TNDM 的第二常见原因，这些突变占所有 NDM 病例的 50% 以上。胰岛素（INS）基因的显性突变是 PNDM 的第二大常见原因，多达 20% 的 PNDM 患者可存在 INS 突变。而 6q24 基因印迹异常是最初发现的遗传原因，可出现在约 70% 的 TNDM 患者中。通常在这个染色体区域，只有遗传自父亲的等位基因被表达，而母亲的等位基因被印迹。

表 2-28 NDM 发病相关的基因

基因/蛋白	功能	定位	遗传模式	临床表现
β 细胞功能障碍				
ABCC8/SUR1	K$_{ATP}$ 通道/胰岛素分泌	11p15.1	显性	PNDM/TNDM/iDEND/DEND
KCNJ11/Kir6.2	K$_{ATP}$ 通道/胰岛素分泌	11p15.1	显性	PNDM/TNDM/iDEND/DEND
INS/胰岛素	激素	11p15.5	罕见,隐性	孤立的 TNDM/PNDM
GCK/葡萄糖激酶	葡萄糖代谢	7p15.3-p15.1	隐性/常显	杂合子:MODY2 纯合子:PNDM
SLC2A2/GLUT2	膜受体	3q26.1-q26.2	隐性	PNDM/TNDM+Fanconi-Bickel 综合征(近端小管病+矮身材+佝偻病+高半乳血症+肝功能障碍)
SLC19A2	硫胺素转运体	1q23.3	隐性	Rogers 综合征(硫胺素敏感性巨幼红细胞贫血+糖尿病+感知性耳聋±PNDM)
胰腺发育异常				
GATA6/GATA6	转录因子	18q11.1-q11.2	显性	胰腺发育不全+先天性心脏病+胆道异常
GATA4/GATA4	转录因子	8p23.1	显性	胰腺发育不全+先天性心脏病
GLIS3/锌指蛋白,GLIS3	转录因子	9p24.2	隐性	PNDM+先天性甲状腺功能减退±进行性肝纤维化±囊性肾发育不良±先天性青光眼

续表

基因/蛋白	功能	定位	遗传模式	临床表现
HNF1β/HNF1β	转录因子	17q12	显性	MODY5 或 TNDM+胰腺发育不全+肾囊肿
NEUROD1/BETA2	转录因子	2q31.3	隐性/显性	杂合子：MODY6 纯合子：PNDM+小脑发育不全+视力障碍+感知性耳聋
NEUROG3/神经基因组蛋白3	转录因子	10q21.3	隐性	纯合子畸形突变：先天性吸收不良腹泻+晚发性糖尿病（8年） 纯合子无义突变：PNDM+先天性吸收不良腹泻
PAX6/无虹膜Ⅱ型蛋白，Pax6	转录因子	11p13	隐性	PNDM+小眼症+脑畸形
PDX1（或IPF1）/胰腺/十二指肠同源盒蛋白1	转录因子	13q12.1	隐性/显性	杂合子：MODY4 纯合子：胰腺发育不全所致PNDM
PTF1A/胰腺转录因子1	转录因子	10p12.2	隐性	胰腺发育不全所致PNDM+小脑发育不全
RFX6/Rfx6	转录因子	6q22.1	隐性	Martinez-Frias综合征：胰腺发育不全+肠闭锁伴腹泻+胆囊发育不全
CNOT1	转录因子	16q21	De novo 特殊突变机制	胰腺发育不全+前脑无裂畸形

续表

破坏内质网应激或 β 细胞破坏或早期免疫破坏

基因/蛋白	功能	定位	遗传模式	临床表现
EIF2AK3	酶	2p11.2	隐性	Wolcott-Rallison 综合征:PNDM,骨骼发育不良,发育迟缓,偶尔有学习困难,癫痫,肝和/或肾功能不全,心血管系统异常和外分泌腺功能障碍
INS/胰岛素	激素	11p15.5	显性	PNDM
IER3IP1	内质网蛋白	18q21.2	隐性	NDM+小头畸形,无脑畸形,包膜病
FOXP3	转录因子	Xp11.23-p13.3	X 连锁;隐性	IPEX 综合征:NDM+自身免疫性肠病+自身免疫性甲状腺功能减退症+湿疹
WFS1	内质网的跨膜蛋白	4p16.1	隐性	Wolfram 综合征:糖尿病平均 6 岁起病,也可表现为 NDM,视神经萎缩,先天性白内障,尿崩症,神经退行性性变

NDM 的发病机制主要分为三种:β 细胞功能障碍,影响胰岛素的合成或分泌;胰腺发育不全或发育不全;对胰岛 β 细胞的损伤。

K_{ATP} 通道在刺激胰岛 β 细胞对葡萄糖反应的胰岛素分泌中起着核心作用。*KCNJ11* 编码 K_{ATP} 通道的内部亚基(Kir6.2),而 *ABCC8* 编码外部亚基(SUR1)。这些突变都会导致 K_{ATP} 通道即使在存在高血糖的情况下也保持持续地不适当地"开放",阻止细胞膜去极化和钙内流,胰岛素无法从细胞中释放出来,从而引起高血糖导致 NDM。

INS 基因突变可影响胰岛素肽在内质网的正确折叠,异常的胰岛素原在内质网中发生降解,导致严重的内质网应激和 β 细胞死亡。

TNDM 则可以通过三种不同的机制中的任何一种发生:父系 6q24 的单亲二聚体(UPD6,其中 6q24 只有两个副本,但都来自父亲)、父系 6q24 的部分重复(其中有 6q24 的三个副本,但两个来自父亲)和母系 6q24 印迹位点的甲基化缺陷(母体等位基因沉默存在缺陷,可能是隐性遗传),父系复制是常染色体显性的,因此当从父亲遗传时携带 50% 的传播风险。

【诊断】

1. **临床表现** 不同基因突变所致的 NDM 临床表现不同。

(1) *ABCC8* 和 *KCNJ11* 基因突变对 K_{ATP} 通道关闭的影响程度决定了患儿对糖尿病起病早晚及临床表型,影响程度较轻者临床上可表现为 TNDM 或青少年发病的成人型糖尿病(maturity-onset diabetes of the young,MODY),较重者可致 DEND 综合征(developmental delay,epilepsy and neonatal diabetes syndrome)。临床表现有:

1) 宫内发育迟缓:患儿均有出生时低体重,半数以上低于正常范围的第 3 百分位数。出生后体重和身长在应用胰岛素治疗后可接近正常,但有精神肌肉发育异常者体重和身长追赶不理想。

2) 糖尿病:诊断平均年龄为 6 周,30% 的病例出现在生后 1 个月内,66% 的病例出现在 1~6 个月之间。缓解年龄可延长至 5 岁。患儿血糖明显升高,可伴酮症酸中毒,血 C 肽水平降低,多数需要胰岛素治疗。磺酰脲类药物对患儿有降糖效果,所以可停用胰岛素改用磺酰脲类药物,但所需磺酰脲类剂量较大。

3）生长发育迟缓与神经系统异常：Kir6.2 在骨骼肌、心肌及神经元内均有表达，K_{ATP} 通道关闭缺陷使抑制性神经元对靶神经元的抑制作用减弱，导致靶神经兴奋增强。约 25%*ABCC8* 或 *KCNJ11* 基因突变的患者患有神经系统疾病，表现为不同程度的运动、语言及认知发育迟缓，可伴肌无力。约有 5% 的严重病例有癫痫发作，同时具有明显运动、语言和认知发育迟缓，还可有颅缝明显、睑下垂、肢体弯曲、肌张力低下或亢进和听力障碍。有这些表现者被称为 DEND 综合征，而较轻的神经系统表现者称为中间型 DEND 综合征。此外，100% 的病例都会发现注意力障碍或阅读障碍。

（2）染色体 6q24 印迹异常所致的 TNDM 有以下临床表现：

1）宫内发育异常：胰岛素是胎儿生长发育所必需，尤其在妊娠末 3 个月时。因此，TNDM 患儿有宫内发育不良，约 80% 出生时呈低体重，患儿体重常在正常范围的第 3 百分位数以下。1/3 患儿有脐疝及巨舌症。

2）糖尿病：93% 的病例在出生 1 月内发病，100% 的病例在 3 个月内发病。如新生儿未进行常规尿检，TNDM 常在婴儿脱水及体重降低时发现。患儿可有酮症酸中毒，血胰岛素水平低或不能测出。患儿平均需要胰岛素治疗 3~4 个月，从 4 周至 60 周不等。97% 的患者在 1 岁前得到缓解，少数缓解延后至儿童早期。大多数患儿在缓解期生长发育正常。缓解期患儿仍可因其他疾病而出现暂时性血糖增高。50%~60%TNDM 的糖尿病以后会复发，自 4 岁至 25 岁不等，平均为 16 岁，因此青春发育期是常见的复发时期。糖尿病早期缓解者复发年龄较大，反之亦然。患者复发时呈 2 型糖尿病临床表现，伴有胰岛素抵抗，但多需要使用胰岛素控制血糖，只是胰岛素用量较少或仅需间歇应用。6q24 异常类型与糖尿病临床表型无关，在表现为 6q24 重复型的患儿家族成员中可发现有 TNDM 患者，但它的持续时间可以延长到 18 个月。

3）生长发育：表现为 6q24 重复的患儿青春期发育及生育无异常。

（3）INS 基因的显性突变的新生儿出生体重较低，高血糖通常发生在出生后的第 2 个月，偶尔会在 6 个月后出现。因此，在所有抗 β

细胞抗体阴性的糖尿病婴儿中,胰岛素基因突变的分子检测是必要的。导致 PNDM 的 *INS* 基因突变也可能是隐性的,导致胎儿生长迟缓、低出生体重。

(4) 其他发育缺陷:可能有大舌、脐疝、心脏畸形、肾和尿道畸形、非自身免疫性贫血、甲状腺原位腺功能减退和神经系统疾病等。相关畸形取决于遗传原因,被分为明确的综合征(见表 2-28)。

2. 辅助检查　对疑似糖尿病新生儿的初步评估应包括检测血糖、C 肽、血胰岛素水平和尿酮。

新生儿血液中含有很高比例的胎儿血红蛋白(fetal hemoglobin,HbF),而糖化血红蛋白(HbA1c)仅占 10%~20%。在生命的前 6 个月,HbF 逐渐被 HbA1c 所取代。因此,糖化血红蛋白不适用于诊断 6 个月内婴儿的糖尿病。

与糖尿病相关的自身抗体(谷氨酸脱羧酶、胰岛细胞、胰岛素、锌转运体和酪氨酸磷酸酶)检测对 6~12 个月大的婴儿很有帮助。但在新生儿中出现与糖尿病相关的自身抗体的时间尚未得到很好的研究。根据文献报道,母亲的抗体可能在新生儿中存在长达 6 个月。因此,在出生后 6 个月内抗体检查不是必要的。

胰腺超声可用于判断胰腺的大小及发育情况,有利于胰腺发育不全的判别。

在以下儿童糖尿病中必须进行基因分析以明确诊断:发病年龄 <6 个月;6 个月~1 岁起病,如果有胰腺以外特征,和/或没有证据表明胰腺自身免疫/多发自身免疫性疾病,或有不寻常的家族史,或相关的先天性缺陷。基因检测不仅有助于诊断,对确定磺酰脲类药物是否有效也至关重要。

3. 诊断标准　基因诊断可以明确突变类型。由于编码 K_{ATP} 通道 Kir6.2 和 SUR1 亚单位的 *KCNJ11* 和 *ABCC8* 基因突变占到绝对多数,因此可以最先筛查,如果没有发现这两个基因的突变,下一个待选基因则是 INS。

在生后几天内发生糖尿病,同时伴有出生体重明显偏小,且随着月龄增长,血糖情况可有所缓解的患者应考虑 6q24 基因印迹异常,甲基化分析可以帮助确诊 6q24 基因印迹异常,而后作 *SUR1* 和 *INS* 基因检测。如果以上的基因检测结果都是阴性的,应根据有无合并其他表现来选择相应的基因。对于有家族史的 NDM 患者,其家庭成员也应进行基因筛查。对于新发突变,如果没有充分的文献证实这个突变与糖尿病有关,对于患者父母或其他家庭成员进行基因检测可以帮助确定这一序列改变是致病突变还是与疾病无关的多态性。

【鉴别诊断】

1. **新生儿高血糖** 该病并不少见,在早产儿或低出生体重儿中尤其如此,早产儿中高血糖患病率为 25%~75%。引起高血糖的常见原因包括:脓毒症、应激导致的反调节激素增加、肠外葡萄糖给药、类固醇和肾上腺素能药物等。新生儿高血糖在出生后的前 3~5 天更常见,但可在出生后 10 天的婴儿中发现,通常在发病后 2~3 天内消失。

2. **早年发病的 1 型糖尿病** 发病时间是鉴别的依据之一,新生儿糖尿病起病更早,但确诊需行自身抗体检测。出生后 6 个月内发生的糖尿病除考虑为 NDM 外,尚要与脑损伤引起的血糖增高相鉴别,后者常为暂时性的,血糖增高持续时间短于 2 周。

3. **TNDM 与 PNDM** 临床表现有所差异,TNDM 较之 PNDM 在出生体重,身长和头围都偏小,但鉴别主要依赖糖尿病是否缓解,所以在婴儿期两者较难区别。伴随发育异常尤其是呈多系统表现者应考虑 PNDM,并可根据临床表现特征推测其可能病因。呈综合征表现应考虑为 *ELF24K3*、*PTF-1A*、*GLIS3* 及 *FOXP3* 基因突变或为病因未明的综合征;有癫痫及神经肌肉表现者应考虑为 K_{ATP} 通道亚单位基因尤其是 Kir6.2 基因突变;家系成员中有 MODY 患者应考虑为 *GCK*、*IPF-1* 和 *HNF-1β* 或 *INS* 基因突变。

【治疗】

最初的治疗目的是重新平衡碳水化合物的代谢,建议将葡萄糖输注速率降低至生长和营养所需的生理葡萄糖需求[6~12mg/(kg·min)]。此外,积极治疗脓毒症等潜在疾病。如果在医学上安全,应尝试减少或停止可能导致高血糖的药物,如肾上腺素、去甲肾上腺素、多巴胺或糖皮质激素。

1. **治疗原则** TNDM 需要长期随访,告知患儿父母可能复发,TNDM 的缓解可能是暂时性的,缓解期定期检查血糖、胰岛素、HbA1c、胰岛素敏感性,必要时口服糖耐量检查。PNDM 总体上参照一般糖尿病的处理原则,长期治疗和随访,但由于 NDM 患者年龄小,饮食控制不宜太过严格,在满足生长发育需求的基础上,适当控制饮食热卡摄入量,避免高糖牛奶,逐步培养较规则饮食即可。血糖控制宜放宽,以免低血糖的脑损害,一般每天至少测 2 次血糖,餐前血糖控制在 5.5~10.0mmol/L,餐后血糖控制在 7.0~10.0mmol/L 为宜。

2. **胰岛素治疗** NDM 胰岛素治疗目前还缺少非常有效的、全世界认可的治疗方案,其原因在于年龄过小、病因复杂多样,因此个体化治疗十分重要。新生儿糖尿病发现时血糖水平可 >20mmol/L,常伴酮症酸中毒,血 C 肽水平低或不能测出,往往需要立即应用胰岛素治疗。通常建议在血糖水平持续超过 13.9mmol/L 时进行胰岛素干预。酮症酸中毒起病者,参照糖尿病酮症酸中毒治疗方案,但连续静脉胰岛素输入的剂量需调整至 0.01~0.05IU/(kg·h),以免短时间内血糖下降过快导致脑水肿,加重病情。初发病者采用胰岛素使用方式为每日多次胰岛素注射(multiple daily injections,MDI)和持续胰岛素皮下注射(continuous subcutaneous insulin infusion,CSII)均可。MDI 可从餐前短效或速效开始,每次剂量为 0.1~0.15IU/kg。基础胰岛素通常使用中效胰岛素,但使用过程中须警惕低血糖风险。地特胰岛素或甘精胰岛素适应证尚未批准,故不推荐临床常规使用。根据血糖水平的不同选用每天 2 次短效+中效胰岛素、速效+中效胰岛素或每天 3 次中效胰岛素,有报道 PNDM 胰岛素初治剂量[1.4±1.2IU/(kg·d)]高于 TNDM[0.6±0.25IU/(kg·d)],但一般初治剂量以 0.3~0.5IU/(kg·d)为宜,基础胰岛素占 30%~50%,渐次增加剂量,不以短时间内降低血糖为目的。采用胰岛素泵治疗者基础胰岛素量占全天总剂量的 10%~30%,餐时胰岛素则以每天 3~4 次为宜,全天胰岛素的总剂量有报道为 0.29~1.4IU/kg,可用 0.9% 氯化钠(或者胰岛素特异性稀释剂更佳)将胰岛素稀释至 1∶10。CSII 治疗可以帮助改善出生最初几周的血糖。NDM 进入缓解期后胰岛素用量很小,须注意堵管的发生。由染色体 6p24 异常引起的 TNDM 患儿胰岛素治疗需持续至糖尿病缓解。

3. 磺酰脲类治疗 磺酰脲类药物作用于 K_{ATP} 通道,促进关闭,促使胰岛素从细胞中释放;还可以作用于骨骼肌和神经元的 SUR2 受体,改善神经运动损害。*KCNJ11* 基因突变约 90%~95% 和 *ABCC8* 基因突变约 85% 的患者可以顺利转换成口服磺酰脲类药物治疗,并能有效降低糖化血红蛋白。在早期使用磺酰脲类药物还能够改善神经、心理和视觉运动损伤,使运动技能、注意力、协调、多动冲动和认知得到改善;即使较大年龄患儿,口服格列本脲后代谢控制和神经认知功能也可改善。因此,高剂量磺酰脲类治疗已被证明是 *KCNJ11* 基因突变永久性新生儿糖尿病患者的合适治疗方法。其中格列本脲已从欧洲医学机构获得了治疗新生儿糖尿病的适应证。大多数患者通常需要至少 1.0mg/(kg·d) 的剂量,但在某些情况下可能需要高达 2.0mg/(kg·d) 或更多的剂量。最常用的初始剂量为 0.1mg/kg,每日两次。应在餐前和睡前进行毛细血管血糖测定。如果下一次格列本脲用药前血糖大于 11mmol/L,剂量可增加 0.1mg/kg;如果餐前血糖继续大于 11mmol/L,剂量可每天增加,通常在 5~7 天内达到 1.0mg/(kg·d)。已经采用胰岛素治疗者,基础胰岛素的剂量应在给予格列本脲的前一天晚上减少;如使用 CSII,在早餐前给予第一剂量格列本脲的当天基础胰岛素减少 50%。一旦开始使用格列本脲,餐前胰岛素的剂量应根据餐前血糖进行调整:如果血糖 >11.1mmol/L,则应在餐前给予通常剂量的短效胰岛素;如果血糖 <11.1mmol/L,餐前胰岛素剂量应至少减少 50%。此外,胰岛素应在服用格列本脲后至少 2~3 小时给予,以避免低血糖。

治疗有效的标准:同等饮食条件下,加用格列本脲并逐步增加剂量后,原胰岛素剂量治疗的患儿或未用胰岛素治疗的患儿,出现血糖持续减低趋势;在停用胰岛素后三餐前血糖 <7mmol/L 作为有效的标志。格列本脲治疗通常是安全的,低血糖的发作次数较胰岛素治疗总体上减少,血糖波动幅度更小;其他副作用都是轻微的,包括腹泻、肝脂肪变性和牙齿变色,目前没有心脏副作用的报道。其他基因突变类型的 NDM 采用格列本脲治疗也有成功的报道,但未得到广泛认可。

> 附:新生儿糖尿病诊治流程图

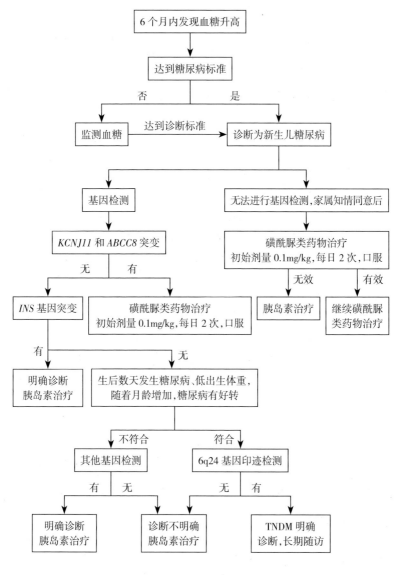

（程若倩　罗飞宏）

五、特殊类型糖尿病

【概述】

特殊类型糖尿病是病因学相对明确的糖尿病,包括单基因糖尿病、外分泌胰腺疾病、遗传综合征、药物或化学诱发的糖尿病等。单基因糖尿病是由于 β 细胞发育、功能发挥或胰岛素信号通路中起关键作用的单个基因中 1 个或多个变异导致的异质性疾病。根据发病年龄分为新生儿糖尿病(neonatal diabetes mellitus,NDM)和青少年起病的成年期糖尿病(maturity-onset diabetes of the young,MODY)。本部分主要讲述儿童单基因糖尿病,特别是 MODY。新生儿糖尿病详见第二章第七节。

【病因】

儿童特殊类型糖尿病的病因分类如表 2-29 所示。

表 2-29 儿童特殊类型糖尿病的病因

单基因糖尿病	NDM	*KCNJ11*、*ABCC8*、*INS*、*GCK*、*SLC2A2*、*EIF2AK3*、*IER3IP1*、6q24 低甲基化等
	MODY	*HNF4A*、*GCK*、*HNF1A*、*IPF1/PDX1*、*HNF1B*、*NEUROD1*、*KLF11*、*CELL*、*PAX4*、*INS*、*BLK*、*ABCC8*、*KCNJ11*、*APPL1*
	综合征	*FOXP3*、*WFS1*、*ALMS1*、*INSR*、*SLC19A2*、*CISD2* 等
胰腺外分泌疾病		胰腺纤维化病变、胰腺炎、外伤或胰腺切除术、肿瘤、囊性纤维化和血红蛋白沉积症等
内分泌疾病		库欣综合征、肢端肥大症、嗜铬细胞瘤、胰高血糖素瘤、甲状腺功能亢进症和生长抑素瘤等
药物或化学诱发		糖皮质激素、甲状腺激素、噻嗪类、α-肾上腺素受体激动剂、β-肾上腺素受体激动剂、苯妥英钠、喷他脒、烟酸、吡喃隆和干扰素等
感染		先天性风疹病毒、巨细胞病毒等

续表

少见免疫介导型特殊类型糖尿病	胰岛素自身免疫综合征(胰岛素抗体)、抗胰岛素受体抗体、僵人综合征等
与糖尿病相关的其他遗传综合征	唐氏综合征、遗传性共济失调、亨廷顿病、47,XXY 克氏综合征、劳-穆-比综合征、肌强直性营养不良、卟啉病、普拉德-威利综合征、特纳综合征等
其他临床亚组	糖尿病伴有重度高甘油三酯血症

【诊断】

1. **临床表现** 儿童单基因糖尿病临床表现复杂多样,以糖尿病为主,常伴有胰腺外的症状,如小胎龄儿(产前宫内胰岛素不足导致生长受限)、多囊性肾病(*HNF1B* 和 *GLIS3*)、神经发育障碍(*KCNJ11*、*NEUROD1*、*PTF1A* 和 *IER3IP1*)、免疫失调(*FOXP3*)、甲状腺功能减退(*GLIS3*)、耳聋(*WFS1*、*ALMS1*、*NKX2-2* 和 *SLC19A2*)、骨骼畸形(*EIF2AK3*)、色素多毛症(*SLC29A3*)、肝功能障碍(*EIF2AK3* 和 *SLC2A2*)、视觉异常(*WFS1*、*ALMS1*、*NKX2-2* 和 *PAX6*)、巨细胞性贫血(*SLC19A2*)、心脏畸形(*GATA4* 和 *GATA6*)、尿崩症(*WFS1*)、腹泻(*FOXP3* 和 *NEUROG3*)、肠闭锁(*RFX6*)、胆汁淤积症(*RFX6*)等。

2. **基因诊断** 儿童单基因糖尿病是由一个基因缺陷引起的,显性、隐性或非孟德尔方式遗传,或可能由于新生变异而表现为自发性病例。通过分子遗传学检测可以确诊儿童单基因糖尿病,并早期明确类型。以下临床信息提示需要进行分子遗传学检测:

(1) 出生 6 个月前出现糖尿病(因为 1 型糖尿病在这个年龄组极为罕见);

(2) 出生 6~12 个月内诊断为新生儿糖尿病,但无自身免疫证据;

(3) 合并有胰腺外病变特征(先天性心脏病、胃肠道缺陷、脑畸形、视力听力异常、严重腹泻、肾发育异常或其他自身免疫性疾病);

(4) 新生儿期有高胰岛素性低血糖症;

（5）无 1 型或 2 型糖尿病典型特征的糖尿病（糖尿病相关自身抗体阴性,非肥胖,缺乏其他代谢特征,特别是有糖尿病家族史）;

（6）稳定,轻度空腹高血糖(5.5~8.5mmol/L),糖化血红蛋白稳定在5.6%~7.6% 之间,尤其是非肥胖者;

（7）诊断糖尿病 5 年后,仍保持 β 细胞功能,胰岛素需求量低,血液或尿液中仍能检测到 C 肽;

（8）不寻常的脂肪分布,如中央脂肪堆积,四肢脂肪缺乏或肌肉发达。

【鉴别诊断】

1. **青少年起病的成年期糖尿病（MODY）** 是 25 岁前发生的糖尿病,常染色体显性遗传,胰岛素分泌受损,胰岛素作用无缺陷(假设无共病性肥胖)。

（1）HNF4A-MODY（MODY1）:*HNF4A* 是一种在肝、肠、肾和胰岛中表达转录因子,对葡萄糖运输和代谢调节至关重要的基因。*HNF4A* 杂合变异是胎儿期胰岛素分泌增加引起巨大胎儿,高胰岛素血症导致新生儿低血糖和晚年糖尿病。

（2）GCK-MODY（MODY2）:最常见的 MODY 形式之一,编码葡萄糖激酶的葡萄糖激酶基因(*GCK*)缺陷所致。葡萄糖激酶是胰岛 β 细胞的葡萄糖感受器,是葡萄糖磷酸化步骤中的关键限速酶,*GCK* 基因缺陷导致调节血糖的阈值偏高,但调节胰岛素分泌功能多正常。大多数患者是在常规筛查中偶然发现的,表现为无进展的轻度空腹高血糖。空腹血糖通常在受损的空腹血糖范围内(5.4~8.3mmol/L),在口服葡萄糖耐量试验期间,血糖经常小幅升高(一般低于 3mmol/l)。尽管终身高血糖,*GCK* 突变患者的微血管和大血管并发症的发生率和严重程度与未患糖尿病的对照组相似。

（3）HNF1A-MODY（MODY3）:*HNF1A* 调节与葡萄糖代谢、胰岛素产生和胰岛素分泌相关的多个基因的表达。*HNF1A* 杂合变异的患者对葡萄糖反应的胰岛素分泌减少,并且由于进行性细胞功能障碍,分泌缺陷随着时间的推移而恶化。血糖的改变出现在明显的糖尿病发病前,一般在青春期后发展。63% 的致病 *HNF1A* 变异个体在 25 岁之前出现糖尿病。

(4) PDX1/IPF1-MODY(MODY4):*PDX1/IPF1* 编码一个关键的转录因子,调控早期胰腺发育和细胞分化、成熟和功能的多个方面。*PDX1* 还直接调控胰岛素基因的表达和葡萄糖刺激的其他成分的胰岛素分泌途径。*PDX1/IPF1* 变异是一种罕见的单基因型糖尿病亚型,与多种疾病相关,包括胰腺发育不全(或先天性胰腺发育不全)、永久性新生儿糖尿病或 MODY。糖尿病的发病年龄晚于其他形式的 MODY(范围为 17~67 岁),影响肥胖和非肥胖患者。临床表型范围从糖耐量受损到明显的非胰岛素依赖型糖尿病。

(5) HNF1B-MODY(MODY5):*HNF1B* 基因在胚胎早期发育过程中起着至关重要的作用,参与多种组织的器官发生,包括肠、胰腺、肝脏、肺和肾脏。*HNF1B* 基因变异导致 MODY 5 型,与以发育性肾功能障碍、糖尿病、生殖道畸形、肝功能异常和高尿酸血症为主要特征的综合征相关。囊肿是肾脏表型中最一致的特征,因此被称为肾囊肿和糖尿病综合征。

(6) NEUROD1-MODY(MODY6):*NEUROD1* 编码的转录因子在胰腺和神经元发育中具有重要作用,在胰腺和神经元细胞中均有功能表达。*NEUROD1* 杂合变异导致儿童或成人糖尿病,而这两个等位基因的变异可导致新生儿糖尿病,伴有神经异常和学习障碍。

(7) KLF11-MODY(MODY7):*KLF11* 变异通过调节某些自由基清除剂如过氧化氢酶和超氧化物歧化酶的表达来影响胰岛 β 细胞功能。

(8) CELL-MODY(MODY8):编码胰腺脂肪酶的 *CEL* 杂合变异导致常染色体显性遗传性胰腺外分泌不足和糖尿病。该综合征的外分泌问题早在儿童时期开始,可通过粪便弹性蛋白酶降低和/或胰腺脂肪瘤发现。

2. Wolfram 综合征(Wolfram syndrome,WFS) 糖尿病与 16 岁以下进行性视神经萎缩的相关性是诊断 WFS 的依据。非自身免疫性糖尿病通常是该病的首次表现,一般在 6 岁时出现,但也可能在婴儿期出现。患者确诊后需要胰岛素治疗。其他典型的临床特征,如感音神经性聋、中枢性尿崩症、尿路功能障碍和神经系统症状,即使在同一家族中也会以不同的顺序出现。至少 90% 的患者在 *WFS1* 基因中存在隐性突变。该综合征的第二种变体(WFS2)已被描述与 *CISD2* 突变有关。

3. **线粒体糖尿病** 由于线粒体突变和缺失导致的糖尿病在儿童和青少年中很少见到(<1%),因为绝大多数患者在青年或中年时患上糖尿病。线粒体糖尿病最常见的形式是由线粒体 DNA 的 m.3243A>G 突变引起的。糖尿病的发病通常是不明显的,但约 20% 的患者有急性表现(糖尿病酮症酸中毒)。表现为母源性糖尿病和感音神经性聋,或糖尿病和进行性眼外麻痹。

4. **阿尔斯特伦综合征** 一种隐性的单基因细胞纤毛遗传性疾病,由 *ALMS1* 基因突变引起,其典型特征为视网膜营养不良、听力损失、儿童腹型肥胖、胰岛素抵抗和高胰岛素血症、2 型糖尿病、高甘油三酯血症、成年期身材矮小、心肌病和进行性肺、肝、肾功能障碍。

5. **囊性纤维化相关性糖尿病** 是囊性纤维化患者最常见的并发症,约 20% 的青少年患者患有此病。与 1 型或 2 型糖尿病患者相比,该人群中的糖尿病与更差的营养状况、更严重的炎症性肺病和更高的死亡率相关。囊性纤维化相关糖尿病的主要缺陷是胰岛素不足。基因决定的 β 细胞功能和与感染和炎症相关的胰岛素抵抗也可能有助于囊性纤维化相关糖尿病的发展。轻度的糖耐量异常比囊性纤维化相关的糖尿病更常见,发生在更早的年龄。IGT 患者是否应该接受胰岛素替代治疗目前尚未确定。

6. **移植后糖尿病**(post-transplantation diabetes mellitus,PTDM)高血糖在移植后早期很常见,90% 的异体肾移植受者在移植后的最初几周内出现高血糖。在大多数情况下,这种应激或类固醇引起的高血糖在出院时就会消失。PTDM 的危险因素包括一般糖尿病风险(如年龄、糖尿病家族史等)以及移植特异性因素,如使用免疫抑制剂。然而移植后高血糖是继发 PTDM 的一个重要危险因素,一旦患者维持免疫抑制稳定且没有急性感染,PTDM 的正式诊断是最理想的。OGTT被认为是诊断 PTDM 的金标准试验(移植后 1 年)。

【治疗】

儿童单基因型糖尿病有明确的致病基因,相关基因研究为儿童单基因糖尿病的个体化治疗铺平了道路。

1. ATP 敏感性钾通道基因变异(*KCNJ11* 和 *ABCC8* 变异) 90%以上的患者使用高剂量磺酰脲类药物后成功地停止胰岛素治疗。与胰岛素治疗相比,磺酰脲类药物治疗能长期持久显著改善血糖控制。格列苯脲剂量通常需 0.5mg/(kg·d),最大剂量高达 2.3mg/(kg·d)。早期磺酰脲类药物疗法有助于 *KCNJ11* 变异的患者神经认知发展(改善智力、视觉注意缺陷、粗大和精细运动技能)。

2. *GCK* 变异 *GCK* 变异导致葡萄糖刺激的胰岛素分泌的设定值升高,患者不需要胰岛素或口服药物,对饮食和锻炼有反应,很少有糖尿病并发症。

3. *HNF1A* 和 *HNF4A* 变异 患者对磺酰脲类药物非常敏感,仅需要低剂量;从胰岛素治疗转换到磺酰脲类药物治疗改善了患者的HbA1c 水平。

4. **线粒体糖尿病** 最初可能对饮食或口服降糖药有反应,但通常数月或数年后需要胰岛素治疗。应避免使用二甲双胍,因为二甲双胍干扰线粒体功能,并可能引发乳酸酸中毒发作。

附：特殊类型糖尿病诊断流程图

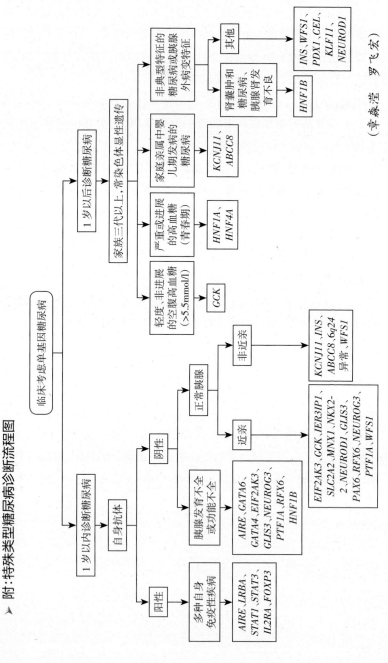

（辛森莹　罗飞宏）

六、儿童低血糖

【概述】

低血糖(hypoglycemia,HY)是新生儿期和儿童期最常见的代谢紊乱,由于某些病理和生理原因使血糖浓度低于同年龄婴幼儿血糖正常值以下。临床低血糖是指血糖降低到导致出现脑功能损伤症状和(或体征)时的血糖水平。低血糖无法定义为一个特定的血浆葡萄糖浓度。血糖 3.0~3.6mmol/L(55~65mg/dl)时脑葡萄糖利用受限,血糖<3.0mmol/L(<55mg/dl)出现神经源性症状,血糖<2.8mmol/L(<50mg/dl)出现认知功能受损(低血糖并有神经系统糖缺乏)。大脑对低血糖反应的阈值在不同个体中的血糖浓度的范围较大,阈值可受葡萄糖替代燃料如酮体的存在或之前发生低血糖的影响而改变。

【病因】

低血糖的病因众多,但主要为维持血糖稳态的某个系统失活或者某种激素异常引起,根据空腹状态调节反应及涉及的激素分类如表 2-30。

【诊断】

低血糖疾病众多,不同的疾病需要不同的生化、影像诊断方法,因此诊断措施必须结合临床表现,采取相应的策略:

1. **血生化检查**　基本生化检查包括肝肾功能、电解质、肌酶、血氨、血尿酮体、血脂、游离脂肪酸、血酮,必要时查血极长链脂肪酸、血串联质谱、液相色谱-质谱法排除代谢性疾病。

2. **内分泌激素检查**　ACTH、皮质醇、胰岛素、C 肽、甲状腺功能、胰高血糖素、生长激素。

3. **动态血糖监测**　可直观反映 24 小时机体血糖波动情况,低血糖间歇发作、怀疑低血糖者或作为低血糖治疗疗效评估较适宜。

4. **影像学检测**　肝脾胰等内脏超声、MRI/CT 检查,[18]F-多巴 PET/CT 可用于高胰岛素血症病灶分类和定位诊断。

5. **酶学和基因诊断**　部分疾病如糖原贮积症、遗传型果糖不耐

表 2-30　儿童低血糖的病因分类

高胰岛素血症性低血糖	垂体功能减退症
暂时性	β-肾上腺素能受体功能异常
糖尿病母亲的婴儿	Laron 综合征（生长激素抵抗）
围产期窒息	**其他**
宫内发育迟缓	非胰腺肿瘤性低血糖症（IGF-Ⅱ）
先天性 *ABCC8/KCNJ11/GCK/GDH/HADH/HNF4A/SLC16A1*	水杨酸中毒
Beckwith-Wiedemann 综合征	疟疾
先天性糖基化功能异常	瑞氏综合征
胰岛素瘤	腹泻
倾倒综合征	营养不良
胰岛素受体突变和抗体	西非荔枝果中毒
病态性肥胖胃旁路手术	呼吸链缺陷
外源性胰岛素	**碳水化合物代谢障碍**
磺酰脲类药物	糖原贮积症　　　　Ⅰa 型
激素缺乏/抵抗	Ⅰb 型
生长激素缺乏	Ⅲ 型
皮质激素缺乏	

续表

疾病类别	分型/途径	具体疾病
（糖原贮积病，续）	VI型	
	IX型	
	0型	
	XI型（Fanconi-Bickel综合征）	
半乳糖血症		
果糖不耐受		
糖异生缺陷		丙酮酸羧化酶缺乏症
		磷酸烯醇丙酮酸羧激酶缺乏症
		果糖-1,6-二磷酸酶缺乏症
脂肪酸氧化和酮合成障碍	肉碱运输和代谢	原发性肉碱缺乏症
		肉碱棕榈酰转移酶1缺乏症
		肉碱酰基移位酶缺乏症
		肉碱脂酰转移酶2缺乏症
	脂肪酸氧化	中链脂酰辅酶A脱氢酶缺乏症
		超长链脂酰辅酶A脱氢酶缺乏症
		短链脂酰辅酶A脱氢酶缺乏症
		长/短链L-3-羟酰辅酶A脱氢酶缺乏症
	酮体合成	羟甲基戊二酰辅酶A合酶缺乏症
		羟甲基戊二酰辅酶A裂解酶缺乏
蛋白质代谢障碍		枫糖尿病
		甲基丙二酸血症
		酪氨酸血症
		戊二酸血症

受等遗传代谢病可行酶学诊断,但随着基因突变数据库的累积,直接基因突变诊断反而更方便、快捷,基因诊断的缺点是目前一般只分析外显子,而不分析内含子突变,因此可能有漏诊。

6. **其他**　怀疑继发癫痫者行脑电图检查,怀疑内分泌肿瘤测定血 IGF2 等。

【鉴别诊断】

1. **先天性高胰岛素血症**(congenital hyperinsulinism,CH)　婴儿和儿童持久性 HY 的最常见原因,估计发病率为 1 : (40 000~50 000)。它是一种异质性和复杂的生化障碍,其特征是胰岛 β 细胞胰岛素分泌失调,导致低血糖的内分泌疾病。除了典型的新生儿发病外,也有可能出现在青春期/成年期(0.5%~5.0% 的病例)的晚发病形式,并可能表现出从 HY 到高血糖的血糖波动。胰岛素分泌的一个或多个步骤由于遗传缺陷而中断,导致胰岛素释放独立于血糖水平;有时一些特殊事件(如进食或锻炼)可诱发。大约一半的患者有明确基因诊断。除了综合征,目前已知约有 14 个基因导致单基因形式。鉴于已知的致病机制,目前可将 CH 分为四类:

(1) 通道缺陷:*ABCC8* 和 *KCNJ11*(分别是 K_{ATP} 通道亚基 Kir6.2 和 SUR1)导致了最常见和最严重的 CH 形式;

(2) 代谢缺陷(*GLUD1*、*GCK*、*HADH*、*UCP2*、*HK1*、*PMM2*、*PGM1*):这类基因包括酶缺陷,导致细胞内调节胰岛素释放的特定代谢物水平异常;

(3) 转录因子缺陷(*HNF1A*、*HNF4A*、*FOXA2*):这一类包括调控葡萄糖诱导胰岛素分泌的转录因子的分子缺陷;

(4) 综合征:CH 可能是几种综合征中的表现之一。

2. **糖原分解异常**　糖原贮积症(glycogen storage disease,GSD)是由于糖原合成或分解障碍,糖原在肝脏等器官组织中堆积引起临床疾病,伴随低血糖的 GSD 主要如下:

(1) GSD Ⅰ 型:是最常见和最严重的 GSD,由于葡萄糖-6-磷酸酶系统的催化所致(80%)为 GSD Ⅰ a 或微粒体葡萄糖-6-磷酸转运体的缺陷所致(20%)为 GSD I b。GSD I 患者通常在 3~6 月龄出现空腹低血糖、乳酸酸中毒和低酮症(通常在餐后 2~4 小时)、肝肿大、娃娃脸、发育不良、高脂血症和高尿酸血症。此外,GSD I b 患者出现中性粒细胞减少和反复感染。长期并发症包括肝脏肿瘤、肾脏疾病、炎症性肠病和自身免疫或内分泌紊乱的风险增加。I a 及 I b 型 GSD 通过对 *G6PC* 及 *G6PT1* 基因的检测可确诊。

(2) GSD III 型:由于糖原脱支酶缺乏。GSD III a(85% 的病例,混合肝脏和肌肉受累)和 GSD III b(15% 的病例,孤立肝脏受累)是两种主要亚型。由于糖异生完整,低血糖通常比 GSD I 轻,表现为明显的空腹酮症,无乳酸酸中毒。与 GSD I 相比,转氨酶浓度通常较高(可能超过 1 000U/L),高脂血症较轻。确诊需肝脏和肌肉脱枝酶活力测定或基因检测。

(3) GSD VI 型和 IX 型:分别是继发于肝糖原磷酸化酶和肝糖原磷酸化酶激酶缺陷。它们通常是随着年龄增长而改善的轻度疾病。然而,也可以表现为症状性空腹酮症低血糖、高脂血症、转氨酶升高、肝肿大、生长迟缓和肌张力减退。

(4) GSD 0 型:由肝糖原合成酶缺乏导致肝糖原生产不足引起的。临床表现为空腹酮症低血糖伴丙氨酸和乳酸水平低,餐后高血糖和高乳酸血症。与其他 GSD 不同,GSD0 型患者通常不会出现肝肿大。*GYS2* 基因突变分析可确诊。

(5) GSD-XI(Fanconi-Bickel 综合征):因肝细胞和近端肾小管中表达的葡萄糖转运蛋白 2(glucose transporter type 2,GLUT-2)缺乏引起的。患者通常在 3~10 个月大时出现肝肿大、范科尼综合征(如严重糖尿、多尿、高氨基酸性尿、低磷酸盐性佝偻病、酸中毒、低钾血症、低氯血症)、发育不良、空腹 HY 和餐后高血糖。

3. **糖异生异常** 丙酮酸转化为葡萄糖是糖异生的中心途径。总的来说,糖异生障碍表现为反复低血糖和乳酸酸中毒伴或不伴酮症。遗传性果糖不耐受综合征患者在摄入果糖后很快出现呕吐、面色苍白、休克、肝衰竭、低血糖、乳酸性酸中毒、肝肿大、肾衰、癫痫、昏迷及死亡;实验室检查提示凝血功能异常、氨基酸尿、低钾血症、低磷酸盐血症、高尿酸血症、贫血及血小板减少;确诊采用肝脏或小肠组织活检、果糖-1,6-二磷酸酶活性测定、基因突变诊断。丙酮酸羧化酶及磷酸烯醇丙酮酸激酶异常也可引起糖异生障碍,进而引发低血糖,确诊有赖于肝相应的酶活性测定及基因突变分析。

4. 先天性糖基化障碍(congenital disorder of glycosylation,CDG) 由糖蛋白合成缺陷引起的一组疾病。目前已知的 CDG 类型大约有 150 多种。磷酸甘酯酶 2 缺乏和葡萄糖基转移酶 1 缺乏是最常见的 CDG。症状包括精神运动迟滞、发育不良、张力减退、耳聋、出血倾向、脑出血、心肌病、性腺功能减退和低血糖(高或正常胰岛素血症)。

5. 脂肪酸氧化及酮体生成障碍 脂肪酸氧化缺陷(fatty acid oxidation defects,FAODs)是一组以低酮性低血糖为特征,临床表现差异性大的一组疾病。FAODs 中有三种典型的表现:①急性低酮性低血糖伴乳酸酸中毒、脑病合并肝肿大及肝功能障碍(包括高氨血症),症状通常出现在分解代谢情况下(如新生儿、长时间禁食、并发疾病时);②肥厚型心肌病和心律失常;③运动或并发疾病引起肌病,表现为虚弱和/或急性横纹肌溶解。可通过酰基肉碱谱、酶检测或基因检测明确诊断。酮体代谢紊乱可出现在生命的最初几天或儿童后期。与 FAODs 相似,长期禁食和并发疾病是代谢失代偿的诱因。生酮缺陷的特征是低酮性低血糖伴或不伴高氨血症、代谢性酸中毒和肝病。失代偿会导致脑病、呕吐和昏迷。相反,酮解缺陷表现为儿童期高酮性低血糖和严重酮症酸中毒。病人在发作间期是健康的。

6. 氧化磷酸化紊乱 氧化磷酸化的紊乱在临床、生化和遗传上存在异质性。由于编码呼吸复合物亚基的核基因突变,可在任何年龄出现各种可能的症状,包括伴有乳酸酸中毒的空腹 HY 和不同的酮体水平。儿童常患脑肌病。

7. 有机酸血症(organic acidemia,OA) 由于参与支链氨基酸分解代谢的酶的缺陷而引起的中间代谢紊乱。其特征是辅酶 A 代谢物的线粒体积累,导致代谢性酸中毒、乳酸升高、酮症低血糖和高氨血症。最常见的 OA 是甲基丙二酸血症、丙酸血症和异戊酸血症。三种主要临床表现:

(1) 新生儿(中毒型):嗜睡、进食不良、脑病、肌阵挛、多器官衰竭;

(2) 慢性间歇性:酮症酸中毒发作、嗜睡、大脑受累;

(3) 慢性进行性:呕吐、发育不良、精神运动障碍、张力减退、肾脏疾病。

可通过其特定的尿液有机酸谱或异常的血浆酰基肉碱来诊断。通过酶学检测和/或分子 DNA 检测明确诊断。

8. 特发性酮症性低血糖　是儿童期低血糖最常见的病因,通常出现在 18 个月 ~5 岁,9 岁时自然消退。典型的表现是在长时间禁食后如早晨出现有症状的低血糖,通常因并发疾病引起。血糖 <3.0mmol/L,出现酮症。代谢性酸中毒也可发展。葡萄糖输注可显著改善患儿的病情(相反,注射胰高血糖素可使患儿的葡萄糖浓度很少或没有增加),通常在数小时内恢复正常。尽管是儿童低血糖最常见的病因,但对酮症低血糖没有专门的诊断检测,因此,必须排除所有可能的原因方可诊断。

9. 牙买加呕吐病　摄入未成熟的西非荔枝果抑制脂酸的有氧氧化引发低血糖,其他临床表现包括:肝脏脂肪变性、呕吐、肌张力低下、癫痫、脑病、昏迷及死亡。诊断主要依据病史和临床表现。

10. 升血糖激素异常　单纯性生长激素或皮质醇缺乏症,或伴垂体功能异常的新生儿及婴幼儿通常会表现出低血糖,生长激素缺乏症的病因很多。原发性肾上腺功能低下及继发性肾上腺功能低下,具有共同的临床表现:乏力、倦怠、食欲减退、恶心、体重减轻、头晕和体位低血压、低血糖、非中枢性者皮肤色素加深、低钠和高钾血症等。诊断主要依据相关激素测定,必要时做垂体、下丘脑和肾上腺、胰腺 MRI、B 超等检查。

11. 水杨酸中毒与瑞氏综合征　瑞氏综合征是一种罕见的疾病,其特点是肝衰竭和肝性脑病。部分患者的瑞氏综合征症状与阿司匹林的使用有关。

12. 餐后低血糖 倾倒综合征、高胰岛素血症伴高氨血症综合征及遗传性果糖不耐受综合征易引起餐后低血糖,尤其在喂食、摄入蛋白质及果糖后。倾倒综合征是胃底折叠术后的一种并发症,发生率约为 25%~30%。患儿在进食后胃蠕动及排空加快引起喂养困难、腹胀、恶心、腹泻、烦躁、嗜睡、无力、出汗、心动过速和面色苍白等症状。

【治疗】

1. 治疗原则 低血糖是严重危害人体健康的危急重症,必须及早发现、及时处理,将血糖迅速升至正常浓度范围之内,对于葡萄糖清除率极高的高胰岛素血症需及时放置静脉 PICC 管,以方便高糖输入;同时积极检查病因,及早对因处理。

2. 紧急处理 对于儿童患者,如患儿处于清醒的状态,应通过口服的方式给予葡萄糖;如患儿意识不清楚,则应先予 10% 葡萄糖 2~4ml/kg 静脉推注,此后通过鼻饲或静脉滴注持续提供葡萄糖,维持血糖高于 3.3mmol/L,以避免血糖进一步降低产生神经发育后遗症。

3. 新生儿无低血糖症状者生后 4 小时内的处理 生后 1 小时内给予第一次喂养,喂养后 30 分钟测定血糖,如血糖低于 <1.4mmol/L(<25mg/dl),予静脉注射葡萄糖,血糖介于 1.4~2.2mmol/L 间再次喂养或视情况静脉注射葡萄糖。

4. 新生儿无低血糖症状者生后 4~24 小时内的处理 每 2~3h 喂养并监测血糖,每 1 小时测定血糖,低于 <1.9mmol/L(<35mg/dl),静脉注射葡萄糖,1.9~2.5mmol/L 之间再次喂养或视情况静脉注射葡萄糖。如低血糖伴惊厥发生,则静脉注射 10% 葡萄糖 4ml/kg,随后按每分钟 6~8mg/kg 的速度维持,调整血糖在正常范围内。对于顽固性低血糖则需要分析病因,做相应处理。

5. 低血糖的其他处理 在明确病因后,采用相应的处理。GSD 尽早确诊后给予夜间胃管连续喂食,或日夜均为 3~4 小时进食 1 次,日间提供足够的碳水化合物,夜间喂养生玉米淀粉(2g/kg),肝移植可治愈本病。患者建议配备血糖仪加强平时血糖监测,合理调整饮食时间。糖异生异常治疗方法为避免食用含果糖、蔗糖和山梨糖醇的食物。高胰岛素血症采用胰高血糖素治疗[1~20ug/(kg·h)],主要做短期紧急治疗,长期治疗主要依赖二氮嗪和生长抑素类似物奥曲肽。二氮嗪一般有效剂量为 5~15mg/(kg·d),最大剂量为 25mg/(kg·d),分每日两次或每天 3 次口服。其不良反应包括液体潴留及可逆的多毛症等。奥曲肽初始剂量为每天 2~5μg/kg,用法为每 6~8 小时皮下注射或静脉滴注 1 次,随后依据疗效调整剂量,常规最大剂量为每天 25μg/kg,也有报道最大剂量可达每天 50μg/kg,但奥曲肽用后可能产生快速耐药反应及腹胀,需要警惕腹胀发生时可能出现坏死性小肠炎,另外长期使用费用较为昂贵。对于药物治疗失败或不能耐受药物副作用者,多需要采用手术次全切除 95%~98% 的胰腺组织以控制低血糖。胰腺次全切除后存在发生较高比例的高血糖和继发糖尿病、胰腺外分泌功能不全的可能。为避免胰腺手术的并发症如胆管损伤及糖尿病,有人提出一种更保守的治疗方法即先切除 50%~75% 的胰腺组织(开腹或腹腔镜),术后联合药物治疗,观察是否能控制患儿的低血糖,这种方法最大的弊端在于患儿可能要进行二次手术,再次切除适当的胰腺组织以控制低血糖。慢性肾上腺皮质功能不全治疗主要为糖皮质激素替代治疗[氢化可的松 6~12mg/(m²·d),分每天 2 次或 3 次口服],在患发热性疾病等应激疾病时增加剂量[氢化可的松 30~60mg/(m²·d),弥漫型术后 31% 为正常血糖,20% 为高每天 3 次或 4 次]以避免肾上腺危象。当患者处于严重的应激状态下,如大手术或脓毒症,可能需要高达 100mg/(m²·d) 的剂量(每6 小时静脉滴注 1 次)。肉碱缺乏及其他脂肪酸代谢病治疗参见第三章第五节。

附：儿童低血糖诊断流程图

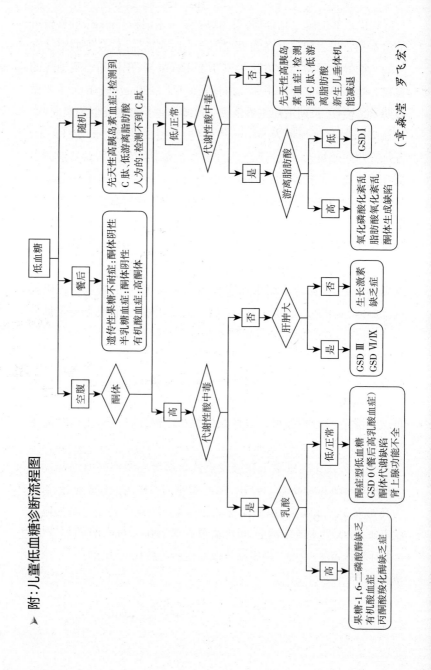

（辛森莹 罗飞宏）

七、儿童青少年代谢综合征

【概述】

儿童青少年代谢综合征(metabolic syndrome,MetS)是与生活方式密切相关,以肥胖、高血糖、高血压及血脂异常等集结发病为特征的一种综合征。MetS 是心脑血管疾病等许多重大非传染性疾病的共同病理基础和早期阶段,其发病率有逐年增高趋势。

【病因】

1. **遗传**　儿童肥胖和 MetS 是具有家族聚集性的多基因遗传性疾病。迄今,已发现 200 余种基因位点与肥胖、脂代谢和糖代谢紊乱以及 MetS 的发生相关。MetS 的发生有明显的种族差异,不同的种族MetS 的发病率、病死率及 MetS 的危险因素均有明显差异。

2. **环境因素**

(1) 宫内环境:宫内营养和发育不良、出生时小于胎龄(small for gestational age,SGA)的儿童,容易发生儿童期或成年期 MetS;宫内营养过剩、出生时大于胎龄(large for gestational age,LGA)或巨大儿也容易发生儿童期或成年期 MetS。宫内营养不良或过剩可通过影响胎儿胰岛 B 细胞的发育和功能、干扰胎儿的糖脂代谢、调节激素水平、调控基因的修饰与表达等多种途径影响胎儿的生长发育与物质代谢,对生后 MetS 的发病起着重要的推动作用。

(2) 出生后环境:①饮食及饮食行为:多食高糖、高脂肪、高胆固醇等高能量食物;喜食甜食;不吃早餐;进食量大、咀嚼少、速度快;非饥饿状态下常诱发进食动机;边看电视边进食及睡前进食等。②生活习惯:动作迟缓、懒散、不运动;多坐少动;经常玩电脑、看电视;每天睡眠少于 8 小时。

(3) 疾病:肥胖/超重、非酒精性脂肪性肝病、多囊卵巢综合征、黑棘皮病、高尿酸血症、阻塞性睡眠呼吸暂停等患者易患 MetS。

【诊断】

1. **病史**　对出生小于胎龄儿、巨大儿等,或有 MetS、2 型糖尿病、血脂紊乱、心血管疾病(cardiovascular disease,CVD)、高血压和肥胖家族史者,或已经肥胖的儿童要注意发生 MetS 的可能。

2. **临床表现** 多见于年长儿及青少年,喜食肉类及油腻食品,多数活动较少,呈中心性肥胖,腰围大于同年龄同性别 95 百分位,胸腹部脂肪堆积,较多患儿颈部、腋下或肘部皮肤褐色或黑色色素沉着,表皮增厚,初起时常被认为皮肤不洁,属良性黑棘皮病(acanthosis nigricans),是胰岛素抵抗的皮肤表现。部分患儿有血压升高(处于同年龄同性别 P_{90} 或 P_{95} 以上),部分患儿空腹血糖升高或口服葡萄糖耐量试验(OGTT)显示糖耐量受损或 T2DM,部分患儿有脂代谢紊乱(包括高胆固醇、高甘油三酯、高低密度脂蛋白胆固醇和低高密度脂蛋白胆固醇)。很多患儿有高胰岛素血症。

3. **诊断标准**

(1) ≥10 岁儿童青少年 MetS 诊断标准:中心性肥胖(WC≥同年龄同性别 P_{90})为儿童青少年 MetS 基本和必备条件,同时具备至少下列 2 项:

1) 高血糖:①空腹血糖受损(IFG)即空腹血糖≥5.6mmol/L;②糖耐量受损(IGT)即口服葡萄糖耐量试验(OGTT)或餐后 2 小时血糖≥7.8mmol/L 但 <11.1mmol/L。

2) 高血压:收缩压≥同年龄同性别 P_{95} 或舒张压≥同年龄同性别 P_{95}。

3) 高密度脂蛋白胆固醇降低(HDL-C<1.03mmol/L)或非高密度脂蛋白胆固醇升高(non-HDL-C≥3.76mmol/L)(非高密度脂蛋白胆固醇为总胆固醇减去高密度胆固醇脂蛋白,囊括了除高密度胆固醇脂蛋白以外的所有胆固醇脂蛋白)。

4) 高甘油三酯(TG≥1.47mmol/L)。

为帮助临床医师通过一般体检快速识别中心性肥胖,建议采纳腰围身高比(waist to-height ratio,WHtR)指标。WHtR 切点,男童取 0.48、女童取 0.46 比较合适。高血压的快速识别:收缩压≥130mmHg,舒张压≥85mmHg。这两项指标主要用于中心性肥胖和高血压的快速筛查,如需明确诊断及研究,仍需查 WC 和高血压的各年龄段百分位值表。

(2) 6 岁≤年龄 <10 岁儿童 CVD 危险因素异常界值:这个年龄段儿童的生理特征处于快速变化中,不宜轻易诊断 MetS。然而,近期临

床研究发现,该组肥胖儿童已经暴露多项代谢异常,故提出 CVD 危险因素并予以明确界定:

1)肥胖:体重指数(body mass index,BMI)$\geqslant P_{95}$ 或腰围$\geqslant P_{95}$。

2)高血压:血压$\geqslant P_{95}$;快速识别:收缩压$\geqslant 120$mmHg 或舒张压$\geqslant 80$mmHg。

3)脂代谢紊乱:①高密度脂蛋白胆固醇(HDL-C)<1.03mmol/L;②非高密度脂蛋白胆固醇(non-HDL-C)$\geqslant 3.76$mmol/L;③甘油三酯(TG)$\geqslant 1.47$mmol/L。

4)高血糖:空腹血糖(FBG)$\geqslant 5.6$mmol/L,建议行 OGTT。

有以上问题的儿童建议尽早予以生活方式干预,在儿童期逆转各项异常指标,防止和减缓 MetS 的发生。

【鉴别诊断】

1. **2 型糖尿病** 也好发于年长的肥胖儿童,多数并无多饮、多尿、多食或体重下降等糖尿病的典型症状,临床鉴别较困难。但 T2DM 是一种以高血糖为主要生化特征的全身慢性代谢性疾病,以胰岛素抵抗为主,伴或不伴有胰岛素合成和分泌不足。空腹血糖$\geqslant 7.0$mmol/L,餐后血糖或口服葡萄糖耐量试验 2 小时血糖$\geqslant 11.1$mmol/L 即可诊断。糖尿病可引起糖、蛋白质、脂肪、水及电解质的代谢紊乱,严重者导致酸碱平衡紊乱,久病者常伴有心脑血管、肾、眼及神经等病变。

2. **继发性高血压** 肥胖儿童有高血压时,首先应该排除继发性高血压,特别是中、重度高血压。儿童继发性高血压主要见于:

(1)肾性高血压:急性和慢性肾炎、肾肿瘤、肾孤立性囊肿、肾动脉异常(肾动脉狭窄、动脉瘤、动静脉瘘、肾动脉血栓等)、单侧肾实质病变(肾盂积水、肾盂肾炎)、肾外伤、肾静脉血栓等。

(2)心血管系统疾病:主动脉缩窄(多表现为上肢血压升高,下肢血压降低)、大动脉炎等。

(3)内分泌疾病:嗜铬细胞瘤、先天性肾上腺皮质增生症、原发性醛固酮增多症等。

3. **家族性高胆固醇血症** 是一种常染色体显性遗传性疾病,其特征为低密度脂蛋白(LDL)-胆固醇水平明显升高,在身体的许多部位发生皮肤黄色瘤和肌腱黄色瘤,常早发冠心病,家族中往往有两名或两名以上成员血浆胆固醇升高。

4. 家族性高甘油三酯血症　常同时合并有肥胖、高尿酸血症和糖耐量异常,是一种常染色体显性遗传性疾病。血浆中甘油三酯水平通常高达 3.4~9.0mmol/L。极低密度脂蛋白中的载脂蛋白含量正常,其中胆固醇与甘油三酯的比例低于 0.25。家族性高甘油三酯血症患者的另一个特征是血浆低密度脂蛋白胆固醇和高密度脂蛋白胆固醇水平低于一般人群的平均值。

【治疗】

MetS 的预防和治疗最主要是识别高危因素、防治肥胖、控制血压、纠正血脂和血糖异常。儿童青少年期 MetS 的预防关键是防治肥胖。应从胎儿期开始,幼儿期加强,以控制体重为基本理念,以行为矫正为关键,以生活方式干预包括饮食调整和运动健康教育为主要手段,是一个长期持续的系统工程。

1. 生活方式干预　根据患儿及家庭情况制订个体化方案,通过饮食控制和有规律的体育锻炼达到控制体重并逐渐减重(减 5%~10% 体重)的目的。减轻体重有利于各项代谢指标的改善。

(1) 饮食处方:参照 2016 年中国营养学会全新修订的《中国居民膳食指南》幼儿与学龄前儿童、学龄儿童和青少年的平衡膳食指南,要求儿童青少年在饮食中保持食物的多样化,注意荤素搭配、粗细搭配,保证鱼、肉、奶、豆类和蔬菜的摄入。超重和肥胖儿童适宜吃新鲜蔬菜和水果、鱼、虾、蛋、奶、牛肉、禽类、肝、豆腐、豆浆,喝白开水,不添加糖的鲜果蔬汁;少吃含氢化植物油的各种糕点、糖果、蜜饯、巧克力、冷饮、甜点心、膨化食品、西式快餐、肥肉、黄油、油炸食品、各种含糖饮料。通过低糖或低脂饮食控制总的热卡摄入:控制碳水化合物、限制饱和脂肪酸、反式脂肪酸及胆固醇的摄入,增加食物中黏性纤维、植物甾醇(脂)的含量。

(2) 运动处方:长期有规律的运动有利于培养儿童青少年健康的生活方式,这不仅可以防治儿童青少年期肥胖,而且可以延续至成年期,使其终身受益。在设计运动项目时,首先应对其进行医学检查,若有心肺功能异常,严重高血压者则谨慎运动,或避免剧烈运动;活动前后至少要各做 5 分钟的准备活动和恢复活动;有氧运动和力量运动、柔韧性训练相互结合、相互穿插进行;注意调动儿童的兴趣和积极性;活动要循序渐进,更要长期坚持。运动强度可以用脉搏来衡量。有氧运动时脉搏应达到最大心率的 60%~75%,可参照公式:脉搏=(220−年龄)×(60%~75%)。目前除传统中强度持续运动外,高强度间歇运动也认为对减重有很好的效果,但在青少年中应用实践较少。

(3) 行为矫正处方:行为矫正的目的是改变肥胖儿童青少年不健康的行为,需要家长以身作则,并与医务人员一起对孩子进行心理疏导、拒绝诱惑、实行监督、给予鼓励、抵制和反对伪科学和虚假的商业性"减肥"宣传等,帮助其建立健康的生活方式来达到控制体重的目的。

2. 药物干预

(1) 糖代谢紊乱:对空腹血糖受损或糖耐量异常患儿,经 3 个月有效的生活方式干预后,代谢异常指标仍无法逆转的 10 岁及以上患者,可考虑使用二甲双胍治疗,每次 500mg,每天 2~3 次,最大剂量每天 2 000mg。对 10 岁及以上 T2DM 患儿,同时有空腹血糖受损和糖耐量异常患儿,再加以下任何一项危险因素如高血压、高 TG、低 HDL-C、糖化血红蛋白(HbA1c)>6% 或一级亲属有糖尿病者,应立即给予二甲双胍治疗。对所有糖尿病及糖尿病前期患儿都应 3~6 个月随访 1 次,复查空腹血糖和 HbA1c,至少每年 1 次重复 OGTT 试验。

(2) 高血压:在开始高血压治疗之前,首先必须排除继发性高血压。排除其他病因导致的高血压后,根据不同血压水平及高血压靶器官受损情况,启动相应的抗高血压治疗。目前国际上统一采用 P_{90}、P_{95}、P_{99} 分别作为诊断"正常高值血压""高血压"和"严重高血压"标准。对于"正常高值血压"和"高血压",应先针对引起高血压的高危因素(肥胖、摄盐过多、静态生活等)进行干预,非药物治疗措施:①控制体重并逐渐减重(1~2kg/月),尽量使腰围 $<P_{75}$;②增加有氧锻炼,减少静态时间;③调整饮食结构(包括限盐),建立健康饮食习惯。若 6 个月后仍未达标,应启动药物治疗或请儿科心血管专家会诊。

对于合并下述 1 种及以上情况,则在非药物治疗措施基础上启动药物治疗:严重高血压(高血压 2 级);出现高血压临床症状;出现高血压靶器官的损害;合并糖尿病;非药物干预 6 个月无效者。高血压治疗目标:一般来说,首先使血压下降到年龄性别段的 P_{95} 以下,逐渐下降到安全的 P_{90} 以下。

抗高血压药物:首选药物:血管紧张素转化酶抑制剂(如卡托普利、依那普利等)或血管紧张素 II 受体阻断剂(如氯沙坦、厄贝沙坦等);其次为钙通道阻滞剂(如硝苯地平、氨氯地平等)、β 受体阻断剂(如普萘洛尔、阿替洛尔等)和利尿剂(如氢氯噻嗪、螺内酯等)。

(3) 血脂异常:对于轻中度血脂异常,饮食治疗可使血脂降至正常,对于重度及部分中度血脂异常则可能需要在饮食控制的前提下进行药物干预才能达到治疗目标值。由于其在儿童 CVD 预防中的作用缺乏循证学依据,只有在充分告知药物超说明书使用的利弊,全面衡量评估后才能采用降脂药物治疗,不可滥用,同时建议推荐至专业血脂中心进行治疗。

3. **代谢手术**　经生活方式干预及正规药物治疗等未能达到显著减重目的,年龄在 2~18 岁之间,患者及家属依从性好,并且 BMI>32.5kg/m² 伴有至少 2 种肥胖相关的器质性并发症,或者 BMI>37.5kg/m² 伴有至少 1 种肥胖相关并发症(如阻塞性睡眠呼吸暂停综合征、2 型糖尿病、进行性非酒精性脂肪性肝炎、高血压病、血脂异常、体重相关性关节病、胃食管反流病和严重心理障碍等)可考虑手术减重治疗。目前儿童青少年肥胖症手术治疗还在探索阶段,尚无理想术式,袖状胃切除术理论上风险收益比优于 Roux-en-Y 胃旁路术。

4. **治疗方法的最新研究**　研究显示,多酚摄入量与 MetS 的发病率呈负相关,天然多酚广泛存在于可可豆、茶叶、蔬菜、水果和一些中草药中,是一类含有多种酚类结构单元的植物化合物,是植物中有效的抗氧化剂和抗炎剂。多酚由类黄酮(如黄烷醇、花青素、异黄酮等)和非类黄酮(如酚酸、二苯乙烯类、木酚素)组成。现代药理学研究证明,多酚可以降低血压,改善脂质代谢,降低血糖,减轻体重,从而预防和改善 MetS。靶向治疗或纳米治疗是目前的研究热点,在不久的将来,纳米颗粒药物的开发或将为抗肥胖或血脂异常药物开发提供更大的潜力,直至转化为临床应用。但目前纳米制剂或与现行药物或生物活性化合物结合的纳米制剂的递送、安全性、有效性和生物利用度仍然需要进一步研究。

▶ 附：代谢综合征的诊治流程图

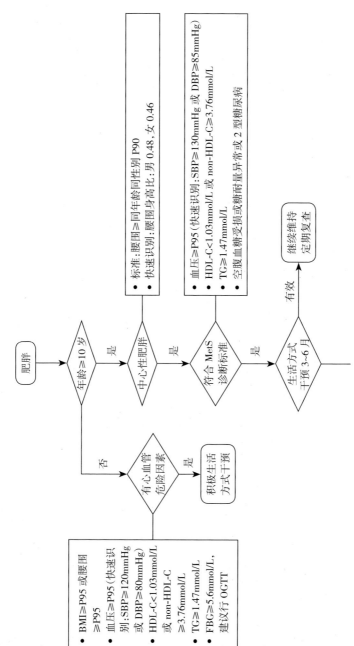

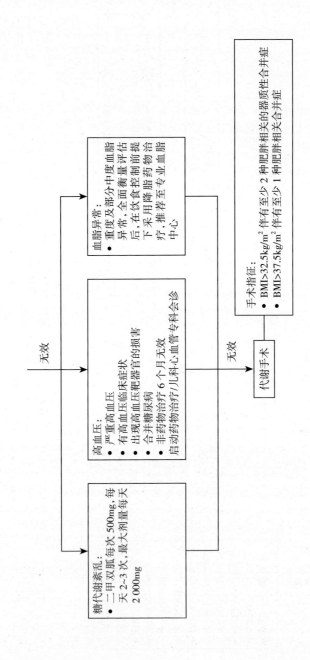

糖代谢紊乱：
- 二甲双胍每次 500mg，每天 2~3 次，最大剂量每天 2 000mg

高血压：
- 严重高血压
- 有高血压临床症状
- 出现高血压靶器官的损害
- 合并糖尿病
- 非药物治疗 6 个月无效
- 启动药物治疗儿科心血管专科会诊

血脂异常：
- 重度及部分中度血脂异常，全面饮食衡量评估后，在饮食控制前提下采用降脂药物治疗，推荐至专业血脂中心

无效

无效

代谢手术

手术指征：
- BMI>32.5kg/m² 伴有至少 2 种肥胖相关的器质性合并症
- BMI>37.5kg/m² 伴有至少 1 种肥胖相关合并症

（黄　轲　傅君芬）

八、肥胖症

【概述】

儿童肥胖症是指儿童体内过多的能量以脂肪的形式储存,身体脂肪重量超标并与高脂血症、高血压、糖尿病以及心血管疾病患病风险增高相关的一种疾病。随着经济的发展和社会的快速转型以及人民生活水平的提高,儿童肥胖症的发病率明显增高。最新流行病学统计 7~16 岁儿童中男童超重者占 13.1%,肥胖者占 10.9%,女童中超重者占 8.8%,肥胖者占 6.6%。

【病因】

肥胖是多种因素共同作用的结果。遗传因素在肥胖的形成过程中起着重要作用,但是否出现肥胖取决于个体对环境因素作用的易感性。①遗传因素:目前公认肥胖相关基因有瘦素基因、瘦素受体基因、阿片促黑素皮质素原基因(POMC)、激素原转换酶 1 基因(PC1)、黑素皮质素受体 3 和 4 基因(MC3R 和 MC4R)以及转录因子单一同源物基因(SIM1)。但大多数肥胖属多基因遗传,是多种基因作用相加的结果,目前已发现 600 余种基因位点与肥胖有关;也有研究发现表观遗传学改变也参与了肥胖的发生发展,即 DNA 甲基化或在 DNA 基因调控区域的组蛋白甲基化影响肥胖的发生。②宫内环境及出生体重:孕母肥胖、糖尿病和吸烟以及出生时小于胎龄或大于胎龄的儿童均会增加肥胖的发病风险。③饮食和生活方式不当:摄入过多的高脂肪和高热量食物,进食过快、不吃早饭,体力活动少、久坐等。④睡眠时间过多或过少:睡眠通过调节体内稳态的多种激素影响儿童体块指数和胰岛素敏感性,无论睡眠过多或过少均有可能导致肥胖发生。⑤家庭社会因素:家庭收入、经济状况、居住地区、家庭成员职业和受教育程度等家庭社会因素均影响儿童肥胖的发生。⑥肠道菌群与肥胖的发生也有密切的联系。

【诊断】

1. **病史**　特别要注意有无肥胖家族史、出生时体重、有无内分泌和遗传代谢性疾病以及中枢神经系统疾病,有无服用糖皮质激素、赛庚啶、2-丙基戊酸钠和黄体酮等药物史。

2. 临床表现 大多数儿童肥胖属于单纯性肥胖,可发生于任何年龄的婴幼儿,但最常见于婴儿期、青春前期和青春期。肥胖儿童一般食欲极佳,进食快、食量大,口味偏重,多喜欢肉食、油炸食物或甜食。懒动、喜卧或由于各种其他原因造成活动减少。严重肥胖者有疲乏感,活动后气短、心悸或腿痛,因而更不愿意活动,形成恶性循环。查体发现体脂分布均匀,重者胸腹、臀部、大腿脂肪过多。皮肤有紫纹或白纹,黑棘皮病也很常见,表现为皮肤过度色素沉着、增厚并有皱纹,这是胰岛素抵抗的皮肤特征。男孩因为大腿会阴部脂肪过多,阴茎埋于脂肪组织中而表现为阴茎过小。少数严重肥胖儿可出现扁平足和/或膝内翻。

3. 儿童脂肪测量方法 一些直接测量法,如双能 X 线(DEXA)、计算机体层断层扫描(CT)、生物电阻抗法(BIA)等可直接、准确地测量体内脂肪含量及分布,但由于价格昂贵、操作烦琐且涉及放射线问题,不适合儿童青少年大规模流行病学调查和诊断。儿童一般应用间接测量法,如身高别体质量、皮褶厚度、腰围、腰臀围比、腰围身高比和体重指数。磁共振氢谱(^{1}HMRS)可定量检测并评价肝细胞内脂肪含量,可作为肥胖儿童非酒精性脂肪肝病的诊断"金标准"。

4. 肥胖诊断指标 常用的有以下几项:

(1) 体块指数(body mass index,BMI):BMI= 体重(kg)/身高的平方(m^2),是诊断和筛查儿童青少年肥胖最简便的指标。推荐 BMI≥同年龄、同性别第 95 百分位数(P_{95})为肥胖,≥第 85 百分位数(P_{85})为超重。

(2) 身高/体重:主要用于 10 岁以下儿童的脂肪测量,有两种表示方法:①比率:比率=[(观察值-理想体质量)/理想体质量]×100%,以理想体质量的 120%(即超过理想体质量的 20%)定为判别儿童肥胖的切点,体重超过同性别、同身高参照人群均值 10%~19% 为超重;超过 20% 可诊断为肥胖症,20%~29% 为轻度肥胖,30%~49% 为中度肥胖,超过 50% 为重度肥胖。②Z 值(Z-Score):Z 值=(观察值-参考人群的平均值)/参考人群的标准差,以 Z 值≥1.96(P_{95})作为儿童肥胖的诊断界点。

（3）腰围（waist circumference，WC）：腰围是判断肥胖特别是中心性肥胖的重要指标，儿童腰围≥同年龄、同性别 P_{90} 考虑为中心性肥胖。

（4）腰围身高比（waist to-height ratio，WHtR）：对处于生长发育期的儿童青少年具有更好的应用价值。需要根据不同的地区、性别和年龄指定其切点值。中国儿童青少年 WHtR（女童≥0.46、男童≥0.48）作为中心性肥胖的简易筛查指标。

【鉴别诊断】

虽然大多儿童肥胖属于单纯性肥胖，但需排除其他疾病因素后方能诊断。因此需要与其他原因所致的肥胖鉴别。

1. **普拉德-威利综合征**　又称肥胖-生殖无能-肌张力低下综合征，患儿生长发育迟缓，身材矮小，智力低下，肌张力低下。婴儿期喂养困难，语言发育差；婴儿期后食欲旺盛，过度肥胖；双额间距狭窄，杏仁形眼裂，上唇薄，嘴角向下，小手和小脚，青春期延迟，性腺功能低下；具有糖尿病倾向。

2. **巴尔得-别德尔综合征**　又称性幼稚多指畸形综合征，患儿肥胖，智力低下，色素性视网膜炎，性腺发育不良，肾脏结构和功能异常；多指/趾畸形；部分患儿有糖尿病。

3. **阿尔斯特伦综合征**　又称肥胖-视网膜变性-糖尿病综合征，患儿主要表现为色素视网膜炎，视力减退甚至失明，神经性耳聋、肥胖、糖尿病、尿崩症。患儿无多指畸形和智力低下。

4. **奥尔布赖特遗传性骨营养不良症**　又称假性甲状旁腺功能减退 I a 型，患儿可有智力减退并呈特殊体态如身材粗矮、肥胖、圆脸、颈粗短、指/趾短小畸形。最主要的是甲状旁腺功能减退症的特征（低血钙、高血磷，尿钙、尿磷降低，手足搐搦等），血清甲状旁腺激素高于正常，靶组织对生物活性甲状旁腺激素无反应。

5. **Frohlich 综合征**　又称肥胖性生殖无能综合征，儿童肥胖多始于 10 岁以后，乳房、下腹部、外生殖器附近脂肪堆积尤为明显；性发育不全，第二性征发育延迟或不发育，身高不增，可有颅内压增高症状。

6. 多囊卵巢综合征 女孩肥胖,月经量少、周期延长,甚至出现闭经;多毛,不孕和黑棘皮病;血睾酮增高;盆腔超声示卵巢增大,可有多囊。

7. 皮质醇增多症 又称库欣综合征,患儿出现向心性肥胖,满月脸,水牛背,皮肤紫纹,高血压,生长停滞;血皮质醇增高,肾上腺超声和 CT 可发现肾上腺皮质增生、腺瘤或腺癌。

8. 药物性肥胖 大剂量长期应用糖皮质激素会造成向心性肥胖和内脏脂肪的堆积,赛庚啶、2-丙基戊酸钠和黄体酮有增加体重的可能,一些新型抗精神病药物可以导致体重快速增长。

【治疗】

1. **生活方式干预** 是儿童肥胖症的基础治疗,包括饮食、体育运动和日常行为干预。通过生活方式干预控制体重对预防成年期 2 型糖尿病的发生以及改善心血管功能都有重要作用。

(1) 在保证儿童生长发育所需营养的前提下,控制总热量摄入,采用低脂肪、低糖、高蛋白饮食,限制饱和脂肪酸、反式脂肪酸及胆固醇的摄入,增加食物中黏性纤维、植物甾醇(脂)的含量,提供适量维生素和微量元素,适当增加水果和蔬菜的摄入。14 岁以下儿童初期总热量:1 000+ 年龄×(50~60)(kcal),以体重不增加为目标,而不能使儿童体重急剧下降;之后再根据体质情况逐渐减少热量摄入,下降体重期每天所需的热量可参照下列标准:5~10 岁,3 324~4 184kJ(794~1 000kcal);10~14 岁,4 184~5 020kJ(1 000~1 200kcal);>14 岁,5 020kJ(1 200kcal)。如遇饥饿,可适量进食黄瓜、西红柿、苹果等蔬菜和水果。低热量食谱不能长期使用,体重正常后应逐渐恢复正常饮食和热量。建立良好的饮食习惯,平衡膳食,尽量避免煎炸食品,避免狼吞虎咽的进食方式,晚餐食量不超过总食量的 30%,早餐应达到 35%。

(2) 限制久坐行为,控制看电视、玩电脑的时间,鼓励多进行室外运动。

(3) 保证学龄期孩子的睡眠时间。每天夜间睡眠时间:小学生 9~10 小时,中学生至少 8~9 小时。

2. **药物治疗** 减肥药不适合于儿童。二甲双胍等药物主要用于已有胰岛素抵抗、出现并发症的肥胖儿童,目前未被批准用于儿童减重。利拉鲁肽等 GLP-1 制剂目前被美国 FDA 批准用于 12 岁以上儿童减重,但长期有效性和不良反应仍需临床观察。肥胖相关并发症如糖耐量异常、2 型糖尿病、高脂血症、高血压、代谢综合征等的治疗参见相关章节。

3. **代谢手术** 经生活方式干预及正规药物治疗等未能达到显著减肥目的,部分患儿可考虑代谢手术治疗,具体指征见代谢综合征章节。

4. **并发症的筛查与预防** 超重和肥胖的儿童对可能的并发症,如糖尿病、高脂血症、高血压等要进行定期筛查,对高危患儿即对超重儿童伴有如下因素者:①一级或二级亲属患 2 型糖尿病家族史;②属于某些种族(印第安人、非裔、西班牙人、亚裔);③有胰岛素抵抗体征或患有胰岛素抵抗相关疾病(黑棘皮病、高血压、高脂血症、多囊卵巢综合征、小于胎龄儿)在 10 岁或青春期开始筛查,每 2 年 1 次。检查项目包括:空腹血糖、口服葡萄糖耐量试验、糖化血红蛋白、血脂全套等。

➢ 附:儿童肥胖症的诊治流程图

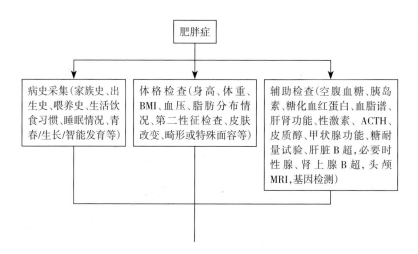

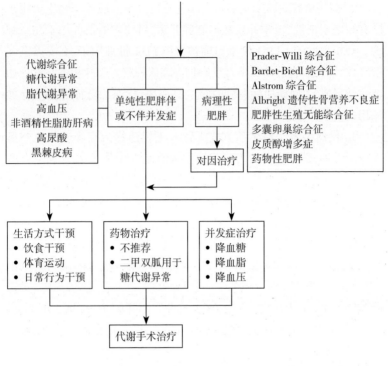

（黄轲　傅君芬）

参考文献

1. AMERICAN DIABETES ASSOCIATION PROFESSIONAL PRACTICE COMMITTEE, DRAZNIN B, ARODA VR, et al. Children and adolescents: standards of medical care in diabetes-2022.Diabetes Care, 2022, 45(1):208-231.

2. 汪笛, 徐芳. 儿童青少年维生素 D 受体基因多态性与代谢综合征组分的关系. 中华实用儿科临床杂志, 2019, 34(12):954-957.

3. CASIRATI A, SOMASCHINI A, PERRONE M, et al. Preterm birth and metabolic implications on later life: a narrative review focused on body composition. Front Nutr, 2022, 15(9):978271.

4. WANG S, DU Q, MENG X, et al. Natural polyphenols: a potential prevention and treatment strategy for metabolic syndrome. Food Funct, 2022, 3; 13 (19): 9734-9753.

5. SUN X, YAN AF, SHI Z, et al. Health consequences of obesity and projected future obesity health burden in China. Obesity (Silver Spring), 2022, 30 (9): 1724-1751.

6. 罗飞宏, 罗小平, 傅君芬, 等. 中国儿童 1 型糖尿病标准化诊断与治疗专家共识 (2020 版). 中华儿科杂志, 2020, 58 (6): 447-454.

7. 梁黎, 傅君芬. 儿童肥胖与代谢综合征. 北京: 人民卫生出版社, 2012.

8. 中国医师协会外科医师分会肥胖和糖尿病外科医师委员会. 中国儿童和青少年肥胖症外科治疗指南 (2019 版). 中华肥胖与代谢病电子杂志, 2019, 5 (1): 3-9.

9. BELTRAND J, BUSIAH K, VAIVRE-DOURET L, et al. Neonatal diabetes mellitus. Front Pediatr, 2020, 30 (8): 540718.

10. LEMELMAN MB, LETOURNEAU L, GREELEY SAW. Neonatal diabetes mellitus: an update on diagnosis and management. Clin Perinatol, 2018, 45 (1): 41-59.

11. KOCOVA M. Genetic spectrum of neonatal diabetes. Balkan J Med Genet, 2021, 23 (2): 5-15.

12. LETOURNEAU LR, GREELEY SAW. Precision medicine: long-term treatment with sulfonylureas in patients with neonatal diabetes due to kcnj11 mutations. Curr Diab Rep, 2019, 19 (8): 52.

13. DAHL A, KUMAR S. Recent advances in neonatal diabetes. Diabetes Metab Syndr Obes, 2020, 13: 355-364.

14. 中华医学会儿科学分会内分泌遗传代谢学组. 儿童单基因糖尿病临床诊断与治疗专家共识. 中华儿科杂志, 2019, 57 (7): 508-514.

15. FIRDOUS P, NISSAR K, ALI S, et al. Genetic testing of maturity-onset diabetes of the young current status and future perspectives. Front Endocrinol (Lausanne), 2018, 17 (9): 253.

16. HATTERSLEY AT, GREELEY SAW, POLAK M, et al. ISPAD clinical

practice consensus guidelines 2018：the diagnosis and management of monogenic diabetes in children and adolescents. Pediatr Diabetes，2018，19（27）：47-63.

17. 章淼滢，罗飞宏. 儿童单基因糖尿病诊治进展. 诊断学理论与实践，2021，20（3）：1-5.

18. GIRI D，HAWTON K，SENNIAPPAN S. Congenital hyperinsulinism：recent updates on molecular mechanisms，diagnosis and management. J Pediatr Endocrinol Metab，2021，35（3）：279-296.

19. CASERTANO A，ROSSI A，FECAROTTA S，et al. An overview of hypoglycemia in children including a comprehensive practical diagnostic flowchart for clinical use. Front Endocrinol（Lausanne），2021，2（12）：684011.

20. GŸEMES M，RAHMAN SA，KAPOOR RR，et al. Hyperinsulinemic hypoglycemia in children and adolescents：recent advances in understanding of pathophysiology and management. Rev Endocr Metab Disord，2020，21（4）：577-597.

21. DEMIRBILEK H，RAHMAN SA，BUYUKYILMAZ GG，et al. Diagnosis and treatment of hyperinsulinaemic hypoglycaemia and its implications for paediatric endocrinology. Int J Pediatr Endocrinol，2017：9.

22. 章淼滢，葛璟洁，裴舟，等. 国产 [18]F-多巴正电子发射断层扫描/CT诊断高胰岛素血症性低血糖患儿胰腺不同病灶类型的可行性分析. 中华儿科杂志，2017，55（10）：785-789.

第三章　遗传代谢病

第一节　遗传代谢病总论

一、遗传代谢病分类

【概述】

遗传代谢病(inherited metabolic diseases,IMD)主要是指由于基因突变引起酶缺陷、细胞膜功能异常、受体缺陷,从而导致机体生化代谢紊乱,引起一系列临床症状的一组疾病。其分子基础是酶的编码基因突变,影响了激活蛋白因子、酶辅助因子、转运蛋白、携带系统或识别标记,而导致代谢通路阻断,造成中间或旁路代谢产物蓄积,或终末代谢产物缺乏。

迄今为止,已经确定的遗传代谢病已逾500余种。尽管单一疾病的发病率较低,但整体发病率高,在人类疾病谱中的比重日益增大,逐渐成为影响人类健康的重大问题。

【分类】

遗传代谢病种类繁多,根据不同的分类方式可分为不同的种类。

1. **根据病理生理改变**　可分为以下3种类型:

(1) 终末代谢产物缺乏:由于代谢途径中某些终末产物缺乏,从而丧失正常的生理功能。如糖原贮积症Ⅰ型,由于葡萄糖-6-磷酸酶缺乏,肝糖原分解障碍,葡萄糖生成不足,临床产生空腹低血糖症状。终末代谢产物缺乏所导致的遗传代谢病产生的症状多为持续性、进行性的。

(2) 受累代谢途径的中间和/或旁路代谢产物大量蓄积:如苯丙

酮酸尿症、甲基丙二酸尿症、同型胱氨酸尿症、枫糖尿症、半乳糖血症等,由于中间代谢产物聚积导致机体出现中毒症状。其发病或早或迟,发病前常有无症状期,或症状呈间歇发作。若受累代谢产物是水溶性的,可出现在血浆、尿、脑脊等体液中;若受累物质是不溶的或复杂大分子,则在组织或细胞中积聚。

(3) 由于代谢途径受阻而导致肝、脑、肌肉等组织能量供应不足:如糖代谢障碍、先天性高乳酸血症、脂肪酸氧化缺陷、线粒体呼吸链功能障碍等。这些病理生理变化直接或间接影响多个器官系统,特别是脑的发育和功能,甚至危及生命。

2. 根据受累代谢物质的种类　可分为以下几类:

(1) 蛋白质代谢异常:如氨基酸病(如苯丙酮酸尿症、枫糖尿症、戊二酸尿症 I 型)、有机酸血/尿症(如甲基丙二酸血症、丙酸血症、多种羧化酶缺乏症等)、尿素循环障碍等。

(2) 碳水化合物代谢障碍:如碳水化合物不耐症、糖原贮积症、糖异生和糖原分解异常。

(3) 脂类代谢缺陷:如肾上腺脑白质营养不良、中链脂肪酸酰基辅酶 A 脱氢酶缺乏、神经节苷脂累积病、戈谢病、尼曼-皮克病等。

(4) 核酸代谢异常:如腺嘌呤脱氨酶缺乏症。

(5) 过氧化物酶体病:如泽尔韦格综合征、新生儿肾上腺脑白质营养不良、Rofsum 病等。

(6) 金属代谢障碍:如肝豆状核变性、门克斯病(Menkes disease)等。

3. 根据异常代谢物的分子大小　可将遗传代谢病分为小分子病和细胞器病。

(1) 小分子病:主要包括氨基酸病、有机酸尿症、脂肪酸氧化缺陷、糖代谢障碍、核酸代谢障碍、嘌呤代谢障碍、金属代谢障碍等。其临床表现无特异性,多为急性发作。

(2) 细胞器病:主要包括溶酶体贮积病、黏多糖病、过氧化物酶体病、线粒体病等。临床表现具有一定特征性,主要表现为多系统损害、器官肿大、骨骼畸形、生长发育落后、全身肌肉萎缩或肌无力、具有特殊面容等。如黏多糖病、岩藻糖贮积症、甘露糖贮积症、神经节苷脂贮积病多有骨骼畸形;线粒体病则多见局部或全身肌肉萎缩。

4. 根据急性发作期的临床表现及治疗情况 可将遗传代谢病分为 5 种类型:

(1) 中毒型(disorders of the intoxication type):包括尿素循环缺陷、有机酸血/尿症、氨基酸病、脂肪酸氧化缺陷(特别是长链脂肪酸氧化缺陷)、半乳糖血症和遗传性果糖不耐症等。毒性症状是由于氨、毒性有机酸或氨基酸、毒性长链酰基肉碱/酰基辅酶 A 酯或毒性的碳水化合物代谢产物在体内积聚所致。进食某些食物如蛋白质、脂肪、半乳糖、果糖等可诱使疾病急性发作。

(2) 空腹耐受减低(disorders with reduced fasting tolerance):包括糖稳态异常以及在糖原储备耗尽时酮体不能生成的疾病。前者主要见于糖原贮积症、糖异生异常、先天性高胰岛素血症等;后者见于脂肪酸氧化缺陷、生酮和解酮作用异常。此类疾病通常在空腹时间过长时出现症状,临床主要表现为低血糖,但脂肪酸氧化缺陷还可出现毒性症状。

(3) 线粒体能量代谢障碍(disorders with disturbed mitochondrial energy metabolism):线粒体的主要功能是通过脂肪酸氧化、丙酮酸和乙酰辅酶 A 的三羧酸循环以及呼吸链的氧化磷酸化等方式,以 ATP 的形式提供能量。线粒体中含有 50 种以上的酶和酶复合物,任一酶的缺陷均可导致能量产生障碍。如丙酮酸脱氢酶复合物和呼吸链缺陷主要是由于化学能量产生障碍所致。临床主要表现为婴幼儿期在长时间空腹、手术、感染等高分解状态下出现低酮性低血糖昏迷、酸中毒。

(4) 神经递质异常(disorders of neurotransmission):急性治疗对于两种神经递质异常(维生素 B_6 和甲酰四氢叶酸反应性惊厥)是有效的,在新生儿期出现癫痫性脑病时可考虑给予维生素 B_6 和甲酰四氢叶酸试验性治疗。

(5) 急性期无特异性处理的疾病(disorders with no specific emergency treatment available):如非酮症高甘氨酸血症、亚硫酸氧化酶缺乏、先天性糖基化异常、过氧化物酶病等。

二、遗传代谢病的临床表现

【概述】

遗传代谢病可累及全身各器官系统,临床表现复杂多样,缺乏特异性,且随年龄、性别不同而有明显差异。部分遗传代谢病因发病年龄、临床严重程度以及遗传方式的不同而存在几种不同的亚型。

遗传代谢病临床症状出现的时间与疾病的种类及亚型有关,主要取决于毒性代谢产物积聚的程度以及酶缺乏的程度。其发病和严重程度还受环境因素的影响,如某些饮食、感染等可使病情加剧。患者可表现为急性起病、慢性发作、进行性进展。蛋白质或碳水化合物不耐症、能量产生障碍多在新生儿期或婴儿早期发病,呈持续性或进行性进展。轻型患者则通常在婴儿晚期或儿童期发病,表现为发作性。脂肪酸氧化缺陷、糖原贮积症、溶酶体贮积病多在婴儿期或儿童期起病,表现为轻微的神经精神症状,部分患者通常迟至成人期才得到诊断。

【临床表现】

遗传代谢病大多累及多系统、多器官,临床表现缺乏特异性。

1. 神经系统损害　神经系统损害是遗传代谢病最常见的症状。由于代谢缺陷不同,神经系统症状出现早晚不同,轻重程度不一,几乎所有的遗传代谢病在儿童期均具有不同程度的神经系统受累。其中以代谢性脑病、昏迷、惊厥、共济失调、智力低下、语言运动发育迟缓等最为常见。

新生儿期起病者,多表现为急性代谢性脑病症状。儿童期急性起病者,多表现为周期性代谢性酸中毒、共济失调、昏迷等,多以呕吐、嗜睡、肌张力低下或惊厥为前驱症状。慢性发作时,可表现为进行性精神运动发育迟缓、惊厥、感觉障碍、共济失调、语言障碍、孤独症、智力落后等,或有肌力和肌张力低下、进行性肌病等症状。某些遗传代谢病如非酮症高甘氨酸血症可引起宫内惊厥。

(1) 急性代谢性脑病:其产生通常与以下原因有关:①可扩散的小分子代谢产物或某些前体物质(如氨等)在脑中高水平积聚;②三

磷酸腺苷等机体必需代谢产物缺乏;③转运过程缺陷引起肉碱缺乏等。

急性代谢性脑病症状出现的时间可在生后数小时至数周,甚至数月、数年,主要取决于代谢障碍的严重程度以及是否存在诱因。胎儿出生时大多正常,但生后则可出现非特异性的临床表现。早期表现为:吸吮和喂养困难、呕吐、呼吸急促、嗜睡、易激惹、肌张力改变。此后出现惊厥、呼吸暂停、严重肌张力改变等,严重者可见角弓反张,伴有拳击状或蹬踏状的肢体慢动作,亦有部分患儿可出现躯干肌张力降低而肢体肌张力增高且伴有震颤或肌阵挛。

(2) 昏迷:根据神经系统、肝脏是否受累可将遗传代谢病导致的昏迷分为以下三种情况:

1) 无神经系统体征的昏迷:由于疾病造成的代谢性酸中毒、高氨血症、低血糖所致,一般无神经系统体征。有时与糖尿病酮症酸中毒不易鉴别。

2) 伴有惊厥发作、神经系统症状或颅内高压的昏迷:通常情况下,遗传代谢病导致的神经系统损害除脑病症状外很少出现其他神经系统征象,但少数有机酸尿症如甲基丙二酸尿症、丙酸血症、异戊酸血症等在代谢极度紊乱时也可出现急性锥体束外病变和皮层脊髓束受累情况,呈现双侧苍白球和内囊受侵犯的神经征,易被误认为脑炎、中毒性脑病、脑血管病变,甚至肿瘤等。患儿同时有酮中毒、酸中毒、高乳酸血症和高氨血症时,须与晚发型戊二酸血症Ⅰ型和线粒体脑病乳酸酸中毒卒中样发作综合征相鉴别。

3) 伴有肝大、肝功能受损的肝性昏迷:肝性昏迷伴有高乳酸血症时须注意排除呼吸链功能障碍、脂肪酸氧化缺陷和尿素循环障碍等遗传代谢病。

(3) 共济失调发作:周期发作性共济失调和异常行为是小分子代谢病的常见表现,如尿素循环缺陷、有机酸血/尿症、枫糖尿症等。周期发作性共济失调甚至可以是轻型丙酮酸脱氢酶缺乏症的唯一临床表现。

枫糖尿症患儿因同时具有酮中毒、酸中毒和高血糖表现,易误诊为糖尿病酮症酸中毒。鸟氨酸氨甲酰基转移酶部分缺乏症患儿的高血氨症和肝功能受损程度轻微,在急性共济失调发作时极易被误诊为癔症、精神分裂症或中毒等。伴有外周神经受累症状的急性共济失调发作常见于丙酮酸脱氢酶缺乏症,患儿有轻度高乳酸血症,但乳酸/丙酮酸比值正常。

2. 代谢紊乱 以酸碱平衡紊乱、低血糖、高血氨最为常见。

(1) 酸碱平衡紊乱:以代谢性酸中毒为主。

儿科临床所见的酸中毒大多是由于感染、缺氧、饥饿、重度脱水或中毒等所致。但以下几种情况高度提示遗传代谢病:①酸中毒伴有高乳酸血症和阴离子间隙升高;②正常组织灌注情况下,持续的代谢性酸中毒;③严重的酸中毒;④常规治疗难以纠正的代谢性酸中毒。

在代谢性酸中毒存在时,应综合分析阴离子间隙、血乳酸及丙酮酸水平、血糖等结果。①正常情况下,血乳酸和丙酮酸水平处于动态平衡状态。循环衰竭、缺氧和其他造成细胞呼吸障碍的因素均可导致血中乳酸累积。在排除了上述情况后,高乳酸血症,尤其是伴有酮中毒者常提示遗传代谢病。②阴离子间隙升高是有机酸积聚的一个重要指标。在儿科临床中,大部分患者的阴离子升高是由于缺氧导致乳酸在体内积聚而引起的继发性酸中毒。但阴离子间隙 >20mmol/L 时,要特别注意排除遗传代谢病。③婴幼儿出现急性脑病和乳酸酸中毒,在排除了由于组织灌注不良导致的继发性乳酸升高后,应考虑线粒体呼吸链缺陷或丙酮酸代谢缺陷。④血乳酸升高伴有脑脊液乳酸升高,在排除了脑膜炎后通常提示代谢缺陷。血(或脑脊液)乳酸升高,而乳酸/丙酮酸比值正常,提示存在丙酮酸脱氢酶或丙酮酸羧化酶异常。⑤对伴有高乳酸血症和低血糖的酸中毒应考虑糖代谢障碍。对伴低血糖,且间歇发生酮中毒和高乳酸血症的酸中毒则要考虑有机酸尿症。

(2) 低血糖:低血糖是有机酸血/尿症的常见症状,可伴或不伴有酮症。对发生低血糖的患儿必须详细了解症状发作与饮食种类和时间的关系,同时还应检测是否伴有血乳酸增高和酮中毒,并应注意鉴别有无脱水、肝功能衰竭、心脑疾病等情况。

新生儿期持续低血糖多是由于高胰岛素血症或垂体功能低下所致。若低血糖发生于进食后,补充葡萄糖效果不明显;或伴有明显的酮中毒或其他代谢紊乱;或低血糖反复发作时,均提示遗传代谢病可能。如遗传性碳水化合物代谢缺陷（Ⅰ型糖原贮积症、果糖不耐症、半乳糖血症、糖原合成酶缺乏、果糖-1,6-双磷酸酶缺乏）、氨基酸病（枫糖尿症、丙酸血症、甲基丙二酸血症、酪氨酸血症）等。

(3) 高血氨:机体对氨的主要解毒方式是通过尿素循环在肝内将氨合成尿素而随尿排出体外,以维持正常血氨水平。当尿素循环或其相关的代谢旁路出现障碍时,常引起血氨水平升高。

急性肝功能衰竭时常有高血氨,但血氨明显升高,特别是不伴有急性肝功能异常的表现时,应警惕遗传代谢病。新生儿期的高氨血症,除新生儿败血症和肝炎等所导致的肝功能衰竭以外,常常是遗传代谢病所致,且大多起病急骤。严重的高氨血症多见于尿素循环缺陷、有机酸尿症。尿素循环障碍所致的高氨血症常伴有轻度酸中毒;而由于支链氨基酸代谢紊乱引起的高氨血症则伴有中、重度代谢性酸中毒。此外,血氨明显升高时,还应注意排除脂肪酸氧化缺陷。如肉碱-酰基肉碱移位酶和肉碱棕榈酰转移酶缺乏时,患者均可出现高血氨,但同时有低酮性低血糖、心律失常、肝脂肪变性等,患者游离肉碱降低,而 C16、C18 明显升高。

高血氨的临床症状主要表现为神经毒性。患儿出生时正常,而在喂食奶类数天后逐渐出现嗜睡、拒食、呕吐、肌力减退、惊厥和昏迷,甚至死亡。儿童期起病者,早期表现为食欲缺乏、腹痛、头痛、疲乏、呕吐、嗜睡、抽搐、昏迷等。慢性高血氨表现为进行性脑变性症状,伴体格发育不良及智能落后。当患者出现不同程度意识障碍、持续或反复发作性呕吐、原发性代谢性酸中毒伴阴离子间隙增高或不明原因的原发性呼吸性碱中毒时应注意检测血氨。

3. 消化系统症状 主要表现为喂养困难、食欲缺乏、恶心、呕吐、黄疸、肝大、腹胀、腹泻、肝功能异常等,易被误诊为胃肠炎、周期性呕吐、无黄疸性肝炎等疾病。

无明显原因反复呕吐,特别是进食大量蛋白质后诱发呕吐常提示遗传代谢病,多见于甲基丙二酸血症、异戊酸血症、尿素循环缺陷、脂肪酸氧化缺陷等。腹泻,特别是严重的水样便多见于半乳糖血症及原发性乳糖酶、蔗糖酶、异麦芽糖酶缺乏等。慢性腹泻可见于胆汁酸异常、婴儿期 Refsum 病。

肝功能衰竭症状(黄疸、出血症状、转氨酶增高、腹水等)出现时应考虑半乳糖血症、Ⅰ型酪氨酸血症、果糖不耐症和呼吸链功能障碍等疾病。脂肪酸氧化障碍和尿素循环酶缺陷者可呈现瑞氏综合征(Reye syndrome,RS)样症状。

4. 器官肿大、功能障碍　主要表现为心、肝、肾等器官的受累。

心脏受累常表现为心肌病、心律失常、心功能衰竭等。严重的心肌病多见于部分脂肪酸氧化缺陷,肉碱转运缺陷、Ⅱ型糖原贮积症[蓬佩病(Pompe disease)]、法布里病、GM1 神经节苷脂沉积症、先天性糖基化异常以及部分线粒体病。心律失常易见于长链脂肪酸氧化障碍。心功能衰竭症状可见于呼吸链酶复合体功能障碍、脂肪酸氧化缺陷、蓬佩病。

肝脏受累可引起肝脏肿大、低血糖、胆汁淤积、肝硬化性肝功能衰竭等。肝脏肿大见于酪氨酸血症、半乳糖血症、果糖血症、α1-抗胰蛋白酶缺乏、糖原贮积症。肝大伴有低血糖和惊厥发作多见于糖原贮积症(Ⅰ型或Ⅲ型)和高胰岛素血症等。肝硬化可见于酪氨酸血症、半乳糖血症、遗传性果糖不耐症、先天性糖基化异常、α1-抗胰蛋白酶缺乏、威尔逊病(Wilson disease)、线粒体障碍等疾病。肝脾大多见于黏多糖症、戈谢病、尼曼-皮克病(A 型)。

肾脏受累多表现为肾脏肿大、肾小管功能异常、肾小球滤过功能异常、肾衰竭等。戊二酸尿症Ⅱ型可导致肾脏明显肿大且伴有微囊;半乳糖血症以及遗传性果糖不耐症可引起近端肾小管功能异常和肾衰竭;酪氨酸血症Ⅰ型通常表现为肾小管功能异常,进而引起低磷酸盐血症和佝偻病;胱氨酸病常有肾小球滤过功能减低,导致终末期肾衰竭;部分线粒体疾病可引起范科尼综合征。

5. 肌肉症状　多表现为肌力和肌张力低下、进行性肌病等。

肌张力低下是新生儿期最常见的症状之一,多数是由于缺氧缺血性脑病和重症感染等非遗传性疾病所致,在嗜睡、昏迷、惊厥发作等情况时伴有肌张力降低应注意排除遗传代谢病。

肌肉症状可见于尿素循环障碍、有机酸尿症、线粒体呼吸链功能障碍、脂肪酸氧化障碍、过氧化物酶体病、肉碱循环或转运障碍、先天性糖基化异常、糖原贮积症(Ⅱ型、Ⅲ型)等。

肌肉型先天性糖基化异常的特征是外周肌无力,通常还可出现肌红蛋白尿。线粒体病导致的肌无力伴或无持续性乳酸酸中毒,易误诊为多发性肌炎、重症肌无力和进行性肌营养不良等。

6. 眼睛、皮肤、毛发改变 眼睛、皮肤及毛发的异常也可为遗传代谢病的诊断提供一定线索。

(1)眼睛:白内障见于半乳糖血症、过氧化物酶病、Lowe综合征、α-甘露糖苷沉积症、半乳糖激酶缺乏、线粒体呼吸链异常、赖氨酸尿蛋白不耐症、威尔逊病等。角膜浑浊见于MPS(Ⅰ、Ⅵ型)、威尔逊病、半乳糖唾液酸沉积症、胱氨酸病、法布里病等。晶状体移位见于同性胱氨酸尿症、马方综合征。樱桃红斑见于溶酶体贮积病,如GM1神经节苷脂累积病、GM2神经节苷脂累积病、尼曼-皮克病、Farber病等。

(2)皮肤、毛发:生物素酶缺乏多有脱发、湿疹样皮疹;苯丙酮酸尿症患儿皮肤及毛发色泽浅淡;门克斯病患儿毛发弯曲、易脆等;鱼鳞癣见于植烷酸累积病;血管角质瘤可见于法布里病、岩藻糖苷沉积症、β-甘露糖苷贮积症、半乳糖唾液酸沉积症、天冬氨酰葡萄糖胺尿症。Farber脂肪肉芽肿病(神经类脂增多症)具有特征性的关节周围皮下结节和关节肿胀、肌肉挛缩。

7. 特殊体征 部分遗传代谢病患儿常具有特殊的面容或体态,如黏多糖病、肝糖原贮积症、泽尔韦格综合征及新生儿肾上腺脑白质营养不良等。黏多糖病患儿身材矮小,前额和双颞突出,眼裂小、眼距宽、鼻翼肥大、鼻孔大、唇厚外翻,毛发多而发际低、爪形手等。糖原贮积症患儿身材矮小,向心性肥胖,皮下脂肪堆积,腹部膨隆。泽尔韦格综合征及新生儿肾上腺脑白质营养不良多见内眦赘皮褶、囟门增大、猴样皱褶、多囊肾。戊二酸血症Ⅱ型可见前额高、眼距宽、耳位低、腹壁缺损、肾脏增大、尿道下裂、摇篮脚。Smith-Lemli-Opitz 综合征有面部畸形、腭裂、先天性心脏病、尿道下裂、多指、并指(趾)畸形等。先天性糖基化异常患儿有大耳、斜视、脂肪分布异常等。

8. 尿液特殊颜色或气味 由于机体生化代谢紊乱,导致一些毒性代谢产物在体内蓄积,并经过尿液或体液排出体外,从而使尿液呈现特殊的颜色,机体形成特殊的味道。如蓝尿布综合征和哈特纳普病(Hartnup disease)时尿蓝母使尿呈蓝色;尿黑酸尿症时尿黑酸使尿呈蓝/棕色;高尿酸血症时尿呈淡红色。

尿液特殊气味主要见于氨基酸和有机酸代谢障碍,如苯丙酮酸尿症患者尿有霉臭味、枫糖尿症患者尿有枫糖味、异戊酸尿症患者尿有汗脚味等。

9. 家族史 IEM 多为常染色体隐性遗传,故患者常有家族史,如父母近亲婚配;同胞有不明原因的脑病、败血症、婴儿猝死综合征等病史;有家族性疾病,如进行性神经病变或不明原因的营养障碍等;母亲有多次自然流产史等。

10. 发病诱因 部分 IEM 有发病诱因,如感染、发热、摄食大量蛋白质食物等。患儿出生时正常,但随着喂奶类食物或添加辅食后立即或逐渐出现神经系统、消化系统以及代谢紊乱的症状,并且病情进行性加重,应考虑某些糖代谢或蛋白质代谢障碍性疾病。

大多遗传代谢病表现为急性发作,但部分患儿在两次发作间期可完全正常。也有约 1/3 的遗传性代谢病患儿有无症状期,甚至迟至青春发育期或成人期才发病。大多数在儿童后期、青少年、成人期才诊断的遗传代谢病不会马上引起生命危险(尿素循环障碍中部分鸟氨酸转氨酶缺乏症可以是致命性的)。少数病例临床表现为慢性、渐进性症状,如长期食欲不佳、喂养困难、慢性呕吐和腹泻、进行性精神运动发育迟缓、惊厥发作、感觉障碍以及其他中枢和外周神经功能异常。

➤ 附:伴阴离子间隙升高的代谢性酸中毒的诊断流程图

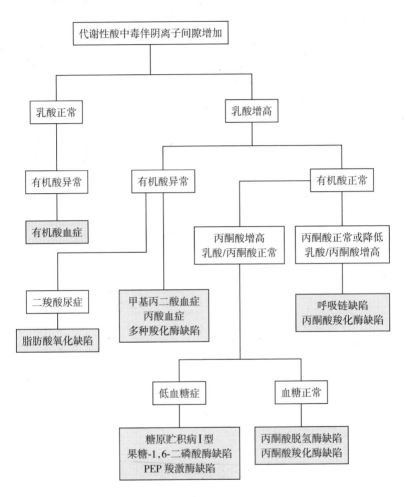

> 附:新生儿高血氨的诊断流程图

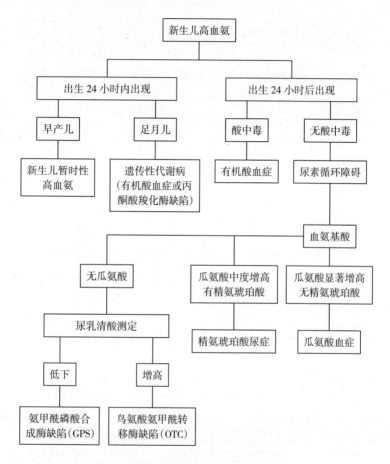

三、遗传代谢病的实验室检查

【概述】

由于遗传代谢病种类繁多,临床表现缺乏特异性,因此临床诊断十分困难,必须依赖生化或遗传学方法确诊。应用生化方法测定异常代谢产物仍是目前诊断遗传性代谢病的主要方法,应根据病史和症状特点由简而繁、由初筛至精确、按一定的步骤进行。

【实验室检查】

1. 常规检查

（1）生化检查：包括血常规、血糖、血氨、血气分析、阴离子间隙（AG）、电解质、肝肾功能、血乳酸、丙酮酸水平、尿常规检查等。其中血气分析、AG、血氨、血糖、血乳酸及丙酮酸水平对判断病情尤为重要。

1）血常规：部分遗传代谢病常出现不同程度的中性粒细胞减少、贫血、血小板减少等，如Ⅰ型酪氨酸血症、甲基丙二酸血症、异戊酸血症、丙酸血症、甲羟戊酸尿症、戈谢病等。溶酶体贮积症可出现淋巴细胞空泡，γ-谷氨酰半胱氨酸合成酶缺乏、糖原贮积症Ⅱ型可出现网织红细胞增多等。

2）血气分析：多种有机酸尿症临床表现以周期性反复发作的代谢性酸中毒为特征，常常伴有脱水和电解质紊乱。血气分析和电解质测定可反映体内酸碱和电解质平衡状况。代谢性酸中毒时应首先除外感染、缺氧、重度脱水、饥饿或中毒等常见致病因素，结合血乳酸、血糖、血氨、酮体及转氨酶等检查结果综合考虑。

3）阴离子间隙（AG）：AG升高是有机酸积聚的一个重要指标。儿科临床中大部分患者的AG高是由于缺氧导致乳酸在体内积聚而引起的继发性酸中毒。代谢性酸中毒而AG正常多见于腹泻、肾小管酸中毒。代谢性酸中毒伴AG>20mmol/L时，提示遗传代谢病，如甲基丙二酸血症、丙酸血症、异戊酸血症等。酸中毒伴有阴离子间隙升高时，应注意检测乳酸、3-羟基丁酸、乙酰乙酸以及尿有机酸。

4）血乳酸（L）、丙酮酸（P）：血乳酸、丙酮酸以及L/P反映细胞质和线粒体氧化还原状态，是筛查能量代谢障碍的重要指标。

循环衰竭、缺氧和其他造成细胞呼吸障碍的因素均可导致血中乳酸累积。排除了上述情况的高乳酸血症，尤其是伴有酮中毒者常提示遗传代谢病。用同一标本同时检测血中乳酸、丙酮酸、3-羟基丁酸（3-OHB）和乙酰乙酸（AA）含量，测算L/P和3-OHB/AA的比值有助于诊断。

血乳酸水平的判断还应结合血糖分析。在有低血糖存在的情况下，乳酸增高见于糖代谢、糖异生、脂肪酸氧化缺陷。不伴有低血糖的单纯乳酸升高,见于电子传递链、三羧酸循环、丙酮酸脱氢酶缺陷。

同时测定丙酮酸的水平有助于某些疾病的诊断。正常情况下,L/P比值约为20。磷酸烯醇式丙酮酸羧激酶缺乏和丙酮酸脱氢酶缺乏时L/P小于20。丙酮酸羧化酶缺乏、α-酮戊二酸脱氢酶缺乏、线粒体氧化磷酸化缺陷时L/P比值大于20(线粒体氧化磷酸化缺陷时,3-羟基丁酸/乙酰乙酸>2∶1)。

5)血糖和酮体:

① 低血糖是遗传代谢病的常见症状,可伴或不伴有酮症。低血糖出现时,应综合乳酸、酮体等水平综合判断。单纯出现低血糖时,应考虑高胰岛素血症;低血糖伴有酸中毒或酮中毒时,应排除有机酸尿症;低血糖伴乳酸酸中毒而无酮症时,应排除糖异生异常;不伴有酮症的低血糖(非新生儿期)应注意排除脂肪酸氧化缺陷;低血糖伴有明显的乳酸酸中毒,应考虑能量产生异常疾病,如线粒体氧化磷酸化缺陷、丙酮酸脱氢酶缺乏、α-酮戊二酸脱氢酶缺乏及丙酮酸羧化酶缺乏。

② 酮体:当体内乙酰辅酶A的生成超过三羧酸循环的氧化能力时,乙酰辅酶A即还原成酮体,如丙酮、乙酰乙酸、3-羟基丁酸等,造成酮中毒和酮尿。在某些情况下,酮体的产生是正常的机体反应,但当酮体生成过高导致酸中毒时则为病理性的。新生儿期的酮尿通常是病理性的,提示代谢异常。很多有机酸尿症伴有酮症,若存在持续的酮症而尿有机酸正常则提示解酮作用的酶缺乏。

6)血氨:高蛋白饮食、运动、标本溶血等可使血氨轻度升高,各种原因导致的严重肝细胞功能异常也可使血氨升高。

严重的高血氨多见于遗传代谢病,如尿素循环缺陷、有机酸血症、先天性高乳酸血症、脂肪酸氧化缺陷等。血氨升高时还应结合其他实验室检查进行分析,如血气分析、血糖、血氨基酸水平等。尿素循环缺陷引起的高氨血症可无或伴有轻度酸中毒;支链氨基酸代谢紊乱引起的高氨血症则伴中、重度代谢性酸中毒;脂肪酸氧化缺陷常伴低血糖。

临床高度怀疑尿素循环缺陷时,血氨基酸分析有助于鉴别诊断。

其中以瓜氨酸水平尤为重要。瓜氨酸明显升高,多为精氨(基)琥珀酸合成酶(AS)缺乏所致,见于瓜氨酸血症。瓜氨酸明显降低,可由氨基甲酰磷酸合成酶Ⅰ(CPSⅠ)缺乏、精氨酸氨基甲酰转移酶(OTC)缺乏、N-乙酰谷氨酰合成酶(NAGS)缺乏引起的瓜氨酸合成酶缺乏所致,可通过进一步测定尿乳清酸和乳清酸核苷的水平进行鉴别。瓜氨酸中度升高见于精氨基琥珀酸裂解酶(AL)缺乏,多伴有血/尿精氨基琥珀酸的明显升高。瓜氨酸正常而精氨酸升高,提示精氨酸酶缺乏。

7) 其他:尿 pH、尿酮、还原性物质。疑诊神经性肌病时,检测乳酸脱氢酶、肌酸激酶和尿肌红蛋白。

各种常规生化检测结果可为遗传代谢病的诊断提供重要依据,根据以上检查结果结合临床特征(发病年龄、临床表现、家族史等),通常可以得到初步的遗传代谢病诊断线索。

(2) 影像学检查:骨骼 X 线或头颅 CT、MRI、MRS 等影像学改变对部分遗传代谢病的诊断具有重要意义。如肾上腺脑白质营养不良、异染性脑白质营养不良的头颅 MRI 以及黏多糖病骨骼 X 线片等均有特征性表现。肾上腺脑白质营养不良头颅 MRI 的典型特征为:双侧三角区周围呈现“蝶形病灶”,花边样强化条带将蝶形病灶分隔成较大片的中央区和外周区,两个区域的信号强度与密度不同,而且整个胼胝体压部信号异常。而异染性脑白质营养不良头颅 MRI 则表现为双侧脑室旁和半卵圆中心的白质呈对称性高信号,胼胝体膝部和压部、半卵圆中心可见“虎纹”或“豹斑”征。黏多糖病骨骼 X 线片特征性表现为胸、腰椎椎体呈鱼唇样、鸟嘴样改变,肋骨呈飘带状。

另外,基底神经节出血、坏死、钙化,大脑额叶或颞叶萎缩,胼胝体发育不全,广泛性大脑萎缩等也是遗传代谢病常见的神经影像学改变。

2. **筛查试验**　既往疑诊病例可做尿筛查试验,但尿筛查试验由于受药物或其他因素的影响,常出现假阴性或假阳性的结果。目前随着 GC/MS、MS/MS 在临床的广泛应用,大部分尿筛查试验已较少应用。

既往临床较常应用的尿筛查试验主要包括班氏试验(检测还原糖)、三氯化铁试验(检测苯丙氨酸和酪氨酸代谢)、2,4-二硝基苯肼

(DNPH)试验及酮体试验(检测酮酸)、亚硝基萘酚试验(检测酪氨酸代谢)、硝普盐试验(检测巯基、尿胱氨酸)、对硝基苯胺试验(检测甲基丙二酸)、甲苯胺蓝试验(检测酸性黏多糖)等。

但作为筛查,尿筛查试验仍可提供一定的信息如斑氏试验诊断半乳糖血症,二硝基苯肼反应对于有机酸尿中的酮尿、甲苯胺蓝试验检测尿中酸性黏多糖等,且该类试验价格低廉,可快速找到遗传代谢缺陷,因此部分尿筛查试验仍在临床应用中。

3. 确诊试验 疑诊病例,或筛查试验有异常时,需进一步做确诊试验。确诊试验主要包括血/尿氨基酸水平测定、尿有机酸分析、血浆脂肪酸分析、血浆酰基肉碱分析、尿琥珀酰丙酮、血乳清酸测定等。通过上述特殊检查,可以准确诊断遗传代谢病中小分子病的类型。

(1) 氨基酸分析:生理体液氨基酸水平测定是诊断遗传代谢病的重要方法。体液中氨基酸水平受很多因素影响,包括年龄、营养状况、生理变化、疾病及治疗情况等。应根据患者临床表现、病史及初步实验室检查结果,考虑进行氨基酸分析。氨基酸分析指征:

1) 家族史:家族中有确诊或高度怀疑为遗传性代谢病患者、有婴儿期死亡同胞。

2) 临床表现:①新生儿期:喂养困难、呕吐、肌张力低下、惊厥或昏迷、呼吸困难、特殊面容或异常气味等;②婴儿/儿童期:饮食不耐、生长发育迟缓、共济失调、运动障碍、小头畸形、反复静脉血栓形成、肝病、肾脏疾病(家族性尿路结石、肾小管功能障碍)、眼部病变(晶状体脱位、视力障碍、白内障)、骨骼改变、毛发/皮肤异常等;③青少年/成人期:智力低下、共济失调、神经精神症状、色素性视网膜炎、反复皮肤溃疡等。

3) 实验室检查:①不明原因的代谢异常,如代谢性酸中毒、阴离子间隙增加、高氨血症、低血糖、酮尿、尿还原物质阳性、血尿酸含量降低、血/尿肌酐含量降低、尿中有大量结晶;②其他特殊检查:骨密度异常、视网膜电图反应降低、神经影像学异常等。

对氨基酸分析结果应根据患者年龄、饮食、营养、生理和病理情况综合判断。如新生儿在生后 1 周可排出大量牛磺酸;小于 6 个月的婴儿排出较多脯氨酸、羟脯氨酸和甘氨酸;人工喂养婴儿尿中可出现同型瓜氨酸。进食后必需氨基酸水平升高,空腹伴酮症时支链氨基酸增高。疾病情况下可能出现全氨基酸尿症、1种或多种血/尿氨基酸异常。某种氨基酸浓度异常亦可能提示几种不同的代谢性疾病。另外,由于地区、饮食习惯、实验室检测条件不同,进行氨基酸分析的实验室最好建立自己的参考值。

(2) 有机酸分析:人体内的有机酸可来源于氨基酸、碳水化合物、脂肪酸和类固醇等代谢过程,或通过饮食、药物等途径进入机体,亦可由细菌代谢产生,其种类繁多。通过对体液中各种有机酸的定性、定量分析,可以为体内各种代谢途径的情况提供极有价值的分析资料。

有机酸分析指征:①遗传性代谢病高危筛查;②不明原因的代谢异常:代谢性酸中毒/高乳酸血症/阴离子间隙增加、高氨血症、低血糖、新生儿酮尿、血细胞减少;③全身性毒性症状:气促、拒食、反复呕吐、生长障碍;④疑诊为有机酸或氨基酸病;⑤疑诊为脂肪酸氧化缺陷或能量代谢障碍;⑥不明原因肝病;⑦不能解释的神经系统或神经肌肉疾病;⑧癫痫样脑病;⑨神经影像学或神经生理学检查异常;⑩多系统反复发作/进行性损害。

尿有机酸分析的标本应在疾病的急性发作期,未经任何治疗前采集。在临床症状缓解、分解代谢率降低之后,代谢物的产生显著减少,许多病例虽经 GC/MS 分析而漏诊,这种情况在脂肪酸氧化缺陷时尤为明显。因此,遗传代谢病的诊断不能依靠单次有机酸分析结果,需结合病史、临床表现、常规生化检查等综合考虑,必要时应重复检查或进行其他相关检查。

脂肪酸氧化缺陷的临床表现可为无症状或婴儿猝死,且缺乏特异性有机酸谱,最显著的改变为出现二羧酸尿症,但二羧酸为脂肪酸过氧化物酶体 β-氧化的产物,仅能提示线粒体 β-氧化系统受损或负荷过重,其原因可能为肉碱缺乏、饮食摄入过多、分解代谢过盛或特定线粒体 β-氧化缺陷。

(3) 酰基肉碱:酰基肉碱是脂肪酸、有机酸代谢的中间代谢产物,许多脂肪酸和有机酸代谢异常常伴有肉碱和酰基肉碱的改变,检测两者的水平可进行脂肪酸和有机酸代谢障碍的筛查和诊断。

酰基肉碱的检测方法包括反相 HPLC、GC/MS、快速原子轰击-串联质谱(FAB-MS/MS)和 LC-MS/MS 等,以后者最为稳定、敏感,可迅速检测血滴滤纸片中酰基肉碱含量,在症状出现前诊断线粒体脂肪酸氧化缺陷,适用于筛查诊断。应用 GC/MS 检测尿中另一代谢产物酰基甘氨酸亦可用于脂肪酸氧化缺陷的筛查诊断。

(4) 酶学分析:遗传代谢病的病理基础是由于基因突变导致所编码的酶功能异常,因此,检测相应酶的活性可进行遗传代谢病的确诊。外周血红细胞、白细胞、皮肤成纤维细胞或肝活检组织等均可用于检测酶活性。目前,酶活性检测广泛用于糖原贮积症、溶酶体病的分型等。

(5) 基因分析:遗传代谢病的本质是基因突变导致蛋白功能缺陷。随着分子生物学检测技术的提高,基因分析常用检测方法如 Sanger 测序和高通量测序法已经广泛应用于临床,日益成为遗传代谢病诊断以及携带者检测的重要手段。但基因检测亦存在一定局限性,如对意义不明变异的解释存在困难,另外,部分疾病由于存在假基因以及甲基化异常等,需二代测序和多重链接依赖探针扩增技术(multiplex ligation-dependent probe amplification,MLPA)结合分析。基因诊断克服了酶学诊断的不足,但基因分析不能取代酶学检测,因为某种遗传代谢病的致病基因可能存在众多变异,基因分析不可能囊括所有可能的基因变异,因此,基因分析仅能对所高度怀疑的基因突变进行检测,确定基因突变的位置和性质,而编码某种酶的基因发生任何形式的突变均会引起酶活性的改变,因此,同时测定酶的活性可以对相应的疾病进行诊断。

(6) 其他:细胞形态学检查在脂质代谢障碍性疾病的诊断中发挥重要作用。如:戈谢病患儿的骨髓、肝、脾或淋巴结穿刺液中可检测到戈谢细胞而尼曼-皮克病患儿的骨髓涂片中可以找到典型的泡沫细胞等。但此类疾病的确诊和分型仍应进行酶学分析、基因分析。

四、遗传代谢病的诊断与治疗

【诊断】

临床医生对遗传代谢病的充分认识和警惕,是遗传代谢病得以及时正确诊断和处理的关键。首先,根据病史、临床特征,应想到遗传代谢病的可能;其次,应根据临床特征以及初步的常规实验室检查,判断出遗传代谢病的类型;最后,选择相应的筛查或确诊试验明确诊断。

遗传代谢病误诊或未得到及时诊断的原因主要为:①单一病种发病率低,临床表现缺乏特异性,临床医师对遗传代谢病的认识有限;②留取血、尿标本的时机与疾病的状态有关;③许多代谢病异常代谢产物的排出常是间歇性的。因此,在诊断过程,应注意以下问题:①标本的采集应在任何治疗开始之前。临床高度怀疑遗传性代谢病时,首先应采取恰当的诊断措施,迅速进行相应常规检查,争取在疾病极期或代谢危象期及时留取治疗前的各种标本资料,因为在治疗开始后,异常代谢产物通常会很快恢复正常。②正确地采集标本以及恰当的保存是获得正确诊断的前提,如血氨和血乳酸采血时,最好不用止血带。采血后,立即将标本置于冰块中并马上送检。③应根据临床表现选择留取不同的标本。氨基酸代谢障碍时要留取血标本,怀疑有机酸尿症则要留取尿标本(最好晨尿)。对猝死、不明原因死亡或部分高度怀疑遗传代谢病的死亡病例,应争取在死亡前甚至尸检时留取体液或组织标本送检,为确定最后诊断提供重要依据,避免或减少医疗纠纷的发生。④实验室检查异常可以是暂时性的,检测值在正常范围内并不能排除遗传代谢病。如一次检查为阴性结果或可疑,应考虑在疾病极期或代谢危象期重复检查,必要时应进行血/尿氨基酸、尿乳清酸、血长链脂肪酸和酰基肉碱定量分析以协助鉴别诊断。⑤应综合分析检测结果:有机酸和氨基酸等检查结果易受疾病发展和治疗情况等因素影响,一种或多种代谢物质异常可能提示几种不同的遗传代谢病,因此,检测结果必须结合临床和常规实验室资料综合分析判断,此点对于判断继发性有机酸尿症尤为重要。⑥在有其他疾病发作的情况下,应重复进行检查。

【治疗】

遗传代谢病的治疗目标是纠正代谢缺陷及其引发的病理生理改变,以保证正常的生长发育。治疗遵循三"R"原则,即限制(restriction)、替代(replacement)、移除(removal)。具体的治疗方法包括通过饮食治疗补充缺乏的代谢产物或限制底物;去除毒性产物、抑制毒性产物的产生或作用;替代终末代谢产物;补充辅助因子以及酶替代治疗、肝移植、造血干细胞移植、基因治疗和对症支持处理等。

1. **饮食治疗** 通过饮食补充缺乏的代谢产物或限制底物。

PKU 是第一种可以通过饮食控制治疗的遗传代谢病。PKU 的临床异常主要是因苯丙氨酸及其旁路代谢产物蓄积所致。体内的苯丙氨酸几乎完全来源于饮食,故限制苯丙氨酸饮食可取得良好效果,但苯丙氨酸是必需氨基酸,若完全限制可导致营养不良和神经损害,因此,仍应适量供给,以维持血苯丙氨酸浓度在 2~6mg/L 范围内而不致引起神经毒性。饮食控制需持续到青春期以后。女性患者在妊娠前亦需饮食治疗,以免母体高苯丙氨酸血症影响胎儿发育。半乳糖血症应禁食含有半乳糖的食品如牛乳、乳品食物等,改用豆奶、豆浆、米粉等喂食新生儿,并辅以维生素、脂肪等营养必需物质。在患儿开始添加辅食后,尚必须避免含有乳糖的水果、蔬菜,如西瓜、西红柿等。丙酸血症需控制含有丙酸前体的饮食摄入,包括异亮氨酸、缬氨酸、苏氨酸、甲硫氨酸、胸腺嘧啶、尿嘧啶、胆固醇侧链和奇链脂肪酸等,蛋白摄入则控制在 0.5~1.5g/(kg·d)。同型半胱氨酸尿症患者应给予低甲硫氨酸饮食。患儿应多进食含甲硫氨酸少的蛋白质,如扁豆、黄豆等豆类食物。尿素循环障碍、氨基酸、有机酸病饮食治疗的原则是,根据疾病的种类限制特异性蛋白质的摄入,同时为保证机体正常的生长发育供给足够的蛋白和热量。脂肪酸氧化缺陷应避免高脂肪饮食、避免长时间饥饿、避免完全依赖脂肪供能的情况发生。威尔逊病禁止使用铜制的炊具、器皿烧煮食物,禁食蟹、虾、乌贼、章鱼、贝类、坚果类(如花生、玉米、大豆、腰果、核桃等)、蘑菇、动物脂肪、海产品及其他含铜高的食品。

2. 加速毒性产物清除 通过各种透析、药物结合或促进转运等方式可帮助机体清除体内已经蓄积的毒性代谢产物,同时注意防止分解代谢。

透析为迅速清除体内水溶性毒性物质最有效的方式之一,包括腹膜透析、血液透析和连续性静脉-静脉血液滤过。腹膜透析简便易行,但去除氨基酸、有机酸和血氨的速度缓慢。血液透析作用迅速,但对新生儿或小婴儿进行血管操作比较困难,在这种情况下常选用连续性静脉-静脉血液滤过。透析多用于急性代谢危象时的短期治疗,应根据病情选用透析方式、容量、次数和缓冲液种类,如碱性透析液利于清除血氨,而碳酸氢盐较乳酸盐则更适合纠正严重代谢性酸中毒等。

某些药物可以促进毒性产物的排泄:

(1) 苯甲酸钠和苯丁酸钠:可用于尿素循环缺陷的治疗。血氨明显升高可危及生命,通常需要立即处理。清除血氨可用苯甲酸钠、苯丁酸钠盐、苯乙酸钠,部分尿素循环缺陷可用精氨酸。但当血氨超过 $500\mu mol/L$ 时,宜采用透析。

(2) 甜菜碱:用于同型半胱氨酸尿症治疗。同型半胱氨酸尿症是由于甲硫氨酸代谢过程中酶缺陷所导致的常染色体隐性遗传病,约 50% 的患者对维生素 B_6 治疗(50~1 000mg/d)有反应,非维生素 B_6 敏感型患者,可应用甜菜碱(betaine)或称 N,N,N-三甲基甘氨酸(N,N,N-trimethylglycine)治疗,每天 6~9g,分次服用,维持血浆甲硫氨酸浓度 $<40\mu mol/L$,血和尿中的同型(半)胱氨酸总量应维持在正常范围。甜菜碱对婴儿同型半胱氨酸尿症可取得非常显著的效果。

(3) 肉碱或甘氨酸:用于治疗有机酸、脂肪酸代谢障碍。肉碱是脂肪酸通过线粒体膜的载体,肉碱不足则影响细胞线粒体内的氧化过程,使细胞代谢失衡,进而引起骨骼肌、心肌和肝脏疾病。补充肉碱是治疗原发性肉碱缺乏症的重要措施。继发性肉碱缺乏较原发性肉碱缺乏症更常见,许多遗传代谢病在发作期有大量低分子有机酸的辅酶 A 酯形成,使体内游离辅酶 A 相对缺乏,引起脂肪酸氧化与生物合成、丙酮酸氧化及多种物质的酰基化异常,进而导致酰基肉碱酯大量积聚并经尿中排泄,造成继发性肉碱缺乏。而补充左旋肉碱有利于有机酸酰基辅酶 A 酯转酯作用,可促进毒性有机酸代谢产物的排泄。左旋肉碱的常用剂量为 100~400mg/(kg·d)。

甘氨酸在人体合成代谢过程中具有重要作用,参与嘌呤类、谷胱甘肽、肌酸和 δ-氨基-γ-酮戊酸等的合成,且对一些物质具有解毒功能。与苯甲酸盐形成马尿酸和与水杨酸盐形成水杨尿酸以随尿液排出体外;与胆碱结合成酸性甘氨胆酸盐排入胆汁中;与某些有机酸结合形成酰基甘氨酸酯,有助于排出累积在体内的有毒代谢物。如异戊酸血症时形成异戊酰甘氨酸、中链酰基辅酶 A 脱氢酶缺乏时形成苯丙酰甘氨酸等。甘氨酸口服剂量一般为 150~600mg/(kg·d)。

3. **替代终末代谢产物** 对于导致终末代谢产物缺乏的一类遗传代谢病,如激素生物合成障碍等,最合理的治疗应为替代终末代谢产物。四氢生物蝶呤(BH4)缺乏型 PKU 因伴有酪氨酸、色氨酸代谢障碍所致的神经介质多巴胺和 5-羟色胺缺乏,故应同时补充 BH4［2~10mg/(kg·d)］、左旋多巴［5~15mg/(kg·d)］和 5-羟基色氨酸［3~13mg/(kg·d)］。

代谢产物替代治疗亦适用于因膜转运障碍引起的中间产物缺乏,如高氨血症-高鸟氨酸血症-高瓜氨酸血症(HHH)综合征,其主要临床表现为高氨血症,是由于线粒体鸟氨酸转运障碍造成线粒体内鸟氨酸缺乏引起,患者血浆鸟氨酸水平升高,但应用低蛋白饮食辅以药理剂量的 L-鸟氨酸即可促使鸟氨酸进入线粒体而明显改善尿素合成。同样,精氨基琥珀酸尿症(ASA)是由于精氨基琥珀酸裂解酶缺乏使精氨酸形成障碍,导致线粒体内鸟氨酸缺乏而出现高氨血症,盐酸精氨酸或游离精氨酸治疗精氨基琥珀酸尿症具有非常显著的效果。因此,对怀疑尿素循环障碍所致的严重高氨血症患者(精氨酸酶缺乏除外)均可静脉使用盐酸精氨酸(200~400mg/kg),使血浆精氨酸水平维持在 50~200μmol/L,常可挽救生命、避免透析。通常对氨甲酰磷酸合成酶Ⅰ(CPS)和鸟氨酸氨甲酰基转移酶(OTC)缺乏型的治疗剂量为 100~150mg/(kg·d)已可满足需要,而对精氨基琥珀酸合成酶(AS)缺乏(即瓜氨酸血症)则需用更大剂量。重症 CPS 和 OTC 缺乏患儿可以补充瓜氨酸[200~400mg/(kg·d)],疗效优于精氨酸,但价格更为昂贵。

4. 辅助因子替代治疗　人体内许多代谢酶类需要非蛋白修复基团如维生素或矿物质作为辅助因子,辅酶、辅助因子可以刺激残余的酶活性,在代谢过程中以及遗传代谢病的治疗过程中起着非常重要的作用。线粒体电子转运过程涉及一大类低分子、非蛋白辅助因子,如黄素、烟酰胺、辅酶 Q、铁-硫簇和血红素等。非蛋白辅助因子如维生素 C 和维生素 K 衍生物已试用于治疗线粒体电子转运障碍,但疗效尚不肯定。

常用的辅助因子:维生素 B_1 用于治疗枫糖尿症、乳酸酸中毒、丙酮酸脱氢酶缺乏和 Leigh 病;维生素 B_2 用于治戊二酸血症Ⅱ型(glutaric acidemia Ⅱ),乳酸酸中毒,呼吸链障碍;生物素(biotin)用于治疗生物素酶缺乏、多种羧化酶缺乏、丙酸血症;维生素 B_6 用于治疗高胱氨酸尿症;维生素 B_{12} 用于治疗甲基丙二酸尿症;维生素 C 用于治疗尿黑酸尿;烟碱酸(nicotinic)治疗哈特纳普病等。常用辅助因子的剂量:维生素 B_1 5~20mg/d,可至 500mg/d;生物素 5~20mg/d;维生素 B_2 200~300mg,每天 3 次;维生素 B_6 200~300mg/d;维生素 B_{12} 1~2mg/d 等。

5. 酶替代治疗(enzyme replacement therapy,ERT)　利用具有生物活性的酶进行遗传代谢病的治疗,是遗传代谢病治疗领域的一个重要创举。自 1991 年阿糖苷酶被批准用于戈谢病Ⅰ型的治疗,ERT 已经成为多种 LSDs 的推荐治疗。除戈谢病外,美国 FDA 已批准 ERT 用于法布里病、黏多糖病(Ⅰ型、Ⅱ型、ⅣA 型、Ⅵ型和Ⅶ型)、庞贝病、溶酶体酸性脂肪酶缺乏症、尼曼-皮克 C 型以及晚发婴儿型神经元脂蜡样褐质病(三肽氨基肽酶 TPP1 缺乏症,CLN2)等的治疗。注入体内的溶酶体酶可以被细胞溶酶体摄取,参与非水溶性化合物如糖鞘脂的代谢。ERT 可改善溶酶体贮积病患儿的脏器肿大、心脏病理、呼吸功能、关节活动度和运动能力、血液学参数以及生活质量等。但 ERT 治疗并不能完全缓解或预防溶酶体贮积病患儿的症状。

酶替代治疗的局限性:①不能透过血脑屏障,不能改善脑部症状,故不适用于神经型溶酶体贮积病的治疗;②对骨骼、心脏瓣膜和角膜等部位穿透性较低，难以改善相应组织器官的受累症状；③具有一定免疫原性，可诱导IgG介导的免疫反应而产生抗药物抗体；④输注过程中可产生输液相关反应；⑤酶制剂价格昂贵，难以普及。

6. **骨髓移植**(bone marrow transplantation，BMT) 骨髓移植应用于与造血组织相关的遗传代谢病。骨髓移植的效果取决于疾病的类型以及疾病发病时间，一般移植后内脏器官症状改善较为明显，神经系统症状改善有较大差异，对累及神经系统的早期病例有效，如对稳定或逆转 α-艾杜糖醛酸酶缺乏症(即赫尔勒病，MPS IH)的严重神经系统症状有肯定效果，但对累及神经系统的其他类型的黏多糖病如 Hunter 病和 Sanfilippo 病的疗效不肯定。

赫尔勒综合征经骨髓移植，可以减少不同组织中黏多糖的堆积，从而减缓疾病的进程，可改善周围神经和血管的损害以及缓慢地改善中枢神经系统的损害，包括增加白细胞中酶的水平以及逐渐消除肝脾肿大，控制骨骼系统的损害，但不能防止尚未出现临床症状的器官损害，因此该疗法只能减缓疾病的进程，不能根治。骨髓移植治疗Ⅰ、Ⅲ型戈谢病亦获得较满意效果，但术后有约10%患儿死亡，故仍应慎重考虑。骨髓移植的远期效果尚待评估。

骨髓移植的局限性：①必须找到完全匹配的供者；②移植前的放疗和化疗可能对患者产生潜在的危险；③患者可能对异体骨髓不耐受以及发生移植物抗宿主反应；④正常骨髓供应紧缺，在很大程度上限制了骨髓移植的临床应用。

7. **造血干细胞移植**(hematopoietic stem cell transplantation，HSCT) 20世纪60年代，Frantatoni 和 Neufeld 将黏多糖病Ⅰ和Ⅱ型的成纤维细胞交叉培养，发现患者细胞内异常的贮积物明显减少。随后 Ferrante 研究发现，将正常人的白细胞输入黏多糖病Ⅱ型患儿体内，代谢异常也得到了部分纠正。1980年根据上述试验结果，Hobbs 成功地为1例黏多糖病Ⅰ型的患儿进行了造血干细胞移植。此后，该方法广泛应用于遗传代谢病的治疗，如黏多糖病(MPS)、脂质沉积病等。

HSCT 的移植时机至关重要，其疗效与患儿的年龄、神经系统受累程度密切相关。对于疾病早期，中枢神经系统没有受累或轻度异常的患者进行移植效果较好。相反,对疾病进展期,全身各系统特别是中枢神经系统严重受损的患者进行移植的效果差,尤其远期疗效很差。国内部分医院也已经开始应用造血干细胞移植治疗遗传代谢病,并获得初步成功。

脐血来源简便,移植物抗宿主病发生率相对较低,现已成功用于赫尔勒综合征(Hurler syndrome)、肾上腺脑白质营养不良及 MPS-Ⅵ型等遗传性代谢病的治疗。但由于遗传性代谢病是基因缺陷导致的疾病,因此自体或同卵双生的造血干细胞不能移植。

但 HSCT 也有其局限性,如产生移植相关的排斥反应,无法改善已经受损的中枢神经系统症状,对已发生的骨骼受累没有明显改善作用,对角膜、心脏瓣膜的作用有限等。另外,移植后相关症状的改善速度较慢,有时难以抵消疾病的快速进展所带来的损害。

8. **基因治疗**　基因治疗的方法有两种:①正常基因替代疗法:分离正常的基因,而后将其导入细胞内,让其代替已发生突变的基因,使细胞表达出正常基因的产物,纠正遗传缺陷。②原位修复基因:原位修复缺陷的致病基因,即针对致病基因突变的类型纠正置换或颠换的碱基、添加缺失的 DNA 片段等。

基因治疗的前提是明确致病基因,并需要病毒作为载体。转移基因受多种物理、化学、伦理因素的影响,面临很多困难,与骨髓移植相比难度更大。目前,基于慢病毒的基因治疗已在异染性脑白质营养不良和黏多糖病Ⅰ型患儿进行临床前试验研究。首个基因组编辑试验正在黏多糖病Ⅰ型和Ⅱ型中进行,但大部分遗传代谢病的基因治疗尚处于探索研究阶段。

9. **伴侣蛋白(chaperone)**　是一类在序列上没有相关性但有共同功能的蛋白质,是一种小分子膜透性配体,能透过血脑屏障,可与一种新合成的多肽链形成复合物并协助它正确折叠成具有生物功能构向的蛋白质,因此对由于酶折叠错误引起的疾病有效。

许多 LSDs 是由于错义突变导致蛋白折叠,酶的活性降低所致。而只有正确折叠的蛋白才可分泌,发挥作用,错误折叠的蛋白被降解。从理论上讲,应用伴侣蛋白可以克服蛋白错误折叠的问题。分子伴侣蛋白在戈谢病、法布里病、庞贝病、黏多糖病ⅢB 和 GM1/GM2 神经节病的动物模型和临床试验均有研究。目前唯一获批的分子伴侣药物是用于治疗法布里病的 Migalastat。另外,戈谢病的动物研究发现,氨溴索能够透过血脑屏障,可增加葡萄糖脑苷酶活性。

10. **减少底物治疗(substrate reduction therapy,SRT)**　抑制积累底物的合成,从而减少缺陷溶酶体酶的底物量。美国 FDA 已批准美格鲁特和依利格鲁司特两种 SRTs。美格鲁特可透过血脑屏障,减缓神经性 LSDs 患儿的神经症状进展,已被批准用于戈谢病 1 型和 NPC 的治疗。依利格鲁司特是一种葡糖神经酰胺合成酶抑制剂,不能跨越血脑屏障,仅被作为成人戈谢病 1 型的一线治疗药物。上述药物可口服,且无免疫原性。

11. **遗传代谢病的急性期处理**　大多遗传代谢病在急性发作期病情凶险,表现为代谢紊乱和代谢性脑病等症状,死亡率和伤残率极高,常造成神经系统不可逆损伤。急性期的早期诊断和及时处理对改善患者的预后至关重要。其目的首先是清除毒性代谢产物,如有机酸的中间产物和氨等;其次是防止分解代谢。

(1) 停止摄入可能的毒性物质(蛋白质、脂肪、果糖、半乳糖):在代谢危象或急性期,特别是新生儿或婴幼儿期的有机酸或尿素循环代谢障碍时应立即停止所有蛋白摄入,直至经筛查确定诊断后可使用去除或减少其不能代谢成分的特殊饮食。

(2) 静脉输注葡萄糖,提供足够的热量和液体,防止进一步的分解代谢:在急性代谢危象期应给予高热量摄入,可同时输注葡萄糖和胰岛素以进一步降低蛋白分解并在恢复期促进蛋白生物合成。一般情况下,可给予 10%~15% 葡萄糖 8~10mg/(kg·min)。输入小剂量的胰岛素 0.2~0.3IU/kg 可以使合成代谢进一步提高。

但应注意,对于空腹耐受减低的患者(如糖原贮积症、糖异生异常、先天性高胰岛素血症、脂肪酸氧化缺陷、生酮和解酮作用异常),以肝脏产生葡萄糖的速率[新生儿为 7~8mg/(kg·min)]补充葡萄糖易于改善症状,而对于内源性中毒的患者,通常需要供应更高的能量以促进合成代谢。但提供高糖对能量代谢障碍性遗传代谢病(特别是丙酮酸脱氢酶复合物缺乏)患者具有潜在风险,因其可加重乳酸酸中毒。

在葡萄糖输注过程中,应注意定期检测乳酸以及酸碱平衡状态。

(3) 纠正急性代谢紊乱,清除毒性代谢产物:根据临床表现以及初步实验室检查结果,及时纠正急性代谢紊乱,如脱水、代谢性酸中毒、低血糖、电解质紊乱等,清除毒性代谢产物,如氨等。

遗传代谢病的代谢危象期,通常伴有脱水,故应根据病情补充液体以维持液体和电解质平衡。纠正酸中毒宜用碳酸氢盐。显著的高血氨可危及生命,诊断后需立即处理。对怀疑尿素循环障碍所致的严重高血氨患者(精氨酸酶缺乏除外) 均应立即静脉使用盐酸精氨酸,通常对氨甲酰磷酸合成酶 I(CPS)和鸟氨酸氨甲酰基转移酶(OTC)缺乏型的治疗剂量为 100~150mg/(kg·d)已可满足需要,而对精氨基琥珀酸合成酶(AS)缺乏(即瓜氨酸血症)则需用更大剂量。若血氨高于 $500\mu mol/L$,则应采取血液透析。

(4) 确诊遗传代谢病后,给予特异性治疗

1) 能量供应:对于中毒型患者,继续输注葡萄糖、胰岛素;排除脂肪酸氧化缺陷后,对于蛋白质分解代谢障碍(如尿素循环缺陷、氨基酸病、有机酸病),给予脂肪 2~3g/(kg·d)以提供更高的能量;长链脂肪酸氧化缺陷时可提供中链甘油三酯 2~3g/(kg·d)(中链乙酰辅酶 A 脱氢酶缺乏时禁用中链甘油三酯),脂肪酸氧化缺陷禁用脂肪乳。

2) 蛋白质分解代谢障碍时,继续限制蛋白的摄入:尿素循环障碍或氨基酸病急性期,需常规予以高热量(碳水化合物)、无蛋白饮食以减少体内蛋白分解。而恢复期的氨基酸或蛋白质摄入则应调整至满足体内蛋白生物合成并避免分解代谢为宜。蛋白质摄入量应按年龄予以限制:婴儿期 1.5~2.0g/(kg·d)、幼儿期 1.2~1.5g/(kg·d)、儿童期约 1g/(kg·d)。

3) 辅助因子治疗:辅助因子可刺激残余的酶活性,在代谢过程中以及遗传代谢病的治疗过程中起着非常重要的作用。

(5) 其他对症支持处理:包括呼吸管理、控制惊厥、缓解疼痛或肌肉强直、防治感染及功能训练和心理治疗等。对常规抗惊厥药物治疗无效的新生儿抽搐患者,可应用维生素 B_6。

（6）反复发作的疾病类型应注意避免发作诱因，如感染、空腹、创伤、特殊饮食或药物等。

第二节 氨基酸代谢病

一、高苯丙氨酸血症

（一）苯丙酮酸尿症

【概述】

高苯丙氨酸血症（hyperphenylalaninemia，HPA）是最常见的常染色体隐性遗传的氨基酸代谢病，血苯丙氨酸（phenylalanine，Phe）浓度>120μmol/L，血 Phe 与酪氨酸（tyrosine，Tyr）比值（Phe/Tyr）>2.0 统称为HPA。HPA 的病因分为苯丙氨酸羟化酶（phenylalanine hydroxylase，PAH）缺乏症和 PAH 辅酶四氢生物蝶呤（tetrahydrobiopterin，BH4）缺乏症两大类。PAH 缺乏症，包括苯丙酮酸尿症（phenylketonuria，PKU）及轻度 HPA。HPA 是我国 1981 年最早开展新生儿筛查项目之一，其患病率有种族和地区的差异，白种人及东亚人为 1/15 000~1/10 000，美国为 1/19 000~1/13 500；亚洲国家如日本为 1/70 000，泰国 <1/200 000，韩国为 1/40 000。根据我国 3 500 万新生儿筛查资料统计，HPA 患病率约为 1/10 397，北方高于南方。

【病因及分类】

1. **病因** 苯丙酮酸尿症（PKU）是由于肝脏 PAH 基因突变导致PAH 活性降低或丧失，苯丙氨酸不能转变为酪氨酸，酪氨酸代谢受阻，血 Phe 增高与中性氨基酸竞争通过血脑屏障，脑内 Phe 浓度增高、神经递质多巴胺及 5-羟色胺合成减少，引起脑髓鞘发育不良或脱髓鞘等脑白质病变，导致患儿智能发育障碍；Phe 增高可刺激转氨酶发育，旁路代谢增强，生成苯丙酮酸、苯乙酸和苯乳酸增高，并从尿中大量排出（图 3-1）。

2. **分类** PAH 缺乏程度不同导致血 Phe 浓度不同，通常根据治疗前最高的血 Phe 浓度或天然蛋白摄入足够情况下血 Phe 浓度分类，

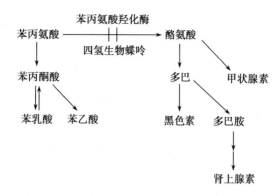

图 3-1　苯丙氨酸代谢示意图

国内外分类标准不同,国内标准:经典型 PKU(血 Phe≥1 200μmol/L)、轻度 PKU(血 Phe 浓度 360~1 200μmol/L)及轻度 HPA(血 Phe 浓度 120~360μmol/L);但由于新生儿筛查发现者可因 Phe 摄入不足而未达到最高值,分类有差异。因此,国外学者也提出根据 2~5 岁时对饮食 Phe 耐受量进行分类,经典型 PKU 者 Phe 耐受量 <20mg/(kg·d),轻度 PKU(20~50)mg/(kg·d),轻度 HPA 为 >50mg/(kg·d),但实际应用复杂,需要标准化饮食。此外,根据血 Phe 浓度对 BH4 反应性分为 BH4 反应性及 BH4 无反应性 PKU/HPA。

【诊断】

1. **病史**　询问孕周、出生体重、头发及皮肤颜色改变、智能发育、神经系统、精神心理行为等表现。

2. **临床表现**　新生儿期多无明显的临床症状,部分患儿可出现喂养困难、湿疹、呕吐、易激惹等非特异性症状。出生 3 个月后逐渐表现典型 PKU 的临床特点:头发由黑变黄、皮肤颜色浅淡,尿液、汗液中散发出鼠臭味,随着年龄增长,智能发育落后明显,部分患儿表现为小头畸形、婴儿痉挛或点头样发作,也可出现行为、性格、神经认知等异常,如多动、自残、攻击、孤独症谱系障碍、自卑、忧郁等。

3. **新生儿筛查**　由于新生儿期 PKU/HPA 患儿无临床表现。新生儿筛查即是通过血液生化检测在群体中对每个新生儿进行 HPA 筛检,使患儿在临床症状未出现而其生化异常已存在时得以早期诊断、早期治疗，避免或减少智能落后的发生。对出生 48 小时或哺乳 6~8 次以上的新生儿，足跟采集外周血滴于干滤纸片上测定血 Phe 浓度以进行 HPA 筛查。早产儿因转氨酶不成熟可导致暂时性 HPA，或出生后急性疾病、发热、感染、肠道外营养或输血等也可导致血 Phe 浓度增高，或蛋白摄入不足导致假阴性，对这些情况判断需谨慎，需复查。

4. 实验室检查

（1）血苯丙氨酸、酪氨酸浓度测定：是 HPA 的主要诊断方法。用于新生儿筛查的传统 Guthrie 细菌抑制法简便可行，但为半定量法；目前多数筛查实验室采用全定量的荧光法测定血 Phe 浓度进行筛查。近 10 年国内逐步开展串联质谱技术进行 HPA 筛查，提高了检测灵敏度，并可同时测定 Phe、Tyr 及 Phe/Tyr，可排除其他病因（如酪氨酸血症、希特林蛋白缺乏症等）及其他因素继发血 Phe 增高，但 Phe/Tyr 正常或降低，提高了诊断的准确性，降低了 HPA 假阳性率。因此，建议对新生儿筛查发现的 HPA 者，进行血串联质谱或氨基酸分析。

（2）尿蝶呤谱分析：对所有诊断为 HPA 的患儿均需要做此项检查，以鉴别 BH4 缺乏症。新鲜尿液收集后立即加入晶体抗坏血酸（每毫升尿液加 10~20mg 抗坏血酸），避光下混匀后 $-70\,^{\circ}\mathrm{C}$ 保存或将经抗坏血酸处理后的尿液渗透干滤纸片 $5\mathrm{cm}\times5\mathrm{cm}$ 避光保存，快递寄至实验室，采用高效液相色谱仪测定新蝶呤（neopterin，N）、生物蝶呤（biopterin，B）及 B% $[(\mathrm{B}/(\mathrm{B}+\mathrm{N})\times100\%)]$。经典型 PKU 患儿尿新蝶呤及生物蝶呤浓度增高，B% 正常；BH4 缺乏症尿蝶呤谱改变详见 BH4 缺乏症章节。

（3）血二氢蝶啶还原酶活性（DHPR）测定：所有诊断为 HPA 的患儿也应常规进行此项检查，用于鉴别 DHPR 缺乏所致的 BH4 缺乏症。采用双光束分光光度计测定干滤纸血片中 DHPR 活性。PKU 患儿该酶活性正常。

（4）四氢生物蝶呤（BH4）负荷试验：用于 BH4 缺乏症的辅助诊断及 BH4 反应性 PKU/HPA 的诊断，需留取尿蝶呤标本后进行。试验前及试验过程可正常饮食，具体方法及判断如下：

1）24 小时 BH4 负荷试验：临床实践提示该试验是 BH4 缺乏症

较可靠、可行的辅助诊断方法。当新生儿基础血 Phe>400μmol/L 或 6~7mg/dl,可在喂奶前 30 分钟给予口服 BH4 片 20mg/kg(BH4 片溶于水中),BH4 服前和服后 2、4、6、8、24 小时分别采血测定 Phe 浓度,服后 4~8 小时也可留尿做尿蝶呤谱分析;对于血 Phe 轻度增高者或已用特殊饮食治疗后血浓度正常或较低者可先做尿蝶呤分析及 DHPR 活性测定,必要时可建议高蛋白质饮食摄入 3 天,待血 Phe 增高后再做 BH4 负荷试验,不推荐做 Phe+BH4 联合负荷试验;对基础血 Phe 浓度正常者不建议做 BH4 负荷试验,易导致假阳性而误诊。BH4 合成酶缺乏者血 Phe 浓度在 2~6 小时可下降至正常。

2) 2 天 BH4 负荷试验:对诊断为 PAH 缺乏导致的 PKU/HPA,可通过此试验进行 BH4 反应性 PKU/HPA 的诊断。BH4 负荷试验的方法及判断标准各国不同,Blau 等建议:口服 BH4 后 8、16、24 小时测定血 Phe,连续 2 天,第 1、第 2 天口服 BH4 后 8~24 小时血 Phe 浓度较基础均下降 30%,判断为 BH4 反应性 PKU/HPA;如血 Phe 在 8 小时下降 30%,但 16 小时或 24 小时下降 <30%,或第 1 天 BH4 试验有反应,但第 2 天试验无反应,甚至延长 1~2 周试验仍无反应,判断为 BH4 无反应性 PKU/HPA。所有血 Phe 增高者中 20%~30% 对 BH4 有反应,经典型 PKU 仅 10% 左右有反应,60%~70% 轻度 PKU/HPA 者为 BH4 反应型。

(5) 脑电图:约 80% 患儿有脑电图异常,可表现为高峰节律紊乱、灶性棘波等,一般不作为常规检查。

(6) 头颅影像学检查:评价 PKU 患儿脑损伤的方法。MRI 可对 PKU 患儿脑白质病变程度进行评估。部分患儿可有脑白质的异常,包括:髓鞘发育不良和/或脱髓鞘病变,脑白质空泡变性及血管性水肿。磁共振波谱(1H-MRS)是用于检测 PKU 患儿脑内 Phe 浓度高低的无损伤技术,临床应用有一定难度。

(7) 基因诊断:为确诊方法。PAH 基因定位于染色体 12q23.2,全长约 90kb,含 13 个外显子,编码 451 个氨基酸。突变类型多样,具有高度遗传异质性。至今国际上已报道 800 余种 PAH 基因突变类型,60% 左右为错义突变。亚洲 PKU 热点突变与欧美国家存在很大差异。

上海交通大学医学院附属新华医院曾报道212例PKU基因突变,较常见的突变为R243Q(26%);R241C突变可能与BH4反应性PKU有关,携带相同基因突变患儿对BH4反应不同。

【鉴别诊断】

1. **BH4缺乏症**　由于新生儿期无明显的临床症状,故对所有新生儿筛查诊断的HPA均进行尿蝶呤谱分析、DHPR活性测定,必要时联合BH4负荷试验进行各型BH4缺乏症的鉴别诊断。

2. **酪氨酸血症Ⅱ型**　常染色体隐性遗传的氨基酸代谢病。临床可分为3型,其中Ⅱ型为酪氨酸氨基转移酶缺乏所致,少见,临床主要表现为角膜病变、掌跖角化过度,可伴智能落后及神经症状。这类患儿除HPA外,Tyr浓度增高,Phe/Tyr降低或正常。

3. **希特林蛋白缺乏症**　是瓜氨酸血症Ⅱ型的主要病因,患者在新生儿期表现为肝内胆汁淤积,以黄疸延迟、阻塞性黄疸、肝内胆汁淤积、肝大、肝功能损害及凝血功能障碍为特点。新生儿期血氨基酸分析显示瓜氨酸、甲硫氨酸、苯丙氨酸、精氨酸增高;无乳糖及富含中链脂肪酸奶粉治疗显效。

【治疗】

PKU是可治的遗传代谢病,低苯丙氨酸特殊饮食仍是目前治疗PKU的主要方法。理想的PKU治疗需要多学科的综合管理,包括遗传代谢病专科医师、营养师、心理专家、社会工作者及政府部门的政策资助等。

1. **治疗指征**　在正常蛋白质摄入下,血Phe浓度持续2次>360μmol/L者(PKU患儿)均应立即治疗,越早治疗越好,争取出生1个月内治疗;治疗至少持续到青春发育期后,提倡终身治疗;血Phe浓度<360μmol/L(轻度HPA)不需治疗,但需定期随访,监测血Phe浓度,如血Phe浓度持续2次>360μmol/L仍需要治疗。

2. **饮食治疗**　PKU患儿对苯丙氨酸的耐受量有个体差异,需个体化治疗。在饮食治疗中,应根据相应年龄段儿童每天蛋白质需要量、血Phe浓度、Phe的耐受量、饮食嗜好等调整治疗方法。

(1)新生儿及婴儿期:此年龄段的喂养主要是母乳或奶粉,饮食治疗依从性较好。经新生儿筛查诊断的经典型 PKU 患儿需暂停母乳或普通婴儿奶粉,给予无 Phe 特殊奶粉(15% 蛋白质),治疗后 3~7 天血 Phe 浓度明显下降或达正常后,逐步添加少量天然饮食,首选母乳(Phe 含量仅为牛奶的 1/3),或添加普通婴儿奶粉及低 Phe 辅食;轻度 PKU 患儿根据血 Phe 浓度按一定比例(3:1 或 2:1)配制无 Phe 特殊奶粉与普通奶粉,根据血 Phe 浓度调节。

(2) 婴儿期后:由于天然饮食诱惑,治疗依从性下降,特殊奶粉需求量减少,饮食治疗面临挑战。为满足蛋白质摄入及血 Phe 浓度控制,可选用蛋白含量较高的无 Phe 蛋白粉或奶粉,减少天然蛋白质摄入量,并辅助含蛋白质或 Phe 极低的大米、面粉、饼干、调味料等辅食,并参考《中国常见食物营养成分表》选择添加低 Phe 的天然食物,以增加患儿生活情趣。英国 PKU 学会列举不同苯丙氨酸含量的食谱:Phe 含量较高食物包括肉、乳酪、鱼、蛋、面粉、坚果、豆制品,应避免摄入;Phe 含量中等食物包括大米、牛奶、土豆、烘烤豆类,适当摄入;Phe 含量较低的淀粉类食物、水果、蔬菜(蘑菇、胡萝卜、卷心菜)、糖、黄油、植物油等,可选择摄入。

(3) 青少年及成年 PKU:青少年及成年 PKU 治疗若依从性较差,中断治疗或血 Phe 控制不理想者,仍会导致一系列精神、行为等异常,尤其是女性患者孕前、孕期血浓度增高,可通过胎盘影响胎儿脑发育,虽出生子女血 Phe 浓度正常,但 90%~95% 可出现智能落后、小头畸形,17% 伴先天性心脏病等各种畸形,早产低体重发生率增高,称为母源性 PKU 综合征。因此,对 PKU 女性患者需进行产前遗传咨询,在孕前 6 个月至整个孕期需要饮食治疗,控制血 Phe 浓度为 $120~360\mu mol/L$。

3. 四氢生物蝶呤(BH₄)治疗 对 BH₄ 反应型 PKU 患者,尤其是饮食依从性差者,可采用 BH₄ 治疗,提高 Phe 耐受性,适当放松天然蛋白质的限制,甚至完全普食,改善生活质量及营养等。国内许可上市的二盐酸沙丙蝶呤(6R-BH₄)(每片 100mg)已应用于临床,剂量 5~20mg/(kg·d),开始剂量 10mg/(kg·d),分 2~3 次口服,或联合低 Phe 饮食治疗,不需补充神经递质前质。多项研究提示 BH₄ 治疗有较好耐受性,少数有轻微的不良反应,与对照组无明显差异,主要有头痛、咽痛、腹泻、上呼吸道感染等。

4. **宣传及心理指导** 对新诊断的 PKU 患儿家长需进行 PKU 基础知识的宣教,使父母坚定治疗信心,理解疾病的遗传方式、病因、鉴别诊断的重要性、治疗的原则方法及随访的重要性等,配合医生,提高治疗依从性,达到良好的疗效。入学后需要学校老师知情告知,配合饮食及教育指导,做好患者的心理辅导工作。

5. **其他探索性治疗** 由于 PKU 长期饮食治疗依从性下降,或无 Phe 饮食口味欠佳及特殊低蛋白食物导致营养缺乏等问题,使饮食治疗面临挑战,开发其他治疗方法已成为关注热点。如口服大分子中性氨基酸(LNAA)通过与 Phe 竞争受体而阻止 Phe 通过血脑屏障进入脑组织、由奶酪乳清提取的不含 Phe 和 Tyr 的天然蛋白质糖巨肽(GMP)、苯丙氨酸脱氨酶口服制剂、酶替代疗法及基因治疗有待将来用于 PKU 治疗。

6. **随访**

(1) 血 Phe 浓度监测:建议空腹或在喂奶 2~3 小时后采血测定 Phe 浓度。治疗开始后每 3 天测定血 Phe 浓度,以及时添加天然食物;代谢控制稳定后,Phe 测定可适当调整:<1 岁每周 1 次,1~12 岁每 2 周至 1 个月 1 次,12 岁以上每 3 个月测定 1 次。如有感染等应激情况,血 Phe 波动,需密切检测;或每次添加天然饮食或更换食谱后 3 天,需复查血 Phe 浓度。各年龄段血 Phe 浓度控制的理想范围:1 岁以下,120~240μmol/L;1~12 岁,120~360μmol/L;12 岁以上,120~600μmol/L。

(2) 预防苯丙氨酸缺乏症:苯丙氨酸是一种必需氨基酸,治疗过度或未定期检测血 Phe 浓度,易导致 Phe 缺乏症,表现严重皮肤损害、嗜睡、厌食、营养不良、腹泻、贫血、低蛋白血症等,甚至死亡。因此,应严格监测血 Phe 浓度,及时添加天然食物,维持血 Phe 浓度在各年龄理想控制范围。

(3) 生长、智能发育随访:治疗后每 3~6 个月测量身高、体重、营养评价等,1 岁、2 岁、3 岁、6 岁定期进行智能发育评估,学龄儿童可参考学习成绩等评估。

➢ 附：PKU 的诊治流程图

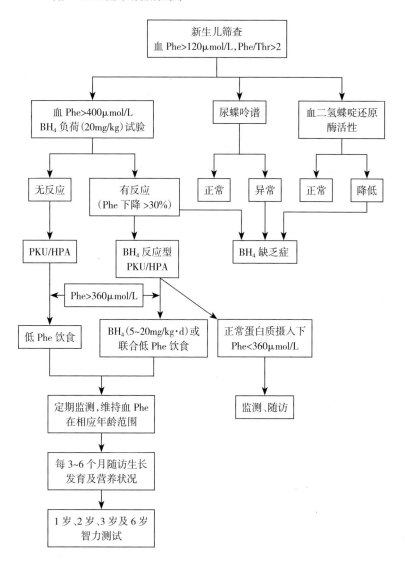

（张惠文）

（二）四氢生物蝶呤缺乏症

【概述】

四氢生物蝶呤缺乏症（tetrahydrobiopterin deficiency，BH_4D）是一种特殊类型的高苯丙氨酸血症，为常染色体隐性遗传病。由于苯丙氨酸、酪氨酸、色氨酸羟化酶及一氧化氮合成酶的辅酶四氢生物蝶呤缺乏所致。各国 BH_4D 在 HPA 中所占比例不同：白种人 1%~2%；东南亚地区中，日本约占 4%，韩国占 10%，泰国占 17%，菲律宾占 23%，马来西亚较高，占 64%。至今我国内地累计诊断 BH_4D 300 余例，南方发病率高于北方，北方 BH_4D 在 HPA 中占 6%~7%，中部约占 14%，南部约 29%。

【病因】

BH_4D 是由于 BH_4 合成或代谢途径（图 3-2）中 5 种酶的先天性缺陷所致。根据 2012 年 BIODEF 数据统计，已注册 670 余

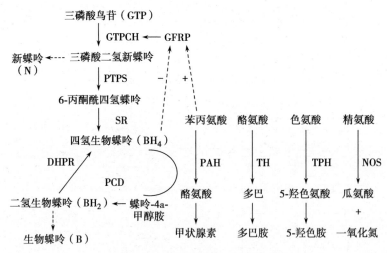

图 3-2　四氢生物蝶呤合成代谢示意图

GFRP，GTP 环化水解酶Ⅰ反馈调节蛋白；GTPCH，鸟苷三磷酸环水解酶Ⅰ；PTPS，6-丙酮酰四氢蝶呤合成酶；SR，墨蝶呤还原酶；PCD，蝶呤-4a-甲醇胺脱水酶；DHPR，二氢蝶啶还原酶；PAH，苯丙氨酸羟化酶；TH，酪氨酸羟化酶；TPH，色氨酸羟化酶；NOS，一氧化氮合成酶。

例 BH_4 缺乏症，较常见的为 6-丙酮酰四氢蝶呤合成酶(6-pyruvoyl tetrahydropterin synthase，PTPS)缺乏(占 56%，其中 1/5 为轻型)，其次为二氢蝶啶还原酶(dihydropteridine reductase，DHPR)缺乏(占 34%)，鸟苷三磷酸环水解酶 I (guanosine triphosphate cyclohydrolase I，GTPCH)缺乏(4.9%)，墨蝶呤还原酶(SR)缺乏症及蝶呤-4α-二甲醇胺脱水酶(pterin 4α-carbinolamine dehydrogenase，PCD)缺乏(3.7%)少见。上述任何一种酶缺乏均可导致 BH_4 合成障碍，不仅影响了 PAH 活性，导致血 Phe 浓度不同程度增高，而且由于降低了酪氨酸、色氨酸羟化酶活性，使神经递质前质左旋多巴(L-DOPA)和 5-羟色氨酸(5-hydroxytryptophan，5-HTP)生成减少，影响了脑内神经递质(多巴胺、5-羟色胺)的合成，未治疗患儿其神经系统损害症状比 PKU 更严重，预后更差。本节阐述的 GTPCH 缺乏是指常染色体隐性遗传者，而不包括常染色体显性遗传的、GTPCH 缺乏(即多巴反应性肌张力低下症)。

【诊断】

1. **病史** 询问孕周、出生体重、头发及皮肤颜色改变、智能发育、神经系统症状(如肌无力、抽搐等)等。PTPS 缺乏者早产或出生低体重发生率较高。

2. **临床表现** 新生儿期的 BH_4D 患儿可无临床表现，出生 3 个月后除表现类似 PKU 的症状外，出现神经递质缺乏症状，如反应迟钝、小头畸形、眼睑下垂、表情呆滞、吞咽困难及口水增多、嗜睡、躯干肌张力低下、四肢肌张力增高、抽搐、智能发育障碍。PTPS 缺乏症临床上分为 3 型，即经典型或严重型、轻型或外周型、暂时型。严重型者因脑脊液中神经递质代谢产物水平下降，出现严重的神经系统症状；外周型者脑脊液神经递质代谢产物水平正常，仅表现为 HPA，无神经系统症状；暂时型者为 PTPS 成熟延迟所致。新生儿筛查诊断者临床无症状，在不能测定脑脊液神经递质代谢产物的情况下，难以鉴别严重型与轻型。DHPR 缺乏症者除了与 PTPS 缺乏症相似表现外，多伴免疫功能低下而反复感染，叶酸代谢受抑制出现基底神经节、脑白质和灰质血管周围钙化灶及脑萎缩等。

3. **新生儿筛查** 新生儿期 BH_4D 患儿可无临床表现,故对新生儿筛查诊断 HPA 患儿,在给予低 Phe 饮食治疗前进行 BH_4 缺乏症的鉴别诊断,使患者得到早期对因治疗,改善预后。

4. **实验室检查** 以下各种检查具体方法详见第三章第二节中描述。

(1)血苯丙氨酸(Phe)、酪氨酸(Tyr)测定:BH_4 缺乏症患儿血 Phe 及 Phe/Tyr 多增高,血 Phe 浓度变异大,血 Phe>1 200μmol/L 少见。少数 DHPR 缺乏者及 SR 缺乏症者血 Phe 可正常,不能被新生儿筛查检出。

(2)尿蝶呤谱分析:是目前世界上公认的 BH_4D 筛查手段。国内目前尿蝶呤谱分析主要鉴别 BH4 合成酶缺乏(PTPS 及 GTPCH 缺乏症)。各种酶缺乏的尿蝶呤谱见表 3-1。PTPS 缺乏时,尿生物蝶呤(biopterin,B)极低或测不出是主要诊断指标,B%<10%(97% 多 <5%),不能仅根据 B% 判断,如患儿存在免疫系统疾病、感染等情况下,尿新蝶呤(neopterin,N)明显增高,尿生物蝶呤正常或略低,B% 也会降低或介于 5%~10%,诊断需谨慎,可结合 BH_4 负荷试验协助诊断。部分 DHPR 缺乏症患者,尤其母乳喂养的新生儿可有正常尿蝶呤谱。一些患儿由于尿处理不当,蝶呤被氧化降解导致新蝶呤、生物蝶呤浓度降低,需复查,或结合 BH_4 负荷试验判断,避免误诊为 GTPCH 缺乏症。

表 3-1 BH_4 代谢中各种酶缺乏的尿蝶呤谱

酶缺乏	尿新蝶呤	尿生物蝶呤	生物蝶呤百分比
PTPS 缺乏	增高	极低	极低
DHPR 缺乏	正常或偏高	增高	增高
GTPCH 缺乏	极低	极低	正常
PCD 缺乏	增高	7-生物蝶呤增高	降低
SR 缺乏	正常	正常	正常

(3) 酶活性测定:红细胞二氢蝶啶还原酶(DHPR)活性测定是DHPR 缺乏症的确诊方法。由于一些 DHPR 缺乏者尿蝶呤谱与 PKU难以区别,或尿蝶呤谱正常,需要通过 DHPR 活性测定以确诊。需注意如患儿用甲氨蝶呤抗癌或抗风湿疾病治疗会干扰 DHPR 活性。DHPR 缺乏症者该酶活性极低。培养的成纤维细胞可进行 PTPS、GTPCH 等其他酶活性测定。

(4) BH₄ 负荷试验:24 小时的 BH_4 负荷试验是国内临床采用的BH_4D 辅助诊断的方法。BH_4 缺乏者血 Phe 对 BH_4 反应明显,PTPS 缺乏者,血 Phe 浓度多在服 BH_4 后 2~6 小时降至正常;DHPR 缺乏者血Phe 下降缓慢,类似 BH_4 反应性 PKU/HPA。

(5) 脑脊液神经递质代谢产物测定:可用气相色谱法测定脑脊液中神经递质代谢产物如高香草酸及 5-羟基吲哚乙酸。严重型 BH4D者其脑脊液中代谢产物有不同程度的下降,而轻型者代谢产物水平可正常,但也有报道轻型向严重型转变。

(6) 头颅影像学检查:头颅 MRI、CT 有助于判断患儿脑白质异常、脑发育不良、脑萎缩、基底神经节钙化灶等。

(7) 基因突变分析:根据 BIOMDB 数据统计,至今已报道 200 余种基因突变导致 BH_4 缺乏症。各种酶缺乏相关基因见表 3-2。中国96%BH_4 缺乏症患者为 PTPS 缺乏。东亚地区已发现 43 种 PTS 基因突变类型(21 种新突变),c.155A>G(p.N52S)、c.259C>T(p.P87S)、

表 3-2　BH₄ 缺乏症相关酶基因

酶名	基因	染色体定位	外显子数	编码氨基酸数	已报道突变类型
PTPS	PTS	11q22.3	6	500 余	52 种
DHPR	QDPR	4p15.3	7	244	35 种
GTPCH	GCH1	14q22.1-q22.2	6	222	114 种*
PCD	PCBD	10q22	4	103	9 种
SR	SPR	2p13.2	3	261	13 种

注:*其中 94% 为 GTPCH 显性遗传(DRD)突变类型。

c.272A>G(p.K91R)、c.286G>A(p.D96N) 和 c.84-291A>G 为常见突变;中国 PTPS 缺乏症患者的基因热点突变为 c.155A>G、c.259C>T、c.286G>A 和 c.IVS1-291A>G(占 76.9%),c.259C>T 在中国南方多见,c.155A>G 则多见于南方患者;c.155A>G、c.259C>T、c.286G>A 可导致严重型 PTPS 缺乏症,c.166G>A(V56M) 及 c.IVS1-291A>G 可能与轻型 PTPS 缺乏症有关。Blau 等总结轻度 PTPS 缺乏者的基因突变类型有 R16C、L26F、K40fs、Y99X、Y113C、K121fs、V124L、N47D,暂时性者报道的基因突变类型 D116G 及 N138H。

【鉴别诊断】

1. **BH_4 反应性 PKU/HPA**　具有 PKU 临床表现;血 Phe 增高;尿新蝶呤和生物蝶呤水平多增高,B% 正常,红细胞 DHPR 活性正常;BH_4 负荷试验血 Phe 浓度下降 >30%。PAH 基因突变确诊。

2. **多巴反应性肌张力低下(DRD)**　常染色体显性遗传 GTPCH 缺乏所致。临床无 Phe 增高、无 5-羟色胺神经递质缺乏,仅表现为多巴胺缺乏症状,多在 3~8 岁起病,表现为肢体乏力、行走不稳、足内或外翻、动作缓慢、迟钝、语言障碍(发音困难或口齿不清),运动障碍可有昼夜改变,晨起或休息后症状减轻,傍晚及运动后加重。该症只能通过临床高危筛查发现,疾病的外显率低,同一家庭中患者可无临床症状;Phe 负荷试验显示 PAH 活性降低,尿新蝶呤及生物蝶呤也可降低。小剂量多巴治疗有效。

3. **其他导致肌无力的遗传代谢病**　如重症肌无力、线粒体肌病、戊二酸血症Ⅱ型、糖原贮积症Ⅱ型等,除表现各种程度的肌无力外,有其各自的特异性临床表现及生化特点,血苯丙氨酸浓度正常,肌酶增高,肌电图、肌活检及串联质谱检查有助于诊断。

【治疗】

BH4 缺乏症的治疗主要取决于酶缺乏类型、基因突变型及脑脊液中神经递质缺乏程度。由于国内未能开展脑脊液神经递质代谢产物测定及常规开展基因诊断,而新生儿期患儿无临床症状,难以区别严重型与轻型。根据资料统计,大多数(90% 左右)PTPS 为严重型,DHPR 缺乏患儿多为严重型,需要 BH4 联合神经递质前质多巴

（L-DOPA/cabidopa）及 5-羟色氨酸（5-HTP）治疗。

1. **治疗原则**　一经诊断立即治疗，越早治疗越好，争取出生 1 个月内治疗。PTPS 缺乏症及 GTPCH 缺乏症者在普食下，给予 BH_4 联合神经递质前质治疗；少数轻型 PTPS 缺乏者可单纯 BH_4 治疗，但需要密切随访神经系统症状；DHPR 缺乏症需要高剂量 BH_4 10~20mg/（kg·d）降低血 Phe 浓度，近来研究认为大剂量 BH_4 治疗可导致 7,8-二氢生物蝶呤堆积，对芳香族氨基酸羟化酶及 NO 合成酶产生负面影响，故建议采用低 Phe 饮食治疗以降低血 Phe 浓度，同时需要神经递质前质及四氢叶酸治疗；需要终身治疗。PCD 缺乏症可能归属于暂时性或良性疾病，不需要治疗或仅采用 BH_4 治疗。

2. **治疗方法**

（1）四氢生物蝶呤（BH_4）：降低血 Phe 浓度。目前国内采用 BH_4 药物即二盐酸沙丙蝶呤（每片 100mg）。BH_4 1~5mg/（kg·d），分 2 次口服，根据血 Phe 浓度调节剂量，可增加剂量至 10mg/（kg·d），以维持使血 Phe 浓度达正常水平；根据临床资料显示 PTPS 缺乏症患者给予 BH_4 1~2mg/kg 多能使血 Phe 浓度维持正常水平。

（2）低 Phe 特殊饮食：DHPR 缺乏者及因各种原因（如经济困难、药物短缺等）不能接受 BH_4 治疗者，可用无 Phe 特殊奶粉或蛋白粉等饮食治疗，方法同 PKU，使血 Phe 浓度接近正常水平（120~240μmol/L）。

（3）神经递质前质：如多巴（L-DOPA/cabidopa）及 5-羟色氨酸联合治疗。临床上多用多巴丝肼或信尼麦控释片（L-DOPA/cabidopa= 4：1）。开始治疗剂量从 1mg/（kg·d），每周增加 1mg/（kg·d），至治疗剂量（表 3-3），药物总量分 3~4 次口服，以避免或减少药物不耐受或不良反应。

表 3-3　各年龄段患儿神经递质前质治疗剂量

药物	新生儿期	<1 岁~2 岁	>1 岁~2 岁
左旋多巴	1~3mg/（kg·d）	4~7mg/（kg·d）	8~15mg/（kg·d）
5-羟色氨酸	1~2mg/（kg·d）	3~5mg/（kg·d）	6~9mg/（kg·d）

（4）甲酰四氢叶酸:DHPR 缺乏症者另可补充甲酰四氢叶酸 5~20mg/d。

（5）BH$_4$ 缺乏孕妇治疗:药物对胎儿及出生后子女影响报道较少，有报道 PTPS 缺乏女性孕期用小剂量 BH$_4$ 治疗及神经递质前质治疗，其子女发育多正常，如孕期药物控制不当，也会出生类似母源性 PKU 综合征患儿。

3. 随访

（1）血 Phe 浓度监测:BH$_4$ 剂量可根据血 Phe 浓度调节，需要维持血 Phe 浓度达正常水平。

（2）脑脊液神经递质代谢产物测定:有条件时可根据脑脊液神经递质代谢产物水平来调节神经递质前质药物剂量。因多巴胺可抑制下丘脑垂体催乳素的产生和释放，多巴剂量不足也可导致催乳素增高，因此，血 PRL 可作为多巴剂量调节的一个参考指标。

4. 药物不良反应

（1）BH$_4$:多无明显的不良反应，少数不良反应如头痛、恶心等类似对照组。

（2）多巴:治疗不良反应有运动障碍、不自主异常动作或抽动症样发作、兴奋失眠及胃肠道反应等，尤其是儿童期患者初始治疗时易发生，减少多巴剂量或总量分多次服用可改善症状;此外，极少数患儿可出现 on-off 现象，即间隙性出现精神萎靡、软弱无力、嗜睡等，可在 1 天中出现几次，持续数天或长达几周，可能与 L-DOPA 半衰期较短有关，将药物总量分成 6~8 次服用可减少此现象。

（3）5-羟色氨酸:呕吐、腹泻等肠胃道紊乱症状，重者可减少剂量或暂时停药，症状消失后再小剂量开始服用，缓慢增加药量达治疗需要量。

> 附:四氢生物蝶呤缺乏症的诊治流程图

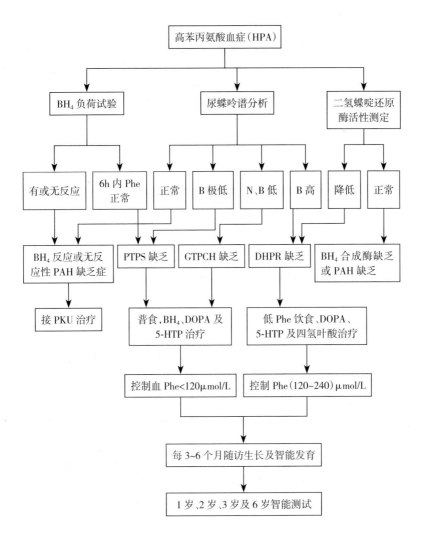

（张惠文）

二、同型半胱氨酸血症

【概述】

同型半胱氨酸血症(homocysteinemia,HCY)是含硫氨基酸甲硫氨酸(甲硫氨酸)代谢过程中由于某种酶缺乏导致血同型半胱氨酸(homocysteine,Hcy)浓度增高,临床表现多种多样,主要表现为晶状体脱位、血管病变、骨骼异常和智力低下。HCY 可因胱硫醚 β 合成酶(cystathionine β-synthase,CBS)缺乏症、甲钴胺素(维生素 B_{12})代谢缺陷导致甲硫氨酸合酶(methionine synthase,MS)缺乏症,以及亚甲基四氢叶酸还原酶(methylenetetrahydrofolate reductase,MTHFR)缺乏症所致,前两者多见,均属于常染色体隐性遗传代谢病。CBS 缺乏导致血和尿 Hcy 异常增高,又称经典型 HCY。

Hcy 是一种含硫氨基酸,来源于甲硫氨酸的分解,正常人体内Hcy 约 20% 为游离状态,70%~80% 与清蛋白结合。Hcy 通过两条途径代谢:①甲基化过程:5,10-亚甲基四氢叶酸经 MTHFR 作用生成5-甲基四氢叶酸,后者经 MS 及辅酶维生素 B_{12} 作用生成四氢叶酸,该过程是脑组织唯一的 Hcy 甲基化过程。②转硫过程:Hcy 及丝氨酸在维生素 B_6 依赖的 CBS 作用下生成胱硫醚的过程。S-腺苷甲硫氨酸是调节 Hcy 的甲基化过程和转硫过程的重要物质。上述代谢途径中任一种代谢缺陷,如 CBS 缺乏、MS 缺乏或甲钴胺素(cblC、cblD、cblE、cblF、cblG)代谢缺陷、以及 MTHFR 缺乏均可导致 Hcy 在体内堆积。cblC、cblD 和 cblF 缺陷不仅影响甲钴胺素合成,还影响腺苷钴胺素合成,从而导致 HCY 合并甲基丙二酸血症。Hcy 是多功能损伤因子,可破坏细胞的完整性,导致细胞结构和功能的损伤,诱导血管局部的炎症细胞释放多种炎症因子,使血管局部功能损伤等。

【诊断】

HCY 是一组以血浆总 Hcy 增高为特征的遗传代谢病,早期缺乏特征性临床表现,主要根据病史、临床表现、血浆总 Hcy 水平、血和尿代谢产物分析以及相关基因分析明确诊断,新生儿筛查有助于症状前诊断。

1. **病史** 父母近亲结婚、不良生育史,家族中有先证者。

2. **临床表现** CBS 缺乏症可在新生儿到青春期发病,主要表现为生长发育迟缓、严重的心血管、眼部、神经系统和骨骼异常。

(1) 心血管系统异常:表现为血管栓塞及动脉粥样硬化,在大、小血管,包括脑、肺、肾、皮肤等血管栓塞,出现瘫痪、冠心病及高血压等。

(2) 眼部异常:多在 3 岁以后出现,有晶状体脱位(向下、进行性)、继发性青光眼、白内障、视网膜脱落、视力下降,甚至失明。

(3) 神经系统异常:精神运动发育迟滞、癫痫、步态不稳等,严重者导致脑卒中、帕金森病、精神行为异常、抑郁症等。

(4) 骨骼异常:出生时正常,逐渐出现脊柱侧弯、膝外翻、蜘蛛样指/趾等类似马方综合征表现。X 线检测可见骨质疏松。

甲钴胺素代谢缺陷可合并甲基丙二酸血症,MTHFR 缺乏症以神经症状为主,也可有早发性血管病变及周围性神经病变表现。

3. **实验室检查**

(1) 血总 Hcy 测定:空腹抽血,多采用循环酶法在全自动生化分析仪上进行血清或血浆总 Hcy 检测,快速、准确,正常值≤15μmol/L。

(2) 血浆氨基酸谱分析:采用高效液相色谱法或高效液相色谱-串联质谱法检测 Hcy、甲硫氨酸、胱硫醚水平,Hcy 增高伴甲硫氨酸增高、胱硫醚降低提示 CBS 缺乏;Hcy 增高伴甲硫氨酸降低提示甲钴胺素代谢障碍、MS 或 MTHFR 缺乏。

(3) 血清维生素 B_{12} 及叶酸测定。

(4) 尿有机酸分析:有助于 HCY 合并甲基丙二酸血症的诊断和鉴别诊断。

(5) 血常规:甲钴胺素代谢障碍或 MS 缺乏可出现巨幼红细胞性贫血。

(6) 脑脊液:MTHFR 缺乏者脑脊液中 5-甲基四氢叶酸明显降低。

(7) 基因分析:对疑似 HCY 患者进行相关基因测序分析,明确分子诊断、精准诊疗、遗传咨询和产前预防。

【鉴别诊断】

1. **马方综合征**　患者身材及四肢细长、蜘蛛指/趾,常伴有心血管病变及晶状体脱位。其主要鉴别点为马方综合征的指/趾细长出生时即有,晶状体脱位出现早,为向上脱位,而HCY患者常在生后数年后出现指/趾细长,晶状体进行性向下脱位,常先有近视。实验室相关生化及基因检测有助于鉴别。

2. **单纯性高甲硫氨酸血症**　因MAT I/Ⅲ基因变异导致甲硫氨酸S-腺苷转移酶缺乏,甲硫氨酸降解过程受阻所致,不伴有Hcy增高,多数患者无临床表现,少数患者伴有智力障碍及神经系统症状。新生儿筛查发现高甲硫氨酸增高,应召回复查血浆总Hcy水平,鉴别CBS缺乏症及单纯性高甲硫氨酸血症。

【治疗】

1. **CBS缺乏症**　一经诊断立即治疗,使血Hcy降至50μmol/L以下,保证营养供应,预防远期并发症,改善生活质量。根据病情严重程度,每3~6个月监测血Hcy、叶酸及维生素B_{12}等水平,调整治疗方案。

(1) 大剂量维生素B_6试验性治疗:在正常天然蛋白质摄入、补充叶酸10mg/d,同时纠正维生素B_{12}缺乏状态下进行。推荐维生素B_6剂量为10mg/(kg·d)(最小量100mg/d,最大量500mg/d),持续治疗6周,于用药前(2次)及用药后1周、2周、6周分别监测血浆总Hcy水平。Hcy降至50μmol/L以下者为维生素B_6反应型,继续以最小有效剂量[约10mg/(kg·d),常<500mg/d]维持治疗。Hcy未达目标水平,但较治疗前降低20%以上者为维生素B_6部分反应型,结合饮食或甜菜碱治疗。Hcy降幅小于20%者为维生素B_6无效型,以饮食治疗为主。约40%~50%患者为维生素B_6反应型。新生儿筛查诊断的CBS缺乏症患者通常对维生素B_6无反应,建议维生素B_6 100mg/d,治疗2周,进行有效性评估。

(2) 饮食治疗:维生素B_6无反应或部分反应型患者,控制饮食中天然蛋白摄入,补充不含甲硫氨酸的特殊氨基酸配方粉,并同时补充胱氨酸。根据病情严重程度及总Hcy水平,个体化治疗,保证热量、蛋白、微量元素及维生素的供应,满足生长发育。甲硫氨酸为必需氨基酸,每天需要量约 90~120mg/d,定期监测血甲硫氨酸等必需氨基酸浓度。

(3) 甜菜碱 100~250mg/(kg·d),可增加至 6~9g/d,每天 2 次口服,促使 Hcy 甲基化形成甲硫氨酸,从而降低血 Hcy 水平。

(4) 维生素 C100mg/d,改善内皮细胞功能。

(5) 维生素 B_{12}1mg/d,叶酸 10mg/d。

(6) 双膦酸盐,改善骨密度。

2. 甲钴胺素代谢缺陷及 MTHFR 缺乏症 补充维生素 B_{12}、叶酸、甜菜碱、甲硫氨酸;对伴有甲基丙二酸血症者,通常对维生素 B_{12} 治疗有效。

3. 对症支持治疗。

4. 预防

(1) 避免近亲结婚。

(2) 高危家庭遗传咨询及产前诊断:该病为常染色体隐性遗传,同胞患病风险为 25%,先证者基因诊断明确者,建议对其同胞进行高危筛查和诊断;其父母再生育时,建议于孕 10~13 周取绒毛细胞或孕中期取羊水细胞进行相关致病基因基因分析。

(3) CBS 缺乏症新生儿筛查:采用串联质谱技术检测干血斑滤纸片中甲硫氨酸浓度,以甲硫氨酸增高为主要指标,甲硫氨酸/苯丙氨酸比值为次要指标,其敏感性和特异性均较差。对初筛阳性者进行原血片总 Hcy 测定(二级筛查),计算甲硫氨酸/总 Hcy 比值可提高阳性预测值。筛查阳性者召回复查,进行血浆总 Hcy 测定、血浆氨基酸谱分析,必要时进行基因分析明确诊断。早期诊断、早期干预治疗,控制总 Hcy <50μmol/L,可显著改善远期预后。

➤ 附:同型半胱氨酸血症诊治流程图

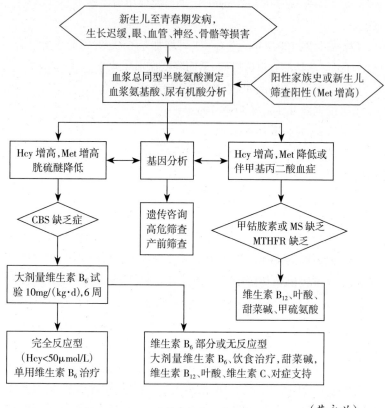

（黄永兰）

三、酪氨酸血症

【概述】

酪氨酸血症（tyrosinemia）是指一组因基因变异导致酪氨酸分解代谢途径中酶活性缺乏，以酪氨酸及其中间代谢产物在体液和组织中堆积为特征的遗传代谢病，均为常染色体隐性遗传。根据酪氨酸代谢途径中酶缺陷的部位不同（图3-3），分为三型：①酪氨酸血症 I型（hereditary tyrosinemia type 1，HT-I）系 FAH 基因导致延胡索酰乙酰乙酸水解酶（fumarylacetoacetate hydrolase，FAH）缺陷，以肝、肾功

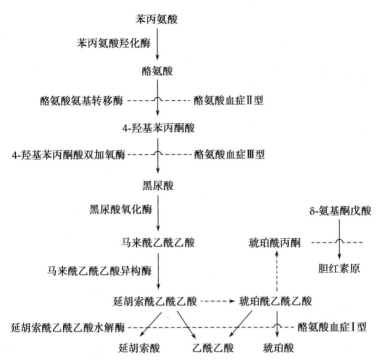

图 3-3　酪氨酸分解代谢途径及其酶缺陷示意图
虚线表示代谢受阻,虚箭头表示代谢旁路

能损害和周围神经病变为临床特征,故又称为肝-肾型酪氨酸血症;
②酪氨酸血症Ⅱ型系 TAT 基因变异导致酪氨酸氨基转移酶(tyrosine aminotransferase,TAT)缺陷,以角膜增厚、掌跖角化、发育落后为临床特征,又称为眼-皮肤型酪氨酸血症或 Richner-Hanhart 综合征;
③酪氨酸血症Ⅲ型系 HPD 基因变异导致 4-羟基苯丙酮酸双加氧酶(4-hydroxyphenylpyruvate dioxygenase,4-HPPD)缺陷,以神经精神症状为主要表现,轻者可无临床症状,重者可表现为严重的精神发育迟缓。下面重点介绍酪氨酸血症Ⅰ型。

酪氨酸血症Ⅰ型是酪氨酸血症中最常见的类型,因 FAH 基因变异导致 FAH 活性缺乏,血酪氨酸及毒性中间代谢产物琥珀酰丙酮增高,主要表现为新生儿期起病的急性肝损伤、凝血功能障碍,常在生后数周至数月内因肝功能衰竭死亡。病情迁延者常见肾性佝偻病、肾小管酸中毒等肾小管功能障碍、周围神经系统损伤、肝细胞性肝癌等。随着 4-HPPD 抑制剂尼替西农（nitisinone，NTBC）的问世及新生儿串联质谱遗传代谢病筛查的推广应用，经过早期诊断和精准治疗，酪氨酸血症 I 型的近期和远期预后均显著改善。

FAH 基因定位于 15q25.1，包括 14 个外显子，DNA 长度约 3.5kb，FAH 是含有 419 个氨基酸残基的二聚体，主要在肝细胞和肾小管上皮细胞表达。因 FAH 基因缺陷导致 FAH 酶活性缺乏，其底物延胡索酰乙酰乙酸堆积，进而形成中间代谢产物琥珀酰乙酰乙酸和琥珀酰丙酮。延胡索酰乙酰乙酸堆积可直接损伤肝、肾功能，琥珀酰丙酮堆积与肾小管功能受损及神经系统损伤密切相关。此外，琥珀酰丙酮通过抑制 δ-氨基酮戊酸（δ-amino-levulinicacid，ALA）脱水酶活性，使胆色素合成受阻和 ALA 堆积，引起类卟啉症样表现和周围神经系统脱髓鞘改变。以上毒性中间代谢产物与蛋白的巯基结合引起细胞损伤，通过羰基对 DNA 的烷化作用，抑制 DNA 连接酶，诱发细胞癌变。

【诊断】

根据病史、临床表现及常规实验室检查，对疑似酪氨酸血症 I 型患者应尽快进行血或尿液琥珀酰丙酮测定，琥珀酰丙酮增高即可临床诊断，FAH 基因分析进一步确诊。

1. **病史** 父母近亲结婚、不良生育史，家族中有先证者或不明原因肝、肾功能损伤病史。

2. **临床表现** 根据起病时间及疾病进展不同，可分为急性型、慢性型和亚急性型。急性型最常见，约占 80%，多在新生儿期起病，以急性肝损伤为主要表现，可见拒食、呕吐、体重不增、肝大、黄疸、凝血功能异常等，未经治疗者常在 1 岁内死于肝功能衰竭。亚急性和慢性型常在 6 个月 ~2 岁起病，也可由急性期缓解而来，除肝功能异常外，常合并肾小管功能及周围神经系统损害，表现为肾性糖尿、氨基酸尿、低磷血症性佝偻病、肾小管酸中毒、肾功能不全、易激惹或嗜睡、角弓反张伴剧烈疼痛等。部分患者出现以严重出血倾向为主要表现的"肝病危象"，或以剧烈疼痛伴伸肌张力增高、肌无力、呕吐、肠梗阻及自残表现的"神经危象"。肝病危象和神经危象可反复发作,危及生命。慢性型患者病程更长,以肝细胞肝癌为突出表现。随着新生儿筛查的推广及 NTBC 的早期应用,多数患者可以长期维持无症状状态,肝细胞肝癌风险显著降低。

3. **常规实验室检查**　包括血、尿常规,血糖、电解质、肝功能、肾小管功能、凝血功能、甲胎蛋白等,急性期及肝病危象期以凝血功能障碍为突出表现,谷丙转氨酶、谷草转氨酶仅轻度或中度增高。肾脏表现为糖尿、蛋白尿、贫血、低磷血症、24h 尿磷排出增加、肾小球滤过率降低。在亚急性及慢性患者中,甲胎蛋白持续增高需警惕肝细胞肝癌。

4. **代谢产物分析**　血或尿琥珀酰丙酮增高是诊断酪氨酸血症Ⅰ型的"金标准"。血氨基酸分析可见酪氨酸及琥珀酰丙酮增高,但新生儿早期酪氨酸水平可正常。尿有机酸分析除见琥珀酰丙酮增高外,可见 4-羟基苯丙酮酸、4-羟基苯乳酸、4-羟基苯乙酸等酪氨酸代谢产物排出增加。急性神经危象发作时,可见尿卟啉、ALA 明显增高。

5. **影像学检查**　腹部超声检测可见肝大、肝内密度不均或局灶样损害,脾大,肾脏增大或回声增强。腹部 CT 或 MRI 有助于发现早期肝细胞肝癌。头颅 CT 或 MRI 可发现中枢神经系统脱髓鞘病变。长骨 X 线可见佝偻病样改变。

6. **FAH 基因分析**　发现 2 个等位基因致病性变异位点具有诊断意义。

【鉴别诊断】

1. 急性型患者与其他以肝损害为主要表现的代谢性疾病鉴别,如希特林蛋白缺乏症、半乳糖血症、遗传性果糖不耐受症、线粒体耗竭综合征、脂肪酸氧化障碍等,临床上均可表现为肝大、黄疸和凝血功能异常等肝损伤。酪氨酸血症Ⅰ型的重要特点是血或尿液中琥珀酰丙酮显著增高,且常伴有肾小管功能损害,相关基因检测有助于鉴别诊断。

2. 亚急性和慢性型患者与范科尼综合征、肾小管酸中毒、抗维生素 D 性佝偻病、胱氨酸尿症、肝豆状核变性等鉴别。神经危象发作时应与卟啉病和铅中毒鉴别。

3. 与其他遗传性酪氨酸血症鉴别

(1) 酪氨酸血症Ⅱ型：罕见，以眼和皮肤症状为主，眼部症状通常在婴儿期开始出现畏光、巩膜炎及疼痛，裂隙灯检查可能发现角膜溃疡和酪氨酸晶状体。皮肤损害表现为足底和手掌的角化过度，脚趾的跖面可呈黄色角质增厚。成年人尚可见肘、膝和脚踝的角化过度。血酪氨酸水平显著增高，通常达 500~1 000μmol/L，尿有机酸分析可见4-羟基苯复合物，少量 N-乙酰甲硫氨酸和 4-酪胺。通常不伴有明显的肝功能损害，经低蛋白饮食和不含苯丙氨酸和酪氨酸的特殊饮食治疗，酪氨酸水平降低至 600μmol/L 以下水平，数天至数周即可见眼和皮肤症状明显消失。

(2) 酪氨酸血症Ⅲ型：罕见，表现为精神发育迟缓和共济失调，血酪氨酸水平中度增高，多介于 350~650μmol/L 之间，尿有机酸可见4-羟基苯复合物排泄增加。酪氨酸血症Ⅲ型还存在一种变异类型，即霍金素尿症(Hawkinsin uria)，表现为以牛奶配方喂养的婴儿可见慢性酸中毒和生长迟缓，而以母乳喂养的婴儿则无上述症状。实验室检查除了血浆酪氨酸增高和尿液中 4-羟基苯复合物排泄增高外，尚可见一种特殊的中间代谢产物，即霍金素复合物[(2-L-cystein-Syl-1，4-dihydroxycyclohex-5-en-1-yl) acetic]，随着年龄增大，这种复合物可消失，转而出现 4-羟基环乙基乙酸。酪氨酸血症Ⅲ型或霍金素尿症通常均不伴有肝功能异常，经低蛋白饮食及对症治疗预后良好。

【治疗】

1. 饮食治疗　低苯丙氨酸和低酪氨酸饮食可以降低血酪氨酸水平，减少毒性中间代谢产物的生成，但单纯饮食控制不能预防肝、肾和神经系统并发症。天然蛋白摄入推荐量为：婴儿期约 2g/(kg·d)，1 岁以上儿童约 1g/(kg·d)，同时补充不含苯丙氨酸和酪氨酸的营养添加剂或低蛋白配方粉，使每天蛋白总量达到不同年龄段膳食营养摄入推荐量，2 岁以下约 3g/kg，3~5 岁约 2.5g/kg，6 岁以上儿童约 2g/kg，同时补充多种维生素和微量元素，以满足生长发育所需。定期监测血浆苯丙氨酸和酪氨酸水平,维持酪氨酸 200~600μmol/L,苯丙氨酸 20~80μmol/L,如果苯丙氨酸低于 20μmol/L,则增加饮食中天然蛋白的摄入量。

2. **尼替西农(NTBC)** 为 4-HPPD 抑制剂,半衰期约 54h,通过阻断 4-羟基苯丙酮酸向尿黑酸转化,减少毒性中间代谢产物产生而发挥治疗作用。临床诊断一旦成立,应立即给予 NTBC 治疗,短期内临床症状和实验室指标即可明显改善,对已经并发肝硬化的慢性或亚急性患儿,肝功能亦可趋于稳定。推荐初始剂量为 1mg/(kg·d),分 2 次服用,较大儿童可每天 1 次口服,维持血 NTBC 40~60μmol/L,血或尿琥珀酰丙酮正常范围,血浆酪氨酸 400~500μmol/L。血 NTBC 水平与远期并发症有关,低治疗剂量者更易出现生长迟缓、肝移植需求、听力障碍。NTBC 治疗耐受性好,副作用少,不良反应有皮疹及一过性的粒细胞及血小板减少,个别患儿可见角膜浑浊或结晶。

3. **肝移植** 出现以下情况时考虑肝移植,以期恢复肝功能,降低肝细胞肝癌风险:①已经确诊有肝细胞肝癌的患儿;②暴发性肝功衰竭的患儿;③饮食控制及 NTBC 治疗失败,表现为凝血功能异常无法纠正、肾小管功能不能改善、甲胎蛋白持续增高、血或尿液检测琥珀酰丙酮持续存在等。低蛋白血症、年幼、男性患儿是肝移植失败的危险因素。

4. **预防**

(1)避免近亲结婚。

(2)对高危家庭进行遗传咨询和产前诊断:该病为常染色体隐性遗传,同胞患病风险为 25%,先证者一旦确诊,建议对其同胞进行筛查。其父母再生育时建议于孕 10~13 周取绒毛细胞或孕中期取羊水细胞进行 FAH 基因分析,有条件者可同时进行羊水琥珀酰丙酮检测,亦可进行胚胎植入前诊断。

(3)开展新生儿筛查:酪氨酸血症Ⅰ型为新生儿筛查病种之一,以血酪氨酸及琥珀酰丙酮为筛查指标,一旦发现琥珀酰丙酮增高,建议立即召回复查,并转遗传代谢病专科评估和诊断。一旦临床诊断,立即启动饮食治疗及 NTBC 治疗。

➢ **附:酪氨酸血症诊治流程图**

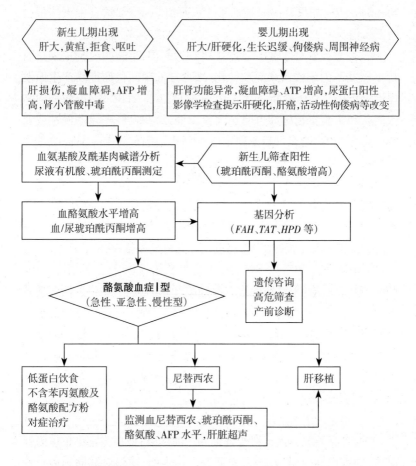

四、枫糖尿症

【概述】

枫糖尿症(maple syrup urine disease,MSUD)是因支链 α-酮酸脱氢酶复合体(branched-chain α-keto acid dehydrogenase complex,BCKDC complex)功能缺陷,导致大量支链氨基酸以及支链 α-酮酸在体内堆积,引起机体损伤的一种常染色体隐性遗传病。因尿中代谢产物有类似"枫糖浆"味,故命名为枫糖尿症。血液中别异亮氨酸水平增高是诊断该病的重要的生物标记物。

【病因】

支链氨基酸包括亮氨酸、异亮氨酸及缬氨酸,均为必需氨基酸,其降解首先通过转氨作用转化为支链 α-酮酸,在 BCKDC 催化下,支链 α-酮酸脱羧逐步分解,终产物进入三羧酸循环以供能。BCKDC 是位于线粒体内的复合酶体系,由 6 部分组成,包括脱羧酶 E1(由 α 和 β 两个亚单位组成)、二氢硫辛酰胺酰基转移酶 E2、二氢硫辛酰胺酰基脱氢酶 E3、激酶以及磷酸酶,其中编码 E1α、E1β、E2、E3 的基因分别为 *BCKDHA*、*BCKDHB*、*DBT* 以及 *DLD*,分别位于 19q13、6q14、1p21 以及 7q31。激酶及磷酸酶在该复合酶体系中起调节作用。*DLD* 基因变异可同时导致丙酮酸脱氢酶复合体、α-酮戊二酸脱氢酶复合体酶活性缺陷,常伴高乳酸血症。通常枫糖尿症是指 *BCKDHA*、*BCKDHB*、*DBT* 三个基因中任一种基因突变所致,*BCKDHA* 变异为 1A 型,*BCKDHB* 变异为 1B 型,*DBT* 变异为 2 型,我国临床诊断病例中以 *BCKDHB* 基因变异相对多见。

当 BCKDC 酶活性下降或缺陷时,可引起以下生化改变:①支链氨基酸在体内堆积,血异亮氨酸、亮氨酸及缬氨酸含量升高;②支链 α-酮酸堆积,包括 2-酮异戊酸、2-酮 3-甲基戊酸以及 2-酮异己酸;③支链 α-酮酸不稳定,部分转化为相应的有机酸在体内堆积,包括 2-羟基异戊酸、2-羟基-3-甲基戊酸以及 2-羟基异己酸。上述堆积的有毒代谢产物,通过不同机制造成机体损害,如 2-酮异己酸,可破坏细胞呼吸链功能,引起神经元细胞坏死。支链氨基酸可抑制大脑蛋白质合成,致髓鞘生成障碍;可引起钠泵功能障碍,造成脑水肿。

【诊断】

根据病史、临床表现、常规实验室检查或新生儿筛查结果,对疑似枫糖尿症者应尽快进行血浆氨基酸谱及尿有机酸分析,血别异亮氨酸增高、尿支链 α-酮酸及支链羟基酸增高具有临床诊断意义,基因分析有助于精准诊断。

1. **病史** 父母近亲结婚或有不良生育史、同胞中有先证者时应警惕该病。

2. 临床表现　根据发病年龄、疾病严重程度、生化表现,通常分为经典型、中间型及间歇型。部分中间型及间歇型对大剂量硫胺(维生素 B_1)10~300mg/d 治疗有效,又称为硫胺有效型,以 *DBT* 基因变异多见。

(1) 经典型:最常见、最严重的类型,常在新生儿期发病,其 BCKDC 活性仅为正常人的 0~2%。大部分患儿出生时正常,在生后 3~5 天发病,部分纯母乳喂养儿可至生后 2 周发病。临床表现为喂养困难、易激惹、抽搐、癫痫、肌张力降低和增高交替出现,间歇性呼吸暂停,严重者可出现角弓反张、呼吸衰竭、昏迷等。尿液有枫糖味,尿酮体阳性,支链 α-酮酸含量增高,血亮氨酸、异亮氨酸及缬氨酸等支链氨基酸增高,别异亮氨酸水平增高具有诊断意义。头颅 MRI 检查可见弥漫性脑水肿、局灶性小脑深部白质病变、脑萎缩或髓鞘发育异常等。本型病情进展迅速,常引起急性脑水肿而致死,早期治疗可改善预后。

(2) 中间型:BCKDC 酶活性为正常人的 3%~30%。多数在婴儿期发病,呈慢性进行性加重,表现为喂养困难、体格及精神运动发育迟缓、脑病等。血和尿生化改变与经典型相似。

(3) 间歇型:BCKDC 酶活性为正常人的 5%~20%。患儿在婴儿期、儿童早期生长发育正常,可耐受正常饮食中亮氨酸的摄入,血支链氨基酸水平正常或轻度升高,尿中有机酸谱正常,此期为间歇期。在高蛋白饮食、手术、感染等诱因下可发病,表现为嗜睡、运动失调、步态不稳等,严重者可有惊厥、频发抽搐、昏迷甚至死亡,其血和尿生化改变与经典型相似,此期为失代偿期。

此外,DLD 基因缺陷导致的二氢硫辛酰胺酰基脱氢酶(E3)缺乏型罕见,BCKDC 酶活性为正常人的 0~25%。一般在婴儿期发病,表现为高乳酸血症、生长发育迟缓、肌张力低下、运动失调等神经系统功能障碍。血支链氨基酸、别异亮氨酸、丙氨酸、乳酸水平增高,尿中见支链 α-酮酸及 α-酮戊二酸升高。

3. 常规实验室检查　代谢性酸中毒,阴离子间隙增大,高乳酸血症,轻中度高氨血症,酮症,部分患者伴低血糖。血常规提示中性粒细胞、血小板减少,甚至全血细胞减少。

4. **代谢产物分析**　血氨基酸谱及尿有机酸谱分析是诊断枫糖尿症的重要依据,但间歇型患者在疾病间歇期血氨基酸及尿有机酸可无明显异常。

(1)血氨基酸分析:干血片或血浆中亮氨酸、异亮氨酸、缬氨酸水平及其与苯丙氨酸比值增高。别异亮氨酸是异亮氨酸的衍生物,是各型枫糖尿症的最敏感生物标记物,可通过氨基酸分析仪或高效液相色谱-串联质谱仪检测,血浆别异亮氨酸大于 $5\mu mol/L$ 具有诊断意义。

(2)尿有机酸分析:尿中支链 α-酮酸以及支链羟基酸两大类特征性有机酸排泄量增高,其中支链 α-酮酸包括 2-酮异戊酸、2-酮-3-甲基戊酸、2-酮异己酸,支链羟基酸包括 2-羟基异戊酸、2-羟基-3-甲基戊酸以及 2-羟基异己酸。

(3)尿液 2,4-二硝基苯肼或三氯化铁初筛试验:若尿液中存在大量亮氨酸及异亮氨酸,加入 2,4-二硝基苯肼后,尿液会产生黄白色沉淀物;加入三氯化铁后,尿液会呈蟹青色。该试验方法简便、快速、经济,但缺乏特异性和敏感性。

5. **基因分析**　枫糖尿症的致病基因包括:*BCKDHA*、*BCKDHB*、*DBT* 及 *DLD* 基因,建议对疑似病例采用二代测序技术对相关基因进行分析,发现 2 个位点的等位基因疑似致病或致病性变异,并结合临床、血和尿生化检测指标明确诊断。

6. **维生素 B_1 负荷试验**　一旦确诊,所有患者均应进行维生素 B_1 负荷试验,大剂量维生素 B_1 200~300mg 或 10mg/(kg·d),同时低蛋白饮食治疗至少 3 周,血亮氨酸及缬氨酸水平下降 30% 以上,临床症状改善,判断为维生素 B_1 有效型,需终身大剂量口服维生素 B_1 治疗。

【鉴别诊断】

1. **各种原因所致的新生儿期急性脑病**　如新生儿窒息、新生儿低血糖症、脑膜炎、脑炎、胆红素脑病、颅内出血等,均可有拒食、易激惹、惊厥、嗜睡、昏迷等中枢神经系统受损表现,结合病史、代谢产物分析结果鉴别。

2. **其他有机酸尿症**　如异戊酸尿症、丙酸尿症、甲基丙二酸尿症等,均可表现代谢性酸中毒、酮症、低血糖、轻度血氨升高、乳酸升高等代谢紊乱,但尿有机酸分析、血氨基酸及酰基肉碱谱分析可见特征性代谢产物谱,基因分析有助于鉴别诊断。

3. **尿素循环障碍** 严重高氨血症可表现为喂养困难、呕吐、激惹、兴奋、惊厥、意识障碍、昏迷等表现,进展迅速,应与经典型枫糖尿症患者鉴别。尿素循环障碍所致高氨血症(通常为正常值2倍以上)常伴呼吸性碱中毒,尿有机酸分析(尿素酶法)可见乳清酸、尿嘧啶增高(除 N-乙酰谷氨酸合成酶缺陷和氨甲酰磷酸合成酶缺陷外),血浆氨基酸分析及二代基因测序分析有助于分型诊断。

4. **脂肪酸氧化障碍** 可表现为急性代谢紊乱,包括低酮体性低血糖、代谢性酸中毒、高氨血症、高乳酸血症等,常同时伴有转氨酶、肌酶增高,血氨基酸谱、酰基肉碱谱有助于快速鉴别,基因分析有助于分型诊断。

【治疗】

1. **急性期处理** 急性失代偿发作是指血浆亮氨酸水平 >381μmol/L(5mg/L),常伴消化道或神经系统症状,常因感染、发热、长时间空腹、手术或饮食治疗依从性差等诱发。以限制支链氨基酸摄入,保证能量供应,防止蛋白分解,增加亮氨酸排泄,维持内环境稳定为治疗原则。

(1) 去除诱因:如控制感染,限制天然蛋白摄入,输注葡萄糖保证能量供应,如新生儿 >100kcal/(kg·d),葡萄糖输注 10mg/(kg·min)及补充脂肪乳,必要时加小剂量胰岛素静滴,维持血糖稳定。

(2) 降低血浆亮氨酸水平,维持适量的异亮氨酸和缬氨酸水平:①口服不含亮氨酸、异亮氨酸及缬氨酸的特殊用途医学配方粉,或静脉输注不含支链氨基酸的氨基酸注射液,约 24~48h 后,逐渐增加天然蛋白质摄入量。②血液透析或腹膜透析:当血浆亮氨酸 >1 500μmol/L,建议血液透析或腹膜透析,以快速降低血浆亮氨酸水平,血液透析效果更好,常数小时后血亮氨酸即明显下降。24h 血亮氨酸清除率应 >750μmol/L,在 2~4 天内将血浆亮氨酸降至 400μmol/L 以下。同时补充必需和非必需氨基酸,亮氨酸和缬氨酸分别 80~120mg/(kg·d),谷氨酰胺及丙氨酸分别 250mg/(kg·d),维持亮氨酸和缬氨酸在

400~600μmol/L。

（3）预防脑水肿：避免低渗静脉液体输注，每日液体总量不超过150ml/(kg·d)，血浆渗透压下降幅度 <5mmol/L，维持血清钠离子浓度138~145mmol/L，监测尿量，维持尿渗透压 300~400mmol/L。已经发生脑水肿者，给予呋塞米 0.5~1mg/kg，每 6 小时 1 次，甘露醇每次 0.5~1g/kg，3%~5% 高渗盐水 5~10ml/kg，维持血钠在理想范围。

（4）试用大剂量维生素 B_1 100~300mg/d，分次口服，至少 3 周，评估治疗效果。

（5）左旋肉碱：可降低亮氨酸及其代谢产物所致的氧化应激反应。

2. **慢性期治疗**　以饮食及维生素 B_1 治疗为主，保证热量及营养供应，满足生长发育。

（1）饮食治疗：控制天然蛋白质摄入，补充不含亮氨酸、异亮氨酸和缬氨酸的特殊用途医学配方粉，定期监测血浆氨基酸水平。快速生长期的婴儿L-亮氨酸、异亮氨酸和缬氨酸需要量通常分别为50~90mg/(kg·d)、30~60mg/(kg·d)、20~50mg/(kg·d)，1 岁以后亮氨酸需要量逐渐降低，成人亮氨酸需要量为 5~15mg/(kg·d)，而异亮氨酸及缬氨酸需要量变化不大。枫糖尿症孕妇在孕期维持血浆亮氨酸75~300μmol/L、异亮氨酸和缬氨酸 200~400μmol/L。

（2）维生素 B_1 有效型：长期大剂量维生素 B_1 10mg/(kg·d) 治疗。

（3）肝移植：经典型患者肝移植后可放松饮食限制，纠正代谢紊乱，防止进一步脑损伤，但血浆亮氨酸仍可增高 2~3 倍，感染等应激状态可诱发病情加重。

（4）对症治疗：约36% 的患者存在多动、抑郁或焦虑等神经精神症状，早期治疗者（生后 60 天以内）相对少见，对相应的抗抑郁或抗焦虑药物治疗反应良好。

3. **预防**

（1）避免近亲结婚。

（2）遗传咨询及产前诊断：该病为常染色体隐性遗传，先证者父母再次妊娠时疾病再发风险为25%。先证者基因诊断明确者可于孕 10~13 周采集绒毛或孕中期采集羊水进行产前诊断，亦可胚胎植入前诊断。

(3) 新生儿筛查:采用串联质谱技术检测血斑氨基酸谱及酰基肉碱谱,当亮氨酸(含异亮氨酸)、缬氨酸水平增高,且与苯丙氨酸比值增高,提示枫糖尿症风险。召回复查仍阳性,通过尿有机酸、血浆氨基酸等分析快速诊断,基因分析确诊。经典型患者最佳治疗时机为生后1周,2周后开始治疗者预后较差,当亮氨酸显著增高时应紧急召回,由专科医生评估,尽早明确诊断。早产儿静脉营养常致假阳性,轻型患者可出现假阴性。

➤ **附:枫糖尿症诊治流程图**

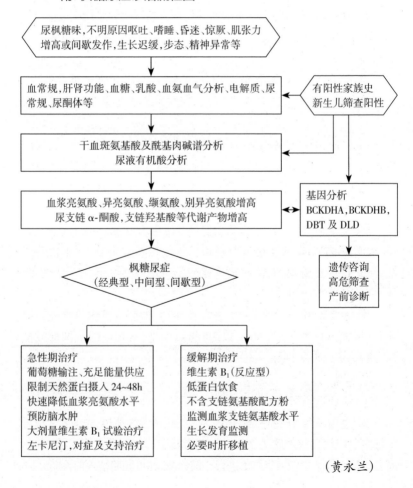

(黄永兰)

五、希特林蛋白缺乏症

【概述】

希特林蛋白缺乏症(Citrin deficiency)是由于 *SLC25A13* 基因缺陷引起肝型的线粒体内膜天冬氨酸-谷氨酸载体蛋白(Citrin)缺乏所致的遗传代谢病,为常染色体隐性遗传,属于尿素循环障碍性疾病之一,在亚洲人群中多见。根据发病年龄及临床特点分为三种临床表型:希特林缺陷所致的新生儿肝内胆汁淤积症(neonatal intrahepatic cholestasis caused by citrin deficiency,NICCD)、希特林缺陷所致的生长发育落后和血脂异常(failure to thrive and dyslipidemia caused by citrin deficiency,FTTDCD)和成年发病瓜氨酸血症Ⅱ型(adult onset type Ⅱ citrullinemia,CTLN2),以 NICCD 最常见。

SLC25A13 基因位于 7q21.3,含 18 个外显子,编码 675 个氨基酸残基的希特林蛋白,定位于肝细胞的线粒体内膜,作为天冬氨酸/谷氨酸载体,将线粒体中的天冬氨酸转运至胞质,同时将胞质的谷氨酸和质子转运至线粒体内部。这一过程与苹果酸穿梭、柠檬酸穿梭、NADH 质子转运、尿素循环、蛋白质合成、糖酵解、糖异生等生化反应相耦联,对肝细胞正常生理功能的发挥至关重要。希特林蛋白缺乏可导致糖、蛋白、脂肪等物质代谢紊乱,线粒体能量代谢受阻,肝细胞脂肪变性等,最终导致与年龄相关的临床表现,如低蛋白血症、低血糖、半乳糖血症、高脂血症、高氨血症、肝损伤、脂肪肝等。

SLC25A13 基因变异呈显著的地域及种族差异,我国人群常见的五种变异是 c.851_854delGTAT、c.1638_1660dup、c.615+5G>A(IVS6+5G>A)、IVS16ins3kb(p.A584fs585X) 和 c.1399C>T(p.R467X),前 4 种突变在南方患者中占 93%,北方患者中占 50%。广州地区 *SLC25A13* 基因变异人群携带为 1/40,推测希特林蛋白缺乏症发病率约为 1/6 400。

【诊断】

1. **临床表现** 根据发病年龄及临床特点分为 3 种临床表型。

(1) NICCD:最多见,1 岁内发病,多以新生儿黄疸消退延迟或反复迁延性胆汁淤积性黄疸就诊,可伴呕吐、腹泻、生长迟缓、肝脾肿大,常误诊为婴儿肝炎综合征或胆道闭锁。实验室检测提示胆汁淤积、胆汁酸增高,低白蛋白、低血糖、凝血障碍、转氨酶增高,轻度高氨血症和高乳酸血症等。腹部超声、CT 或 MRI 检查可提示肝脾肿大、脂肪肝,肝脏组织活检显示弥漫性脂肪肝,肝细胞反应性炎症和纤维化。大部分患者经饮食治疗,症状多在 1 岁内消失,预后好。极少数患儿因治疗延迟、感染等诱发急性肝衰竭,危及生命或需要肝移植治疗。

(2) FTTDCD:指介于 NICCD 症状缓解之后和成人型 CTLN2 发病之前的儿童表型,表现为乏力、厌食、生长发育迟缓、低血糖、血脂异常等。

(3) 成人型 CTLN2:多在青春期至成年期发病,表现为反复发作的高氨血症及其相关神经精神症状,包括行为、定向力、意识及记忆障碍,类似肝性脑病或尿素循环障碍。脑电图显示弥漫性慢波改变。多数患者有明显的饮食偏好,嗜豆、嗜好高蛋白高脂肪饮食,厌食高碳水化合物饮食。FTTDCD、高碳水化合物摄入、饮酒、低体重及疲劳是诱发 CTLN2 的高危因素。

2. **实验室检查** 包括血气分析、血糖、乳酸、血氨、肝肾功能、胆汁酸、血脂、凝血功能、甲胎蛋白等常规生化检查,血氨基酸谱分析及尿有机酸分析有助于早期诊断。NICCD 患儿在新生儿早期即可表现多种氨基酸增高,包括瓜氨酸、甲硫氨酸、酪氨酸、苏氨酸,以瓜氨酸轻中度增高为主,丙氨酸/瓜氨酸比值降低。尿有机酸分析可见 4-羟基苯乳酸、4-羟基苯丙酮酸等酪氨酸代谢产物排泄增多,尿素酶前处理法可见半乳糖、半乳糖醇和半乳糖醛酸等半乳糖代谢产物增多。多数患儿经饮食治疗后数周或数月各生化代谢指标恢复正常。CTLN2 发作时表现瓜氨酸增高,高氨血症、肝功损害等。

3. **辅助检查** 必要时进行肝脏超声、脑电图及头颅 MRI 检查等。

4. *SLC25A13* **基因分析** 有助于明确分子诊断。

【鉴别诊断】

1. **与其他类型的尿素循环障碍鉴别**

(1) 瓜氨酸血症 I 型:即精氨基琥珀酸合成酶(ASS)缺乏症,临床上分为急性新生儿型、迟发型、妊娠相关型和无症状型。新生儿期起病者病情重,喂养困难、呕吐、惊厥、昏迷等消化道及神经系统症状,血浆瓜氨酸常 >1 000μmol/L,伴不同程度的血氨增高,尿乳清酸、尿嘧啶增高。ASS 基因有助于诊断。

(2) 精氨基琥珀酸尿症:即精氨基琥珀酸裂解酶(ASL)缺乏症,表现为瓜氨酸增高,高氨血症等,血瓜氨酸约(100~300)μmol/L,尿乳清酸及尿嘧啶增高。血精氨基琥珀酸增高有助于鉴别。确诊依赖 ASL 基因分析。

2. 与其他疾病所致的胆汁淤积性黄疸鉴别

(1) 先天性胆道闭锁:新生儿黄疸消退延迟,腹泻,大便色淡,胆汁淤积、肝功能损伤等临床表现与 NICCD 相似,但血浆氨基酸谱及尿有机酸分析有助于鉴别。肝胆超声或 MRI 检查有助于胆道闭锁的早期诊断。

(2) 进行性家族性肝内胆汁淤积症(PFIC):分 3 型,PFIC-1 和 PFIC-2 型分别由于 *ATP8B1* 或 *ABCB11* 基因突变所致,γ-GT 正常或降低。PFIC-3 型由 *ABCB4* 基因突变引起,临床和实验室检查与 NICCD 鉴别困难,基因分析有助于鉴别。

【治疗】

1. **饮食治疗** 原则上长期坚持高蛋白高脂肪及低碳水化合物饮食,分别约占每日能量摄入推荐量的 15%~25%,40%~50%,30%~40%。NICCD 一旦诊断,停用母乳及含乳糖配方奶,改用无乳糖的富含中链甘油三酯的配方粉喂养,治疗数周后临床症状和实验室生化指标可显著改善。4~6 月龄以后可在不含乳糖奶粉喂养的基础上添加不含乳糖的辅食,如豆浆、米粉、米糊、肉粥、鸡蛋、鱼肉等。尽量少吃含有乳糖的水果、蔬菜,如西瓜、西红柿、木瓜等,多吃花生、大豆、鸡蛋、鱼肉等富含蛋白质及脂类的食品。过多的碳水化合物饮食可导致餐后 3~4 小时低血糖发作,加重肝能量供应障碍、脂肪肝等表现。

2. **脂溶性维生素** NICCD 急性期补充维生素 K_1,维生素 A、D 等脂溶性维生素,改善凝血功能,预防佝偻病。

3. **对症治疗** 熊去氧胆酸、茵栀黄等退黄治疗,多种维生素支持。

4. **精氨酸** 合并高氨血症时给予精氨酸等降氨治疗。

5. **肝移植**　极少数 NICCD 患儿因诊疗延误导致急性肝功能衰竭,需紧急肝移植治疗挽救生命。成人发病的 CTLN2 伴有肝硬化时常需肝移植。

6. **预防**　随着应用串联质谱筛查新生儿遗传代谢病的推广,更多的 NICCD 患者得以早期诊断和早期干预治疗,预后好。加强饮食管理,避免使用肝毒性药物及大量饮酒等,可降低成年期 CTLN2 发作风险。

➤ 附:希特林蛋白缺乏症诊治流程图

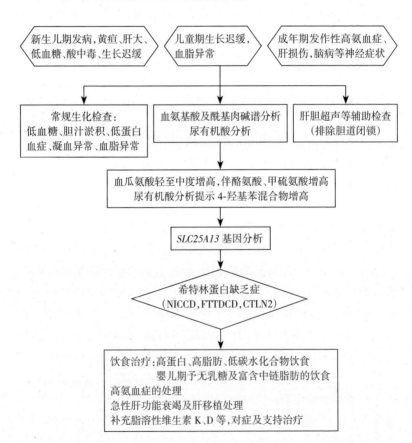

（黄永兰）

参考文献

1. 顾学范. 临床遗传代谢病. 北京：人民卫生出版社，2015.

2. MORRIS AA, KOŽICH V, SANTRA S, et al. Guidelines for the diagnosis and management of cystathionine beta-synthase deficiency. J Inherit Metab Dis, 2017, 40(1):49-74.

3. GUS PI, DONIS KC, MARINHO D, et al. Ocular manifestations in classic homocystinuria. Ophthalmic Genet, 2021, 42(1):71-74.

4. CHINSKY JM, SINGH R, FICICIOGLU C, et al. Diagnosis and treatment of tyrosinemia type I: a US and Canadian consensus group review and recommendations. Genet Med, 2017, 19(12).

5. VAN GINKEL WG, RODENBURG IL, HARDING CO, et al. Long-term outcomes and practical considerations in the pharmacological management of tyrosinemia type 1. Paediatr Drugs, 2019, 21(6):413-426.

6. VAN GINKEL WG, VAN REEMST HE, KIENSTRA NS, et al. The effect of various doses of phenylalanine supplementation on blood phenylalanine and tyrosine concentrations in tyrosinemia type 1 patients. Nutrients, 2019, 11(11): 2816.

7. STRAUSS KA, CARSON VJ, SOLTYS K, et al. Branched-chain alpha-ketoacid dehydrogenase deficiency (maple syrup urine disease): treatment, biomarkers, and outcomes. Mol Genet Metab, 2020, 129(3):193-206.

8. DE LONLAY P, POSSET R, MÜTZE U, et al. Real-world management of maple syrup urine disease (MSUD) metabolic decompensations with branched chain amino acid-free formulas in France and Germany: a retrospective observational study. JIMD Rep, 2021, 59(1):110-119.

9. STROEK K, BOELEN A, BOUVA MJ, et al. Evaluation of 11 years of newborn screening for maple syrup urine disease in the Netherlands and a systematic review of the literature: strategies for optimization. JIMD Rep, 2020, 54(1):68-78.

10. HAYASAKA K. Metabolic basis and treatment of citrin deficiency. J Inherit

Metab Dis,2021,44(1):110-117.

11. 唐诚芳,刘思迟,冯毅,等.希特林蛋白缺乏症新生儿早期血氨基酸谱特征及新生儿筛查评估.中华儿科杂志,2019,57(10):797-801.

12. OKANO Y,OHURA T,SAKAMOTO O,et al. Current treatment for citrin deficiency during NICCD and adaptation/compensation stages:strategy to prevent CTLN2.Mol Genet Metab,2019,127(3):175-183.

13. OKANO Y,OKAMOTO M,YAZAKI M,et al. Analysis of daily energy,protein, fat,and carbohydrate intake in citrin-deficient patients:towards prevention of adult-onset type Ⅱ citrullinemia. Mol Genet Metab,2021,133(1):63-70.

第三节　尿素循环障碍

一、鸟氨酸氨甲酰转移酶缺乏症

【概述】

鸟氨酸氨甲酰转移酶缺乏症(ornithine transcarbamoylase deficiency, OTCD)是尿素循环障碍中最常见的一种类型,又称为"高氨血症2型",属于X连锁不完全显性遗传代谢病。OTCD发病率各地报道不一,美国、日本分别为5.9/10万、1.3/10万,我国发病率不详。该病为2018年5月我国国家卫生健康委员会等5部门联合制定的《第一批罕见病目录》中第85号疾病。

OTCD是由于编码鸟氨酸氨甲酰转移酶(ornithine transcarbamylase, OTC)基因突变导致。编码OTC基因位于Xp11.4,有10个外显子,截至目前,已报道OTC基因有340多种变异。OTC是一种线粒体酶,含354个氨基酸,在细胞质中合成,转入线粒体后,将氨甲酰磷酸和鸟氨酸催化转化为瓜氨酸,瓜氨酸再运输至胞质参与尿素循环的其他生化反应。OTC活性降低或者丧失,瓜氨酸合成障碍,尿素循环中断,血氨增高,从而引起中枢神经系统功能障碍。此外,由于瓜氨酸合成障碍,血清瓜氨酸降低,而大量的氨甲酰磷酸进入胞质,增加了嘧啶的合成,抑制了乳清酸磷酸核糖转移酶活性,导致乳清酸在体内蓄积,尿中乳清酸排泄增多。

【诊断】

1. **临床表现** OTCD 可以在任何年龄阶段发病。依据发病时间分为新生儿期急性起病型(早发型)和新生儿期后慢性起病型(迟发型)(发病年龄 >28 天),发病时间与酶活性缺乏程度有关,二者症状表现不完全相同,早发型以急性脑病为主要表现,迟发型以肝大和/或慢性神经系统异常为主要表现。

(1) 早发型:早发型患者通常为 OTC 酶活性完全丧失,多为男性杂合子突变,一般在新生儿期发病,起病急,病情凶险。出生时可无异常,生后数天即表现出易激惹、嗜睡、拒食、呼吸急促和昏睡等,可迅速发展为痉挛、昏迷和呼吸衰竭。如果不给予紧急处理,很快发展成遗传代谢性脑病,并常在刚出生的 1 周内死亡,幸存者多遗留严重的智力损害。

(2) 迟发型:迟发型多发生在较大年龄的患者中,可以是半合子的男性和杂合子的女性,临床症状相对轻,且表现多样。婴幼儿起病者往往表现为肝大、反复发作的癫痫、生长发育障碍及行为异常等;儿童期和成人期发病的患者多表现为慢性神经系统损伤,如发作性呕吐、头痛、行为异常、谵妄、精神错乱等。尽管晚发型症状较轻,但是在疾病、应激、高蛋白饮食、手术等应激状态下会诱发高氨血症的急性发作而威胁生命。

杂合子女性携带者多数终身无症状,少数发病,发病年龄及临床表现有个体差异性,多在应激下诱发急性发作。

2. **辅助检查**

(1) 血氨:血氨升高,其峰值水平与病情严重程度及预后密切相关,血氨 >100μmol/L 时,可表现为兴奋及行为异常;血氨 >200μmol/L 时,可表现为意识障碍、惊厥;血氨达到 400μmol/L 以上时,将出现昏迷、呼吸困难、智力低下,甚至猝死。

(2) 常规生化检测:血清转氨酶间歇性或持续性增高,急性期常伴凝血时间延长。部分存在呼吸性碱中毒,特别是在无辅助通气下发生呼吸性碱中毒的患儿,应警惕 OTCD 的可能。

(3) 尿有机酸测定:气相色谱质谱检测(GC/MS)尿乳清酸和尿嘧啶排出明显增加,可辅助诊断。尿乳清酸正常值 $<5\mu mol/mol$ 肌酐。

(4) 血氨基酸测定:串联质谱检测提示谷氨酸水平增高,血瓜氨酸水平降低,也有部分患者血瓜氨酸水平正常。

(5) 肝细胞 OTC 酶活性分析:OTC 仅在肝组织和小肠黏膜中表达,通常患者酶活性为正常人的 5%~25%,但是需要进行肝脏穿刺,难以在临床普及。

(6) 基因致病性变异分析:OTC 基因突变是 OTCD 确诊的重要依据,并利于发现杂合子女性携带者及无症状男性患者。突变多来自母亲,少部分为自发突变。携带半合子致病性变异的男性及纯合子女性发病。约84%的 OTC 基因突变类型为点突变,12% 为小片段缺失,4%为大片段缺失,因此通常采用常规外显子测序,如未检出致病突变的患者,须进一步采用多重连接探针扩增技术、寡核苷酸阵列比较基因组杂交技术或利用肝脏组织来源的 DNA 进行测序分析,检出微缺失或微重复突变,提高基因诊断率,但仍有近20%的患者在现有基因检测技术下无法找到致病突变。

(7) 影像学检查:头颅 MRI 有助于评估 OTCD 患者的脑发育及脑损伤。急性期常见弥漫性脑水肿,多发、不对称异常信号,严重时可出现脑疝、梗死样表现。慢性期患者可见脑萎缩、海绵样脑病。头颅磁共振波谱成像(MRS)提示典型患者可呈现脑谷氨酰胺升高,有助于发现女性轻型患者的轻微脑损害。

3. 诊断标准

(1) 临床特征:早发型及迟发型相应的临床表现。

(2) 阳性家族史:家族中有男性同胞生后因"败血症"或不明原因的嗜睡、拒绝进食、呼吸急促、发作性呕吐、不稳定行为、意识障碍、谵妄等死亡。

(3) 实验室检查:血氨增高、血瓜氨酸降低、尿乳清酸增高可诊断 OTCD。但如果有症状,且血氨高,但血瓜氨酸、尿乳清酸正常,则需进行肝细胞的 OTC 酶活性测定和/或进行 OTC 基因致病性变异的分析。

(4) OTC 基因检测:阳性可以确诊,阴性不能完全排除。

【鉴别诊断】

OTCD 患者的临床表现缺乏特异性,易被误诊为新生儿败血症、新生儿缺血缺氧性脑病、产伤、食物中毒、急性胃肠炎、脑炎、癫痫、脑病合并内脏脂肪变性综合征(瑞氏综合征)、神经变性病、精神分裂症等,详细的病史和实验室检查包括反复的血氨测定、血氨基酸、酰基肉碱及尿有机酸检测有助于鉴别。此外,本病重点与其他可引起高氨血症的遗传代谢病相鉴别。

1. **其他尿素循环障碍疾病** 如氨甲酰磷酸合成酶缺乏症、精氨酸缺乏症、精氨基琥珀酸合成酶缺乏症等,也可引起高氨血症,出现类似 OTCD 的症状,可通过血氨基酸及尿有机酸变化,以及 OTC 酶活性测定及基因检测进行鉴别。

2. **有机酸血症** 如丙酸血症、甲基丙二酸血症及多种羟化酶缺乏症等亦会导致血氨升高、脑病及肝损害,顽固性高 AG 代谢性酸中毒、血酰基肉碱及有机酸等特异性改变有助于鉴别。

3. **脂肪酸氧化代谢病** 如中链酰基辅酶 A 脱氢酶缺乏症及原发性肉碱缺乏症等也可导致高氨血症、肝损害、脑功能异常等,可通过血酰基肉碱谱及有机酸等特异性改变及基因检测进行鉴别。

【治疗】

OTCD 治疗目的是减少体内氨生成、促进氨排泄、稳定血氨水平,尽可能减少高氨血症造成的神经系统损害,同时保证患者发育所需的营养。治疗方案分为急性期抢救治疗及缓解期维持治疗,患者出现脑病和高氨血症(血氨 >200μmol/L)时需给予抢救治疗。

1. **急性期治疗**

(1) 治疗原则:给予生命支持、尽快降低血氨水平、稳定内环境、保护重要器官功能,防止脑损伤。

(2) 促进血氨清除:静脉注射苯甲酸钠 500mg/(kg·d)或苯丁酸钠 600mg/(kg·d)、精氨酸 360~700mg/(kg·d)、左卡尼汀 100mg/(kg·d)等降低血氨。严重高氨血症患者(血氨 >500μmol/L),进行血液滤过透析,建议采用连续静脉-静脉血液透析(CVVH)或连续静脉-静脉血液透析滤过(CVVHDF);如不具备血液透析条件可以使用腹膜透析。换血治疗可能导致内源性蛋白质分解代谢,应避免使用。

(3)抑制氨生成:减少外源性氨的产生,48小时内限制天然蛋白质摄入,给予乳果糖或白醋等保证大便通畅,适当给予抗生素,抑制肠道菌群繁殖,减少肠道产氨。同时保证充足的能量供给[>60~80kcal/(kg·d)],抑制内源性蛋白质分解代谢产氨。

(4)纠正内环境紊乱:维持酸碱代谢平衡、预防脱水、电解质紊乱。丙戊酸钠、阿司匹林等药物可诱发或加重高氨血症,治疗时应注意避免使用。

(5)营养支持:OTCD患者急性期停止天然蛋白质摄入,给予高碳水化合物、高脂肪等营养支持,以提供足够的能量满足代谢需求,使总能量摄入达到同龄每日参考摄入量的100%~120%,防止内源性蛋白质分解代谢。急性期患者常存在意识障碍或呕吐,多不能耐受肠内喂养,治疗初期可给予10%葡萄糖溶液持续静脉输注,维持速度为6~10mg/(kg·min)[新生儿10mg/(kg·min),28日龄以上婴儿8mg/(kg·min)],尽可能保证能量摄入最大化、液体摄入充足。为保证能量需求,可同时给予静脉滴注脂肪乳每日1~2g/kg,静脉泵入胰岛素[初始剂量为0.05IU/(kg·h),根据血糖监测情况调整剂量],以保持血糖正常并促进合成代谢。如发生严重高血糖伴高乳酸血症(>3mmol/L),应降低葡萄糖输注速度而非增加胰岛素给药量。一般情况好转后尽快重新开始肠内喂养,可经口或鼻饲给予高热量葡萄糖聚合物(麦芽糊精,浓度为10%)及中长链脂肪乳剂(浓度为4%)。对于无呕吐但喂养困难的患者推荐鼻饲喂养。患者完全限制蛋白质及氨基酸摄入不应超过48h,一般不超过24h。发病后第2~4天,血氨降至接近正常时可给予天然蛋白质,逐步增加至每日安全摄入量,同时继续监测血氨,如出现血氨升高,可使用由必需氨基酸完全或部分替代天然蛋白。若24h后患者仍不能肠内喂养,应给予静脉注射氨基酸,起始量为每日0.5g/kg,根据血氨情况,每日增加0.5g/kg,至少达到每日安全摄入量。患者血氨超过1 000μmol/L,或昏迷持续3d以上,或出现颅内压明显升高,提示预后不良。

2. 缓解期治疗 长期治疗目的是实现患者正常生长发育,预防高氨血症,避免并发症,使患者获得良好生活质量,目前该病尚无特效治疗方法。

(1) 饮食治疗和营养管理:OTCD 长期治疗的目的是最大限度地减少鸟氨酸循环的氮负荷,因此需终身低蛋白饮食,并定期进行膳食评估。蛋白质耐受量与酶活性缺乏程度、性别、年龄、生长发育速度、代谢稳定性等有关,需个体化饮食管理。控制患者蛋白质摄入量,使其维持在最低生理需要量,限制蛋白质摄入量为 1~1.5g/(kg·d),少食肉类及豆制品等高蛋白质食物。其次,给予高热量饮食,可减少机体蛋白质分解,主要以淀粉、糖类为主,如米、面食等。

(2) 降氨药物:常用药物为苯甲酸钠 250mg/(kg·d) 或苯丁酸钠 250mg/(kg·d),可与肠道残余氮质如谷氨酰胺等结合形成无毒的马尿酸排出体外。精氨酸 100~250mg/(kg·d)、瓜氨酸 100~250mg/(kg·d),利于促进尿素循环。但应注意,苯甲酸钠及苯乙酸钠可引起体内肉碱缺乏,故患者应补充左卡尼汀 25~100mg/(kg·d)。便秘的患儿长期服用乳果糖保持大便通畅,抑制肠道产氨。新兴药物苯丁酸甘油酯(glycerol phenylbutyrate)2013 年已经在美国上市,是一种几乎没有味道和气味的液体,不含糖或钠,可用于包括新生儿在内的 OTCD 患者慢性治疗,安全性及依从性高于苯甲酸钠和苯乙酸钠。

(3) 血液透析或腹膜透析:若药物治疗效果欠佳,需考虑尽快透析治疗。

(4) 活体肝移植治疗:彻底治疗 OTCD 患者的最有效方法为活体肝移植。肝移植虽然可纠正患者的尿素循环障碍,明显降低血氨,提高生活质量,但是不能逆转肝移植前已经发生的神经系统损伤。近年临床上采用的多米诺交叉辅助肝移植手术,与其他类型的遗传代谢病患者互换部分肝脏,实现代谢互补且不需要器官捐献,可行性较好。

(5) 基因疗法:也被认为是治疗 OTCD 的一种可能。

➢ 附:OTCD 诊治流程图

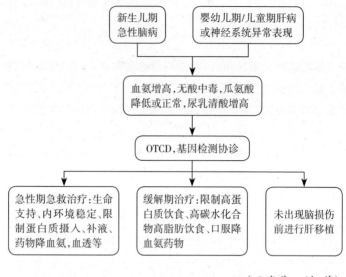

（卫海燕　刘　芳）

二、氨甲酰磷酸合成酶 I 缺乏症

【概述】

氨甲酰磷酸合成酶 I 缺乏症（carbamoyl phosphate synthetase I deficiency,CPS1D）是先天性尿素循环障碍的一种类型,由于氨甲酰磷酸合成酶（CPS1）活性完全或部分丧失导致的与高氨血症毒性相关脑病及肝病,又称为"高氨血症 1 型"。美国、日本发病率分别为 1.61/10万、1/80 万,我国发病率目前尚不明。

CPS1 是氨进入尿素循环第一步反应的关键酶,也是人体尿素循环过程中的限速酶,催化 NH_3、CO_2 与 2 分子的 ATP 合成氨甲酰磷酸,进而与鸟氨酸结合生成瓜氨酸启动尿素循环。CPS1 缺乏或降低导致尿素循环障碍,使血氨清除障碍,导致血氨蓄积。

CPS1D 属于常染色体隐性遗传病,其致病基因 CPS1 位于 2q34,包含有 38 个外显子和 37 个内含子,由于该基因位点主要影响 CpG 二核苷酸序列,其致病突变形式较为多样化,迄今已报道 200 余种突变类型。

【诊断】

1. **临床表现** CPS1D 可于任何年龄发病,临床症状与 CPS1 残存的酶活性有关。根据发病年龄、临床表现及酶活性降低的程度分为两个独立表型:早发型和迟发型。

(1) 早发型:于新生儿期发病,病情凶险。出生时通常正常,随着喂养的建立开始出现反应差、喂养困难、呕吐、惊厥、意识障碍及呼吸暂停等症状,病情进展迅速,病死率高。幸存的患儿常常会出现高氨血症的周期性发作,并遗留不同程度的神经认知发育障碍。

(2) 迟发型:可见于各年龄段,常于婴儿早期起病。常因高蛋白饮食、饥饿、发热、手术等应激状态诱发急性发病,病情轻重不等,如精神差、呕吐、嗜睡、抽搐等脑损害表现。发作可为间歇性,但脑损害多为进行性,预后不良,即使存活,大多存在不同程度的精神运动发育迟滞。缓解期临床表现多样,包括生长发育障碍、行为异常、肝大和胃肠道症状,少数患儿表现为发作性呕吐、行为异常、精神运动发育迟缓等,易于误诊、漏诊。

2. **辅助检查**

(1) 血氨及其他一般生化检测:血氨浓度(正常 $<50\mu mol/L$)往往 $>150\mu mol/L$;转氨酶升高。由于血氨对呼吸系统刺激引起呼吸增快,尿素循环障碍疾病急性发作时常伴有呼吸性碱中毒。

(2) 血氨基酸测定:串联质谱检测提示血瓜氨酸水平降低,谷氨酸水平增高,精氨酸也多降低。

(3) 尿有机酸检测:气相色谱质谱检测(GC/MS)尿乳清酸和尿嘧啶排出降低或正常,可与 OTCD 鉴别。

(4) 肝细胞 CPS1 酶活性分析:通常患者酶活性为正常人的 5%~25%,但是为侵入性检测,难以在临床普及。

(5) 基因检测:基因检测采用常规全外显子高通量测序方法,是确诊 CPS1D 的重要依据。

(6) 头颅 MRI:急性期可呈现高氨血症所致的脑白质弥漫性水肿,后期主要为慢性进行性神经毒性损伤所致的脑萎缩及髓鞘发育不良。

3. **诊断标准** CPS1D 应争取早期诊断,早期治疗。对可疑患儿及时进行血氨测定、肝肾功能测定、血氨基酸和尿有机酸分析等相关检查,确诊有赖于基因诊断。

(1) 临床特征:早发型及迟发型相应的临床表现。

(2) 阳性家族史:大多无阳性家族史。个别患儿家族中有同胞生后因不明原因的嗜睡、拒食、呼吸急促、存在脑病或精神病发作而死亡。

(3) 实验室检查:血氨增高,血谷氨酸增高、瓜氨酸降低,尿乳清酸正常或降低。

(4) CPS1 基因检测:阳性可以确诊,阴性不能完全排除。

【鉴别诊断】

CPS1D 患者的临床表现缺乏特异性,易被误诊为新生儿缺血缺氧性脑病、急性胃肠炎、脑炎、癫痫、瑞氏综合征、精神分裂症等,血氨测定、血氨基酸、酰基肉碱及尿乳清酸、有机酸检测有助于鉴别。此外,可以与其他疾病鉴别。本病重点与其他可引起高氨血症的遗传代谢病相鉴别。

1. **尿素循环障碍中其他疾病** 如鸟氨酸氨甲酰转移酶缺乏症、瓜氨酸血症、精氨基琥珀酸尿症、高鸟氨酸血症、家族性高精氨酸血症等,也可引起高氨血症,出现类似 CPS1D 的症状,可通过血氨基酸和尿有机酸测定及基因检测进行鉴别。

(1) 鸟氨酸氨甲酰转移酶缺乏症(OTCD):鸟氨酸氨甲酰转移酶缺乏导致,尿乳清酸增高可以与 CPS1D 鉴别。

(2) 瓜氨酸血症 1 型:即精氨基琥珀酸合成酶活性缺乏或降低导致,瓜氨酸显著增高(>1 000μmol/L)可以与 CPS1D 鉴别。

(3) 精氨基琥珀酸尿症:精氨基琥珀酸裂解酶活性缺乏或降低导致。血瓜氨酸轻中度增高(100~300μmol/L)、尿精氨基琥珀酸显著增高可以与 CPS1D 鉴别。

(4) 精氨酸血症:精氨酸酶-1 活性缺乏或降低导致,罕见。发病年龄较晚,血氨轻度增高、精氨酸增高、乳清酸增高可与 CPS1D 鉴别。

2. **有机酸血症** 如丙酸血症、甲基丙二酸血症及多种羟化酶缺乏症等亦会导致血氨升高。顽固性高 AG 代谢性酸中毒、特征性血酰基肉碱及尿有机酸检查可以与 CPS1D 鉴别。

3. **脂肪酸氧化代谢病** 如中链酰基辅酶 A 脱氢酶缺乏症及原发性肉碱缺乏症等可导致高氨血症,急性发作时也常有代谢性酸中毒,特异性酰基肉碱改变及尿有机酸测定可以与 CPS1D 鉴别。

【治疗】

CPS1D 治疗目的是减少体内氨生成、促进氨排泄、稳定血氨水平($<80\mu mol/L$),尽可能减少高氨血症造成的神经系统损害,同时保证患者发育所需的营养。治疗方案分为急性期抢救治疗及缓解期维持治疗,患者出现脑病和高氨血症(血氨 $>200\mu mol/L$)时需给予抢救治疗。

1. **急性期**

(1) 促进血氨清除:静脉注射苯甲酸钠 500mg/(kg·d) 或苯丁酸钠 600mg/(kg·d)、精氨酸 360~700mg/(kg·d)、左卡尼汀 100mg/(kg·d) 等降低血氨。严重高氨血症患者(血氨 $>500\mu mol/L$),进行血液滤过透析,如不具备血液透析条件可以使用腹膜透析。

(2) 抑制氨生成:48 小时内限制天然蛋白质摄入,减少外源性氨的产生;给予乳果糖或白醋等保证大便通畅,适当给予抗生素,抑制肠道菌群繁殖,减少肠道产氨。同时保证充足的能量供给,抑制内源性蛋白质分解代谢产氨。

(3) 纠正内环境紊乱:维持酸碱代谢平衡、预防脱水、电解质紊乱。丙戊酸钠、阿司匹林等药物可诱发或加重高氨血症,治疗时应注意避免使用。

(4) 营养支持:给予高碳水化合物、高脂肪等营养支持,使总能量摄入达到同龄每日参考摄入量的 100%~120%,防止内源性蛋白质分解代谢。不能耐受肠内喂养者,给予 10% 葡萄糖溶液持续静脉输注。一般情况好转后尽快重新开始肠内喂养,可经口或鼻饲给予高热量葡萄糖聚合物(麦芽糊精,浓度为 10%)及中长链脂肪乳剂(浓度为 4%)。对于无呕吐但喂养困难的患者推荐鼻饲喂养。

2. **缓解期** CPSID 治疗以长期饮食控制为主,限制蛋白质摄入,适当补充治疗用特殊氨基酸混合粉,保证机体生长发育需要,尽可能使血氨控制在 $80\mu mol/L$ 以下。同时补充瓜氨酸和精氨酸,目的是以此类药物为引物,建立代谢旁路以排出过多的氨。

　　肝移植在国内外 CPSID 患者的治疗中取得了良效,是治愈的重要手段,也是唯一可以使患儿长期生存且免于发生不可逆的脑损害的治疗手段。

　　基因治疗目前尚不成熟,还处于研究阶段。

　　➤ 附:高氨血症鉴别诊断思路

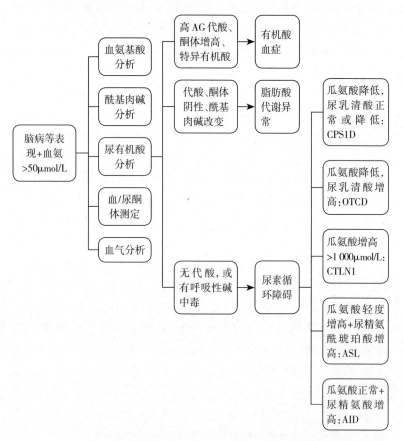

注:CPS1D,氨甲酰磷酸合成酶 I 缺乏症;OTCD,鸟氨酸氨甲酰转移酶缺乏;CTLN1,瓜氨酸血症 1 型;ASL,精氨基琥珀酸尿症;AID,精氨酸血症。

> 附:氨甲酰磷酸合成酶缺乏症诊治流程图

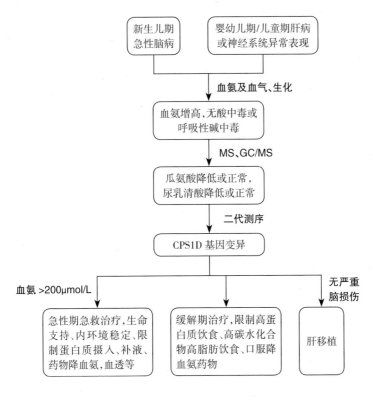

（卫海燕）

三、瓜氨酸血症Ⅰ型

【概述】

瓜氨酸血症Ⅰ型（citrullinemia type Ⅰ,CTLN1）是先天性尿素循环障碍性疾病中的一种类型,又称为精氨基琥珀酸合成酶缺乏症,属于常染色体隐性遗传病。CTLN1 全球新生儿中发生率约为 1/250 000,但各地报道不一,美国、韩国分别为 1.75/10 万、4.48/10 万,我国大约 1/7 万。该病为 2018 年 5 月我国国家卫生健康委员会等 5 部门联合制定的《第一批罕见病目录》中第 18 号疾病。

CTLN1 由编码精氨基琥珀酸合成酶（argininosuccinic acid synthetase，ASS）的 *ASS1* 基因突变导致 ASS 活性低下或缺乏。*ASS1* 基因定位在 9p34.11-9p34.12，长度为 63kb，有 16 个外显子，迄今已报道有100 余种突变，以错义突变最为常见。

ASS 主要存在于肝门静脉周围的肝细胞中，催化天冬氨酸、瓜氨酸和 ATP 形成精氨基琥珀酸酯，是尿素循环中的限速酶；同时也在人体的大多数组织中少量表达，参与精氨酸的合成。ASS 活性低下或者缺乏，导致瓜氨酸及氨蓄积、精氨酸缺乏等。高血氨可导致大脑星形胶质细胞内大量谷氨酸盐在谷氨酰胺合成酶的作用下转化成谷氨酰胺，谷氨酰胺堆积改变了细胞内渗透压，导致星形胶质细胞水肿，继而导致脑水肿和颅内高压。

【诊断】

1. **临床表现**　CTLN1 可分为四种临床类型，即急性新生儿型（经典型/早发型）、迟发型、妊娠相关型和无症状型。临床表现多样，易于误诊。

（1）急性新生儿型（经典型/早发型）：多于新生儿期发病，起病急，预后差。该型患儿出生时正常，喂奶后 24~72h 后出现高氨血症，导致反应差、喂养困难、呕吐、嗜睡、惊厥、颅内压升高、脑水肿等，很快进展为呼吸衰竭和昏迷。幸存的患儿通常会遗留不同程度的神经系统损害，并可有肝大和转氨酶升高。

（2）迟发型：患者起病时间晚或症状轻微，可为慢性高氨血症或急性高氨血症发作症状。可以表现为周期性呕吐、嗜睡、惊厥、肝大和转氨酶升高等，或表现为智力、运动发育落后，精神症状，轻者仅表现为偏头痛、口齿不清、共济失调等。CTLN1 多以神经系统异常为首发临床表现，但少部分患儿以严重肝功能不全为首发临床表现，黄疸、转氨酶升高和凝血功能异常等。

（3）妊娠相关型：部分女性患者在妊娠期或者产后可出现严重的高氨血症发作，甚至因严重高氨血症昏迷死亡，此外，还可能与产后心理疾病的发生发展相关。

（4）无症状型：部分经 *ASS1* 基因分析证实的 CTLN1 患者，尽管存在血浆瓜氨酸增高等生化异常,但缺乏明显的临床症状体征,可由新生儿疾病筛查发现。

2. **辅助检查**

(1) 常规生化:可有 ALT、AST 升高,凝血时间延长,总胆红素及直接胆红素均升高等肝功能异常表现,部分患者也可出现血尿素氮及肌酐升高等。血清总胆汁酸显著升高;血清总蛋白和白蛋白水平降低、甲胎蛋白水平显著升高;其他可有低血糖、高脂血症、半乳糖血症、凝血功能轻度异常等。

(2) 血氨:缓解期 CTLN1 患者的高氨血症可以不明显,急性期 CTLN1 患者 1 000~3 000μmol/L(正常为 40~50μmol/L)。

(3) 血氨基酸分析:瓜氨酸显著增高,常超过 1 000μmol/L,部分患者甚至达 2 000~5 000μmol/L(正常 <50μmol/L),同时伴赖氨酸、丙氨酸和谷氨酰胺水平升高,精氨酸和鸟氨酸降低。

(4) 尿气相质谱有机酸分析:可发现乳清酸、尿苷和尿嘧啶增高。

(5) ASS 酶活性测定:CTLN1 患者肝细胞或皮肤成纤维细胞中 ASS 酶活性降低。相关研究表明残留 ASS 酶活性 <8%,临床症状更严重。

(6) 肝组织病理学:显示肝硬化、局灶坏死及肝内胆汁淤积。肝脏活检可见组织显著改变为肝脂肪变性,可见弥散肝细胞微泡或大泡状脂肪变性,毛细胆管内有胆汁淤积甚至小胆栓形成,轻到中度纤维化,个别患者可见肝门处淋巴细胞浸润及肝巨细胞转化。

(7) *ASS1* 基因分析:常规二代测序可明确诊断。

(8) 头颅影像学检查:可有双侧颞叶、顶叶、枕叶皮质、基底神经节、丘脑和皮质下白质的受限扩散和 T2 信号高信号。

3. **诊断标准**

(1) 临床特征:精神运动发育迟滞或肝大、肝功能异常,急性发作时脑病表现。

(2) 实验室检查:血氨显著增高(>150μmol/L),同时血瓜氨酸水平明显升高(通常 >1 000μmol/L),尿乳清酸及尿嘧啶升高可确诊为 CTLN1。

(3) *ASS1* 基因检测:阳性可以确诊,阴性不能完全排除。*ASS1* 基因检测是诊断和遗传咨询重要依据。对于临床表现不严重,或者生化异常在临界值的缓解期或发作间期患者,可通过分析 *ASS1* 基因突变来确定诊断。

【鉴别诊断】

1. **瓜氨酸血症Ⅱ型**(citrullinemia typeⅡ,CTLN2) CTLN2 是希特林缺陷病的一种临床表现型,是 *SLC25A13* 基因突变导致肝细胞线粒体内膜上的谷氨酸/天冬氨酸载体蛋白希特林功能不足而形成的遗传代谢病。CTLN2 患者血氨和血浆瓜氨酸的升高水平较经典型 CTLN1 低,脑病表现也没有 CTLN1 患者严重。轻型或者无症状 CTLN1 与 CTLN2 鉴别诊断往往比较困难,需要行 *ASS1* 和 *SLC25A13* 基因突变分析鉴别。

2. **有机酸血症** 有机酸血症可抑制 N-乙酰谷氨酸合成酶活性而导致继发性高氨血症,尿液有机酸分析发现特定有机酸血症的代谢产物。

3. **其他尿素循环酶缺乏** 高氨血症需要进行鉴别,见第三章第三节。

4. **新生儿肝炎** 包括乙型肝炎病毒、巨细胞病毒、单纯疱疹病毒、柯萨奇病毒和风疹病毒等所引起的肝炎。起病较缓,常在生后数天至数周内出现黄疸,持续时间较长,可伴有食欲缺乏、恶心、呕吐、消化不良、体重不增等症状。大便颜色变浅,尿色深黄。肝脏轻度至中度肿大,质稍硬。少数脾脏亦大。采用血清学检测病毒抗体,血瓜氨酸及血氨水平正常可进行鉴别。

5. **先天性胆道闭锁** 主要为肝内外胆管出现阻塞,并可导致淤胆性肝硬化。先天性胆道闭锁,终末易出现肝功能衰竭。黄疸一般于出生后 2~3 周出现,并持续加重,粪便逐渐变淡。尿色较深,肝大,脾脏质地坚硬。血清总胆红素增高,碱性磷酸酶异常高值、血氨正常、瓜氨酸正常等可以进行鉴别,腹部彩超或胆道造影检查可以明确诊断。

【治疗】

CTLN1 的治疗与 OTCD 及 CPS1D 类似,同样包括急性期治疗和缓解期治疗。治疗目的是减少体内氨生成、促进氨排泄、稳定血氨水平,尽可能减少高氨血症造成的神经系统损害,同时保证患者发育所需的营养。

1. **急性期**

(1) 药物治疗促进血氨清除:可静脉使用或口服苯甲酸钠或苯乙酸钠、精氨酸降血氨治疗。

(2) 血液透析:药物治疗不理想的高氨血症或 >500μmol/L,应考虑血液透析以尽快降低血氨。

(3) 营养干预:与 OTCD 等类似,主要目的在于提供适量蛋白质和热量,纠正高分解代谢状态。婴儿给予 10% 葡萄糖滴注可有效改善病情。有条件时可给予全静脉营养,蛋白质和热量分别从 0.25g/(kg·d) 和 50kcal/(kg·d) 开始,逐渐增加到 1.0~1.5g/(kg·d) 和 100~120kcal/(kg·d)。在 24 至 48 小时后或血氨浓度小于 100μmol/L 时,必须以必需氨基酸的形式重新引入蛋白质。

2. **缓解期** 治疗目的是控制血氨低于 80μmol/L,并使血浆谷氨酰胺水平接近正常。对于有症状的患者,需长期保持低蛋白饮食,补充 L-精氨酸和其他必需氨基酸。在条件允许的情况下,尽早进行肝移植,有助于改善其临床症状和神经发育。治疗包括限制蛋白质、摄入足够的能量以防止分解代谢、补充氨清除剂、左卡氨酸和精氨酸。

(1) 苯甲酸钠制剂:剂量为 250mg/(kg·d),分 3 次口服,随着年龄增大逐渐增大到 9.9~13g/(m²·d)。

(2) 精氨酸:口服剂量从 400~700mg/(kg·d) 开始,随着年龄增大逐渐增大到 8.8~15.4g/(m²·d)。

(3) 左旋肉碱:可预防降血氨药物治疗导致的继发性肉碱缺乏症,25~100mg/(kg·d)。

(4) 饮食治疗:需要在营养师指导下进行,以预防高血氨症发作,并使生长发育尽可能接近正常。

(5) 肝移植:及时的肝移植可能对受严重影响的患者的认知结果有益。国际上已经有数个小组开展此手术。虽然可减少高血氨症发作,改善生活质量,但需要考虑肝脏来源及治疗费用等问题。

> 附:瓜氨酸血症Ⅰ型的诊治流程图

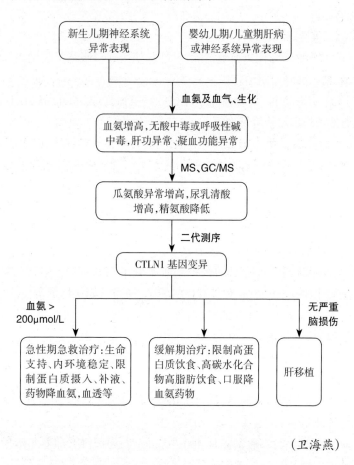

（卫海燕）

四、精氨基琥珀酸尿症

【概述】

精氨基琥珀酸尿症（argininosuccinic aciduria, ASA）是一种罕见的尿素循环障碍性疾病，是由于肝脏精氨基琥珀酸裂解酶（argininosuccinatelyase, ASL）缺陷引起的精氨基琥珀酸降解障碍，以高氨血症为主要表现，属常染色体隐性遗传病。各国 ASA 发病率报道不一，约为1：（150 000~700 000）。

【病因】

ASL 是尿素循环代谢途径中第 4 步反应酶,是重要的代谢酶之一。正常情况下,精氨基琥珀酸在 ASL 作用下裂解为精氨酸和延胡素酸。这种细胞质反应有两种代谢途径:尿素循环将氨转化为无毒性的尿素;瓜氨酸-NO 循环则通过 NO 合成酶以精氨酸为底物,合成 NO。ASL 虽然主要在肝脏中表达,但也存在于其他各种组织中,如皮肤、造血系统、肌肉、心脏、肾脏、小肠和大脑。该酶是一种具有四个酶位点的四聚体。ASL 由位于 7 号染色体上的人精氨基琥珀酸裂解酶基因(hASL)编码(7q11.21),有 17 个外显子。ASL 是一种高度保守的基因,已在不同物种中发现。目前,国际上报道了 140 个 HASL 突变,突变遍布整个基因,以外显子 4、5、7 的突变较为高发。ASL 突变与大多数 ASA 临床、生化表型相关。然而,ASL 活性和表型之间存在差异,例如在无症状患者中未检测到 ASL 活性,或在严重神经认知障碍患者中检测到较高 ASL 残留活性,这可能是由特异性突变之间的等位基因互补引起的,ASL 蛋白的不稳定性,影响催化或结构功能的突变。

肝脏 ASL 活性缺陷引起患儿体内精氨基琥珀酸降解障碍,导致尿素循环障碍、高氨血症。内源性精氨酸的合成也仅通过 ASL。精氨酸是许多代谢途径的底物,包括一氧化氮、多胺、肌酸、胍基丁胺、谷氨酸盐和尿素。此外,精氨基琥珀酸能特异性转化为胍基琥珀酸,对细胞和神经元有特异性毒性,这可能是患者有神经认知障碍症状的原因之一。氨对大脑、肝有较强毒性作用,血氨 >100μmol/L 时,出现嗜睡、神志模糊和呕吐等症状;血氨持续 >200μmol/L 时,可导致脑水肿、肝功能衰竭、多脏器损害。

【诊断】

1. **病史**　根据酶缺陷程度和临床表现,可分为新生儿期发病型和迟发型两种类型。

2. **临床表现**

(1) 新生儿期发病型:往往病情较严重,主要临床特征是生后数天就发生高氨血症,常表现为呼吸急促导致中枢性呼吸性碱中毒、低体温、呕吐、抽搐、嗜睡等。

(2) 迟发型:可表现为急性感染导致偶发的高氨血症或认知功能障碍,行为异常,学习能力低下,生长迟缓,肝脏肿大或肝硬化等,但不一定有高氨血症表现,部分患儿毛发干枯,粗而脆,容易断,在显微镜下可见发干小结,类似结节性脆发症是 ASA 的独特表现,并且脆发的表现与高氨血症的严重程度和病程无关,少部分患儿血压升高。

患者可以表现为新生儿期发病型(<28 天)高氨血症性昏迷,或有广泛的迟发型表现,从高氨血症到不伴高氨血症的神经认知、胃肠和肝脏症状的慢性表型。

1) 肝脏:50% 的患者具有肝脏症状,在新生儿期发病型患者中常见。肝肿大和/或转氨酶类的升高是最常见的症状,一些新生儿可出现高氨血症。肝衰竭和轻度慢性肝功能损伤曾被报道。肝纤维化和肝硬化可能会导致死亡。有报道肝细胞肝癌的发生,甚至在儿科中亦有报道。肝病的进展与血氨控制情况无关,即使患者得到合理治疗,仍会恶化。

2) 中枢神经系统:在新生儿期发病型(即≤28 天的患者)和迟发型患者中都具有高发生率(>90%)。神经认知缺陷程度涵盖较广,自边缘性智商到严重智力迟钝。神经发育受到影响,粗运动及精细运动延迟、语言延迟、学习能力和记忆力下降。异常神经发育通常在患儿 24 个月左右被诊断。约 40% 患者具有癫痫表现,表现为强直性阵挛或肌阵挛性发作。即使是无症状患者,也可出现异常脑电图,表现出特殊模式。高氨血症相关的新生儿癫痫发作可为亚临床发作,但这并不能预测日后癫痫的患病可能性。全身肌无力和小脑症状(共济失调、震颤、肌张力障碍、吞咽困难)曾有被报道。行为障碍通常表现为异常兴奋、自残行为、孤独症到偏执表现、精神分裂症。脑成像可显示整体萎缩、双侧脑室周围白质软化、基底神经节 T2 高信号、高密度白质、局灶性梗死。有报道,即使氨水平正常,仍存在脑萎缩和白质变化。对经治疗的 ASA 患者进行质子磁共振谱(^{1}H-MRS)检查,可见脑白质、脑灰质中肌酸及胍乙酸盐(guanidinoacetate,GAA)含量变化呈相反趋势。

3) 心血管系统:在新生儿期发病型或迟发型 ASA 患者中均可观

察到高血压,发病率较低,这可能由于诊断不足;发病年龄和严重程度之间没有相关性。迷走神经紧张引起的房室传导阻滞或心房扑动已被报告。血小板增多症曾被报道发生于沙特阿拉伯的新生儿期发病型患儿。

4)肾脏:短暂性低钾血症相关的电解质紊乱和轻度慢性肾功能衰竭已被报道。低钾血症在新生儿期发病型患者中更为常见。可见肾结石。

5)胃肠道症状:与 UCDs 表现相似,如拒奶、饮食欠佳、反复呕吐是常见症状。伴胃肠黏膜特异性炎症的腹泻以及慢性胰腺炎已被报道。

6)毛发及皮肤症状(结节性脆发病、念珠状发、扭转发):可在未经治疗的患者中观察到头发和皮肤症状。有时患儿头发表现为纤脆、干燥、短刷状,多年无生长。补充精氨酸对症治疗效果极佳,这很可能是由于头发中精氨酸含量较高(>10%),因此这些表现被称为"促氨性"或"精氨酸反应性"脱发。曾有报道,面部及生殖器部位严重的皮炎或存在精氨酸反应的"干性、鳞状皮肤"。龋齿发病率增加可能是由免疫缺陷和 NO 杀菌作用缺失引起的。在一些患者中发现了甘油三酯的升高。

3. 实验室检查

(1)血氨测定:血氨升高常超过正常值 2 倍以上,有症状患儿常>200μmol/L。

(2)血尿素氮测定:常为正常或偏低。

(3)血气分析:因氨对呼吸中枢的刺激作用,常引起患者呼吸深快、过度换气而发生呼吸性碱中毒,高氨血症伴呼吸性碱中毒是所有UCD(包括 ASA)在代谢危象发作时最经典的表现。

(4)肝功能检查:天冬氨酸转移酶、丙氨酸转移酶升高在 ASA 患者中更常见。碱性磷酸酶、胆红素、总蛋白、前蛋白水平改变与其他类型 UCD 一致。

(5)尿有机酸分析:尿嘧啶和乳清酸排泄量明显增多。

(6)血液或尿液氨基酸分析:精氨基琥珀酸浓度显著增高是

ASA 缺乏症的特征性生化改变,患者血浆精氨基琥珀酸浓度范围在 50~120μmol/L,尿液 >1 000μmol/L。血浆瓜氨酸水平升高,一般在 100~300μmol/L,但在瓜氨酸血症显著升高,常 >1 000μmol/L。丙氨酸、谷氨酸、甘氨酸也会升高,谷氨酸升高程度较 OTC、CPS 患者为轻。

(7) 酶学分析:可采集肝活检组织、培养的皮肤成纤维细胞或红细胞进行 ASL 酶活性测定。

(8) 基因分析:可采集外周血,提取淋巴细胞基因组 DNA,进行 ASL 基因外显子测序分析。

【鉴别诊断】

1. **与其他型尿素循环障碍疾病鉴别**　血液和尿液氨基酸分析显示大量的精氨基琥珀酸增加是 ASA 与其他型尿素循环障碍疾病鉴别要点。

2. **与其他原因所致的高氨血症相鉴别**　如高氨血症-高鸟氨酸血症-高瓜氨酸血症(HHH)综合征、有机酸尿症、高胰岛素血症、脂肪酸氧化代谢障碍、瑞氏综合征等。

【治疗】

主要治疗措施包括限制蛋白质摄入、口服氮清除剂和精氨酸补充,其主要目的是使血氨和精氨酸水平处于正常范围,并不能完全保护神经系统免受伤害。

1. **急性期治疗**

(1) 支持与监护:对出现脑水肿、昏迷、休克等生命体征不稳定者,应迅速建立外周及中心静脉通道,同时选择必要的生命支持和监护措施,纠正休克酸碱失衡和电解质紊乱。

(2) 减少体内氨的生成

1) 立即停止摄入一切外源性蛋白质,供给足够的碳水化合物及脂肪,抑制内源性蛋白质的分解,不能进食者需静脉持续输注 10%~12.5% 的葡萄糖,排除脂肪酸氧化代谢障碍后,可静脉输入脂肪乳,1~2g/(kg·d),保证热量摄入 >60~80kcal/(kg·d)。存在高分解代谢的患儿,可给予葡萄糖胰岛素液输注,有感染者给予抗生素,尽早控制感染,并控制抽搐,卧床休息,减少能量消耗,输液应防过量,以免加重脑水肿,注意监测并适量补充电解质及多种维生素,静脉营养长须持续 24~48 小时以上。

2）为抑制肠道细菌产氨,应尽早经鼻饲或灌肠给予新霉素,鼻饲或口服乳果糖保持大便通畅,减少肠道氨的重吸收。

（3）促进氨的排出

1）当血氨 >200μmol/L 或出现急性高血氨脑病时,应静脉滴注 10% 盐酸精氨酸,尿素循环过程不仅生成尿素,同时生成精氨酸,当尿素循环发生障碍时,精氨酸就成为条件必需氨基酸,此时供给精氨酸可促进尿素循环,并且抑制蛋白分解。精氨酸的剂量:25% 精氨酸每次 2~4ml/kg,加入 10% 葡萄糖中稀释成 10% 浓度,静脉输注。病情严重者,给予首剂量后还须给予同样剂量,维持 24 小时持续输注,直到急性危重症状好转。精氨酸有扩张血管作用,剂量不能过大,输注速度不能过快,另外,大剂量盐酸精氨酸输注可致高氯性代谢性酸中毒,注意监测血气分析。

2）无明显消化道并发症者可同时给予鼻饲或口服苯甲酸钠或苯乙酸钠,苯甲酸钠与苯乙酸钠分别与体内甘氨酸结合,形成马尿酸,及与谷氨酰胺结合,形成苯乙酸谷氨酰氨,两者均可迅速从尿中清除,故可有效的降低血氨,两者剂量均为 0.25~0.5g/(kg·d),分 2~3 次,常见不良反应是恶心、呕吐。

3）透析治疗严重高氨血症,血氨在 400μmol/L 以上,经上述治疗八小时后,血氨水平若无明显下降,应及时进行血液透析或腹膜透析,血液透析比腹膜透析更容易清除,开始透析数小时后,血氨水平即可明显下降。

2. **维持治疗** 包括限制蛋白质摄入、补充精氨酸等。

（1）经常有代谢紊乱发作或高氨血症发作者需要给予口服精氨酸及氮清除剂苯甲酸钠或苯丁酸钠,但目前认为补充精氨酸是否能预防高氨血症的发作及慢性并发症的发生尚无定论。

（2）饮食治疗仍然是治疗的主要手段,蛋白质的日供应量常常高于维持正常生长所需的最小量,大部分患儿蛋白质供给量未达到推荐的蛋白质日供给量,也能维持正常的生长所需,关于饮食治疗与预后之间的关系有不同的研究结果,同时给予饮食治疗及精氨酸治疗,能使毛发症状改善,并且改善认知,如 EEG 恢复正常,然而不少研究显示,饮食治疗并没有改善肝脏预后。

3. 肝移植 同种原位肝移植可以使得 ASA 的生化指标恢复正常,但是不能纠正以下生化缺陷:组织精氨酸的缺乏及精氨基琥珀酸尿症,因此认为 OLP 仅适用于常有高氨血症,并且用传统治疗无效者或有失代偿性肝硬化者。

4. 预后 研究发现,一些早期治疗的 ASL 部分缺陷患儿可获得正常的智力和精神运动发育。但单纯补充精氨酸对防止远期并发症如高血压、肝纤维化、认知障碍效果不佳,需要进行饮食综合干预。

低剂量精氨酸联合苯丁酸钠可使尿素代谢降低和精氨基琥珀酸降低,可能是缓解精氨基琥珀酸尿症患者肝损害的较好治疗方法。

新生儿期发病的精氨基琥珀酸尿症患儿预后不良,治疗困难。早期肝移植可能挽救部分患儿,国内外一些机构在亲子间部分活体肝移植方面取得了成功的经验。

5. 预防

(1) 避免近亲结婚

(2) 产前诊断:对 ASA 高危家庭产前诊断,有本病家族史的夫妇及先证者进行 DNA 分析,并对其胎儿进行产前诊断。家族成员 DNA 分析可以检出杂合子携带者,并进行遗传咨询。

如果 ASL 基因的突变已知,则可以通过对绒毛组织或羊膜细胞的突变分析进行产前诊断。羊水中精氨基琥珀酸水平的升高也可以可靠地检测到受影响的胎儿。用绒毛组织或羊膜细胞的直接方法或间接方法分析酶的活性。

(3) 新生儿筛查:美国所有州都将 ASLD 纳入了新生儿筛查项目,ASA 的筛查是用串联质谱方法检测血瓜氨酸的浓度。

➤ 附:精氨基琥珀酸尿症诊断流程图

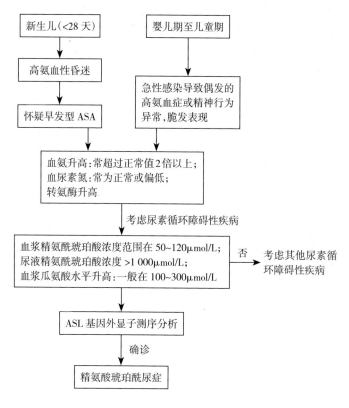

（崔岚巍）

五、精氨酸血症

【概述】

精氨酸血症（argininemia）又称精氨酸酶缺乏症（arginase deficiency），属常染色体隐性遗传病，是尿素循环障碍中较少见的类型。与其他类型的尿素循环障碍相比，精氨酸血症发病年龄相对较晚，临床表现相对较轻，急性高氨血症少见，可有步态异常、痉挛性瘫痪、小脑性共济失调等脑损伤表现。国内外相关文献显示，精氨酸血症发病率约为1/2 000 000~1/350 000 不等。

【病因】

精氨酸酶为尿素循环中的第六个酶,精氨酸酶催化精氨酸水解为鸟氨酸和尿素,精氨酸酶有两种主要的亚型,由哺乳动物中不同的基因编码:精氨酸酶 1(ARG1)和精氨酸酶 2(ARG2),共享约 60% 的氨基酸序列同源性。它们在酶学性质上相似,但在组织分布、亚细胞定位和代谢功能上有所不同。ARG1 在肝细胞质中表达量最高,在尿素循环中发挥主要功能,但在人类红细胞、血管和免疫细胞(M2 巨噬细胞)中也发现其较少含量。ARG1 通过其代谢活性也产生鸟氨酸,鸟氨酸作为多胺、脯氨酸和其他产物的前体。另一方面,ARG2 位于肾和前列腺等肝外组织的线粒体,在脑、巨噬细胞、胃肠道和乳腺中水平较低。ARG1 基因位于 6q23,长 11.5kb,包括 8 个外显子和 7 个内含子,编码由 322 个氨基酸组成的精氨酸酶同工酶 I 蛋白。ARG1中至少有 43 种可能的致病变异。

精氨酸酶缺乏导致精氨酸不能水解为鸟氨酸和尿素,从而氨不能形成尿素排出体外,酶的底物精氨酸以及精氨酸的代谢产物在体内蓄积。精氨酸代谢途径多样,是合成二氧化氮、肌酸、多胺、胍丁胺的前体物质。与其他尿素循环障碍相比,精氨酸血症患者中高氨血症程度相对较轻,原因可能与精氨酸酶 1(ARG1)的同分异构体精氨酸酶 2(ARG2)的失代偿作用有关,Picker 等研究证实精氨酸酶 1(ARG1)缺陷患者的线粒体精氨酸酶活性明显上调。

精氨酸血症患者神经系统症状的发病机制迄今尚不明确,但可能与以下机制有关:①慢性高氨血症:由于患者神经系统症状与其他尿素循环障碍的表现明显不同,患者可在血氨水平无明显增高的情况下出现较为严重的神经系统症状,因此认为高氨血症可能不是精氨酸血症神经系统症状的主要原因。②胍基化合物蓄积:以往研究发现患者血液和脑脊液中胍基化合物水平升高,现认为胍基化合物如高精氨酸、N-乙酰精氨酸、α-酮基-6-胍戊酸等与精氨酸血症的神经系统损害密切相关。a. 一些胍基化合物可抑制转酮醇酶的活性,从而导致脱髓鞘改变,表现为上运动神经元体征;b. d-K-8-GVA 等可抑制神经递质 γ-氨基丁胺的作用,促进惊厥的发生;c. 在动物实验中发现,N-乙酰精氨酸、高精氨酸等可明显抑制小鼠神经元细胞膜的 Na^+-K^+-ATP 酶,Na^+-K^+-ATP 酶对维持神经细胞兴奋性和细胞膜的流动性发挥重要作用,受到抑制后可诱导癫痫发生;d. 精氨酸、高精氨酸、N-乙酰精氨酸可诱导自由基的生成,也可通过抑制过氧化氢酶、超氧化物歧化酶、谷胱甘肽过氧化酶的活性使神经细胞的抗氧化能力下降。③精氨酸蓄积:精氨酸在中枢神经系统中是合成瓜氨酸的底物,该反应由一氧化氮合酶催化,在生成瓜氨酸时产生一氧化氮。精氨酸血症患者的脑脊液中精氨酸水平明显增高可能会间接导致一氧化氮的增高,而后者已被证实有神经毒素的作用,并在神经系统的增殖和分化过程中起抑制作用。

【诊断】

1. **病史** 有本病家族史、先证者病史。

2. **临床表现**

(1) 神经系统表现:精氨酸血症的临床主要表现为认知和运动能力的退化,进行性痉挛性瘫痪,高氨血症较为少见,偶可见高氨血症昏迷。精氨酸血症很少在新生儿时期发病,多数患儿在 3 个月至 4 岁以精神运动能力退化为首发症状,患儿早期可表现出厌食蛋白倾向及蛋白不耐受,进食高蛋白食物后血氨增高,导致呕吐或嗜睡,易合并营养不良,体格发育落后。进行性神经系统损害是精氨酸血症患者主要的临床特点,病情严重者可于新生儿期以及早期发病(<3 个月),生后数日出现惊厥,表现为严重的神经系统退化症状并伴有胆汁淤积性黄疸、肝肿大等,病死率高。婴儿期至学龄期发病的患者以智力运动障碍、惊厥、痉挛性瘫痪、共济失调为主要表现,因此易被误诊为脑性瘫痪、小脑性共济失调、癫痫及神经变性病。癫痫发作发生在超过一半的患者,通常没有高氨血症,他们大多是全身性强直阵挛性癫痫,但可包括单纯性局灶性癫痫、复杂性局灶性癫痫、全身性强直性癫痫和全身性缺失性癫痫,甚至全身性强直阵挛性癫痫持续状态。

体格检查可发现身材矮小、小头畸形、痉挛性轻截瘫,半数患者中可有腱反射亢进、足尖步态。也可存在锥体束征如共济失调、不自主样运动(手足徐动和舞蹈症样运动)、震颤等,但相对较为少见。

(2)神经系统外症状:该疾病的神经外症状,主要影响肝脏和骨骼系统。与其他 UCDs 一样,肝脏可涉及从轻度肝细胞损伤、肝转氨酶短暂升高、到轻度凝血异常功能障碍、到急性肝功能衰竭。查体或腹部超声检查可见轻度肝肿大,亦可伴有胆汁淤积。但是肝功能衰竭或肝硬化在该病中很少见。组织病理学和形态学表现包括肝细胞肿胀、门静脉和窦状纤维化、大空泡性脂肪变性、细胞糖原增加和内质网扩张。肝内胆汁淤积可导致新生儿出现黄疸、肝肿大和肝硬化。

脊柱畸形,如脊柱侧弯和前突,可能是痉挛增加的结果。可发现身材矮小、小头畸形。少数患者的小头畸形可能是脑萎缩的结果。外周神经检测一般无异常,听力和视力一般不受损伤,严重痉挛可引起骨骼畸形。

3. 实验室检查

(1)一般化验:血氨轻到中度增高,一般急性高氨血症(>150μmol/L)较为少见。少数患者血氨正常。部分患儿出现转氨酶增高及凝血时间延长。

(2)血液氨基酸分析:血液精氨酸增高是筛查与诊断精氨酸血症的关键线索,一般升高到正常高限的 3 倍以上对本病诊断意义较大。精氨酸与鸟氨酸比值可作为诊断精氨酸血症的重要依据,大于 0.8 提示精氨酸血症。

(3)尿液有机酸分析:发作期患者尿液乳清酸浓度升高,但是病情稳定或低蛋白饮食状态下尿液乳清酸正常,对于临床症状疑似精氨酸血症的患者,应进行血液氨基酸分析或重复尿液有机酸分析。有报道尿素循环障碍性疾病患者尿液 α-酮戊二酸也会显著升高。

(4)精氨酸酶活性测定:精氨酸酶活性测定是诊断精氨酸血症的重要依据,红细胞中精氨酸酶活性明显降低,一般小于正常人的 1%。

(5)精氨酸酶 ARG1 基因诊断:ARG1 基因分析已成为精氨酸血症确诊的主要技术,发现家系中致病突变有助于指导遗传咨询及产前诊断。精氨酸酶活性测定与基因分析联合应用对确诊具有重要意义,有助于探讨不同的基因突变对精氨酸酶功能的影响。

(6) 脑电图:为非特异性改变,局灶型、多病灶性,以及弥漫性的尖峰及不正常的慢波均有可能出现,在 50% 以上患者脑电图显示背景活动的减慢以及致癫痫样波的活动。

(7) 头颅 MRI:可正常,也可以表现为大脑皮质、小脑萎缩,弥漫性脑水肿,局部缺血改变等。精氨酸血症的神经系统影像学有以下特点:严重的脑水肿后弥漫性脑萎缩、梗死样病灶、区域性缺血损伤,也可有可逆性的颞叶、扣带回、岛叶皮质对称性受累。患者可有小脑萎缩或多囊性脑软化。

【鉴别诊断】

应与其他导致血氨及精氨酸增高的疾病鉴别,如精氨基琥珀酸裂解酶缺陷、高氨高鸟氨酸高同型瓜氨酸血症等疾病。

【治疗】

精氨酸血症是尿素循环障碍中治疗效果较好的一种类型,其治疗主要包括三个方面:①限制蛋白摄入;②补充必需氨基酸;③增加废物氮的旁路代谢。

1. **饮食疗法** 饮食疗法在精氨酸血症的治疗中发挥核心作用,是治疗精氨酸血症的关键。应在保证能量供应的基础上限制蛋白质的摄入,主张低精氨酸饮食,适当补充不含精氨酸富含支链氨基酸的特殊氨基酸粉(25%~50%)和天然蛋白(50%~70%)。特殊氨基酸粉一般为 0.7g/(kg·d)。尿素循环障碍患儿推荐的蛋白质摄入量:1~3 月龄为 1.36~1.77g/(kg·d),3~6 月龄为 1.31~1.36g/(kg·d),6~12 月龄为 1.14~1.31g/(kg·d),2 岁为 0.97g/(kg·d),3 岁为 0.9g/(kg·d),4~6 岁为 0.87g/(kg·d)。饮食疗法可使血中精氨酸水平维持在正常水平,延缓和阻止疾病发展,改善患儿的神经系统症状。

2. **促进氮的旁路代谢** 患儿血氨较高时,可应用苯甲酸钠和苯丁酸钠促进氮以马尿酸和苯乙酰谷胺酰胺的形式从尿中排出,从而促进氮的排泄。苯甲酸钠用量为 250mg/(kg·d),苯乙酸钠用量为 500mg/(kg·d),血氨水平应控制在 60μmol/L 以下。

急性高氨血症较为少见,一般由禁食、感染、蛋白质负荷、麻醉或手术等因素引起,一旦出现则应积极治疗以防止高氨血症脑病的发生,采取禁蛋白质、高热卡饮食的持续补充、促进氮的排泄等措施,血氨达到 500μmol/L、采取上述治疗措施后无改善者则进行血液透析。

3. **预后**　患者的预后取决于疾病类型、发现早晚与治疗效果等多方面因素。通过合理的饮食与药物治疗,精氨酸血症患者的症状可得到控制。但是,由于多数患者临床诊断过晚,确诊时已经存在严重不可逆的神经系统损害,病情进行性加重,病死率很高,关于存活到成年的患者资料十分匮乏。随着串联质谱技术在新生儿筛查中的普及,越来越多的患者可能获得症前诊断与治疗,有望防止脑损害的发生。

4. **预防**

(1) 避免近亲结婚

(2) 对有先证者病史的家庭,产前咨询及产前诊断是一项重要措施。

精氨酸血症可通过以下两种方法进行产前诊断:

1) 基因突变检测:在明确先证者精氨酸酶基因突变的情况下,取羊水或绒毛标本,抽取 DNA 进行胎儿精氨酸酶基因检测。

2) 精氨酸酶活性的检测:虽然精氨酸酶在羊水及绒毛细胞中无表达,但妊娠中后期胎儿红细胞中精氨酸酶的活性已达生后水平,故在妊娠中后期 18~24 周可行脐带穿刺术获得胎儿红细胞,通过测定红细胞精氨酸酶活性进行产前诊断。精氨酸血症是一种可治疗的先天性遗传代谢性疾病,通过串联质谱等检测手段尽早诊断,从而实现对患儿的早期干预,通过饮食疗法和药物治疗可控制疾病进展,甚至达到无症状生存的目的。

(3) 新生儿疾病筛查:部分地区已开展新生儿血串联质谱筛查,可有血中精氨酸水平升高,有助于新生儿期实现早期诊断和治疗,从而改善患儿预后。

➤ 附:精氨酸血症诊断流程图

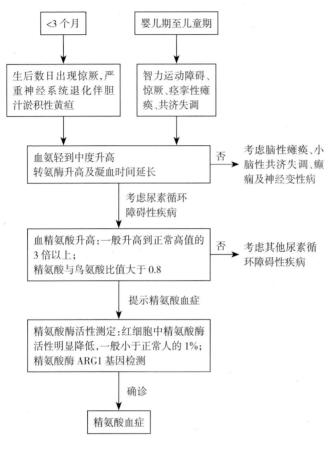

（崔岚巍）

六、高鸟氨酸血症

【概述】

高鸟氨酸血症是由于鸟氨酸氨基转移酶（ornithine aminotransferase,OAT）功能缺陷而导致鸟氨酸在体内堆积的一种先天性氨基酸代谢障碍性疾病,属于常染色体隐性遗传病。其确切的发病率尚不清楚,芬兰人口中这种疾病相对常见（约有三分之一的已知病例是芬兰裔),估计发病率为 1/50 000。在该群体中发现了两种不同的突变,几乎解释了所有病例,根据已有突变数据推算,全球发病率约为 1/150万。OAT 缺乏的特征是表现为视觉障碍,因为脉络膜和视网膜的渐进性破坏会导致夜盲症和近视。典型表现的生化特征是血浆鸟氨酸的显著升高。

【病因】

OAT 是 45kDa 的磷酸吡哆醛(pyridoxal phosphate,PLP)依赖酶,一种线粒体基质酶,在大多数组织中表达,包括肾脏、小肠、肝脏和视网膜。它以两种亚型的形式存在。亚型-1 的长度为 439 个氨基酸,分子量为 48 535Da。亚型-2 的长度为 301 个氨基酸,分子量为 32 835Da。人类 OAT 基因在 10q26.13 染色体上跨越约 22kb,其活性为同源六聚体形式。该基因催化 L-鸟氨酸的可逆转氨化,转化为谷氨酸-5-半醛,同时将 α-酮戊二酸转化为谷氨酸(Glu)。该酶的辅助因子吡哆醛 5′-磷酸盐(PLP),是维生素 B_6 的衍生物。OAT 反应是人类鸟氨酸降解途径中的一个关键步骤。

人类基因突变(HGMD)数据库列出了 68 种不同的致病性突变。分布在整个基因中,没有一个明确的突变热点,大多数是错义突变(55%),其次是无义/移码变异体(33%)、剪接变异体(5%)和一个影响 ATG 起始密码子的突变。该疾病的基因型-表型相关性尚不完全清楚。

已知鸟氨酸可通过三种途径进行代谢:①在 OAT 作用下转化为谷氨酸-5-半醛,然后转化为脯氨酸或谷氨酸;②在鸟氨酸转氨酰化酶作用下转化为瓜氨酸;③在鸟氨酸脱羧酶作用下转化为瓜氨酸。

鸟氨酸氨基转移酶(OAT)催化的反应位于精氨酸/多胺代谢和谷氨酸/脯氨酸代谢两大途径的交叉路口,由 OAT 产生的谷氨酸-5-半醛是脯氨酸和谷氨酸的前体,这是两个参与细胞外基质生物合成、细胞通信和糖异生的重要氨基酸(图 3-4)。OAT 反应是脊椎动物中 L-鸟氨酸(Orn)的可逆转氨化降解最相关的途径。在肝脏中,它与鸟氨酸转氨基酰胺酶竞争进入尿素循环的 Orn 池。在成年啮齿动物中,肝 OAT 在中心周肝细胞中表达较高,从外周到中心静脉呈梯度。该酶

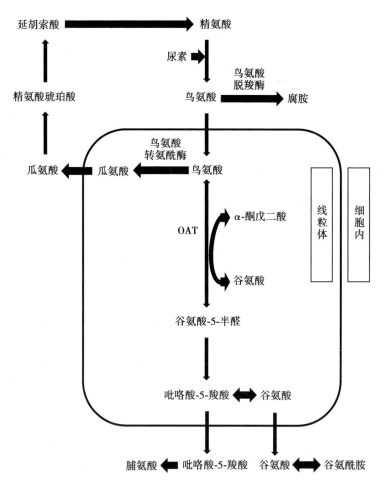

图 3-4 鸟氨酸氨基转移酶(ornithine aminotransferase,OAT)参与的代谢途径

主要通过谷氨酰胺还原直接或间接产生 Glu,参与谷氨酰胺的合成。在肠道水平上,反应以精氨酸前体 Orn 的合成方向进行。后一种途径在断奶前非常重要,此时肠道产生精氨酸对生长至关重要。这与在新生儿期观察到的低血浆 Orn 水平相一致。此外,新合成的 Orn 可以是多胺的前体,这反过来影响细胞增殖。神经元 OAT 参与了脯氨酸和 Glu 的合成,被认为对视网膜细胞至关重要,OAT 活性的丧失导致高鸟氨酸,从而导致鸟氨酸在脉络膜和视网膜中的积累,导致旋转萎缩失明,主要特征是脉络膜损伤和早期白内障形成。该酶在视网膜中的确切作用尚未完全明确。

【诊断】

1. **病史** 阳性家族史

2. **临床表现** 本病以眼部症状为主要表现。某些患者也有神经系统改变及肌无力等全身系统异常。

(1)脑回状视网膜脉络膜萎缩:为本病的主要临床表现。其特征是缓慢进展的视力受损,最终导致失明。患者通常在 10~20 岁左右开始出现夜盲和近视,随着年龄增加,视野向心性缺损。当病变累及黄斑部,视力极度减退,可仅剩光感。大部分病例于 40~50 岁时,脉络膜视网膜完全变性,最终失明。多数患者于 20 岁左右伴有后囊下白内障的发生,但是也有 20 岁左右出现失明和 60~70 岁视力仍然很好的病例。病名来源于特有的眼底像,眼底周边出现境界明显的斑状萎缩灶,病灶扩大、融合成脑表面的断面图状,所以称为回旋形网络膜状眼底。

(2)神经系统改变:部分患者有神经系统改变,但多数患者智力正常。Waltonen 等对伴有高鸟氨酸血症的患者研究发现,50% 患者脑部核磁显示脑白质退行性损害,70% 患者有过早的脑萎缩,58% 的患者脑电图有异常改变,包括缓慢背景活动、局灶性损害或者高幅的 β 波,8% 的患者曾有癫痫发作,白质改变和特定的脑电图结果,没有明确的临床相关性。偶尔也有认知障碍,约 50% 的患者有外轴突电生理神经病变,但只有 10% 有症状,均为轻微表现。还有报道患者伴有智力低下、精神、运动发育迟缓等表现。

（3）骨骼肌:尽管高鸟氨酸血症有Ⅱ型肌纤维萎缩和管性聚合病理生理改变,通常没有明显的肌肉症状,临床上只有少部分患者有肌无力表现。

（4）新生儿及婴幼期表现:OAT缺乏症极少在婴幼儿期发病,临床表现具有异质性,表现为喂养困难、反复呕吐、生长障碍、高氨酸血症、乳清酸尿症、贫血,骨髓红细胞生成不良,血鸟氨酸降低,类似尿素循环障碍,限制蛋白质,补充精氨酸,碳水化合物治疗,血氨可以很快降至正常,2~4个月后血尿氨酸水平开始升高。

3. 实验室检查

（1）血浆鸟氨酸水平测定:血浆鸟氨酸水平明显升高,常比正常人高5~20倍,新生儿期可以降低。

（2）尿氨基酸分析:尿氨酸明显增加。

（3）尿有机酸分析:新生儿时期乳清酸增多。

（4）酶活性测定:皮肤成纤维细胞或淋巴细胞OAT酶活性明显减低或缺乏。

（5）基因突变分析:已发现60余种OAT基因致病突变,其中多数为单个碱基置换的错义突变。本病在芬兰人中发病率高,但是目前还没有发现热点突变。

4. 诊断　血浆、脑脊液和尿中鸟氨酸增加,血氨正常,结合特殊眼底像是临床诊断的重要依据,确诊需要酶活性测定或基因突变分析。

【鉴别诊断】

本病需要与高鸟氨酸血症-高氨血症-高瓜氨酸尿综合征（HHH综合征）相鉴别,后者是线粒体鸟氨酸转移蛋白质1缺陷所致,除血和尿中尿氨酸增加外,临床上主要表现为高氨血症,同型瓜氨酸尿症,无眼部症状。

【治疗】

1. 饮食限制　主要限制鸟氨酸前体精氨酸摄入量。正常人每天从食物蛋白中摄入20~30mmol精氨酸,但几乎没有鸟氨酸。鸟氨酸可在体内,由精氨酸在精氨酸酶作用下转化形成。因此限制精氨酸摄入,可以减少鸟氨酸产生。采取每天 0.8g/kg 或每天 10~20g 蛋白,低蛋白饮食可以控制血液鸟氨酸浓度,保持鸟氨酸低水平,临床报道可改善病情,但许多患者不能坚持。长期的鸟氨酸对脉络膜视网膜萎缩进程的作用尚不清楚,Kaiser-Kupfer 曾观察两名成年患者的血浆鸟氨酸水平 10 年,鸟氨酸维持稳定在 200mol/L,此期间内视功能正常,故认为低鸟氨酸可以减缓或停止脉络膜视网膜萎缩。但也有研究显示,有患者即使有良好饮食控制,其视功能损害及眼底病变仍无改善,或仍进行性恶化。限制精氨酸饮食的主要目的是阻止疾病进展,并稳定视功能,但疾病晚期则很难起效。

2. **增强残存酶活力**　可应用维生素 B_6 治疗。OAT 酶是磷酸吡哆醛依赖酶,维生素 B_6 可以增加残存酶活力,减少鸟氨酸堆积。但维生素 B_6 只对部分患者有效,可能原因是这些患者残存部分酶活性。大剂量维生素 B_6 300~700mg/d,口服 1 周血浆鸟氨酸水平可以下降45%~50%,3 周内尿排出鸟氨酸正常。Weleber 等报道 2 例维生素 B_6 治疗有效者,4 个月后视网膜电流图有改善。Tanzer 等报道了 1 例 8 岁患 GA 女童持续给予大剂量维生素 B_6 500mg/d,1 个月后,血浆鸟氨酸水平明显降低,夜盲症状也有所改善。

3. **补充缺乏物质**　患者血浆内鸟氨酸明显升高,赖氨酸、谷氨酸和肌酸减少,赖氨酸和精氨酸从尿中排出增加,因赖氨酸与鸟氨酸相拮抗,可以降低血浆鸟氨酸浓度,所以需要补充赖氨酸。因为高鸟氨酸血症阻碍鸟氨酸-对羟苯甘氨酸转移酶活性,使肌酸合成减少,因此可以补充肌酸。

4. **新生儿期治疗**　表现为高氨血症的新生儿可给予精氨酸及苯甲酸钠降氨,限制蛋白摄入量,约 1.5g/(kg·d),在 3~4 周之前都不可以限制精氨酸摄入,直到血浆鸟氨酸水平开始升高。

5. **预防**　避免近亲婚配,对阳性家族史成员进行遗传咨询。基因突变分析可检出致病基因携带者,对有先证者夫妇可进行产前诊断。胎儿绒毛或羊水穿刺细胞培养,可测定酶活力和分析基因突变。

➤ 附:高鸟氨酸血症诊断流程图

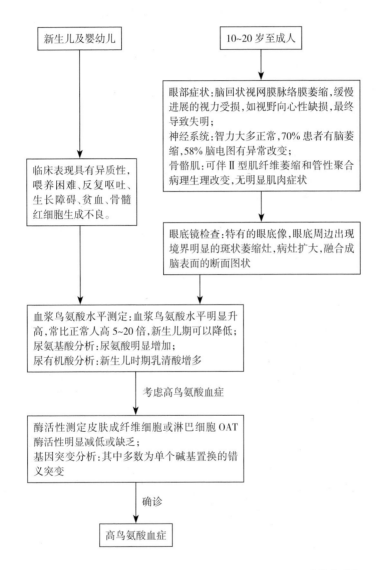

（崔岚巍）

参考文献

1. 王彦云,孙云,蒋涛.鸟氨酸氨甲酰基转移酶缺乏症临床特点并文献分析.中华妇幼临床医学杂志,2017,13(3):287-292.

2. 中国妇幼保健协会儿童疾病和保健分会遗传代谢学组.鸟氨酸氨甲酰转移酶缺乏症诊治专家共识.浙江大学学报:医学版,2020,49(5):539-547.

3. HÄBERLE J,BURLINA A,CHAKRAPANI A,et al. Suggested guidelines for the diagnosis and management of urea cycle disorders:first revision. J Inherit Metab Dis,2019,42(6):1192-1230.

4. POSSET R,GARBADE SF,BOY N,et al. Transatlantic combined and comparative data analysis of 1 095 patients with urea cycle disorders-a successful strategy for clinical research of rare diseases. J Inherit Metab Dis,2019,42(1):93-106.

5. SHAO Y,JIANG M,LIN Y,et al. Clinical and mutation analysis of 24 Chinese patients with ornithine transcarbamylase deficiency.Clin Genet,2017,92(3):318-322.

6. 黄莎,王寿懿,廖立红,等.婴儿迟发型氨甲酰磷酸合成酶Ⅰ缺乏症1例并文献分析.医学新知,2020,30(4):302-307.

7. ABERGEL A,LACALM A,MASSOUD M,et al. Expanding porencephalic cysts:prenatal imaging and differential diagnosis.Fetal Diagn Ther,2017,41(3):226-233.

8. 张海燕,郎玉洁,张开慧,等.一例新生儿型氨甲酰磷酸合成酶Ⅰ缺乏症的诊断.中华医学遗传学杂志,2018,35(6):848-851.

9. DIEZ-FERNANDEZ C,RÜFENACHT V,H BERLE J. Mutations in the human argininosuccinate synthetase(ASS1)gene,impact on patients,common changes,and structural considerations.Hum Mutat,2017,38(5):471-484.

10. VARA R,DHAWAN A,DEHERAGODA M,et al. Liver transplantation for neonatal-onset citrullinemia.Pediatr Transplant,2018 22(4):e13191.

11. JANWADKAR A,SHIROLE N,NAGRAL A,et al. Citrullinemia type 1:behavioral improvement with late liver transplantation.Indian J Pediatr,2019,

86(7):639-641.

12. POSSET R,GROPMAN AL,NAGAMANI SCS,et al. Impact of diagnosis and therapy on cognitive function in urea cycle disorders. Ann Neurol,2019,86: 116-128.

13. KOSE E,KUYUM P,AKSOY B,et al. First report of carglumic acid in a patient with citrullinemia type 1 (argininosuccinate synthetase deficiency). J Clin Pharm Ther,2018,43(1):124-128.

14. MARQUES P,SPENCER R,MORRISON PJ,et al. Cantú syndrome with coexisting familial pituitary adenoma.Endocrine,2018,59(3):677-684.

15. SACKS D,BAXTER B,CAMPBELL BCV,et al. Multisociety consensus quality improvement revised consensus statement for endovascular therapy of acute ischemic stroke.Int J Stroke,2018,13(6):612-632.

16. 顾学范.临床遗传代谢病.北京:人民卫生出版社,2015

17. 李薇,李海浪.一个早发型精氨基琥珀酸尿症家系的基因变异分析.中华医学遗传学杂志,2019(9):926-929.

18. 马昕,朱丹,宫幼喆,等.精氨基琥珀酸尿症致反复高氨血症1例报告.临床儿科杂志,2019,37(7):530-533.

19. 王彦云,孙云,蒋涛.精氨基琥珀酸尿症家系ASL基因内含子突变.临床检验杂志,2019,37(5):358-363.

20. 程威,孙云,王彦云,等.两例精氨基琥珀酸尿症患儿的临床及基因变异分析.中华医学遗传学杂志,2019(5):443-446.

21. 丁圆,马艳艳,吴桐菲,等.精氨基琥珀酸尿症导致新生儿死亡1例报告.临床儿科杂志,2014,32(12):1112-1115.

22. SANDESH CSN,BRENDAN L,AYELET E. Optimizing therapy for argininosuccinic aciduria. Molecular Genetics and Metabolism,2012,107(1-2): 10-14.

23. AYELET E. Argininosuccinic aciduria:from a monogenic to a complex disorder.Genetics in Medicine:Official Journal of the American College of Medical Genetics and Genomics,2013,15(4):251-257.

24. SANDESH CSN,AYELET E,BRENDAN L. Argininosuccinate lyase

deficiency. Genetics in Medicine: Official Journal of the American College of Medical Genetics and Genomics, 2012, 14(5): 501-507.

25. SANDESH CSN, OLEG AS, MARY AM, et al. A randomized controlled trial to evaluate the effects of high-dose versus low-dose of arginine therapy on hepatic function tests in argininosuccinic aciduria. Molecular Genetics and Metabolism, 2012, 107(3): 315-321.

26. CARMEN D-F, DAMIAN H, MARC L, et al. Argininosuccinate neurotoxicity and prevention by creatine in argininosuccinate lyase deficiency: an in vitro study in rat three-dimensional organotypic brain cell cultures. Journal of Inherited Metabolic Disease, 2019, 42(6): 1077-1087.

27. JULIEN B, CARMEN D-F, SHAUL L, et al. Argininosuccinic aciduria: recent pathophysiological insights and therapeutic prospects. Journal of Inherited Metabolic Disease, 2019, 42(6): 1147-1161.

28. SIN YY, BARON G, SCHULZE A, et al. Arginase-1 deficiency. J Mol Med (Berl), 2015, 93(12): 1287-1296.

29. PRASAD AN, BREEN JC, AMPOLA MG, et al. Argininemia: a treatable genetic cause of progressive spastic diplegia simulating cerebral palsy: case reports and literature review. J Child Neurol, 1997, 12(5): 301-309.

30. SCAGLIA F, LEE B. Clinical, biochemical, and molecular spectrum of hyperargininemia due to arginase I deficiency. Am J Med Genet C Semin Med Genet, 2006, 142(2): 113-120.

31. SCHLUNE A, VOM DAHL S, HÄUSSINGER D, et al. Hyperargininemia due to arginase I deficiency: the original patients and their natural history, and a review of the literature. Amino Acids, 2015, 47(9): 1751-1762.

32. CROMBEZ EA, CEDERBAUM SD. Hyperargininemia due to liver arginase deficiency. Mol Genet Metab, 2005, 84(3): 243-251.

33. 顾学范. 儿童遗传代谢病的诊断和预防. 诊断学理论与实践, 2014, 13(1): 7-11.

34. 陈红, 王德芬, 李立群. 高精氨酸血症的酶学诊断. 上海医学检验杂志, 1989(4): 215-216.

35. 王德芬,陈红,李立群.高精氨酸血症一例报告.遗传与疾病,1991(2):118-119.

36. 黄祝.精氨酸琥珀酸合酶的研究进展.生理科学进展,2014,45(1):41-44.

37. 李一帆,邱文娟.精氨酸血症的发病机制及诊治进展.国际儿科学杂志,2014,41(1):12-15.

38. 吴桐菲,杨艳玲.精氨酸血症的临床与分子遗传学研究进展.中国当代儿科杂志,2013,15(11):954-959.

39. 檀玉乐,孙丽莹,朱志军,等.精氨酸血症致急性肝功能衰竭6例研究.中国实用儿科杂志,2021,36(4):281-284.

40. 吴桐菲,李溪远,丁圆,等.以痉挛性瘫痪首诊的精氨酸血症七例临床与基因分析及二例产前诊断研究.中华儿科杂志,2015,53(6):425-430.

41. 顾学范.临床遗传代谢病.北京:人民卫生出版社,2015.

42. TAO W,GARY S,ANN H. MILAM,et al. Correction of ornithine accumulation prevents retinal degeneration in a mouse model of gyrate atrophy of the choroid and retina. Proceedings of the National Academy of Sciences of the United States of America,2000,97(3):1224-1229.

43. CLEARY MA,DORLAND L,KONING TJ,et al. Ornithine aminotransferase deficiency:diagnostic difficulties in neonatal presentation.Journal of Inherited Metabolic Disease,2005,28(5):673-679.

44. MUTHUKUMARAN S,JAIDEV J,UMASHANKAR V,et al. Ornithine and its role in metabolic diseases:an appraisal.Biomedicine&Pharmacotherapy,2017,86:185-194.

45. KENJI S,ASAMI M,TSUTOMU N,et al. Effect of long-term treatment of l-ornithine on visual function and retinal histology in the rats.Biological and Pharmaceutical Bulletin,2015,38(1):139-43.

46. LAWRENCE CB,GRANT AM,CASSANDRA O,et al. Ornithine-δ aminotransferase mutations in gyrate atrophy. Biological Chemistry,1992,265(5):3302-3307.

47. 早坂征次,陈宗蕊.回旋形视网膜脉络膜萎缩新进展.国外医学(眼科学分册),1984(01):43-45.

48. 庞国祥,毛文书.脉络膜视网膜回旋形萎缩与高鸟氨酸血症.国外医学(眼科学分册),1981(02):116-119.

第四节 有机酸代谢病

一、甲基丙二酸血症

【概述】

甲基丙二酸血症(methylmalonic acidemia,MMA)又称为甲基丙二酸尿症(methylmalonic aciduria,MMA),是先天性有机酸代谢障碍中最常见的病种之一,是由多种病因导致甲基丙二酸、丙酸、甲基枸橼酸等代谢物在体内异常蓄积,引起神经、肾脏、肝脏、骨髓等多脏器损伤的一类罕见病。1967 年,Oberholzer 等人报道了首例甲基丙二酸血症患儿。目前 MMA 在国外不同人种之间患病率为 1/169 000~1/50 000,各国家和地区的患病率和类型有较大差异,我国内地尚无确切数据报道。

【病因】

甲基丙二酸血症病因复杂,多种遗传和非遗传性疾病均可引起。遗传性 MMA 根据病因不同主要分为甲基丙二酰辅酶 A 变位酶(methylmalonyl-coA mutase,MCM)缺陷型和辅酶钴胺素(cobalamin,cbl)(维生素 B_{12})缺陷型。根据 MCM 缺陷程度不同分为无活性型即 mut^0 型和有残存活性型即 mut^- 型,其中 mut^0 型占 2/3。cbl 型则包括 cblA、cblB、cblC、cblD、cblF 等,其中除 cblX 为 X 连锁遗传外,其余均为常染色体隐性遗传。根据是否伴有血同型半胱氨酸增高,可分为单纯型 MMA 及 MMA 合并同型半胱氨酸血症(简称合并型 MMA)。临床上根据患者对维生素 B_{12} 治疗的反应性,又可将该病分为维生素 B_{12} 有效型和无效型。维生素 B_{12} 有效型往往为钴胺素缺陷型,而无效型一般为变位酶缺陷型。合并型 MMA 中除 cblX 型外均为维生素 B_{12} 有效型。

MCM 由单一基因 *MUT* 编码,而编码 cblA、cblB、cblC、cblD、cblF

型的基因分别为 *MMAA*、*MMAB*、*MMACHC*、*MMADHC*、*LMBRD1*,这些基因发生突变可导致上述不同类型的 MMA。除了上述的一些遗传代谢性缺陷,其他后天因素如营养不良或其他一些可影响维生素 B$_{12}$ 吸收和转运的疾病可引起继发性的甲基丙二酸血症,同时可伴有巨幼细胞贫血及同型半胱氨酸血症。

【诊断】

1. **病史** 当患儿出现原因不明的反复呕吐、喂养困难、肌张力低下、惊厥、酸中毒、呼吸困难、生长发育落后等情况时均应考虑到本病的可能,部分病例可有明确家族遗传史。

2. **临床表现** 该病临床表现复杂多样,可呈急性、间歇性、慢性进行性病程,首次发作常由发热、长时间禁食等应激因素诱发。mut^0、mut$^-$、cblA 和 cblB 型仅表现为单纯的甲基丙二酸血症,最常见的临床症状为反复呕吐、喂养困难、脱水、呼吸窘迫、肌无力、惊厥、嗜睡、运动智力发育落后等,其他少见症状有智能落后、肝大和昏迷。生化检查则有代谢性酸中毒、高氨血症、中性粒细胞减少等特征。头颅影像学的改变常常有不同程度脑萎缩、髓鞘异常和对称性的基底节异常信号,尤其以苍白球损害为主。甲基丙二酸血症除了神经系统损害的表现外,还可伴有其他多个脏器损害,如肝大、慢性肾衰竭、心肌病、骨质疏松、血液系统异常、视神经病变、胰腺炎等。肾脏损害往往是仅次于神经系统损害的最常见表现,多以间质组织受损为主,临床表现有慢性肾小管酸中毒、肾小管功能异常或肾性高血压,严重者可合并溶血尿毒症综合征。

不同类型的甲基丙二酸血症临床表现略有差异。mut^0 型是其中最严重的一型,起病时间最早,80% 以上于生后数小时至 1 周内发病,常出现急性脑病样症状,并伴有严重代谢失代偿,由于起病较急,且一出现即为危及生命的严重症状,所以早期死亡率极高,预后差。mut$^-$、cblA、cblB 型患者多在生后 1 个月至儿童期发病,常以发育迟滞和代谢性酸中毒等相对较轻的表现起病。而 cblC、cblD 和 cblF 型常常表现为甲基丙二酸血症合并同型半胱氨酸血症,此型的神经系统受损往往较单纯型更加严重。CblC 缺陷者临床表现变异较大,但均以神经系统症状为主。早发病例在生后 2 个月出现症状,表现为生长发育不良、喂养困难或嗜睡。迟发病例可在 4~14 岁出现症状,可有倦怠、谵妄和强直痉挛,或表现为痴呆、脊髓病等。大多数病例均有血液系统异常,如巨幼细胞贫血和巨红细胞贫血、白细胞核分叶过多和血小板减少等。患者血清钴胺素和叶酸浓度均正常。cblD 缺陷者发病较晚,表现为行为异常、智能落后和神经肌肉病变,无血液系统异常。数例 cblF 缺陷者均在生后 2 周出现口腔炎、肌张力低下和面部畸形,部分有血细胞形态异常。本症患者除有特征性甲基丙二酸血症和同型胱氨酸尿症外,部分病例有低甲硫氨酸血症和胱硫醚尿症。

3. 辅助检查

(1)常规实验室检查:血常规、血气分析、电解质、血氨、血乳酸、血丙酮酸、血糖、尿酮体测定等常规实验室检查可辅助本病诊断。常见的生化异常有代谢性酸中毒、酮尿、高氨血症,半数患儿有白细胞减少、血小板减少和贫血,部分病例可出现低血糖。

(2)尿有机酸分析:MMA 患者尿甲基丙二酸、甲基枸橼酸显著增高,病情严重者还可有尿乳酸、丙酮酸、3-羟基丙酸、3-羟基丁酸增高。

(3)血氨基酸、酯基肉碱谱分析及总同型半胱氨酸测定:MMA 患者血丙酰肉碱(C3)多显著增高(>5μmol/L),游离肉碱(C0)降低,C3/C0 比值增高,C3/乙酰肉碱(C2)比值增高。部分合并型 MMA 患者血蛋氨酸水平降低,C3/蛋氨酸比值增高。单纯型血总同型半胱氨酸浓度正常,而合并型常显著增高。

(4)维生素 B_{12} 负荷试验:可在临床上鉴别维生素 B_{12} 有效型和无效型,即连续 3~7 天肌内注射维生素 B_{12} 1mg/d,若症状好转,生化异常明显改善,则为有效型,无改善者为无效型。

(5)影像学检查:头颅 MRI 常表现为双侧基底神经节区受损、皮质萎缩或发育不良、脑白质异常等。心脏彩超可用于评估有无出现心肌病、肺动脉高压等,骨骼 X 线可评估有无合并骨质疏松等。

(6)基因分析:可采用 Sanger 测序或高通量测序明确基因型和致

病变异,也有助于家族遗传咨询。

(7) 产前诊断:12~16 孕周时可测定培养的羊水细胞或绒毛膜细胞中 MCM 活性以及钴胺素代谢物,通过 GC/MS 或串联质谱法(MS/MS)可对羊水或孕妇尿中的甲基丙二酸和酰基肉碱进行定量分析,10~12 孕周经绒毛膜绒毛取样或 15~18 孕周经羊水穿刺提取胎儿细胞的 DNA,可对突变已知家系进行基因产前诊断。

(8) 新生儿筛查:应用 MS/MS 技术分析干血滤纸片中的酰基肉碱水平可对该病进行常规的新生儿筛查。酰基肉碱谱中 C3、C3/C2、甲基丙二酰肉碱(C4DC)为本病的特异性检测指标。近年有新的研究表明干血滤纸片中的甲硫氨酸可作为除了半胱氨酸之外,cbl 型 MMA 的另一标志物。

【鉴别诊断】

因甲基丙二酸血症的临床表现特异性不强,容易漏诊和误诊,应与新生儿期其他原因引起的酮症酸中毒、钴胺素缺乏、单纯同型胱氨酸尿症及其他有机酸、氨基酸代谢缺陷病相鉴别。

【治疗】

1. **急性期治疗** MMA 急性期治疗以静脉补液、纠正代谢紊乱、能量支持和对症支持治疗为主,必要时给予血液透析或血浆置换,同时限制蛋白质摄入,并保证适当的热量摄入。推荐以 10.0%~12.5% 的葡萄糖配成等渗溶液静脉补液,左卡尼汀 100~500mg/(kg·d),钴胺素(羟钴胺、腺苷钴胺、甲钴胺或氰钴胺)1~10mg/d,肌内注射或静脉注射,碳酸氢钠,精氨酸等保证热量。在急性失代偿期,若血氨 >300μmol/L,不仅需要限制天然蛋白,也应停用特殊配方奶粉。但需注意完全限制蛋白质摄入的时间不应超过 48 小时,长时间限制外源性蛋白,会造成必需氨基酸缺乏及内源性蛋白分解,反而进一步促进体内有机酸及氨的产生,加重病情。故 24 小时后需逐渐开始摄入含蛋白质的食物。

2. **饮食治疗** 原则是低蛋白、高热量饮食。一旦确诊,应尽早开始限制饮食中蛋白质的摄入,可使用限制甲基丙二酸前体氨基酸(异亮氨酸、甲硫氨酸、苏氨酸、缬氨酸)的特殊配方奶粉。由于这些氨基酸为必需氨基酸,故特殊配方奶粉不能作为蛋白质的唯一来源,尚需进食少量天然蛋白质。天然蛋白质摄入量应控制在 0.5~1.5g/(kg·d),不同年龄段蛋白总摄入量标准不同,以机体能耐受且不影响生长发育为准,故需定期监测临床和生化指标。合并型 MMA 患者无需限制蛋白质,正常饮食,保证蛋氨酸等营养支持。

3. 药物治疗

(1) 维生素 B_{12}:用于维生素 B_{12} 有效型的长期维持治疗,每周至每月肌内注射 1 次,每次 1mg 或每天口服甲基钴胺素 500~1 000μg。

(2) 左旋肉碱:由于甲基丙二酸、丙酸等有机酸蓄积,生成相应酯酰化肉碱,导致肉碱消耗增加,补充肉碱可促进酯酰肉碱排泄,增加机体对天然蛋白的耐受性,不仅有助于急性期病情控制,亦可有效地改善预后。常用剂量为 50~100mg/(kg·d),急性期可至 300mg/(kg·d)。

(3) 口服抗生素:短期口服甲硝唑或新霉素,可减少肠道细菌产生的丙酸。

(4) 甜菜碱:合并型 MMA 患者需口服甜菜碱 2~9g/d,甜菜碱可促进同型半胱氨酸转化为蛋氨酸,降低血同型半胱氨酸水平。

(5) 其他:监测营养状况,根据不同年龄补充相应的维生素、矿物质、微量元素以及必需脂肪酸。

4. 合并症的治疗 合并癫痫的患儿可根据癫痫类型选择相应药物,不宜使用丙戊酸,以免加重肝脏代谢负担。合并肺动脉高压、高血压、心肌病的患者,应给予降压药物及心肌保护治疗。急性胰腺炎的治疗遵循与其他胰腺炎相同原则的同时建议补充足够的肉碱。合并先天性心脏畸形和脑积水的治疗按常规进行。

5. 肝、肾移植 对于上述饮食及药物治疗效果差的患者可尝试肝移植治疗,但有研究表明肝移植仅能纠正部分 MMA 代谢缺陷,不能预防肾脏以及神经退行性病变进展。肾移植可纠正肾衰并在一定程度上降低甲基丙二酸的浓度。

6. 基因治疗 有关变位酶缺乏的体细胞基因治疗研究正在开展,尚未应用于临床。

➤ 附:甲基丙二酸血症诊断流程图

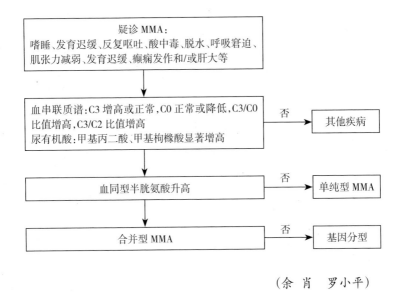

疑诊 MMA:
嗜睡、发育迟缓、反复呕吐、酸中毒、脱水、呼吸窘迫、肌张力减弱、发育迟缓、癫痫发作和/或肝大等

血串联质谱:C3 增高或正常,C0 正常或降低,C3/C0 比值增高,C3/C2 比值增高
尿有机酸:甲基丙二酸、甲基枸橼酸显著增高

否 → 其他疾病

血同型半胱氨酸升高

否 → 单纯型 MMA

合并型 MMA

否 → 基因分型

（余 肖 罗小平）

二、多种羧化酶缺乏症

【概述】

多种羧化酶缺乏症(multiple carboxylase deficiency,MCD)是一种罕见的、与生物素代谢相关的常染色体隐性遗传病。由于生物素酶或全羧化酶合成酶缺乏,使生物素依赖的多种羧化酶(丙酮酰羧化酶、丙酰辅酶 A 羧化酶、3-甲基巴豆酰辅酶 A 羧化酶和乙酰辅酶 A 羧化酶)活性下降,引起脂肪酸合成、糖异生和氨基酸分解代谢异常,导致某些有机酸在体内蓄积,从而引起皮肤、神经、呼吸、消化及免疫等多系统非特异损害。若能早期确诊,给予生物素治疗往往预后良好。本病的发病率为 1/6 万,好发于 2 岁以下的婴幼儿。

【病因】

生物素又称维生素 H,是一种水溶性的维生素,广泛存在于天然的食物中,动物肝脏、大豆、蛋黄、鲜奶等中含量较高。粮食、蔬菜、水果、肉类中含量少。生物素大部分从食物中摄取,少数由机体肠道中的细菌体内合成。食物中的生物素为蛋白结合状态,须经过生物素酶的作用生成游离生物素才能发挥作用。游离生物素是线粒体丙酮酰羧化酶、丙酰辅酶 A 羧化酶、3-甲基巴豆酰辅酶 A 羧化酶和乙酰辅酶 A 羧化酶的辅酶,参与机体碳水化合物、蛋白质、脂肪三大营养物质的代谢。

生物素生成不足或生物素与多种羧化酶结合障碍均可影响生物素依赖的丙酰辅酶 A 羧化酶、丙酮酰羧化酶、乙酰辅酶 A 羧化酶和3-甲基巴豆酰辅酶 A 羧化酶的辅酶的活性,使支链氨基酸的分解代谢、脂肪酸合成、糖原异生障碍,乳酸、3-羟基异戊酸、3-甲基巴豆酰甘氨酸、甲基枸橼酸及 3-羟基丙酸等异常代谢产物在血、尿中蓄积,导致一系列临床症状。丙酮酸羧化酶的活性降低造成三羧酸循环和糖异生作用障碍进而形成乳酸性酸中毒;丙酰辅酶 A 羧化酶的活性降低则导致丙酰辅酶 A 与草酰乙酸结合生成甲基枸橼酸;3-甲基巴豆酰辅酶 A 羧化酶缺陷时,3-甲基巴豆酰辅酶 A 和异戊酰辅酶 A 二者的旁路代谢产物 3-甲基巴豆酰甘氨酸和 3-羟基异戊酸均增多。上述有机酸等毒性代谢产物在体内大量堆积,并从尿中排出。

多种羧化酶缺乏症根据酶缺乏的不同可分为全羧化酶合成酶缺乏症(holocarboxylase synthetas deficiency,HLCSD)和生物素酶缺乏症(biotinidase deficiency,BTD)。全羧化酶合成酶缺乏,不能催化生物素与羧化酶脱辅基蛋白结合,产生有活性的羧化酶。生物素酶缺乏可引起内源性生物素不足。全羧化酶合成酶和生物素酶分别由 HLCS 基因和 BTD 基因编码。HLCS 基因位于 21q22.11,有 14 个外显子,编码含有 726 个氨基酸的蛋白质,目前已报道 40 余种基因变异。BTD 基因定位于 3p25,包含有 4 个外显子,编码 543 个氨基酸,至今已发现100 余种基因变异。

另外,某些因素可引起外源性生物素缺乏,如饮食中生物素摄入量过低或摄入抗生物素蛋白过多。长期应用抗惊厥药物、胃肠外营养或是血液透析等也可引起生物素缺乏。

【诊断】

1. **临床表现** 本病临床表现复杂多样,可累及神经、皮肤、呼吸、消化和免疫等多个系统。以反复发作的酸中毒、皮肤黏膜损害、神经系统损害、有机酸尿为特征。但临床表现无特异性，个体之间变异性较大，部分轻症患儿可无任何临床表现或仅表现为其中一个或两个症状，造成早期诊断困难。

根据临床和发生缺陷的酶不同，可分为两型：全羧化酶合成酶缺乏型和生物素酶缺乏型。

（1）全羧化酶合成酶缺乏型：又称早发型，以生后数周至数月发病为主，也可生后数小时或 20 个月左右发病。

临床主要表现为：生后数周出现呼吸增快或暂停、呕吐、肌张力减低、嗜睡或惊厥发作。皮肤的典型表现为广泛性皮疹、湿疹、尿布疹、脂溢性皮炎、表皮剥脱、秃发。发病初期可出现头部脂溢性皮炎，受累头发变细、脱落，严重者可全秃，睫毛及眉毛亦可脱落。皮损亦可累及口周、鼻周及其他褶皱部位。此外还可伴有多种难治性皮损，如湿疹、全身性红斑、脱屑以及尿布皮炎等。此外还可出现喂养困难、智力低下、生长缓慢、共济失调、听力障碍、免疫缺陷等。

生化特征为：严重酮症酸中毒、高乳酸、高氨血症。尿中有机酸如甲基枸橼酸、乳酸、3-羟基异戊酸、3-羟基丙酸及 3-甲基巴豆酰甘氨酸等均升高。

部分生物素酶缺乏，可在各个年龄发病，甚至终身不发病。

（2）生物素酶缺乏型：又称迟发型，较早发型更为多见，可在生后数月或数年起病。

临床表现为：喂养困难、呕吐、肌张力低下、惊厥、意识障碍、发育落后、皮疹、脱发等。急性发作期可合并酮症、代谢性酸中毒、高氨血症、低血糖等代谢紊乱。

各种皮损表现类似于全羧化酶合成酶缺乏型，如脂溢性皮炎、口腔周围皮炎、湿疹、过敏性皮炎等。头发干燥、细软、稀疏、易脱落，但发根仍完好。患儿常继发感染，以白色念珠菌感染最常见。

神经系统表现为惊厥、肌张力低下、痉挛性瘫痪、共济失调、发育迟缓、神经性耳聋和视神经萎缩。症状可间歇性发生或逐步加重，也可延迟发生，多因发热、疲劳、高蛋白饮食等诱发急性发作。部分患者尚有脊髓、脑白质、锥体外系受累。少数患者并发结膜炎、角膜炎、角膜溃疡、口角炎、会阴炎等。25%~50%的患儿有呼吸困难,表现为喘鸣、通气过度及窒息,给予氧气疗法及支气管扩张剂无效。

患者多伴有酮症酸中毒、高氨血症和有机酸尿,通常以3-羟基异戊酸、3-甲基巴豆酰甘氨酸、3-羟基丙酸、甲基枸橼酸及乳酸升高显著。部分患者在发病早期可无特征性有机酸尿。

2. 辅助检查 当患儿出现难以解释的惊厥、难纠正的代谢性酸中毒,特别是伴有皮肤改变时应考虑到多种羧化酶缺乏可能。

(1)常规实验室检查(血尿常规、肝肾功能电解质、血气分析、血糖以及乳酸、丙酮酸、血氨等)可表现为:持续性严重代谢性酸中毒、阴离子间隙升高、高乳酸血症、酮症、轻-中度高氨血症、高尿酸血症、低血糖等代谢紊乱。尿有机酸 GC/MS 分析:可见 3-羟基异戊酸、3-甲基巴豆酰甘氨酸、甲基枸橼酸及 3-羟基丙酸等特征性异常代谢产物。

(2)血串联质谱(MS/MS)分析:血 3-羟基异戊酰肉碱(C5-OH)增高,可伴或不伴有丙酰肉碱(C3)或 C3 与乙酰肉碱(C2)比值增高。C5-OH 是 MCD 主要诊断指标,但其他有机酸血症血 C5-OH 水平也可增高,故需结合 GC/MS 联合诊断。GC/MS 和 MS/MS 还可应用于本病的产前诊断及新生儿筛查。

(3)酶活性测定:确诊分型可依赖血清或白细胞酶学分析。以往通过比较培养的皮肤成纤维细胞在不同浓度生物培养液中三种羧化酶(丙酮酸羧化酶、丙酰辅酶 A 羧化酶、3-甲基巴豆酰辅酶 A 羧化酶)的活性间接检测 *HLCS* 的活性,近年来已开始出现应用羧化酶载体蛋白作为底物直接检测其活性,*BTD* 活性的测定则可使用生物素基-对氨基苯甲酸作为底物进行检测。检测羊水中酶的活性可进行该病的产前诊断。

(4)基因突变分析:对 *HLCS* 基因和 *BTD* 基因进行突变检测,不仅可了解患儿酶缺陷类型、突变类型和位点,还可了解发病家系其他成员的基因型,为遗传咨询、产前诊断、早期诊断治疗提供信息。

【鉴别诊断】

对出生后开始出现皮疹,特别是持续反复者和/或伴有不明原因气促、严重的反复发作的难以纠正的代谢性酸中毒、进行性神经系统异常应警惕本病的可能。

许多有机酸代谢缺陷病可表现与 MCD 相似的临床表现与生化紊乱,部分也可出现血 C5-OH 增高,如 3-羟基-3-甲基戊二酸尿症、3-甲基巴豆酰辅酶羧化酶缺乏症等,通过尿有机酸分析、酶活性测定及基因测定可进行鉴别。

【治疗】

本病生物素治疗有效,是为数不多的可治疗的先天性遗传代谢病之一,治疗的关键在于早发现、早诊断。若早期应用生物素治疗,本病预后良好,否则将引起中枢神经系统不可逆的损害,严重者可早期死于代谢性酸中毒。

1. **生物素治疗** 诊断后尽早给予生物素治疗。根据患儿的不同年龄及体内酶活性缺失程度不同,生物素的使用剂量有所差异,常规推荐量为 10~40mg/d,部分缺陷较轻的患儿剂量可能需减至 1~5mg/d。一般用药后数周,尿的异常代谢产物消失,全身状况明显改善。

对产前诊断中发现的可疑胎儿可在母孕 20 周或 23 周后开始给予口服生物素 10mg/d。

2. **急性期治疗** 急性期患儿可出现危及生命的代谢性酸中毒、高氨血症等,需在给予生物素的同时,积极予以补液、纠正低血糖、高血氨等代谢紊乱对症治疗。并予左旋肉碱 100~200mg/(kg·d)治疗,以促进异常代谢产物的排出。饮食需给予高能、低蛋白饮食。

三、异戊酸血症

【概述】

异戊酸血症(isovaleric acidemia,IVA),是一种罕见的由于异戊酰辅酶 A 脱氢酶(isovaleryl-CoA dehydrogenase,IVD)缺乏引起的常染色体隐性遗传病。在亮氨酸代谢途径中,因分解异戊酸的异戊酰辅酶 A 脱氢酶缺乏,异戊酸及其代谢产物在体内堆积,可引起代谢性酸中毒及脑、肝、肾、心脏、骨髓等多脏器功能损害。患儿的呼气和体液持续存在"乳酪样"或"汗脚样"气味,故又名"汗脚"综合征("sweaty foot" syndrome)。

IVA 是 GC/MS 问世后发现的首个有机酸尿症。1966 年 Tanaka 及其同事首次应用 GC/MS 技术诊断出异戊酸血症。其发病率约 1/50 000。德国约为 1/62 500,美国约为 1/250 000,中国上海通过新生儿筛查发现活产婴儿中发病率为 1/400 000。

【病因】

异戊酰辅酶 A 脱氢酶是一种线粒体黄素酶,在亮氨酸的分解途径中可使异戊酰辅酶 A 转化为 3-甲基巴豆酰辅酶 A。异戊酰辅酶 A 脱氢酶缺乏时,亮氨酸分解代谢产物异戊酰辅酶 A 的正常代谢途径阻断,旁路代谢生成异戊酰甘氨酸和 3-羟基异戊酸在体内聚集(图 3-5),异戊酸可以抑制线粒体的氧化磷酸化作用,产生昏迷和脑电图的改变。大量有毒的异戊酸在体内堆积,侵害患儿的神经与造血系统,可致发育迟缓、运动失调、昏迷甚至死亡。3-羟基异戊酸、异戊基甘氨酸和异戊基肉碱(C5)等在体内蓄积,亦对中枢神经系统产生毒性作用。

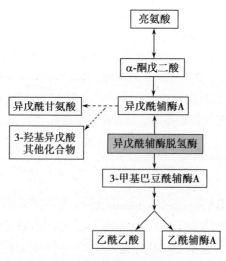

图 3-5　亮氨酸代谢途径

异戊酰辅酶 A 脱氢酶是由 *IVD* 基因编码,该基因位于 15q14-15,包含 12 个外显子和 11 个内含子,编码 394 个氨基酸的蛋白。迄今为止,全世界范围内发现至少 40 种 *IVD* 基因突变。

【诊断】

1. **临床表现** 根据患儿出现症状的严重程度及发病时间的早晚,临床上将 IVA 分为典型 IVA(急性型)和非典型 IVA(慢性间歇型)。约半数患者表现为急性严重的新生儿期疾病,而另一半则表现为慢性间歇性发作。

(1) 急性型:婴儿在出生时正常,数天内(通常 3~6 天,但可早至生后第 1 天或迟至第 14 天)出现拒奶、呕吐、反应差、脱水、倦怠和嗜睡等,非特异性症状常有体温低下、震颤或颤搐、惊厥。因异戊酸增高可引起的特殊的"汗脚"气味。实验室检查可见代谢性酸中毒、阴离子间隙升高、伴轻至中度酮尿、高乳酸血症、高血氨以及低钙血症等。

病情进展迅速,病死率极高,死亡原因可能是严重代谢性酸中毒、脑水肿、出血或继发性感染。如患儿在新生儿期存活,随后病程可转为慢性间歇型,其后发育可能正常。

(2) 慢性间歇型:患者一般在新生儿期后诊断,临床表现为慢性间歇发作。第一次发作常在 1 岁以内,常由感染或高蛋白饮食诱发。表现为反复发作的呕吐、嗜睡,进展为昏迷。常有酸中毒伴酮尿,以及特殊的"汗脚"气味等。限制蛋白质摄入和输注葡萄糖可缓解症状。其他伴随症状包括腹泻、血小板减少、中性粒细胞减少和全血细胞减少,部分病例有脱发、高血糖等。

本型在婴儿期发作频繁,随年龄增长感染机会减低、蛋白质摄入减少而发作减少。多数慢性间歇型病例精神运动发育正常,但部分病例可有轻度或重度智能落后。患者对高蛋白食物常产生自然厌恶。

2. **辅助检查** 本病急性发作期可有严重的酮症酸中毒、阴离子间隙升高、高乳酸血症、低钙血症、高血糖以及中重度的高氨血症。还可出现中性粒细胞减少、血小板减少甚至全血细胞减少等。

(1)尿有机酸分析:典型患者急性期可见异戊酰甘氨酸极度增高,伴显著的 3-羟基异戊酸增高和其他代谢产物如 4-羟基异戊酸、甲基琥珀酸、3-羟基异庚酸、异戊酰谷氨酸、异戊酰葡萄糖醛酸、异戊酰丙氨酸和异戊酰肌氨酸显著增高。缓解期异戊酰甘氨酸增高是唯一有诊断意义的指标。

(2)血串联质谱分析显示异戊酰/2-甲基丁酰肉碱(C5)水平升高。

(3)酶活性检测:荧光法测定成纤维细胞中异戊酰辅酶 A 脱氢酶的活性,但方法较为困难。

(4)基因分析:采用 Sanger 测序、靶向捕获二代测序和全外显子测序等技术可检测到 *IVD* 基因变异。

【鉴别诊断】

本病需与戊二酸血症Ⅱ型相鉴别。后者常在生后 24 小时或数天出现类似于异戊酸血症特殊的"汗脚"气味,也可出现严重的低血糖和代谢性酸中毒,可通过尿有机酸分析鉴别,患者尿中戊二酸、2-羟基戊二酸等代谢产物的水平明显增高。

【治疗】

1. **急性期的治疗包括** 限制天然蛋白质饮食,根据年龄调整亮氨酸需要量,选用不含亮氨酸的专用食品,并注意补充其他氨基酸;输注葡萄糖以提供热量并减少内源性蛋白质的分解代谢,必要时可用碳酸氢钠纠正酸中毒。

2. **药物治疗** 甘氨酸和肉碱可帮助清除异戊酰辅酶 A,使其转变为易排泄的无毒性产物即异戊酰甘氨酸和异戊酰肉碱。稳定期应用亮氨酸控制饮食时,甘氨酸建议用量为 150mg/(kg·d),重度 IVA 患者可予甘氨酸 150~250mg/(kg·d),以促进异戊酰甘氨酸的形成和排泄。

3. **L-肉碱** 可防止出现继发性肉碱缺乏,并可帮助清除异戊酸,100~200mg/(kg·d)静脉给药,或 100~300mg/(kg·d),分 3 次口服。

四、戊二酸血症 I 型

【概述】

戊二酸血症 I 型(glutaric acidemia type 1,GA1)是一种罕见的常染色体隐性遗传病。该病是由于组织中戊二酰辅酶 A 脱氢酶(glutaryl-CoA dehydrogenase,GCDH)缺陷导致赖氨酸、羟赖氨酸、色氨酸代谢障碍,戊二酸、3-羟基戊二酸、戊烯二酸和戊二酰肉碱(glutaryl carnitine,C5DC)等代谢物在体内大量蓄积。临床上常表现为大头畸形、进行性肌张力障碍和运动障碍等神经系统受损。GA1 的患病率地区差异较大,国外报道约为 1/492 000~1/69 165,中国约为 1/310 200~1/52 078。

【病因】

GCDH 是赖氨酸、羟赖氨酸、色氨酸代谢途径中的关键酶,编码 GCDH 的基因突变可导致该酶活性降低或缺失,造成戊二酸、3-羟基戊二酸等旁路代谢产物在体内异常蓄积,在中枢神经系统尤为明显,可引起急性脑病危象。可能的致病机制包括旁路代谢物所致的神经毒性、线粒体功能障碍和氧化应激等。

【诊断】

1. **新生儿筛查**　目前国内多行高危儿选择性新生儿筛查。高危儿包括:①家族中有 GA1 患者;②出生时或出生不久表现为大头畸形,多无其他临床表现;③仅有轻微的非特异性神经系统症状,如肌张力低下、兴奋、喂养困难、惊厥等。国内多用串联质谱分析血斑戊二酰肉碱水平筛查高危新生儿(不同实验室正常值不同)。酰基肉碱升高者再用气相色谱/质谱联用技术分析尿戊二酸和 3-羟基戊二酸含量。

2. **临床表现**　出生时常无明显及特异性神经系统症状,常于婴幼儿时期发病,但也有病例在 13 岁甚至成年后出现神经系统症状。一般发病越早,症状越重,预后越差。

约 75% 的患儿最早出现的体征是头大,部分患儿出生时头围即较同龄儿大或生后不久头围迅速增大,可伴轻微的非特异性症状,包括易激惹、喂养困难和呕吐等。多数患儿常在出生后 3~36 个月因感染、发热、手术、疫苗接种等非特异性因素诱发急性脑病危象,加重神经系统症状,出现癫痫样异常活动(脑电图无痫性放电)、惊厥或昏迷、运动功能缺失、肌张力障碍、吮吸和吞咽反射减弱等神经功能障碍甚至死亡。若没有及时合理治疗,大部分患者将发生基底节(纹状体)不可逆性损伤,出现全身肌张力障碍、痉挛性瘫痪、舞蹈手足徐动症等锥体外系症状和大脑萎缩,伴双边大脑外侧裂明显扩大,最终可出现认知功能障碍。

部分病例没有急性脑病危象发作,而在数年后逐渐出现运动迟缓、肌张力障碍和随意运动障碍等神经系统症状,表现为隐匿性。其他不常见的临床表现还有难治性癫痫、脑白质病变及横纹肌溶解等。但 GA1 患儿智力受累者少见。

部分患者还可出现神经系统以外的症状,如喂养困难、呕吐等消化系统症状,部分成年患者还可表现为慢性肾损伤等。

3. **有机酸分析** 疑似病例或新生儿筛查戊二酰肉碱水平升高者应采用气相色谱/质谱联用分析尿戊二酸、3-羟基戊二酸水平。GA1 患者尿戊二酸和 3-羟基戊二酸含量均升高(不同实验室正常值不同)。如尿中检测到 3-羟基戊二酸基本可确诊。偶见戊烯二酸。

4. **血酰基肉碱谱分析** 患者血 C5DC、C5DC/辛酰基肉碱(C8)比值(C5DC/C8)和/或 C5DC/丙酰肉碱(C3)比值(C5DC/C3)升高。

5. **其他实验室检查** 急性发作期可有酸中毒、低血糖、高乳酸、高氨血症、谷丙转氨酶、谷草转氨酶及肌酸激酶升高等。

6. **MRI 检查** T2 加权可见患儿额颞叶脑萎缩、双边大脑外侧裂囊样扩张呈"蝙蝠翼样"或"盒样"裂、硬脑膜下水瘤或血肿、豆状核及白质区异常信号。

7. **基因分析或酶活性检测** 有些低分泌型患者,尿戊二酸、3-羟基戊二酸和血斑戊二酰肉碱水平均不升高或升高不明显,基因分析找到致病基因突变可以帮助诊断。培养成纤维细胞中 GCDH 酶活性降低是诊断 GA1 的金标准。

【鉴别诊断】

1. **戊二酸血症Ⅱ型** 尿戊二酸水平也会升高,但因异戊酸和其代谢产物蓄积常致患儿有臭汗气味。患儿血清肌酸激酶、2-羟基戊二酸、丙酮酸、乙基丙二酸等水平常升高。此外还可出现双边多囊和发育不良肾，心脏和肝脏脂肪变等帮助鉴别诊断。

2. **多酰基辅酶 A 脱氢酶缺乏症** 串联质谱检测也有戊二酰肉碱水平升高，但是常伴其他酰基肉碱水平升高。同时尿有机酸分析 3-羟基戊二酸水平不升高。

3. **肠道感染** 肠道感染也会有尿戊二酸水平升高，但是无 3-羟基戊二酸水平升高。同时常伴有腹痛、腹泻等其他肠道系统症状。

4. 有惊厥或昏迷、运动功能缺失、肌张力障碍等表现的其他神经系统疾病，应注意与本病鉴别。

【治疗】

对 GA1 的治疗主要为预防纹状体神经元损伤，对于已经损伤的神经元，尚无治疗措施可逆转损伤。所以早期诊断及早期治疗能明显改善患儿预后。治疗原则是减少戊二酸及其旁路代谢产物的生成，加速其清除。

1. **饮食治疗** 严格控制饮食中赖氨酸和色氨酸摄入量（表 3-4）。对于 GA1 婴儿，仍鼓励母乳喂养（每 100 ml 母乳约含 86mg 赖氨酸），同时辅以无赖氨酸、低色氨酸配方奶及各种微量元素。6 岁后对患儿饮食的控制可适当放松。

表 3-4 不同年龄推荐用赖氨酸、蛋白质和热卡需要量

	年龄				
	0~6 个月	7~12 个月	1~3 岁	4~6 岁	>6 岁
赖氨酸/$[mg\cdot(kg\cdot d)^{-1}]$	100	90	60~80	50~60	控制蛋白质摄入：低赖氨酸天然蛋白质饮食，避免高赖氨酸饮食
蛋白质/$[g\cdot(kg\cdot d)^{-1}]$	0.8~1.3	0.8~1.0	0.8	0.8	
热卡/$[kcal\cdot(kg\cdot d)^{-1}]$	80~100	80	81~94	63~86	
肉碱/$[mg\cdot(kg\cdot d)^{-1}]$	100	100	100	50~100	30~50

如果使用该推荐剂量,儿童的生长发育受损,则应根据个体需要进行剂量调整。

2. **肉碱补充** 初始口服剂量为 100mg/(kg·d),随后可逐渐调整剂量保证血清游离肉碱水平在正常范围(表 3-4)。在 6 岁时常能降至 50mg/(kg·d),至青春期和成人时剂量可进一步减少,但需终身维持治疗。如若有腹泻等并发症可考虑减量。

3. **急症治疗** 患儿在 6 岁以前,发生感染、腹泻、手术等情况时,需警惕急性脑病危象的发生。应激情况下:①需暂停蛋白质供应(24~48 小时),症状控制后 48~72 小时内逐步恢复蛋白质摄入;②肉碱口服剂量加倍,为维持治疗时的 2 倍;③纠正酸中毒和电解质紊乱;④每 2 小时评估患儿体温、喂养情况及神经系统症状(意识水平、肌张力变化等);⑤每 2 小时给予碳水化合物口服(表 3-5)。

表 3-5 应激情况下口服碳水化合物和液体量

年龄/岁	浓度/%	kcal/100ml	液体量/[ml·(kg·d)$^{-1}$]
0~0.5	10	40	150
0.5~1	12	48	120
1~2	15	60	100
2~6	20	80	1 200~1 500
6~10	20	80	1 500~2 000
>10	25	100	2 000~2 500

若患儿体温高于 38.5℃则给予退热药治疗。若患儿出现反复的呕吐、腹泻、喂养困难或有神经系统症状则给予静脉补充葡萄糖(表 3-6)。如果持续高血糖(>8mmol/L)和/或糖尿,则给予起始剂量 0.025~0.05IU/(kg·h)胰岛素静脉滴注,随后根据血糖水平调整静脉滴注速率。口服肉碱改为静脉注射,100~200mg/(kg·d)。注意监测血糖、血气、电解质及酸碱平衡。6 岁以后发生急性脑病危象的风险降低,但仍然不能忽视。

表 3-6　急症治疗时静脉葡萄糖补充量

年龄/岁	葡萄糖/ $[g\cdot(kg\cdot d)^{-1}]$
0~1	12~15
1~3	10~12
3~6	8~10
6~10	6~8
>10	3~6

4. 神经系统并发症的治疗　GA1 的神经系统并发症主要是肌张力障碍、硬膜下血肿和癫痫发作,需要联合物理康复、药物和手术治疗。巴氯芬和苯二氮䓬类药物(地西泮或氯硝西泮)是治疗肌张力障碍的一线药物。上述药物治疗无效或出现不良反应时,抗胆碱能药物可作为二线药物。对于严重肌张力障碍的 GA1 患者采用立体定向苍白球切开术及深部脑刺激,短期对肌张力有改善,长期效果尚不明确。合并癫痫的 GA1 患儿应避免使用丙戊酸钠和氨己烯酸,因为它们可导致线粒体功能障碍,加重病情。

5. 其他治疗　有报道称少部分 GA1 患者对维生素 B_2 治疗有效。此外,以往认为精氨酸可透过血脑屏障,减少戊二酸对脑组织损伤,但目前仍缺乏长期使用有益的证据。维生素 B_2 的使用证据目前亦不充分。细胞治疗及基因治疗目前仍在研究中。

6. 随访监测　建议遗传代谢科医师、儿科神经医师、营养师、康复师等多学科团队参与随访监测。监测指标包括临床症状、体格检查、运动发育情况,蛋白质、脂肪及能量摄入量等,生化监测指标包括游离肉碱、酰基肉碱、尿戊二酸、氨基酸、血常规、肝肾功能及微量元素,1 岁内每 3 个月 1 次,1~6 岁每 6 个月 1 次,6 岁以后每年 1 次;可每年检查 1 次头颅 MRI;每年评估 1 次智力、运动及语言功能。

7. 产前诊断　妊娠 10~14 周可经绒毛膜穿刺,或 16~20 周经羊水穿刺提取胎儿细胞 DNA 进行基因测序。利用串联质谱技术检测妊娠 16~20 周羊水 C5DC 水平,计算 C5DC/C8 比值,气相色谱质谱技术检测羊水戊二酸水平。建议将基因检测和羊水串联质谱检测联合用于 GA1 的产前诊断,可提高准确率及效率。

　➢ 附:GA1 的诊疗流程

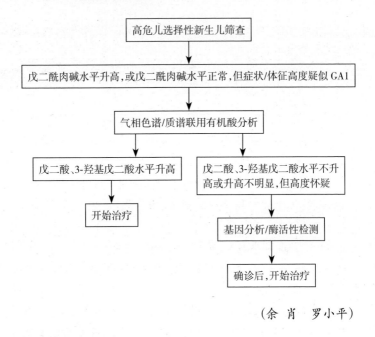

（余 肖　罗小平）

五、丙酸血症

【概述】

丙酸血症(propionic acidemia,PA)是由于丙酰辅酶 A 羧化酶(propionyl-CoA carboxylase,PCC)缺乏引起的常染色体隐性遗传病。由于线粒体丙酰辅酶 A 羧化酶缺乏,支链氨基酸和奇数链脂肪酸代谢异常导致丙酸及其代谢产物在体内蓄积,引起一系列生化异常,临床以反复发作的代谢性酮症酸中毒、蛋白质不耐受、高氨血症和血浆甘氨酸增高为主要特征。

1961 年本病由 Childs 等首次报道。1997 年,Gravel 等明确丙酸血症是由 PCCA 基因或 PCCB 基因变异导致的酶功能缺陷引发的疾病。本病的总体发病率为 1/100 000~1/50 000,存在种族和地区差异。

亚太地区,欧洲和北美的患病率相似;而中东和北非活产婴儿患病率则高达 4.24/100 000,可能与近亲婚配有关。

【病因】

丙酰辅酶 A 羧化酶是一种位于线粒体内的生物素依赖的羧化酶。支链氨基酸、苏氨酸、甲硫氨酸、奇数链脂肪酸和胆固醇侧链的代谢过程中,在生物素的协助下,丙酰辅酶 A 羧化酶将丙酰辅酶 A 羧基化,生成甲基丙二酰辅酶 A,后者进一步转化为琥珀酰辅酶 A,进入三羧酸循环进行能量代谢。

丙酰辅酶 A 羧化酶活性缺乏,丙酰辅酶 A 向甲基丙二酰辅酶 A 的转化障碍,体内丙酸及其代谢产物异常蓄积,可引起代谢性酸中毒、高血氨以及脑、心、肝脏、骨髓等多脏器损害。蓄积的中间产物不仅抑制三羧酸循环中多种酶及呼吸链复合物的酶活性,使三磷酸腺苷(ATP)生成减少,酮体利用障碍,引起酮症和代谢性酸中毒;还可抑制尿素循环中氨甲酰磷酸合成酶-1 的功能,减少氨甲酰磷酸合成酶-1 激动剂(N-乙酰谷氨酸)的生成,引起高氨血症;抑制甘氨酸代谢途径中的 H 蛋白等,阻碍甘氨酸裂解,引起高甘氨酸血症。

丙酰辅酶 A 羧化酶是由 α 和 β 两种亚单位组成的 α6β6 多聚体,编码 α 和 β 两个亚单位的基因分别为 *PCCA*(propionyl-CoA carboxylase subunit alpha,*PCCA*)和 *PCCB*(propionyl-CoA carboxylase subunit beta,*PCCB*)基因。*PCCA* 基因位于染色体 13q32.3 区,含 24 个外显子;*PCCB* 基因位于染色体 3q22.3 区,含 15 个外显子。*PCCA* 基因和 *PCCB* 基因的点突变较为常见,但大片段缺失和重复也有报道。

【诊断】

1. **临床表现**　丙酸血症起病年龄可从新生儿至成年期,临床表现复杂多样,缺乏特异性,极易误诊。按发病年龄可分为早发型(≤3 个月)和迟发型(>3 个月)。

(1) 早发型:本型相对常见。新生儿期起病,多在出生后数小时到数天内出现喂养困难、呕吐、肌张力增高或降低、低体温、烦躁等症状。若未及时诊断和治疗,可出现进行性脑病,表现为嗜睡、癫痫或昏迷,进而导致死亡。患者常伴有代谢性酸中毒、阴离子间隙增高、乳酸酸中毒、酮尿症、低血糖、高氨血症和细胞减少。

(2) 迟发型:通常在儿童期后期或成年期发病。平时多无症状,但在应激(如感染、手术、禁食等)时出现代谢危象,表现为急性发作的脑病、昏迷或惊厥,常伴有代谢性酸中毒、酮尿、高血氨等。也有患者起病隐袭,出现呕吐、蛋白质不耐受、发育不良、张力过低、发育迟缓或衰退,运动障碍。患者还可合并心肌损害,表现为扩张型心肌病或肥厚型心肌病、QT 间期延长等。

对于高危患儿,如脑发育异常、发育落后、癫痫和脑性瘫痪(脑瘫)患儿及不明原因的呕吐、惊厥、酸中毒、昏迷、心肌病或类似疾病家族史患者,应考虑到丙酸血症等代谢病的可能。

2. 辅助检查

(1) 常规实验室检查:血常规、尿常规、肝肾功能电解质、血气分析、血乳酸、丙酮酸、血氨、血糖等,可显示严重的代谢性酸中毒、阴离子间隙增高、乳酸酸中毒、酮尿、低血糖、高氨血症、血细胞减少和三系减少等。

(2) 尿液有机酸分析:尿液中可见高浓度的丙酰辅酶 A 代谢物,尿 3-羟基丙酸、甲基枸橼酸、丙酰甘氨酸水平增高,甲基丙二酸水平正常。

(3) 血浆酰基肉碱分析:丙酰肉碱(C3)显著增高,丙酰肉碱与乙酰肉碱比值(C3/C2)、丙酰肉碱/游离肉碱比值(C3/C0)增高,常伴游离肉碱(C0)降低。部分患者甘氨酸增高。

(4) 血浆及尿液中的氨基酸:常见甘氨酸浓度升高。但甘氨酸浓度也可能正常。

(5) 酶学或基因分析:确诊依据是皮肤成纤维细胞或外周血白细胞中丙酰辅酶 A 羧化酶活性缺乏,或者分子遗传学证实 *PCCA* 或 *PCCB* 基因变异。

采用 Sanger 测序、靶向捕获二代测序和全外显子测序等技术,检测到 *PCCA* 或 *PCCB* 基因的双等位基因致病性突变,可明确基因诊断。但若测序未发现或仅发现 1 个等位基因突变时,应行拷贝数变异分析,如定量 PCR、多重连接依赖探针扩增(MLPA)和微阵列比较基因组杂交(array CGH)等检测。

【治疗】

1. **急性期治疗** 丙酸血症急性期治疗以补液、纠正酸中毒及高血氨等代谢紊乱为主;限制蛋白质摄入;积极补充热量,促进蛋白合成,抑制分解代谢,减少丙酸等毒性代谢物的产生。

限制蛋白摄入一般不超过48h,应及早给予含天然蛋白质的食物,以免造成必需氨基酸缺乏。可补充不含异亮氨酸、缬氨酸、苏氨酸、甲硫氨酸的特殊配方奶粉,还可输注脂肪乳以补充热量。

静脉滴注左卡尼汀 100~300mg/(kg·d),以促进丙酸等代谢毒物的排泄。

合并严重高氨血症的患者,可静脉滴注精氨酸或精氨酸谷氨酸,必要时应行血液透析或血浆置换。

2. **长期治疗**

(1) 饮食管理:目的是维持代谢稳定和正常生长。

其原则是给予充足的能量供应,避免长时间禁食,给予低蛋白饮食 0.8~1.5g/(kg·d),限制丙酸前体氨基酸(异亮氨酸,缬氨酸,甲硫氨酸和苏氨酸)摄入。可补充不含异亮氨酸、缬氨酸、苏氨酸、甲硫氨酸的特殊配方奶粉,以减少毒性代谢产物的产生,并提供充足的维生素、矿物质、微量矿物质和年龄所需的必需脂肪酸。

天然蛋白的量需基于临床和生化监测单独评估。若持续给予限制丙酸来源的大量蛋白质,患儿可出现身高和体重增长缓慢,亮氨酸水平升高,异亮氨酸和缬氨酸水平低。因此,治疗过程中,饮食管理需与代谢营养学家协调,以确保预防营养和氨基酸缺乏。

(2) 药物治疗:

1) 左旋肉碱:口服左旋肉碱 50~100mg/(kg·d),将血液游离肉碱维持在 50~100μmol/L 为宜。

2) 甲硝唑:可抑制肠道细菌的生长,减少肠道细菌产生丙酸,可急性期或间断口服甲硝唑 10~20mg/(kg·d)。

3) 生物素:有报道在治疗开始时可口服生物素 5~10mg/d。

4)降血氨:口服苯甲酸钠或苯丁酸钠 150~250mg/(kg·d)有助于降低血氨。

(3)肝移植:对于饮食和药物控制不佳仍反复发生重度代谢紊乱的患儿,可考虑行肝移植。肝移植应在患儿代谢状态稳定、严重神经系统损害之前进行。移植后患者对蛋白质的耐受能力提高,临床症状显著改善。个别患者移植后,甚至无需饮食控制和药物治疗。

3. **预后** 重度 PA 患者可在新生儿期或代谢失代偿发作期死亡。合并心肌病者死亡率较高。幸存者常有严重的神经发育障碍、可能出现癫痫发作等。

通过新生儿筛查和高危筛查,可及早发现丙酸血症,及早治疗,减少并发症,改善预后。近年来,随着新生儿筛查及诊治技术的提高,丙酸血症患者的预后得到了明显改善。

对于高危家庭或先证者基因诊断明确的家庭,可进行遗传咨询和产前诊断。

(杨艳玲)

参考文献

1. Forny P, Hörster F, Ballhausen D. Guidelines for the diagnosis and management of methylmalonic acidaemia and propionic acidaemia:First revision. J Inherit Metab Dis. 2021 May;44(3):566-592.

2. Pena L, Franks J, Chapman KA. Natural history of propionic acidemia. Mol Genet Metab. 2012 Jan;105(1):5-9.

3. Fraser JL, Venditti CP. Methylmalonic and propionic acidemias:clinical management update. Curr Opin Pediatr. 2016 Dec;28(6):682-693.

4. Jurecki E, Ueda K, Frazier D. Nutrition management guideline for propionic acidemia:An evidence- and consensus-based approach. Mol Genet Metab. 2019 Apr;126(4):341-354.

第五节　脂肪酸氧化缺陷

线粒体脂肪酸 β-氧化是细胞获得能量的主要来源之一,在禁食期间,脂肪酸 β-氧化可提供高达 80% 的能量供应细胞的需要。在空腹或长时间运动时,存储在脂肪组织中的甘油三酯水解生成甘油和脂肪酸,进而通过在内质网、线粒体外膜上的脂肪酶活化生成酰基辅酶 A。催化脂肪酸氧化的酶在线粒体基质中,长链脂肪酸(C16~C20)形成的长链酰基辅酶 A 不能直接进入线粒体内膜,需要在肉碱棕榈酰转移酶 I 作用下与肉碱结合进入线粒体。游离肉碱在细胞膜肉碱转运蛋白作用下进入细胞质中,与长链酰基辅酶 A 形成酰基肉碱,后者在高亲和力的肉碱转位酶作用下进入线粒体基质,进入线粒体的酰基肉碱在肉碱棕榈酰转移酶 II 的作用下释放出肉碱转变为酰基辅酶 A。之后通过 β-氧化循环中脂肪酸 β 氧化酶系,催化并生成少两个碳原子(一个乙酰辅酶 A)的酰基辅酶 A。生成的乙酰辅酶 A 进入三羧酸循环彻底氧化,提供 ATP,或在肝脏被转换为酮体。脂肪酸进入线粒体及随后的代谢途径如图 3-6。此途径中任何一步发生障碍,即导致脂肪酸 β-氧化代谢受阻,能量合成障碍,导致疾病。脂肪酸 β-氧化代谢障碍(fatty acid oxidation disorders,FAOD)是由于线粒体脂肪酸 β-氧化代谢途径中的酶或转运蛋白功能缺陷,导致脂肪酸 β-氧化代谢障碍所引起的一组疾病,均属于常染色体隐性遗传病。本节介绍常见的几种脂肪酸氧化缺陷疾病。

一、原发性肉碱缺乏症

【概述】

原发性肉碱缺乏症(primary carnitine deficiency)又称肉碱转运障碍,是由于编码细胞膜上高亲和力的肉碱转运蛋白(organic cation transporter,OCTN2)的 SLC22A5 基因突变所致的一种脂肪酸 β-氧化代谢障碍疾病,为常染色体隐性遗传病,是潜在的致死性罕见病,我国 782 万新生儿筛查结果中原发性肉碱缺乏症患病率为 1/24 513。

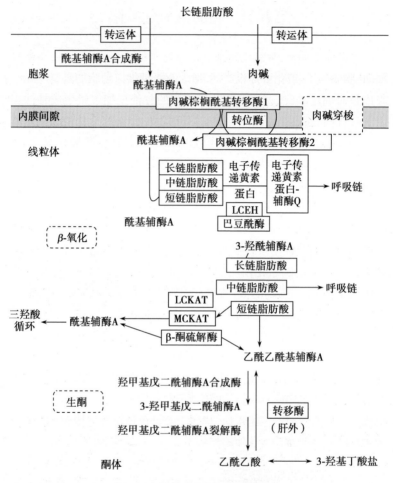

图 3-6 脂肪酸氧化和酮体代谢图

【病因】

肉碱的主要功能是在细胞内与长链酰基 CoA 结合生成酰基肉碱，协助长链脂肪酸进入线粒体内进行 β-氧化代谢。食入的肉碱在细胞膜上的肉碱转运蛋白的作用下进入细胞内。肉碱转运蛋白功能缺陷导致肉碱由肾小管重吸收到血液及由血液转运到细胞内的量减少，血浆细胞内肉碱缺乏,脂肪酸 β 氧化代谢受阻,患者表现为心肌病、心功能降低、肌无力、肌张力减退及脂肪肝等异常。

原发性肉碱缺乏症的致病基因为 *SLC22A5*,已报道多种突变类型,不同的地区和种族存在不同的热点突变,如高加索人群中常见R282X,我国患者中 R254X 较常见,遗传及饮食、疾病等环境因素都会影响表型。

【诊断】

1. **临床表现**　原发性肉碱缺乏症可于任何年龄发病,多数患儿于 1 个月~7 岁发病,平均年龄在 2 岁左右。临床表现有较大差异,主要有:①急性能量代谢障碍危象,表现为低酮性低血糖、高血氨及代谢性酸中毒等;②心肌病,表现为心室肥厚、心功能不全、心律失常及血清肌酸激酶升高等;③肌病,表现为肌无力、肌张力减退、肌痛、运动耐力差、肌肉型肌酸激酶升高、肌纤维内脂质沉积等;④肝脏损害,表现为肝大、脂肪肝、肝功能异常等,一些患者在感染或服用退热剂、大环内酯类抗生素后急性起病,发生肝性脑病,表现为抽搐、意识障碍、肝损害、高氨血症等,常被误诊为瑞氏综合征。

2. **实验室检查**

(1) 新生儿筛查:许多国家已经将原发性肉碱缺乏症列为新生儿筛查的常规项目,我国在普及推广中。采集新生儿足跟血,滴于专用滤纸片后晾干,寄送到筛查中心测定血游离肉碱及其他酰基肉碱,多数原发性肉碱缺乏症患儿血游离肉碱及多种酰基肉碱水平降低。新生儿筛查能使原发性肉碱缺乏症患者得到早期诊断和及时治疗。但需注意,游离肉碱能通过胎盘从母体转运给胎儿,若母亲体内肉碱充足,则新生儿生后的一段时间内仍保持较充足的肉碱储备,导致筛查时出现假阴性。另外,若母亲患原发性肉碱缺乏症或各种原因导致血液中肉碱不足,也会导致新生儿筛查时血游离肉碱降低,导致假阳性,故对新生儿筛查阳性者,需要同时检测母亲血液肉碱谱,以便除外继发性肉碱缺乏。

(2) 常规实验室检查:典型患者急性期出现低酮性低血糖、血清肌酸激酶增高、高血氨、代谢性酸中毒、转氨酶升高,血清游离脂肪酸可增高。

（3）血游离肉碱及酰基肉碱谱检测：血游离肉碱水平降低，正常参考值为 20~60μmol/L，原发性肉碱缺乏症患者常低于 5μmol/L，伴多种酰基肉碱水平降低。

（4）尿有机酸检测：二羧酸增高或正常。

（5）心电图：心电图可见各种心律失常，如 Q-T 间期延长、T 波增高等电生理改变。心脏彩超可有心腔扩张、心室壁或室间隔肥厚等心脏结构及功能异常。

（6）基因突变检测：*SLC22A5* 基因突变分析有助于确定诊断，并排除继发性肉碱缺乏。

【鉴别诊断】

临床上继发性肉碱缺乏症较原发性肉碱缺乏症多见，需要鉴别诊断，继发性肉碱缺乏症的常见原因包括其他脂肪酸氧化代谢障碍疾病、有机酸血症、线粒体病、摄入不足（如喂养困难、素食者）、合成低下（如肝硬化）、丢失过多（如范科尼综合征、血液净化）、吸收异常（如短肠综合征）、应用某些药物（如丙戊酸）、发育尚未成熟（如早产）等。

【治疗】

原发性肉碱缺乏症患者需终身服用左卡尼汀替代治疗，将血浆游离肉碱维持在正常或接近正常水平。生活管理也非常重要，需避免长时间饥饿及高强度运动。

1. **急症处理** 当原发性肉碱缺乏症患者出现急性能量代谢障碍危象时，需静脉滴注大剂量葡萄糖[7~10mg/（kg·min）]，必要时加用胰岛素，保持血糖水平在 5.5mmol/L（100mg/dl）左右。过多的葡萄糖可能增加乳酸酸中毒。禁止静脉滴注脂肪乳液。如果进食困难，可以静脉滴注氨基酸、血浆或白蛋白，能够进食时鼓励正常饮食。

左卡尼汀剂量为每天 100~300mg/kg，静脉注射或口服。当出现急性心衰时，静脉注射左卡尼汀的同时，联合洋地黄、利尿剂等药物对症治疗。

2. **长 期 治 疗** 病情稳定后，左卡尼汀治疗剂量为 50~100mg/

(kg·d),分 3~4 次服用,需终身补充。需定期检查血清肉碱水平,监测患者用药顺应性,并监测患者营养发育状况、肝功能、超声心动图及心电图。有自行停药患者反复发生低血糖甚至猝死的报道。

二、肉碱棕榈酰转移酶Ⅰ缺乏症

【概述】

肉碱棕榈酰转移酶Ⅰ(carnitine palmitoyl transferaseⅠ,CPT-Ⅰ)缺乏症是由于 CPT-Ⅰ缺乏,导致长链酰基 CoA 转运进入线粒体时受阻,线粒体脂肪酸 β-氧化障碍,属于常染色体隐性遗传代谢病,患病率极低,我国 782 万新生儿筛查结果中 CPT-Ⅰ缺乏症的患病率为1/781 966。

【病因】

CPT-Ⅰ是肉碱进入线粒体参与 β-氧化的主要限速酶,主要功能是催化长链酰基 CoA 与肉碱合成酰基肉碱。CPT-Ⅰ缺乏时肉碱与长链酰基 CoA 合成酰基肉碱过程受阻,长链脂肪酸不能进入线粒体进行 β-氧化代谢,导致乙酰 CoA 生成减少,同时影响肝脏的生酮作用。此外,由于长链酰基 CoA 等大量堆积,肝脏损害严重,并出现大脑功能障碍。CPT-Ⅰ具有组织异质性,迄今已发现三种同工酶形式,即肝型(CPT 1A)、肌肉型(CPT 1B)和脑型(CPT 1C)。

迄今报道的 CPT-Ⅰ缺乏症病例均为 *CPT1A* 基因突变所致,定位于染色体 11q13.1-13.5,包含 19 个外显子,编码 773 个氨基酸,已发现数十种突变。近期 *CPT1C* 基因致病突变被鉴定为痉挛性截瘫的病因之一。

【诊断】

1. **临床表现**　患者首次出现症状的年龄大多集中在出生后数小时至 30 个月之间,常起病急骤,饥饿或感染是常见诱因,类似瑞氏综合征发作,常可复发,死亡率较高。典型表现有低酮性低血糖或肝性脑病所致的呕吐、意识改变、惊厥、昏迷、肝大伴转氨酶升高、凝血功能异常,以及血氨、血脂、血清心肌酶、尿酸增高等。

2. 实验室检查

(1) 常规实验室检查:急性期常见低酮性低血糖、血清肌酸激酶增高、高血氨、转氨酶升高、高血脂。

(2) 血游离肉碱及酰基肉碱谱检测:血游离肉碱水平显著增高,多种长链酰基肉碱水平降低,尤其是癸酰肉碱(C16)、十八碳酰肉碱(C18)和十八碳烯酰肉碱(C18:1)降低,游离肉碱/(癸酰肉碱+十八碳酰肉碱)比值增高。

(3) 尿有机酸检测:二羧酸正常或增高。

(4) 基因突变检测:*CPT1A* 基因突变分析有助于确定诊断。

【鉴别诊断】

CPT-Ⅰ缺乏症需要与其他脂肪酸 β-氧化代谢障碍疾病及有机酸血症相鉴别,通过质谱法测定血酰基肉碱谱及尿有机酸谱,结合患者通常缺乏心肌和骨骼肌损害表现,可与其他脂肪酸 β-氧化代谢障碍疾病和有机酸代谢障碍等相鉴别。有条件者可进行 CPT-Ⅰ酶活性分析和 *CPT1A* 基因检测。

【治疗】

1. **治疗原则** 避免饥饿,以减少低血糖的发生。低脂高碳水化合物饮食,以减少脂肪动员的供能途径并增加糖原储备。

2. **急症处理** 急性低血糖发作时,迅速经静脉给予足量 10% 葡萄糖溶液,血糖纠正后应继续静脉滴注葡萄糖溶液,以利其肝糖原的合成。

3. **饮食控制** 患者三大营养素的分配一般按以下比例:脂肪 20%~25%,碳水化合物 65%~75%,蛋白质 8%~10%。需注意补充必需脂肪酸(1%~4%),如多烯酸乙酯。推荐多餐制。年长患儿睡前可进食生玉米淀粉,以供给夜间碳水化合物。

三、肉碱棕榈酰转移酶Ⅱ缺乏症

【概述】

肉碱棕榈酰转移酶Ⅱ(carnitine palmitoyl transferaseⅡ,CPT-Ⅱ)缺乏症是由于 CPT-Ⅱ缺乏导致长链酰基 CoA 转运进入线粒体受阻,脂

肪酸 β-氧化障碍,属于常染色体隐性遗传代谢病,为罕见病,发病率不详,我国 782 万新生儿筛查结果中 CPT-Ⅱ缺乏症为 1/1 303 277。

【病因】

CPT-Ⅱ在全身所有组织细胞中均有表达,位于线粒体内膜内侧面,由 658 个氨基酸组成,全酶是一个同源四聚体,其主要作用是把转入线粒体基质的酰基肉碱重新转变为相应的酰基 CoA 及游离肉碱,是长链脂肪酸进入线粒体参与 β-氧化的重要步骤。CPT-Ⅱ活性降低或缺乏,导致酰基肉碱不能分解为酰基 CoA 及游离肉碱,长链脂肪酸不能进行 β-氧化。编码 CPT-Ⅱ的 *CPT2* 基因定位于 1p32.3,包含 5 个外显子。已报道 80 余种突变。

【诊断】

1. **临床表现** 临床表现多样,分为迟发型、婴儿型、致死性新生儿型及急性脑病型。

(1) 迟发型:首次发作常发生在儿童期,男性多见。长时间体育锻炼、禁食和感染是常见的诱发因素,寒冷、睡眠不足及全身麻醉也可诱发急性发病。典型表现包括肌痛、肌红蛋白尿、肌无力、肌强直及横纹肌溶解,严重者可引起肾衰竭。

(2) 婴儿型:典型表现包括低酮性低血糖、嗜睡、昏迷、抽搐、肝大、肝功能衰竭等。可有心脏损害,出现扩张型或肥厚型心肌病。

(3) 致死性新生儿型:患儿在出生数小时至数天内出现低体温、呼吸窘迫、抽搐、昏迷、肝大、肝功能衰竭、心脏肥大等。

(4) 急性脑病型:以持续高热伴 12~48 小时内惊厥为特征,通常导致昏迷、多器官衰竭、脑水肿等,死亡率高。

2. **实验室检查**

(1) 常规检查:急性期常见低酮性低血糖、血清肌酸激酶及转氨酶升高,尿肌红蛋白升高,严重者出现肾功能异常。

(2) 血游离肉碱及酰基肉碱谱检测:长链酰基肉碱水平升高,月桂酰肉碱~十八碳酰肉碱(C12~C18∶1)增高,尤其十六碳酰肉碱(C16)和十八碳酰肉碱(C18∶1)增高显著,游离肉碱水平降低。

(3) 尿有机酸检测:二羧酸增高或正常。

(4) 心电图可见心律失常,B超检查可见心肌病、脂肪肝等表现。

(5) 基因突变检测:*CPT2* 基因突变分析有助于诊断。

【鉴别诊断】

1. **其他引起肌红蛋白尿症或横纹肌溶解症的疾病** 例如糖原贮积病Ⅴ型、磷酸果糖激酶缺乏症等。继发性原因有血管栓塞、血管炎、肌炎、肌肉急性损伤或挤压伤、过量服用某些药物等。通过血液游离肉碱及酰基肉碱谱分析可鉴别。

2. **其他脂肪酸氧化代谢障碍疾病** 临床表现可能与婴儿型或致死性新生儿型 CPT-Ⅱ缺乏症类似,甚至血酰基肉碱谱表现也相近,明确鉴别主要依靠酶活性检测和基因分析。

【治疗】

CPT Ⅱ缺乏症的治疗原则是避免长时间饥饿和疲劳,高碳水化合物和低脂饮食,对症处理,预防急性发作,治疗并发症。平时要限制运动时间和强度,慎用丙戊酸钠、布洛芬、地西泮等药物,预防感染。对于血游离肉碱降低的患者,需补充左卡尼汀,剂量为 $30\sim50mg/(kg\cdot d)$,分次服用,将血游离肉碱水平维持在 $20\sim60\mu mol/L$。

【小结】

CPT-Ⅱ缺乏症临床分为迟发型、婴儿型、致死性新生儿型及急性脑病型,常见有低酮性低血糖、肌病及脂肪肝,尿肌红蛋白升高,血液长链酰基肉碱水平升高,C12~C18:1增高,尤其 C16 和 C18:1增高显著,游离肉碱水平降低,通过 *CPT2* 基因检出双杂合突变可确诊。治疗原则是避免饥饿和长时间运动,高碳水化合物和低脂饮食和对症处理。对于合并继发性肉碱缺乏症的患者,需补充左卡尼汀。

四、短链酰基辅酶 A 脱氢酶缺乏症

【概述】

短链酰基辅酶 A 脱氢酶缺乏症(short-chain acyl-CoA dehydrogenase deficiency,SCADD)是因短链酰基辅酶 A 脱氢酶(short-chain acyl-CoA dehydrogenase,SCAD)基因发生突变,使 SCAD 缺陷导致线粒体脂肪酸分解与能量产生受到影响,该酶的特异性底物丁酰辅酶 A 蓄积并

经旁路代谢生成副产物导致血液和尿液中丁酰基肉碱和乙基丙二酸积累的常染色体隐性遗传性疾病。SCADD 于 1987 年首次由 Amendt 在两名尿乙基丙二酸(ethyl malonic acid,EMA)排泄增加的新生儿中发现,并通过皮肤成纤维细胞的酶学检测确诊。该疾病发病率存在种族和地区的差异,有症状的 SCADD 患者的出生发病率在美国约为 1:35 000,国内尚无该病患病率的准确数据,我国 364 545 新生儿筛查的研究结果中,SCADD 的发病率为 1:91 136。

【病因】

线粒体脂肪酸 β-氧化的第一步由酰基辅酶 A 脱氢酶(acyl-CoA dehydrogenase,ACAD)酶家族参与,这一类酶催化乙酰辅酶 A 酯类 α,β 脱氢,将电子转移到电子转移黄素蛋白。其中短链酰基辅酶 A 脱氢酶(short-chain acyl-CoA dehydrogenase,SCAD)是 ACAD 家族中的一员,属于黄素腺嘌呤二核苷酸(flavin adenine dinucleotide,FAD)依赖性酰基辅酶 A 脱氢酶,催化饱和短链酰基辅酶 A 的脱氢生成乙酰辅酶 A 进入三羧酸循环参与能量代谢,也可进入肝脏生成酮体。SCAD 在体内对丁酰肉碱(C4)辅酶 A 具有特异性。SCAD 缺陷导致丁酰肉碱辅酶 A 堆积,通过旁路代谢生成 C4、丁酰基甘氨酸、丁酸盐,或通过丙酰辅酶 A 羧化酶作用生成乙基丙二酸,因此 SCADD 的生化标志性代谢物为血 C4 升高,尿乙基丙二酸(ethylmalonic acid,EMA)升高,在应激状态时,尿中同时可有甲基琥珀酸、丁酰甘氨酸、C4 等升高。

ACADS 基因定位于人类 12 号染色体 12 长臂(12q24.31)。*ACADS* 长度约为 13kb,由 10 个外显子组成,编码序列为 1 238 个核苷酸。迄今为止已有近 70 种罕见基因变异和两种常见变异 c.511C>T(p.Arg171Trp)和 c.625G>A(p.Gly209Ser)在 *ACADS* 基因突变中报道。*ACADS* 中的绝大多数罕见基因突变都是错义变异,导致蛋白错误折叠,且错误折叠可能会因为环境因素而加重。只有少数功能缺失突变是由过早出现终止密码子引起的。大多数 SCAD 缺陷患者是两种常见 *ACADS* 突变之一的纯合子或复合杂合子,或者这两种常见 *ACADS* 突变中的一种与罕见的 *ACADS* 突变结合。两种常见的 *ACADS* 突变

在正常人群中也占有相当比例,有研究发现功能障碍 SCAD 蛋白的数量与丁酰甘氨酸和 EMA 排泄的生化表型密切相关,但与临床表型和 *ACADS* 基因型无关,它还受其他外部因素的影响,如温度和 pH。也有观点认为,两种常见的 *ACADS* 变异是轻度易感性变异,可能需要联合其他因素才能致病,这意味着其他遗传、细胞或环境因素对引发疾病发展至关重要。

【诊断】

1. **临床表现** 该病发病年龄范围大,从新生儿到成人不等,多数起病于 5 岁以内。大多数 SCADD 患者并不表现出其他脂肪酸氧化代谢紊乱所特有的代谢性酸中毒、低血酮性低血糖、脂肪肝以及心肌病等典型症状。临床表现与基因型及 SCAD 酶活性缺乏程度均无明显相关性,许多新生儿疾病筛查检出患者随访多年可表现为无症状。

SCADD 与广泛的临床体征和症状有关,生长发育迟缓是最常见的表现。其他常见的症状有语言发育落后、肌张力低下、惊厥、肌病、喂养困难、昏睡和行为问题。有时可见患者有面部畸形、心肌病、宫内发育迟缓和呼吸抑制,偶见急性酸中毒。患者一般由于生长发育迟缓、低血糖、癫痫和行为异常等临床表现就诊。2008 年发表的一项针对来自欧洲、新西兰和加拿大的 114 名 SCADD 患者的大型队列研究中,有 69% 的患者存在发育迟缓,该研究确定了三个大的亚组患者:①因进食困难和肌张力低下而无法正常生长发育(23 名患者,20%);②发育迟缓和癫痫发作(25 例,25%);③无癫痫发作的发育迟缓和肌张力低下(34 例,30%)。通过家庭研究或新生儿筛查发现有 4 人无症状。在少数病例中还报告了肝功能异常、双侧视神经萎缩和呕吐。SCADD 与妊娠期急性脂肪肝伴子痫前期和母亲溶血肝功能异常血小板减少综合征之间的相关性也有报道。

2. **实验室检查** SCADD 的生化评估包括血浆酰基肉碱分析、血浆肉碱水平、尿液酰基甘氨酸水平和尿液有机酸分析。通过串联质谱法对血浆酰基肉碱进行分析,可检测出血液中丁酰肉碱的升高。确诊需要依靠基因检测。

（1）新生儿筛查：串联质谱法检测新生儿血液酰基肉碱谱提示 C4 及其相关比值明显升高。

（2）常规实验室检查：血常规，血气分析，肝肾功能，血糖等，急性期可有代谢性酸中毒，低血糖。

（3）尿有机酸分析：急性发病期间可有 EMA 升高和二羧酸升高。但 EMA 升高并非 SCADD 的特异性改变，也可在戊二酸血症Ⅱ型和线粒体病中出现，应注意鉴别诊断。

（4）SCAD 酶活性测定：可对淋巴细胞、皮肤成纤维细胞或肌肉中 SCAD 活性进行检测，可辅助诊断 SCADD，但 SCAD 酶活性水平的降低并不能很好地预测临床症状。

（5）基因检测：基因检测是确诊 SCADD 的金标准，首先可对疑诊患者进行 *ACADS* 序列分析。全外显子组或基因组测序可提供有关发病机制的更多信息，并有助于确定是否有其他基因突变导致 EMA 升高的疾病。

【鉴别诊断】

1. 大多数患有 SCADD 的婴儿都是通过新生儿筛查（newborn screen，NBS）项目检测新生儿血滤纸片中 C4 的变化而确诊的。在未将 SCADD 纳入新生儿筛查项目的大多数国家，儿童和成人在出现临床症状并接受生化评估（包括尿 EMA、丁酰甘氨酸、血浆 C4 以及皮肤成纤维细胞或肌肉中的 SCAD 活性）后，疑似 SCADD 患者需进行基因检测确诊。需要注意的是，SCADD 的特征性生化检查结果在患者身体健康时可能在正常范围内，在发热或禁食等生理应激状态下才有可能出现异常，因此生化检测结果阴性并不能排除该疾病。

2. **需与异丁酰辅酶脱氢酶缺乏症鉴别** 异丁酰肉碱脱氢酶缺乏症会导致异丁酰肉碱升高，而异丁酰肉碱是一种 C4 物质，可通过 NBS 检测到，因此需要通过额外的检测将其与 SCADD 区分开来。

3. **需与尿液中 EMA 含量升高的其他疾病进行鉴别诊断** 包括多酰基-CoA 脱氢缺乏症、乙基丙二酸脑病变和线粒体呼吸链缺陷。

【治疗】

SCADD 患者可能没有任何临床症状,当患者无任何临床症状时是否需要治疗尚不清楚。由于研究不足和缺乏长期跟踪研究,目前缺乏对 SCADD 有症状患者进行治疗的指导共识。

1. **如果对 SCADD 进行治疗** 其方法应与其他脂肪酸氧化紊乱性疾病类似,重点是减少分解代谢的同时提供替代能源途径。在急性代谢性酸中毒期间,可静脉注射含或不含胰岛素的高浓度葡萄糖注射液[通常为 10% 葡萄糖,速度 8~10mg/(kg·min)],尤其是对合并恶心、呕吐不能口服葡萄糖补液的患者。

2. **低血糖可以使用类似的手段治疗,尽管低血糖在 SCADD 中并不常见。**

3. 预防措施包括避免禁食超过 12 小时,以减少脱水、代谢性酸中毒和/或低血糖的风险。建议婴幼儿采用适合正常年龄的较短禁食期。SCADD 中没有对低脂饮食提出建议,低脂饮食的必要性尚未得到证实。慢性疗法似乎不会明显改变临床病程,一般来说,随着年龄的增长,患者的症状会有所改善。

4. **补充肉碱治疗存在争议。**

5. 由于 FAD 是 SCAD 功能所必需的辅助因子,核黄素具有潜在的化学伴侣和稳定突变酶的能力,因此有人建议将补充核黄素作为治疗 SCADD 的一种可能方法。有病例报道一名患有难治性癫痫,代谢结果与 SCADD 一致的 5 岁患儿接受治疗后的临床症状改善,但这种改善与治疗的关系并不明确。另一名患有两种 SCAD 失活突变(症状为肌张力过高、凝视和烦躁的新生儿最初接受了频繁地低脂喂养、核黄素(200mg/d)和肉碱[50mg/(kg·d)]的治疗后情况好转。另一名 2 岁的 SCADD 患儿在 3 岁时死于肌肉萎缩和支气管肺炎反复发作,肉碱和核黄素对其生化和临床特征没有任何明显影响。因此,对 SCADD 补充肉碱和核黄素的必要性和有效性仍未得到证实。

> 附:短链酰基辅酶 A 脱氢酶缺乏症诊断流程图

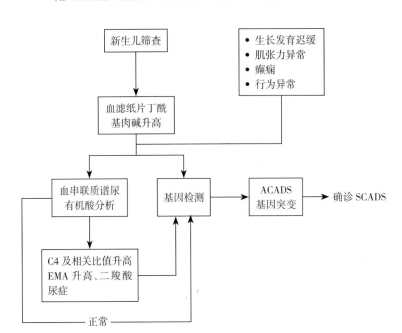

五、中链酰基辅酶 A 脱氢酶缺乏症

【概述】

中链酰基辅酶 A 脱氢酶(medium-chain acyl-CoA dehydrogenase,MCAD)缺乏症是由于 MCAD 功能缺陷,中链脂肪酸 β-氧化受阻,导致能量生成减少和毒性代谢中间产物蓄积引起的疾病。MCAD 缺乏症为常染色体隐性遗传病,属于罕见病,在白种人中患病率较高,一些欧美国家已将该病列入新生儿疾病筛查项目。我国 782 万新生儿筛查研究结果中 MCAD 缺乏症患病率为 1/150 378。

【病因】

MCAD 是酰基 CoA 脱氢酶家族成员之一,特异性作用于含 6~12 个碳的中链酰基 CoA,催化中链脂肪酸 β-氧化反应。脂肪酸代谢生成的乙酰 CoA 可进入三羧酸循环彻底氧化分解,产生 ATP,为机体提供能量,也可在肝脏中生成酮体。MCAD缺乏导致中链脂肪酸代谢受阻,乙酰CoA生成减少,继而ATP及酮体生成减少,线粒体内中链酰基CoA蓄积,抑制了丙酮酸脱氢酶复合体(催化丙酮酸转化为乙酰CoA)和α-酮戊二酸脱氢酶复合体的活性,累及糖的有氧氧化及三羧酸循环,进一步导致ATP释放减少。

编码MCAD的*ACADM*基因包含12个外显子,迄今已报道近百种突变,白种人最常见的突变是位于第11外显子的c.985A>G,导致其编码的成熟蛋白第304位(相当于前体蛋白第329位)赖氨酸被谷氨酸取代,即K304E(或K329E)。*ACADM*的第二个常见突变是c.199T>C,导致其编码的成熟蛋白第42位(相当于前体蛋白第67位)酪氨酸被组氨酸取代,即Y42H(或Y67H)。

【诊断】

1. 临床表现 患者多在出生后3个月~3岁之间发病,少部分患者在新生儿期或成人期发病,也有患者无症状。发病诱因多为长时间饥饿或感染,一些患者由于服用退热剂(如阿司匹林、对乙酰氨基酚)、大环内酯类抗生素诱发肝性脑病。首发症状常见嗜睡、呕吐,一些患者表现为抽搐、窒息等,常迅速进展为昏迷,甚至死亡。急性发病期常有典型的低血糖表现,血糖降低伴尿酮体阴性有助于诊断。50%的患者伴有肝大。

成人期发病的MCAD缺乏症患者临床表现多样,可有多器官受损,包括肌肉、肝脏、神经精神及心血管系统等。约1/3的患者出现横纹肌溶解,血清肌酸激酶显著增高,并伴有肌红蛋白尿。

MCAD缺乏症死亡率较高。部分患者以猝死形式发病,需采用尸检组织进行生化及基因诊断。

2. 实验室检查

(1)新生儿筛查:串联质谱法检测新生儿血液酰基肉碱谱能检测出MCAD缺乏症。

(2)常规实验室检查:急性期常见低酮性低血糖、血清转氨酶升高、肌酸激酶升高、血氨升高、代谢性酸中毒等。

(3)血游离肉碱及酰基肉碱谱检测:患者己酰肉碱~癸酰肉碱

(C6~C10)升高,其中辛酰肉碱(C8)升高显著,是 MCAD 缺乏症的特征性生化表现。

(4) 尿有机酸检测:采用气相色谱质谱检测尿有机酸,患者疾病发作期二羧酸增高,但病情稳定时二羧酸正常。

(5) 酶学检查:通过检测患者白细胞、成纤维细胞、肝细胞、肌细胞或羊水细胞中的 MCAD 酶活性,可以确诊 MCAD 缺乏症。

(6) 基因突变检测:*ACADM* 基因突变分析有助于确定疾病诊断。

【鉴别诊断】

1. 对于原因不明的肝大、肌无力、低酮性低血糖及智力运动发育迟缓的患者,需要考虑脂肪酸氧化障碍疾病的可能,生化代谢及基因分析有助于诊断,血酰基肉碱谱中辛酰肉碱(C_8)升高是诊断的关键,酶学分析或 *ACADM* 基因检出双杂合突变,可进一步明确诊断。

2. MCAD 缺乏症要和瑞氏综合征鉴别　患儿急性期可能出现急性非炎症性脑病伴血氨升高、肝功能异常及脂肪肝,易被误诊为瑞氏综合征,鉴别诊断主要依靠血酰基肉碱谱分析,瑞氏综合征无酰基肉碱水平增高。

【治疗】

1. MCAD 缺乏症患者要避免饥饿,婴儿期需频繁喂食,以提供充足的热量摄入,防止过多脂肪动员。幼儿期可在睡前给予生玉米淀粉(1.5~2g/kg),以保证夜间足够的葡萄糖供应。年长患者可正常饮食。当患者处于感染、发热等疾病状态时,应增加碳水化合物的摄入。

2. 急性期要预防或纠正低血糖,血糖水平需维持在 5mmol/L 以上,补充足量液体及电解质。

3. 对于血游离肉碱显著降低的患者,需补充左卡尼汀,剂量为 30~50mg/(kg·d),分次服用,将血游离肉碱水平维持在 20~60μmol/L。

【小结】

MCAD 缺乏症的病因为 MCAD 功能缺陷,线粒体中链脂肪酸 β-氧化受阻,导致能量生成减少和毒性代谢中间产物蓄积,患者临床表现个体差异显著,可从无症状到严重的多脏器损害,急性期发生低血糖、横纹肌溶解、血清肌酸激酶增高,一些患者发生猝死。血酰基肉碱谱检测可见己酰肉碱~癸酰肉碱(C6~C10)升高,其中辛酰肉碱(C8)升高显著,通过基因分析可确诊。主要治疗方法是避免长时间饥饿及剧烈运动,提供充足的热量摄入,防止过多脂肪动员。

(赵 悦 罗小平)

六、多种酰基辅酶 A 脱氢酶缺乏症

【概述】

多种酰基辅酶 A 脱氢酶缺乏症(multiple acyl-CoA dehydrogenase deficiency,MADD)又称为戊二酸血症Ⅱ型(glutaric acidemia type Ⅱ,GAⅡ),由于线粒体电子转移黄素蛋白(electron transfer flavoprotein,ETF)或电子转移黄素蛋白脱氢酶(electron transfer flavoprotein dehydrogenase,ETFDH)缺陷,属常染色体隐性遗传病,可能为亚洲人脂肪酸氧化障碍疾病中发病率较高的罕见病之一。我国 782 万新生儿筛查研究结果中 MADD 患病率为 1/651 639。

【病因】

线粒体的 ETF、ETFDH 是脂肪酸 β-氧化电子传递过程中关键的转运体,ETF 为至少 12 种线粒体脱氢酶的电子受体,位于线粒体基质内,接受来自脂肪酸 β-氧化过程中多种脱氢酶脱氢产生的电子,再转运至位于线粒体内膜的 ETFDH,并经由 ETFDH 所结合的泛醌运至呼吸链复合体Ⅲ,产生 ATP 为机体供能。ETF 或 ETFDH 缺陷,均可引起线粒体呼吸链多种脱氢酶功能受阻,使其脱氢产生的电子不能下传,导致脂肪酸、支链氨基酸、维生素 B 及能量代谢障碍。

ETF 的 α 和 β 亚单位分别由 *ETFA* 和 *ETFB* 基因编码,ETFDH 由 *ETFDH* 基因编码。迄今共报道了 80 余种 MADD 相关的致病突变,以 *ETFDH* 缺陷最常见。

【诊断】

1. **临床表现** 根据发病年龄可以分为两大类,即新生儿发病型及迟发型。

(1) 新生儿发病型:临床表现较重,常有低血糖脑病、肌张力低下、呼吸急促或呼吸困难、严重酸中毒、肝大,死亡原因多为低酮性低

血糖、代谢性酸中毒、脑病、心肌病或肝病。脂肪酸及氨基酸的中间代谢物随尿液、汗液大量排泄,常有特殊的汗脚气味。一些患儿有明显面部特征,包括前额凸出、鼻梁凹陷、鼻短、耳朵低位、生殖器发育异常、多囊肾等。

(2)迟发型:患者在婴儿期至成人均可发病,临床表现相对较轻,主要表现为间歇性肌无力,可累及躯干及四肢近端骨骼肌,也可有心肌、肝脏受累。部分迟发型患者在疲劳或腹泻等应激下急性发作,表现为代谢紊乱,严重者可导致呼吸衰竭、猝死。

部分患者仅使用维生素 B_2(核黄素)治疗可完全纠正临床症状和生化紊乱,这部分患者被称为维生素 B_2 反应性 MADD,以迟发型多见。

2. 实验室检查

(1)常规实验室检查:血清转氨酶和心肌酶升高,可伴低酮性低血糖,急性发作期可有代谢性酸中毒。

(2)血游离肉碱及酰基肉碱谱检测:可有短链、中链和长链酰基肉碱升高,急性期明显,游离肉碱降低或正常。

(3)尿有机酸检测:有多种二羧酸升高。

(4)皮肤成纤维细胞脂肪酸流量分析显示 ETF/ETFQO 酶活性降低。

(5)*ETF* 和 *ETFDH* 基因突变分析。

【鉴别诊断】

MADD 的临床表现缺乏特异性,容易与其他有机酸血症和尿素循环障碍相混淆,需要通过血游离肉碱及酰基肉碱谱、尿有机酸谱分析进行鉴别诊断。少数患者急性发作时可伴有高血糖和酮症,易被误诊为糖尿病酮症酸中毒。

【治疗】

大剂量维生素 B_2 治疗(100~300mg/d)可完全纠正维生素 B_2 反应性 MADD 患者的临床症状及生化代谢紊乱,显著改善患者生活和生存质量。患者多继发辅酶 Q10 缺乏,可同时服用辅酶 Q10 辅助治疗。对于血游离肉碱显著降低的患者,需补充左卡尼汀,剂量为 30~50mg/

(kg·d),分次服用,将血游离肉碱水平维持在 20~60μmol/L。苯扎贝特对维生素 B_2 无反应型有效,可给予 10~20mg/(kg·d),分 2~3 次口服。患者应避免空腹,饮食结构上与其他类型的脂肪酸氧化障碍类似,应进食低脂、高碳水化合物、中等量蛋白的饮食,避免长时间饥饿及疲劳。

在患者急性发作期,在限制脂肪摄入的同时,还应给予高碳水化合物饮食,如果进食困难,需静脉滴注葡萄糖及电解质,抑制分解代谢,促进合成代谢,减少酸性代谢物的产生,同时可给予左卡尼汀和甘氨酸,促进有毒酸性代谢物的排出,尽快纠正代谢性酸中毒。

➢ 附:脂肪酸氧化缺陷诊断流程图

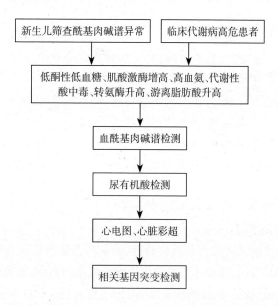

（顾学范 杨艳玲）

七、极长链酰基辅酶 A 脱氢酶缺乏症

【概述】

极长链酰基辅酶 A 脱氢酶缺乏症(very long-chain acyl-CoA dehydrogenase deficiency,VLCADD)是因为极长链酰基辅酶 A 脱氢酶(very long-chain acyl-CoA dehydrogenase，VLCAD）基因缺陷，使 VLCAD 缺陷导致线粒体长链脂肪酸分解与能量产生受到影响，长链脂肪酸在细胞内蓄积对心肌、骨骼肌、肝脏等产生毒性。该疾病最早报道于1993 年。新生儿疾病筛查显示 VLCADD 在各国的发生率有明显差异，该病是欧美第二常见的脂肪酸氧化障碍性疾病，新生儿发病率在1/100 000~1/30 000 之间。目前，我国多家新生儿筛查中心通过串联质谱法进行 VLCADD 筛查，我国人群患病率约为 1/236 655~1/70 424。

【病因】

VLCAD 是一种位于线粒体内膜的酶，催化 12~18 个碳的长链酰基肉碱脱氢，成熟的 VLCAD 是同源二聚体，每个单体都含有一个非共价结合的 FAD，由 FAD 接受脱氢产生的氢原子进入呼吸链进行氧化磷酸化产生 ATP 供能。线粒体 β 氧化产生乙酰辅酶 A，乙酰辅酶 A 可参与类固醇生成进入三羧酸循环进行氧化磷酸化以 ATP 形式释放能量，或在肝脏中转化为酮体。VLCAD 在肝脏、心肌、骨骼肌、皮肤成纤维细胞的线粒体中均有表达，VLCAD 缺陷将导致体内长链脂肪酸代谢障碍，不能氧化供能，同时蓄积在细胞内对心肌、骨骼肌、肝脏等产生毒性，导致一系列临床症状。

VLCAD 由 *ACADVL* 基因编码，该基因位于染色体 17p13.1，由20 个外显子组成，长约 5.4kb，编码 655 个氨基酸前体蛋白，其中前40 个氨基酸为前导肽，后 615 个氨基酸为成熟的多肽，分子量约为67kD，位于线粒体的内膜，属于脂酰辅酶 A 脱氢酶（acyl-coenzyme A dehydrogenase，ACADs）家族成员之一。目前已报道的 *ACADVL* 基因突变型超过 260 个，其中错义突变是最主要的突变类型。R450H 突变是亚洲人群中相对常见的突变。VLCADD 患者的基因型与临床表型存在相关性，Andresen 等对 55 例无关患者的基因型及临床表型进行研究发现，无义突变和剪切突变可引起 VLCAD 酶活性完全丧失，造成严重的临床表型如心肌病型，约 71% 的心肌病型患儿基因突变为无义突变；错义突变时多数 VLCAD 留有残余酶活性，临床症状较轻，约 82% 的肝病型和 93% 的肌病型为错义突变或导致单个氨基酸缺失的突变。尽管如此，也有发现错义突变与单个氨基酸缺失导致

VLCAD 酶活性完全丧失的报道,基因型与临床表型之间的相关性并不是绝对的。此外,基因突变后的 VCLAD 的残余酶活性还可能受温度等外界条件的影响,可能是患者处于感染发热时临床表现较重的原因。

【诊断】

1. **临床表现** VLCAD 缺陷时,长链脂肪酸无法被代谢,因缺乏足够的能量供应而出现代谢危象。同时长链脂肪酸及其潜在的有毒衍生物累积,对心脏、肝脏和肌肉造成损害。

VLCADD 是一种临床异质性疾病,根据发病时间、受累部位和临床症状严重程度,VLCADD 通常分为三个亚组:重度(早发型)、轻-中度和迟发型。重度或早发型患者通常在出生后几个月内发病,起病凶险而死亡率高,以肥厚型或扩张型心肌病、心包积液、心律失常、肌张力低下、肝大或婴儿早期严重的低血酮性低血糖为特征,新生儿期临床表现非特异性,包括体温过低、低血糖、黄疸、嗜睡、喂养困难、呼吸困难甚至呼吸窘迫以及癫痫发作。常因心肌病和严重心律失常致死,也称为心脏和多器官衰竭 VLCADD。

轻-中度类型也被称为肝型或低血酮症-低血糖型,通常表现为反复发作的低血酮症性低血糖。在幼儿期,由于感染或长期禁食而诱发肝大。此类患者未经及时诊断也可诱发急性症状出现生命危险,因而此型患者并不总是"临床症状较轻"。

迟发型(肌病型)主要在青春期至成年期起病,表现为发作性症状,包括骨骼肌症状,如肌肉疼痛、肌肉痉挛/无力、运动不耐受及横纹肌溶解综合征,甚至可发生肾功能衰竭,急性期伴肌酸激酶明显升高。特殊条件下,迟发型也可出现心肌病和呼吸衰竭,根据最近的串联质谱新生儿筛查数据,肌病型可能是最常见的类型。

VLCADD 可以随着年龄增长发生临床表型的转变,总体上随着年龄的增长症状减轻,部分心肌病型和肝病型患者在青少年期后可表现为单纯的肌病型。患者的智力一般正常,但反复发作的严重低血糖可能造成脑损伤。新生儿筛查发现的部分 VLCADD 患者的长期随访为无症状。

2. **实验室检查**

(1) 新生儿筛查:采用串联质谱法对血浆或干血滤纸片进行分析,可发现多种长链酰基肉碱升高,其中以十四碳烯酸肉碱(C14∶1)升高最为明显。新生儿筛查中 C14∶1 水平大于 1μmol/L 则强烈提示 VLCADD。C14∶1 水平 >0.8μmol/L 提示 VLCADD,但也可能发生在携带者和一些没有 *ACADVL* 致病突变的健康人身上。十四碳烯酸/十二碳烯酸肉碱(C14∶1/C12∶1)比值升高同样有诊断意义。在空腹等代谢应激状态下采集标本的分析结果最为灵敏。

(2) 常规实验室检查:包括血常规、尿常规、血气分析、肝功能、肾功能、血糖、血酮体、肌酶谱。急性发作时可出现代谢性酸中毒,肌酸激酶升高,可有低血酮性低血糖,肌酸激酶(creatine kinase,CK)肌酸激酶同工酶(CK-MB)升高,天冬氨酸转氨酶(aspartate aminotransferase,AST)、丙氨酸转氨酶(alanine aminotransferase,ALT)及乳酸脱氢酶(lactate dehydrogenase,LDH)水平升高。肌病型患者在肌酸激酶升高的同时可出现尿常规异常、肌红蛋白尿或伴有肾功能异常。这些指标在患者病情稳定时可表现为正常。

(3) 尿有机酸分析:患者存在典型酰基肉碱谱改变时可出现二羧酸尿症,己二酸、辛二酸、癸二酸、十二烷二酸等多种二羧酸升高可辅助诊断;二羧酸单独升高无诊断意义。

(4) 酶学分析及脂肪酸 β-氧化流量测定:外周血淋巴细胞,肝脏、心肌及骨骼肌细胞等组织 VLCAD 酶活性测定和脂肪酸 β-氧化流量分析可以辅助判断 VLCAD 的临床严重程度,但检测复杂,目前尚未普及,有条件的机构可以开展。

(5) 基因检测:发现 *ACADVL* 基因复合杂合突变或纯合突变可明确诊断。有部分患者在现有基因检测技术下无法找到另一个突变位点,如临床症状与串联质谱检测结果符合仍可诊断。

3. **影像学检查** 包括心脏彩超、肝脏彩超及头颅影像学检查等,心肌病型和肝病型患者超声检查可显示肥厚型、扩张型心肌病及肝大;反复低血糖患者头颅核磁共振可发现脑灰白质异常改变。

【鉴别诊断】

1. 对于不明原因出现心肌病、低血酮性低血糖及肌无力的患者，需考虑此类脂肪酸氧化障碍疾病的可能，生化代谢及基因分析有助于诊断，血酰基肉碱谱中 C14∶1 升高是诊断的关键，尿气相质谱有机酸分析发现二羧酸尿症可辅助诊断。而疾病的确诊需要酶活性检测和基因检测。

2. 主要与其他脂肪酸 β-氧化代谢病鉴别　多种酰基辅酶 A 脱氢酶缺乏症的典型改变是短中长链酰基肉碱(C4~C18)同时升高，部分患者也仅长链酰基肉碱(C12~C18)升高，但 C14∶1 升高不明显；肉碱棕榈酰基转移酶Ⅱ缺乏症和肉碱-脂酰肉碱转位酶缺乏症也表现为长链酰基肉碱(C12~C18)升高，但 C16~C18 升高显著，伴 C0 及 C0/(C16+C18)下降。正常人在禁食后可能会出现一过性 C14∶1 和 C14∶2 等指标生理性升高，也要注意鉴别。

【治疗】

1. **急性期的治疗**　原则是维持水电解质酸碱平衡，补充足够热量，对症处理及预防并发症。

(1) 急性期密切监测患者的生命体征及代谢状况：纠正并维持水电解质及酸碱失衡，给予足够热量(可给予静脉葡萄糖或氨基酸输注，禁用脂肪乳剂)。

(2) 注意血糖监测：低血糖发作时可静脉补充葡萄糖，依据血糖浓度调节补糖速度，维持血糖正常水平。

(3) 急性横纹肌溶解：可采用碱化尿液等措施，注意预防肾功能衰竭。

(4) 心脏保护：短期补充左卡尼汀可明显缓解 VLCADD 患者的心功能异常，促进酮体生成和减少低血糖的发生。

2. **稳定期治疗**　主要在于饮食和营养管理，治疗原则是提供充足能量，避免过度禁食(尤其在疾病期间)，调整饮食中的脂肪成分预防分解代谢发作、低长链脂肪酸(long-chain fatty acid，LCFA)饮食并补充中链甘油三酯(medium-chain triglyceride，MCT)，对症处理及预防治疗并发症。

（1）避免过度禁食,减少脂肪动员:频繁喂养或进食可作为一种简单有效的预防措施,建议新生儿患儿一般间隔 3h 进行喂养;小于 6 个月患儿间隔 4h;6~12 个月患儿夜间可间隔 6~8h;7 岁以下的患儿白天间隔 4h,夜间可延长至 10h 喂养;而成人一般间隔 8h 进食。对于易患低血糖的 6~12 月龄患儿可在夜间给予生玉米淀粉以加强对空腹的耐受,生玉米淀粉可持续释放葡萄糖,减少低血糖发生和脂肪的分解动员。

（2）饮食治疗:针对疾病的严重程度个性化定制饮食治疗方案,目的是最大限度地减少异常脂肪酸代谢产物的产生并提供能量来源(通常为 MCT),以最大限度回避 β-氧化中的酶促阻断,从而减少对糖原储备和酮体作为能量来源的依赖,同时保证蛋白质及必需脂肪酸的摄入。

1）对于无症状患者:婴儿期鼓励母乳喂养,人工喂养者建议使用 MCT 奶粉;6 月龄患儿添加辅食后给予低 LCT 饮食(约占总能量的 15%)直至 2 岁;2~5 岁患儿给予 MCT 饮食(约占总能量的 15%~20%)联合低 LCT 饮食(约占总能量的 15%~20%);5 岁以上患儿采用健康的低脂肪饮食(脂肪约占总能量的 30%),MCT 仅在运动或疾病等能量需求增加时使用。

2）对于有症状患者:婴儿期建议 MCT 配方奶喂养,6 月龄患儿添加辅食后给予极少 LCT 饮食(约占总能量的 10%)直至 2 岁;2 岁以上患者给予 MCT 饮食(约占总能量的 20%~25%)联合极少 LCT 饮食(约占总能量 10%)。

3）限制脂肪饮食的患者需额外补充不饱和脂肪酸,使脂肪酸谱正常化。

4）其他营养素补充:VLCADD 患者需补充必需脂肪酸及二十二碳六烯酸,剂量为 60mg/(kg·d)。

（3）左旋肉碱:一般不需要常规补充左旋肉碱,如果伴游离肉碱水平下降,可适当补充左旋肉碱[50~100mg/(kg·d)]。

（4）苯扎贝特:饮食控制后仍然反复发作的肌酶升高及横纹肌溶解患者可考虑使用。

【遗传咨询和产前诊断】

VLCADD 为常染色体隐性遗传病,先证者父母再次生育的再发风险为 25%。在先证者及其父母 *ACADVL* 基因致病变异明确的前提下,通过胎盘绒毛或羊水细胞基因分析,可对高风险胎儿进行产前诊断,也可进行胚胎植入前遗传学诊断。

> 附:极长链酰基辅酶 A 脱氢酶缺乏症诊断流程图

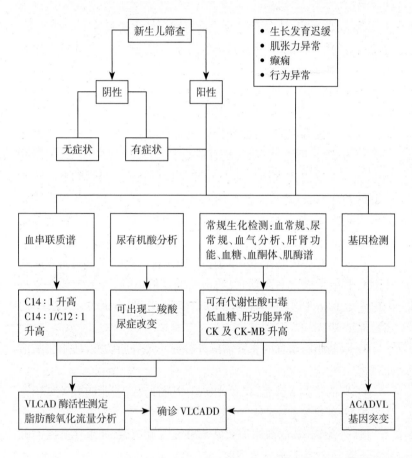

（赵 悦 罗小平）

参考文献

1. KANG E, KIM YM, KANG M, et al. Clinical and genetic characteristics of patients with fatty acid oxidation disorders identified by newborn screening. BMC Pediatrics, 2018, 18 (1): 103.

2. LIN W. Expert consensus on diagnosis and treatment of very long-chain acyl-CoA dehydrogenase deficiency. Journal of Zhejiang University (Medical Sciences), 2023, 51: 122-128.

3. VAN CALCAR S C, SOWA M, ROHR F, et al. Nutrition management guideline for very-long chain acyl-CoA dehydrogenase deficiency (VLCAD): an evidence- and consensus-based approach. Molecular Genetics and Metabolism, 2020, 131: 23-37.

4. KANG E, KIM YM, KANG M, et al. Clinical and genetic characteristics of patients with fatty acid oxidation disorders identified by newborn screening. BMC pediatrics, 2018, 18 (1): 103.

5. Division of Biochemistry and Metabolism, Medical Genetics Branch, Chinese Medical Association & Division of Genetics and Metabolism, et al. Expert consensus on diagnosis and treatment of very long-chain acyl-CoA dehydrogenase deficiency. Zhejiang da xue xue bao-Medical sciences, 2022, 51 (1): 122-128.

6. VAN CALCAR SC, SOWA M, ROHR F, et al. Nutrition management guideline for very-long chain acyl-CoA dehydrogenase deficiency (VLCAD): An evidence- and consensus-based approach. Molecular genetics and metabolism, 2020, 131 (1-2): 23-37.

7. 中华预防医学会出生缺陷预防与控制专业委员会新生儿遗传代谢病筛查学组, 中华医学会儿科分会出生缺陷预防与控制专业委员会, 中国医师协会医学遗传医师分会临床生化遗传专业委员会, 等. 原发性肉碱缺乏症筛查与诊治共识. 中华医学杂志, 2019, 99 (2): 88-92.

8. 顾学范, 韩连书, 余永国. 中国新生儿遗传代谢病筛查现状及展望. 罕见病研究, 2022, 1 (1): 13-19.

9. 黄永兰,唐诚芳,刘思迟,等.广州市原发性肉碱缺乏症新生儿筛查评估及SLC22A5基因变异谱特征.中华儿科杂志,2020,58(6):476-481.

10. 陆妹,杨艳玲.线粒体脂肪酸氧化代谢病与猝死.中国实用儿科杂志,2019,34(7):551-555.

11. 韩连书.重视脂肪酸氧化代谢病的筛查与诊治.中国实用儿科杂志,2019,34(1):6-10.

12. 童凡,蒋萍萍,杨茹莱,等.中链酰基辅酶A脱氢酶缺乏症新生儿筛查及随访研究.中国当代儿科杂志,2019,21(1):52-57.

13. BRANDO SR,FERREIRA R,ROCHA H. Exploring the contribution of mitochondrial dynamics to multiple acyl-CoA dehydrogenase deficiency-related phenotype. Arch Physiol Biochem,2021,127(3):210-216.

14. LIN Y,ZHANG W,CHEN D,et al. Newborn screening and genetic characteristics of patients with short-and very long-chain acyl-CoA dehydrogenase deficiencies. Clinica chimica acta;international journal of clinical chemistry,2020,510(2):285-290.

第六节 糖原贮积症

一、糖原贮积症Ⅰ型

【概述】

糖原贮积症Ⅰa型(glycogen storage disease type Ⅰa,GSDⅠa)是一种由于葡萄糖-6-磷酸酶基因G6PC突变所致的常染色体隐性遗传病。典型患者临床表现为肝脏肿大、生长发育落后、空腹低血糖、高脂血症、高尿酸血症和高乳酸性酸中毒。长期并发症包括肝脏多发腺瘤、痛风及痛风性关节炎、蛋白尿和进行性肾功能衰竭等。极少数患者出现肝腺瘤癌变、肺动脉高压、糖尿病和脑血管病等。

糖原贮积症Ⅰb型(glycogen storage disease type Ⅰb,GSDⅠb)是SLC37A4基因突变使葡萄糖-6-磷酸转移酶缺乏所致的常染色体隐性遗传病。患者除了有GSDⅠa型表现之外,还可有粒细胞减少和功能缺陷的表现,包括反复感染、口腔和肛周溃疡、炎症性肠病、胰腺炎、关节炎和脾大等免疫缺陷相关表现。

【病因】

G6PC 基因突变使肝脏糖原分解过程中最后一步的葡萄糖-6-磷酸酶的催化活性明显减少或缺失,导致葡糖-6-磷酸不能被水解为葡萄糖和磷酸,一方面糖原在肝脏组织中贮积造成肝脏增大,另一方面由于葡萄糖-6-磷酸不能被水解产生葡萄糖而造成空腹低血糖。

【诊断】

1. **临床表现** 绝大多数患儿出生时正常,新生儿期没有明显异常,肝脏多不大。婴幼儿期出现腹部膨隆,常伴易饥饿,有时有空腹低血糖抽搐、反复感染等表现。儿童期出现生长迟缓、反复鼻衄、腹泻、呕吐、口腔或肛周溃疡等,极少数以肉眼血尿、便血、脓血便、骨关节炎、反复骨折、贫血或痛风等为首发表现。从未确诊并治疗的成年患者可因多发肝腺瘤、慢性肾衰、严重痛风性关节炎伴多发痛风石、骨质疏松、炎症性肠病等就诊。极少数患者父母为近亲,或者有一个同样患病的同胞。

患者临床表现差异较大,不同年龄表现各异。典型患者主要表现为自幼腹部膨隆,体格发育落后,常有易饥饿、多食和腹泻史,偶有空腹抽搐。进一步检查发现肝脏明显增大,实验室检查示空腹低血糖,不同程度的高脂血症、高乳酸血症、高尿酸血症和代谢性酸中毒等。不典型患者可以有肝腺瘤、血尿、骨质疏松、贫血、痛风和肺动脉高压等为首发症状。

糖原贮积症Ⅰa型患者长期并发症包括肝脏腺瘤(多发性肝腺瘤为主)、慢性进行性肾脏损害(尿微量白蛋白增高,蛋白尿和血尿,不同程度的肾功能损害)、尿路结石和血尿、痛风性关节炎和痛风石、颈动脉内膜增厚、肺动脉高压、脑血管病变等,少数患者肝腺瘤出现瘤内出血和恶变。

影响预后的主要因素包括急性感染等造成严重的代谢性酸中毒没能被及时发现和纠正,进行性肾衰竭,肝脏腺瘤恶变等。

GSDⅠb型患者除了GSDⅠa型表现外,还可有反复感染伴粒细胞减少或缺乏、口腔和肛周溃疡、脓血便、急慢性胰腺炎、多关节炎和关节功能障碍等免疫缺陷相关表现。

2. 辅助检查

（1）血生化和血常规检查：空腹 3~4 小时低血糖、高脂血症、高尿酸血症、高乳酸血症性酸中毒；GSD I b 型患者血常规早期表现感染伴中性粒细胞减少或缺乏，后出现持续性粒细胞减少或缺乏。

（2）肝脏和肾脏影像学检查：肝脏体积明显增大，弥漫性病变，或有脂肪肝样改变。多数患者随着年龄增加出现多发性肝腺瘤，少数患者出现肝腺瘤癌变的影像学改变。肾脏体积增大随年龄增大而明显，伴弥漫性病变，部分患者肾脏超声可见强回声和肾结石。

（3）肝脏病理：肝细胞空泡样改变，糖原染色阳性。腺瘤癌变时出现肝细胞癌样病理特点。

（4）基因诊断：发现 *G6PC* 基因或 *SLC37A4* 基因 2 个等位基因致病变异有确诊意义。根据临床表现，可以选择 *G6PC* 或 *SLC37A4* 基因 Sanger 测序分析、糖原贮积症基因 panel、全外显子分析或全基因分析。基因型和临床表型没有明确的相关性。

3. 诊断标准　结合临床表现（肝大、矮小），生化检查（空腹低血糖、高脂血症、高乳酸血症、高尿酸血症或中性粒细胞减少）和 *G6PC* 基因或 *SLC37A4* 基因检出 2 个等位基因致病变异综合判断。

【鉴别诊断】

所有身高增长缓慢伴肝脏明显增大的患者均应考虑 GSD I 型的可能（表 3-7）。

表 3-7　需鉴别的相关疾病

疾病	基因	不同点
GSD III	*AGL*	肌无力，高肌酸激酶，心肌肥厚
GSD VI	*PYGL*	血乳酸空腹正常，餐后升高
GSD IX	*PHKA2* *PHKB* *PHKG2*	血糖轻度降低，血乳酸正常，多数患者成年后生化检查正常

疾病	基因	不同点
Fanconi-Bickel 综合征	SLC2A2	尿糖阳性、蛋白尿、高磷酸盐尿、氨基酸尿；佝偻病
果糖-1,6-二磷酸酶缺乏	*FBP1*	在长时间(例如过夜)空腹后出现低血糖,空腹 3~4 小时血糖常正常

【治疗】

原则是维持血糖在正常范围、纠正代谢紊乱、减少或延迟严重并发症的发生。治疗应包括儿科、内分泌、营养、消化、肾脏、血液、心脏、外科、肝肾移植等多学科参与的综合管理模式,结合国情提供有效地干预、治疗和咨询。

1. **营养**　营养来源 60%~70% 为碳水化合物,10%~15% 为蛋白质,其余为脂肪。限量进食含葡萄糖、蔗糖、乳糖和果糖的食物。

2. **血糖**　目标为餐前或空腹 3~4h 血糖 3.9~5.6mmol/L(70~100mg/dl)。

1 岁以内婴儿,建议选择以麦芽糊精为主要碳水化合物、中链甘油为主要脂肪来源、不含乳糖的奶粉喂养。

生玉米淀粉:能在肠道中缓慢释放葡萄糖,维持血糖稳定 6~8h。建议 1 岁左右开始添加,1.6~2.5g/(kg·次),以 1∶2 比例与凉白开水混合,每 3~6 小时 1 次。1 岁以上对生玉米淀粉不耐受的患者,可给予口服胰淀粉酶帮助淀粉消化吸收。如果家长不能坚持夜间频繁喂养,可以选择鼻胃管或胃微造瘘配方奶或葡萄糖水匀速喂养。当体重增加而空腹血糖仍正常时不建议增加淀粉量。

3. **代谢紊乱的治疗**　综合管理控制血糖、血乳酸、血脂和血尿酸水平能最大程度使代谢指标接近正常。

(1)高脂血症:低脂饮食有助于血脂管理。婴儿如果血甘油三酯明显升高,建议选择含有中链甘油三酯的婴幼儿奶粉喂养。美国医学遗传学会指南不建议 10 岁以下的患者使用降脂药物。年龄超过 18 岁的患者,建议参考成人口服降脂药物的使用。

（2）高尿酸血症：低嘌呤饮食，血尿酸持续高于 600μmol/L 时，别嘌醇 10~15mg/（kg·d），最大剂量 900mg/d。当出现痛风或痛风样结石时，可以根据年龄选择进一步治疗药物。用药期间定期复查是关键，绝大多数患者通过综合治疗，症状和体征均可缓解。

（3）高乳酸血症：婴幼儿选择无乳糖奶粉。年长儿限制含乳糖的乳制品摄入每天少于 500ml；如果乳酸持续增高伴血气 BE<−5mmol/L，可以适量口服碳酸氢钠 85~175mg/（kg·d），分 2~3 次。

4. 尿路结石和血尿　建议明确结石性质。如果血尿酸增高伴 24 小时尿尿酸增高时，建议口服别嘌醇片和碳酸氢钠，大量饮水，保持尿量每天至少 2 000ml（根据年龄而异），尿 pH 6.5~8.0；必要时可选择体外碎石等其他治疗。

5. 肝腺瘤　是 GSD Ⅰa 型患者常见并发症。大多数患者随年龄增大渐出现肝腺瘤，以多发为主。肝腺瘤增大可以出现瘤内自发出血造成急腹症。对于腺瘤直径超过 2cm 的患者可以选择不同方式的治疗。包括短期观察随诊、肝动脉栓塞、肝动脉化疗栓塞、射频消融、手术切除和肝脏移植等。

6. 肝腺瘤癌变监测　肝腺瘤癌变是影响预后的主要原因之一。甲胎蛋白水平增高是原发性肝细胞癌的较敏感的监测指标，是否能作为 GSD Ⅰ 型患者肝腺瘤癌变的敏感指标有待进一步研究。文献报道影像学改变有可能较甲胎蛋白更敏感。明确诊断有赖于病理检查。

7. 肾脏受累的监测

（1）蛋白尿监测：定期查尿常规、尿微量白蛋白和尿 β2 微球蛋白等，如果肾小球性蛋白尿持续存在，可使用 ACEI 或 ARB 类药物，定期监测。

（2）肾功能监测：定期检测血肌酐，尿素氮水平和 24 小时肌酐清除率。出现终末期肾衰竭时行肾移植。

（3）肾小管损害：极少数患者出现严重肾小管损害，表现为低血钾、低血磷、高血氯、尿糖阳性和肾性骨病等，在对症给予枸橼酸钾、磷酸盐、活性维生素 D₃ 和钙剂治疗的同时,积极控制血糖、血脂、血尿酸和血乳酸水平,定期随诊。

8. 骨质疏松 建议常规补充钙(元素钙 0.5~1g/d)和维生素 D(400~1 000IU/d),监测骨密度、血维生素 D-水平和尿钙/肌酐等。

9. 贫血 定期检测血常规,出现贫血时进一步明确是否存在营养性缺铁性贫血,并对症治疗。如果贫血与肾功能衰竭相关,积极对症治疗。对于难治性重度贫血,进行输血治疗等。

10. 粒细胞减少 GSD I b 型患者可出现持续性粒细胞减少或缺乏。当出现与粒细胞缺陷相关的严重感染、骨关节炎、胰腺炎和炎症性肠病等时,建议积极用粒细胞刺激因子治疗,并以最小剂量维持没有严重感染等发生。

11. 其他少见并发症的治疗

(1)肺动脉高压:定期进行心脏彩超检查,发现肺动脉压增高时,要全面评估心脏和肺脏功能,有条件的医院建议行心脏漂浮导管或肺动脉 CT 检查。建议与心脏内科和呼吸科专科大夫会诊选择合适的药物治疗并随诊。

(2)糖尿病:GSD 患者可以出现空腹高血糖和尿糖阳性,建议在内分泌科医师指导下调整饮食,并给予药物治疗。

(3)胰腺炎:高甘油三酯血症是急性胰腺炎发生的高危因素,GSD I 型患者应严格控制血脂水平。一旦出现急性胰腺炎表现,建议在消化内科医师指导下系统评估和治疗。

12. 其他 所有患者不论年龄均应避免饥饿。任何疾病造成胃肠道症状出现呕吐和腹泻时,要积极监测血糖,必要时静脉持续输葡萄糖以维持血糖在正常范围,直至胃肠道功能恢复。患者可以按时进行常规预防接种,包括乙肝疫苗和甲肝疫苗。

> ➤ 附:糖原贮积症 I 型诊断流程图

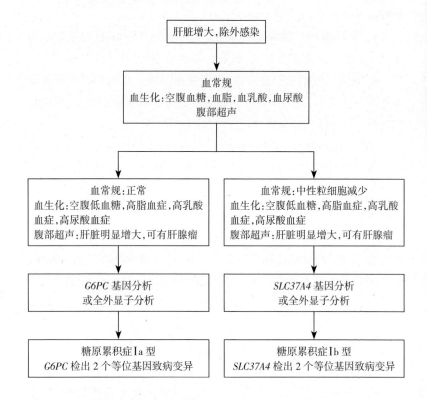

肝脏增大,除外感染

↓

血常规
血生化:空腹血糖,血脂,血乳酸,血尿酸
腹部超声

血常规:正常
血生化:空腹低血糖,高脂血症,高乳酸血症,高尿酸血症
腹部超声:肝脏明显增大,可有肝腺瘤

血常规:中性粒细胞减少
血生化:空腹低血糖,高脂血症,高乳酸血症,高尿酸血症
腹部超声:肝脏明显增大,可有肝腺瘤

G6PC 基因分析
或全外显子分析

SLC37A4 基因分析
或全外显子分析

糖原累积症 I a 型
G6PC 检出 2 个等位基因致病变异

糖原累积症 I b 型
SLC37A4 检出 2 个等位基因致病变异

二、糖原贮积症Ⅵ型

【概述】

糖原贮积症Ⅵ型(glycogen storage disease type Ⅵ,GSD Ⅵ)是由于 *PYGL* 基因突变致肝脏糖原磷酸化酶缺乏的一种常染色体隐性遗传病。此病于 1959 年被首次报道。患者典型临床表现包括肝脏增大和生长发育落后,低血糖症状较轻,常由于患其他疾病时食欲差和长时间空腹而发生低血糖。1998 年致病基因 *PYGL* 被定位。

【病因】

致病基因 *PYGL* 定位于 14q21-q22,全长 39.298kb,含有 20 个外显子,847 个氨基酸。当 *PYGL* 基因突变致肝脏糖原磷酸化酶缺乏时,葡萄糖-1-磷酸不能从糖原分子上分解出来而最终产生人体必需的葡萄糖,一方面由于大分子糖原在肝脏中累积造成肝脏肿大,另一方面由于葡萄糖分解障碍出现低血糖。

【诊断】

1. **临床表现** 患者临床表现相对较轻。婴儿期常有肝脏增大和生长发育落后,空腹低血糖症状常不明显,当同时出现其他疾病而明显影响进食时才容易出现低血糖表现。极少数患者可以有肝脏增大伴明显空腹低血糖表现。患儿智力正常,但运动发育有时稍落后。成人患者通常没有症状。

2. **辅助检查** 血生化检查空腹血糖常正常或轻度降低;转氨酶和血脂可轻度升高;肌酸激酶、乳酸和尿酸常正常。腹部超声可见不同程度的肝脏增大。肝脏穿刺病理检查见糖原含量增加;*PYGL* 基因突变分析检出 2 个等位基因致病变异具有确诊意义。

3. **诊断标准** 当患儿有不明原因的肝脏增大伴或不伴生长发育落后、空腹低血糖、肝功能异常等,均应考虑糖原贮积症Ⅵ型的可能,外周血 *PYGL* 基因突变分析检出 2 个等位基因致病变异具有确诊意义。

【鉴别诊断】

此病的鉴别诊断主要包括其他类型的糖原贮积症(Ⅰ型、Ⅲ型和Ⅸ型)、肝豆状核变性、嗜肝病毒感染(肝炎病毒、EB 病毒、CMV 病毒等)等。

【治疗】

原则是预防低血糖和改善生长发育。患者即使没有空腹低血糖,也建议晚上睡前口服生玉米淀粉 1.5~2g/(kg·次)1 次,以改善体力。对于有空腹低血糖表现的患者,口服生玉米淀粉 1.5~2g/(kg·次)每天 1~3 次,以维持血糖和避免酮体升高。

> 附：糖原贮积症Ⅵ型诊断流程图

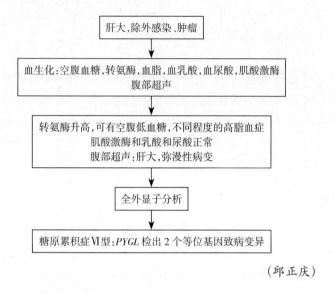

（邱正庆）

三、糖原贮积症Ⅸ型

【概述】

糖原贮积症Ⅸ型（glycogen storage disease type Ⅸ, GSD type Ⅸ），也称磷酸化酶激酶缺乏症（phosphorylase kinase deficiency, PhK）或磷酸化酶激酶 b 缺乏症（phosphorylase b kinase deficiency），是由于糖原磷酸化酶激酶（phosphorylase kinase, PhK）缺陷所致的一组糖原贮积性疾病。临床上此型疾病主要包括以肝脏受累为主的肝脏磷酸化酶激酶缺乏症（肝大、生长发育落后，伴或不伴空腹低血糖和酮体升高）和以肌肉受累为主的肌肉磷酸化酶激酶缺乏症（运动不耐受、肌痛、肌红蛋白尿和进行性肌萎缩等）。

【病因】

肝脏磷酸化酶激酶缺乏症共分为 3 型，分别为 PHKA2 基因突变所致的 X 连锁遗传性糖原贮积症Ⅸa 型，约占糖原贮积症Ⅸ型总患者的 75%；PHKB 基因突变所致的常染色体隐性遗传性糖原贮积症Ⅸb 型和 PHKG2 基因突变所致的常染色体隐性遗传性糖原贮积症Ⅸc 型；

肌肉磷酸化酶激酶缺乏症是由 *PHKA1* 基因突变所致，为 X 连锁遗传性糖原贮积症Ⅸd 型。

【诊断】

1. **临床表现** 糖原贮积症Ⅸa 型、Ⅸb 型、Ⅸc 型所致肝脏受累的临床表现没有区别。患儿可从婴幼儿期开始渐出现肝大、矮小，部分患者有空腹低血糖表现。少数患儿可有青春期延迟。智力、肌力均正常。Ⅸa 型患者临床表现随年龄增加而减轻。糖原贮积症Ⅸd 型是代谢性肌肉疾病，不累及肝脏，可晚至成人期发病，多表现为运动诱发不同程度的肌肉无力、疼痛、僵硬或痉挛等，疾病呈缓慢进展。

2. **辅助检查** 糖原贮积症Ⅸa 型、Ⅸb 型、Ⅸc 型患者生化检查包括转氨酶升高，空腹低血糖伴酮体增加，不同程度高脂血症等。肾功能、血尿酸和乳酸常在正常范围。腹部 B 超可见不同程度的肝大，偶见肝硬化和肝腺瘤。肝脏穿刺病理检查可见糖原含量明显增加、纤维化和轻度炎性改变。糖原贮积症Ⅸd 型患者实验室检查包括不同程度肌酸激酶升高、肌电图示肌源性改变、肌肉活检可见糖原含量增加。

3. **诊断标准** 肝脏受累为主的糖原贮积症Ⅸa 型、Ⅸb 型或Ⅸc 型临床表现均不具有特异性，当临床上高度怀疑此病时，建议首选全外显子分析，检出 *PHKA2*、*PHKB* 或 *PHKG2* 基因致病突变即可确诊并分型。肌肉受累为主的糖原贮积症Ⅸd 型确诊也有赖于基因分析，检出 PHKA1 基因致病突变具有确诊意义。

【鉴别诊断】

1. **糖原贮积症Ⅵ型** 是由于 *PYGL* 基因突变导致肝脏糖原磷酸化酶缺乏，临床表现包括肝大、生长发育落后、转氨酶高、空腹低血糖、高脂血症等，与肝脏受累为主的糖原贮积症Ⅸ型相似。全外显子基因分析可以鉴别。

2. **糖原贮积症Ⅰ型和Ⅲ型** 见第三章第六节第一部分和第四部分。

【治疗】

糖原贮积症Ⅸa 型、Ⅸb 型或Ⅸc 型的治疗原则主要是预防空腹低血糖。可以口服生玉米淀粉（每次 0.6~2.5g/kg，每 6 小时 1 次）。糖原贮积症Ⅸd型的治疗包括适量的高蛋白质饮食（总热量的15%~25%），保持适度的肌肉锻炼，避免失用性萎缩等。

➤ 附:糖原贮积症Ⅸ型诊断流程图

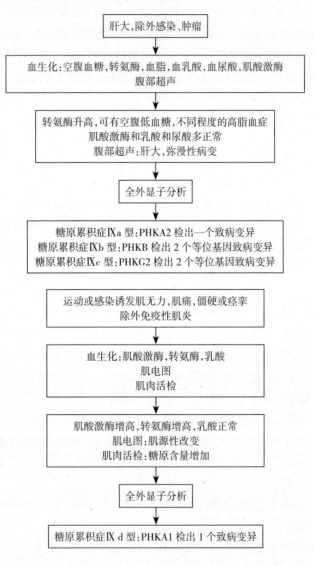

（邱正庆）

四、糖原贮积症Ⅲ型

【概述】

糖原贮积症Ⅲ型（glycogen storage disease type Ⅲ, GSDⅢ）是一种由于糖原脱支酶基因 *AGL* 突变所致的常染色体隐性遗传病。主要分为Ⅲa和Ⅲb型。GSDⅢa型患者肝脏和肌肉均受累，表现为肝脏肿大、生长发育落后、空腹低血糖、不同程度的高脂血症、进行性肌无力和/或心肌病。GSDⅢb型患者则仅有肝脏受累，表现为肝脏肿大、生长发育落后、空腹低血糖和不同程度的高脂血症，肌肉正常。

【病因】

此病是由于糖原脱支酶基因 *AGL* 突变使大分子糖原分解过程中的脱支酶（glycogen debranching enzyme, GDE）活性明显减少或缺失，一方面糖原在肝脏和肌肉组织中贮积造成肝脏增大和肌肉无力，另一方面由于糖原不能正常分解产生葡萄糖而造成空腹低血糖。自从人类 *AGL* 基因 1992 年被定位后，至今为止，在人类基因突变库中有记录已报道的 *AGL* 基因突变超过 200 种，包括无义突变、缺失突变、重复突变、剪切突变和错义突变等。基因型和临床表型的相关性尚不明确。

【诊断】

1. **临床表现** 绝大多数患儿出生时正常，新生儿期没有明显异常，肝脏不大。婴幼儿期出现腹部膨隆，常伴易饥饿，逐渐出现身高增长不满意，多在学龄期出现肌无力和进行性心肌肥厚等。极少数患者合并癫痫。

患者临床表现差异较大，不同年龄表现各异。典型患者主要表现为腹部膨隆，体格发育落后，常伴有易饥饿和多食，偶有空腹抽搐；渐出现运动能力/耐力下降、活动后心悸等。进一步查体发现肝脏明显增大，可伴有轻度脾脏增大。实验室检查示空腹低血糖和不同程度的高脂血症。GSDⅢa型患者可有不同程度的进行性肌肉无力症状，查体可有 Gower 证阳性，伴血清肌酸激酶（CK）增高。随着年龄增大，大部分患者心肌受累出现心肌肥厚。GSDⅢb型患者仅有肝脏受累表现，没有肌无力和 CK 增高。

肝脏增大和空腹低血糖随年龄增大而明显改善,少数患者出现肝功能衰竭、肝腺瘤等。心肌肥厚发展为心功能衰竭或严重心律失常是影响预后的主要因素。

2. 辅助检查

(1) 生化检查:空腹低血糖,不同程度血脂和乳酸升高,部分患者尿酸轻度升高,转氨酶升高可达 1 000U/L,随年龄增大肌酸激酶进行性升高,最高可达 3 000U/L。

(2) 肝脏影像学检查:肝脏体积增大,弥漫性病变,或有脂肪肝样改变。少数患者肝脏可见肝硬化、肝腺瘤等改变。

(3) 肝脏病理:结构异常的短链糖原明显增加有高度提示意义。同时肝细胞空泡样改变,伴不同程度纤维化。

(4) 肌电图和神经传导检查:肌源性改变为主,也可伴有周围神经传导异常。肌电图检查正常不能除外本病。

(5) 心电图:疾病早期大多正常;后期逐渐出现不同程度的心肌肥厚、心室增大或传导异常等。

(6) 心脏超声:可出现以室间隔和左室后壁增厚为主的心肌受累表现。严重者左室射血分数降低等。

(7) *AGL* 基因突变分析:GSDⅢa 和 GSDⅢb 均由 *AGL* 基因突变所致。*AGL* 基因外显子 3 的致病突变与 GSDⅢ b 表型有关,其余突变均与 GSDⅢa 表型有关。发现 2 个等位基因致病变异有确诊意义。目前,基因型和 GSD Ⅲa 型的临床表现没有明确的相关性。

3. 诊断标准　结合临床表现(肝大,年长儿童可有肌无力表现),实验室检查(空腹低血糖,转氨酶升高,不同程度肌酸激酶升高)和 *AGL* 检出 2 个等位基因致病变异综合判断。

【鉴别诊断】

1. 糖原贮积症Ⅰ型　婴幼儿期发病时的临床表现很难鉴别。通常 GSDⅠ型患者血脂、血尿酸和血乳酸较 GSDⅢ型患者明显增高,而肝脏转氨酶水平在 GSD Ⅲ 型患者明显增高。当 GSDⅠ型患者出现肾脏受累表现,或当 GSDⅢ型患者出现肌肉受累和 CK 增高时,两者在临床上即可鉴别。基因分析可作为鉴别诊断的依据。

2. **糖原贮积症Ⅸ型**　主要由肝脏磷酸化酶激酶缺乏所致,最常见的是 *PHKA2* 基因突变导致的 X 连锁遗传病。婴幼儿期发病时的临床表现很难鉴别。糖原贮积症Ⅸ型患者血尿酸和乳酸常在正常范围,而且,在综合治疗下,临床体征和血生化改变可以快速好转,甚至接近正常。基因突变分析是两者鉴别的重要依据。

【治疗】

治疗原则是维持血糖在正常范围、纠正代谢紊乱、监测骨骼肌和心肌受累的发生和发展,积极对症治疗。治疗应包括儿科、内分泌、营养、消化、心脏、外科、肝脏和心脏移植等多学科参与的综合管理模式,结合国情提供有效地干预、治疗和咨询。

1. **生玉米淀粉**　对有明显空腹低血糖的患者,建议尽早给予生玉米淀粉。剂量为每次 1~2.5g/kg,每 4~6 小时 1 次,选择能维持空腹血糖正常[3.9~5.6mmol/L(70~100mg/dl)]的最小剂量为适宜量。当体重增加而空腹血糖仍正常时不建议增加淀粉量。对于 1 岁以内的婴儿,建议少量多次喂养,避免空腹低血糖,必要时夜间胃管持续滴入葡萄糖。1 岁以上对生玉米淀粉不耐受的儿童,可给予口服胰淀粉酶帮助淀粉吸收消化。

2. **高蛋白饮食**　GSDⅢa 型患者随年龄增加有不同程度的肌肉受累症状,其中部分患者出现进行性心肌肥厚。目前已知高蛋白饮食可以改善心肌受累的程度,建议蛋白摄入量达每天摄入热量的 25%,或蛋白摄入量高达 3g/(kg·d)。

3. **其他**　所有患者不论年龄均应避免饥饿。因为呕吐或腹泻不能进食时,要积极监测血糖,必要时静脉持续输葡萄糖以维持血糖在正常范围,直至胃肠道功能恢复。患者可以按时进行常规预防接种,包括乙肝疫苗和甲肝疫苗。

4. **避免或慎用的药物**　慎用口服药物包括可能影响血糖的 β 受体阻滞剂和可能造成肌病的他汀类降脂药。避免使用含有雌激素的避孕药。必须全身麻醉时避免使用可以造成肌肉溶解的药物,如琥珀胆碱。

5. 长期并发症的监测和治疗 GSDⅢ型患者应定期监测肝功能和腹部超声,必要时行腹部增强 CT 和 MRI,以明确肝脏病变是否进展为肝硬化,是否出现肝腺瘤或肝癌。GSDⅢ型患者应定期监测骨密度、血钙、血磷、碱性磷酸酶和 25-OHD 水平,必要时口服维生素 D 和钙剂。GSDⅢ型患者应定期监测心电图和心脏彩超,以明确是否出现心肌肥厚、心律失常和心功能受损情况,必要时在心内科医生指导下给予药物治疗,以维持心脏功能。

GSDⅢa 型患者应适时进行肌肉功能评估和专业指导下的康复锻炼。

➢ **附:糖原贮积症Ⅲ型诊断流程图**

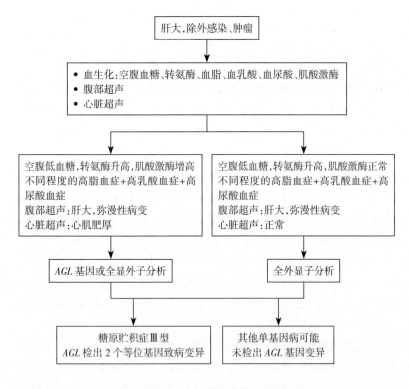

（邱正庆）

474

第七节　溶酶体贮积症

一、糖原贮积症Ⅱ型

【概述】

糖原贮积症Ⅱ型（glycogen storage disease type Ⅱ,GSDⅡ）是由 *GAA* 基因突变导致 α-1,4-葡萄糖苷酶（GAA）缺陷,造成糖原堆积在溶酶体和胞质中,使心肌、骨骼肌等脏器损害。根据发病年龄、受累器官、疾病严重程度和病情进展情况可分为婴儿型（infantile-onset Pompe disease,IOPD）和晚发型（late-onset Pompe disease,LOPD）。

【病因】

GSDⅡ型致病基因 *GAA* 位于 17q25.3,含 20 个外显子,基因突变可致酸性-α-葡糖苷酶活性降低,糖原降解障碍,贮积在骨骼肌、心肌和平滑肌细胞溶酶体内,导致细胞破坏和脏器损伤。目前已知突变超过 910 种。

【诊断】

1. **临床表现**　经典婴儿型大部分在生后第 1 个月即出现肌无力表现,同时有心肌受累致心肌肥厚的影像学改变;晚发型患儿临床表现不具有特征性,以进行性近端肌无力为主要表现,呼吸肌受累较早出现。

GSDⅡ型婴儿型根据预后分为经典婴儿型和非经典婴儿型。经典婴儿型大部分在生后第 1 个月即出现全身性肌肉无力,运动发育迟缓,胸 X 线片示心脏增大,心电图见高 QRS 波和短 PR 间期,心脏彩超见肥厚型心肌病,血肌酸激酶不同程度升高等,多于生后 1 年之内死于左心衰竭或肺部感染后心肺功能衰竭。非经典婴儿型在生后 1 年内出现肌肉无力,心肌肥厚,运动发育落后,多于幼儿期死于心衰或心肺功能衰竭。

GSDⅡ型晚发型患者于 1 岁后起病,可晚至 60 岁发病。多表现为慢性进行性近端肌力下降和呼吸功能不全,心脏受累少见,呼吸功能衰竭是主要的致死原因。临床表现为易疲劳、运动耐力差、不能完成仰卧起坐、上下楼梯和蹲起困难，少数以突发呼吸衰竭起病。病程中 CK 均升高。

2. 辅助检查

（1）血清肌酶测定：血清肌酸激酶轻中度升高，伴乳酸脱氢酶、门冬氨酸转移酶（AST）和丙氨酸转移酶升高。

（2）心脏检查：GSD Ⅱ型婴儿型患者均有心脏受累，晚发型患者心脏无明显受累。胸部 X 线检查可见心脏扩大，心电图提示 PR 间期缩短，QRS 波群高电压。超声心动图见心肌肥厚，早期伴或不伴左室流出道梗阻，晚期表现为扩张型心肌病。

（3）肌电图检查：多为肌源性损害，可出现纤颤电位、复合性重复放电、肌强直放电，运动单位电位时限缩短、波幅降低等，神经传导检测正常。

（4）肌肉活检病理检查：可见细胞质内大量空泡，PAS 染色糖原聚集，SBB 染色脂滴成分正常，溶酶体酸性磷酸酶染色强阳性。肌肉活检常用于晚发型患者，具有鉴别诊断意义。婴儿型患者不建议常规进行肌肉活检。

（5）α-葡萄糖苷酶活性测定：外周血白细胞、皮肤成纤维细胞或肌肉组织培养行 GAA 活性测定，低于正常下限的 30%，有确诊意义。用质谱方法测定干血滤纸片 GAA 活性具有方便、快速、无创等优点，可用作筛查和一线诊断方法。

（6）基因分析：GAA 基因检出 2 个等位基因致病变异有确诊意义。

3. 诊断标准　α-葡萄糖苷酶活性低于正常下限的 30% 有确诊意义；GAA 基因检出 2 个等位基因致病变异有确诊意义。如果葡萄糖苷酶活性低于正常下限，而 GAA 基因仅检测出一个或未检出致病变异时，需要进一步核对 GAA 基因是否携带假性缺陷等位基因，进一步评估患者，除外其他肌病的可能性。

【鉴别诊断】

婴儿型 GSD Ⅱ型应注意与心内膜弹力纤维增生症、GSD Ⅲ型及Ⅳ型、脊髓性肌萎缩Ⅰ型、先天性甲状腺功能减低症、原发性肉碱缺乏症等鉴别。晚发型患者应注意与肢带型肌营养不良、多发性肌炎、线粒体肌病、Danon病、强直性肌营养不良、GSD（Ⅲ型、Ⅳ型、Ⅴ型）等鉴别。

【治疗】

1. 对症治疗

（1）心血管系统：疾病早期表现为左室流出道梗阻，应避免使用地高辛及其他增加心肌收缩力的药物、利尿剂及降低后负荷的药物如 ACE 抑制剂；但在疾病后期出现左室功能不全时可适当选用。

（2）呼吸系统：积极预防和控制呼吸道感染，出现睡眠呼吸障碍时给予持续正压通气（CPAP）或双水平气道正压通气（BiPAP）治疗。出现严重呼吸功能衰竭时给予侵入性机械通气治疗。

（3）营养支持：建议高蛋白、低碳水化合物饮食，并保证足够的能量、维生素及微量元素的摄入。

（4）其他：运动和康复治疗。麻醉风险高，应尽量减少全身麻醉。不宜使用异丙酚及氯化琥珀胆碱。

2. 酶替代治疗（ERT） 重组人类酸性 α-葡萄糖苷酶是针对糖原贮积症Ⅱ型的特异性治疗方法，已在我国上市。通过特异性的补充糖原贮积症Ⅱ型患者缺失的酶活性，增加婴儿型患者通气支持生存，改善心肌肥厚、心功能和运动功能，帮助婴儿型患儿达到运动发育的关键指标，显著延长患儿的寿命。酶替代治疗可稳定或改善晚发型患者肺功能和运动功能，提高生活质量，降低晚发型患者死亡率。重组人类酸性 α-葡萄糖苷酶推荐剂量为 20mg/kg，每 2 周 1 次缓慢静脉滴注。一旦确诊，尽早使用，系统评估疗效，并坚持长期用药。

> 附:糖原贮积症Ⅱ型诊断流程图

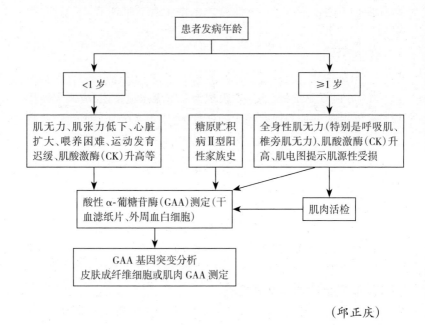

（邱正庆）

二、黏多糖贮积症Ⅰ型

【概述】

黏多糖贮积症Ⅰ型(mucopolysaccharidosis typeⅠ,MPSⅠ)是由于α-艾杜糖醛酸酶基因(*IDUA*)突变所致常染色体隐性遗传性多系统受累性疾病。根据患者发病年龄和临床表现的严重程度不同,此病临床上分为严重型赫尔勒综合征、中间型 Hurler-Scheie 综合征和轻型 Scheie 综合征。三型之间临床表现没有严格的界限,也没有任何生化指标的区别。典型赫尔勒综合征最常见,约占 80%,患者表现为生后逐渐出现面容丑陋、角膜浑浊、进行性多发骨骼畸形伴矮小、智力落后等。此型发生率约 1/100 000。确诊有赖于外周血白细胞或皮肤成纤维细胞中 α-L-艾杜糖醛酸酶活性测定,或 *IDUA* 基因突变分析。

【病因】

此病是由于α-艾杜糖醛酸酶基因(*IDUA*)突变致溶酶体中 α-L-艾

杜糖醛酸酶缺乏,使葡糖胺聚糖(又称酸性黏多糖,GAGs)的非还原端 α-L-艾杜糖残基不能被分解,在溶酶体中贮积,临床上出现多脏器受累的表现。自从人类 *IDUA* 基因 1995 年被定位后,至今为止,在人类基因突变库中有记录已报道的 *IDUA* 基因突变超过 300 多种,包括无义突变、缺失突变、重复突变、剪切突变和错义突变等。基因型和临床表型的相关性尚不明确。

【诊断】

1. **临床表现** 赫尔勒综合征患儿出生时正常,最早出现的非特异性表现是脐疝或腹股沟疝。1 岁左右面容渐变丑陋,伴随出现多发骨发育不良;3 岁后生长明显缓慢,智力进行性下降;严重的患者 10 岁左右死于心脏病变及肺功能衰竭。

赫尔勒综合征患儿典型面容包括头大、前后径长、前额突出、角膜浑浊、面中部变扁、鼻梁增宽、鼻翼和口唇增厚、牙龈增生和头发增多等。

多发骨发育不良可累及所有骨关节,表现为鸡胸、肋外翻、脊柱后侧弯、大关节僵硬和爪形手等。

智力发育在 1 岁以内多正常,2 岁左右进行性下降和倒退,最终智力严重落后。

其他受累脏器包括眼睛角膜浑浊、青光眼、视网膜脱离、视神经受压和萎缩、失明。心脏受累包括瓣膜增厚及反流、心肌肥厚、心律失常、冠状动脉病变等。反复中耳炎致耳聋。慢性扁桃体和腺样体增生致睡眠打鼾、呼吸道梗阻和睡眠呼吸暂停等。还有肝脾大和脑积水。

轻型黏多糖贮积症Ⅰ型 Scheie 综合征患者临床表现可有不同,通常智力可正常,面容轻度或不受累,角膜正常或轻度浑浊,部分关节轻度僵硬,心脏瓣膜病变发生晚等。

2. **辅助检查**

(1) 骨骼 X 线检查

1) 颅骨:头颅增大,颅骨增厚,蝶鞍 J 形,脑室扩大。

2) 锁骨:短、宽、不规则。

3) 肋骨:飘带状,脊柱端增宽呈括弧状。

4) 椎体:形状异常,后突畸形,下胸段和上腰段椎体前缘上部分发育不良呈鸟喙状。

5) 骨盆:髂骨展开,髋臼浅及髋外翻。

6) 长骨:骨干变短、不规则、骨髓腔增宽。

7) 双手:指骨近端增宽,掌骨近端呈子弹头状,尺桡骨远端呈 V 形,骨龄落后。

(2) 头颅 CT/MRI:脑实质内血管间隙增宽似多发囊状改变,脑萎缩等。

(3) 尿黏多糖电泳:出现异常硫酸类肝素(HS)及硫酸皮肤素(DS)条带。

(4) α-L-艾杜糖醛酸酶活性测定:外周血白细胞、血浆或皮肤成纤维细胞中此酶活性明显降低,低于正常下限的 30% 有确诊意义。

(5) IDUA 基因突变分析:检出 2 个等位基因致病变异有确诊意义。

3. **诊断标准**　α-L-艾杜糖醛酸酶活性测定低于正常下限的 30% 有确诊意义;IDUA 基因突变分析检出 2 个等位基因致病变异有确诊意义。

【鉴别诊断】

1. **黏多糖贮积症Ⅱ型**　为艾杜糖硫酸酯酶基因(IDS)突变所致 X 连锁隐性遗传病,绝大多数患者为男性。典型患者临床表现与黏多糖贮积症Ⅰ型赫尔勒综合征患儿相似,但是,黏多糖贮积症Ⅱ型患者角膜通常不受累,皮肤可有鹅卵石样改变。酶活性测定和基因突变分析可以鉴别。

2. **黏多糖贮积症Ⅵ型**　又称 Maroteaux-Lamy 综合征,由芳基硫酸酯酶 B 基因(arylsulfatase B,ARSB)致芳基硫酸酯酶 B(ASB)缺乏的常染色体隐性遗传病。发病率 1/300 000~1/248 000。典型临床表现包括面容丑陋、角膜浑浊、多发骨骼畸形、关节僵硬、矮小和心肺受累等。与黏多糖贮积症Ⅰ型和Ⅱ型的鉴别主要是患者智力正常、尿硫酸皮肤素(DS)单一条带异常、外周血白细胞和皮肤成纤维细胞芳基硫酸酯酶 B 活性明显降低、ARSB 基因突变。

【治疗】

1. **酶替代治疗**　重组人 α-L-艾杜糖醛酸酶又称拉罗尼酶,是针对 MPS I 型的特异性治疗方法,于 2020 年在我国上市。通过特异性的补充 MPS I 型患者缺失的酶活性,患者肝脏体积、关节活动度和生活质量得到不同程度的改善,疾病进展变缓慢,但是因为药物不能透过血脑屏障,对中枢神经系统病变造成的智力发育落后几乎无效,也不能避免神经系统病变的发生或进展。拉罗尼酶推荐剂量为每周每次 100U/kg,患者可以单独用酶替代治疗,或在干细胞移植前后辅助治疗。一旦确诊,尽早使用,系统评估疗效,并坚持长期用药。

2. 干细胞移植　干细胞移植作为此病推荐的治疗方法之一已有数十年历史,虽然不能根治疾病,但是患者移植后可以改善面容和听力、缩小肝脾、维持心脏功能等;如果在移植后继续酶替代治疗可以更好地控制疾病发展。单纯干细胞移植治疗效果取决于患者的年龄、病情严重度和移植中心的经验等。

3. 随诊和对症治疗

(1) 眼睛:外出戴遮阳帽可以避免角膜浑浊造成的光损伤。角膜移植治疗角膜浑浊。

(2) 听力:扁桃体和腺样体切除可以减轻上呼吸道梗阻。咽鼓管置管术可以改善听力。必要时助听器也可用于改善听力。

(3) 骨骼异常:定期骨科医师评估关节功能和脊柱状况,必要时支具治疗减轻脊柱侧弯进展。物理治疗和康复锻炼可以一定程度地改善关节僵硬。关节置换手术可以改善关节严重畸形。腕管综合征可以行外科减压手术治疗。

(4) 心脏:定期心脏超声检查,及早发现心脏瓣膜和心肌病变。心脏瓣膜受累时建议常规用抗生素预防细菌性心内膜炎。瓣膜严重病变时可行瓣膜置换以避免严重的心脏反流造成心衰。

(5) 其他:发生睡眠呼吸暂停时可用简易呼吸器持续终末正压治疗。脑积水可行分流术治疗。

4. 手术风险　由于患者寰枢关节发育不良,在行气管插管时,要避免头过仰造成意外。由于患者气道和声门相对狭窄,应注意气管插管型号的选择和术中气道的维持。

> 附:黏多糖贮积症 I 型和 II 型诊断流程图

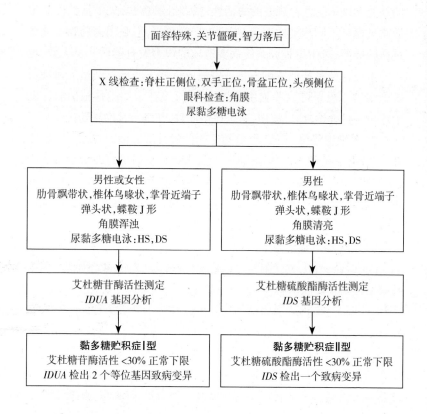

三、黏多糖贮积症 II 型

【概述】

黏多糖贮积症 II 型(mucopolysaccharidosis type II,MPS II)是由于艾杜糖-2-硫酸酯酶基因(*IDS*)突变所致 X 连锁遗传性多系统受累性疾病。绝大多数患者为男性,极少数女性携带者可以发病。临床表现轻重不同,典型严重型患者表现为生后逐渐出现面容丑陋、进行性多发骨骼畸形伴矮小、智力落后和心脏病变等。此型在男性婴儿中发生率为 1/170 000~1/100 000。确诊有赖于外周血白细胞或皮肤成纤维细胞中艾杜糖-2-硫酸酯酶活性测定,或 *IDS* 基因突变分析。

【病因】

此病是由于艾杜糖-2-硫酸酯酶基因（*IDS*）突变致溶酶体中艾杜糖-2-硫酸酯酶缺乏，使葡糖胺聚糖（又称酸性黏多糖，GAGs）的艾杜糖硫酸残基不能被催化分解，在溶酶体中贮积，临床上出现多脏器受累的表现。自从人类 *IDS* 基因 1991 年被定位后，至今为止，在人类基因突变库中有记录已报道的 *IDS* 基因突变超过 650 种，包括无义突变、缺失突变、重复突变、剪切突变和错义突变等。基因型和临床表型的相关性尚不明确。

【诊断】

1. **临床表现** MPSⅡ综合征患儿出生时正常，典型患者 1 岁 6 个月后渐出现面容丑陋，伴随出现多发骨发育不良；5 岁前身长多在正常范围，5 岁后身长增长速度明显减慢，8 岁时身长约 3% 水平；智力下降逐渐出现并进行性发展；严重的患者 10~20 岁死于心脏病变致心功能衰竭。

典型黏多糖贮积症Ⅱ型患儿临床表现与黏多糖贮积症Ⅰ型赫尔勒综合征患儿很难区别，均有特殊面容（头大、前后径长、前额突出、面中部变扁、鼻梁增宽、鼻翼和口唇增厚、牙龈增生和头发增多等），多发骨发育不良（鸡胸、肋外翻、脊柱后侧弯、大关节僵硬和爪形手等），进行性智力发育落后，心脏瓣膜增厚及反流、心肌肥厚等，反复中耳炎，慢性扁桃体和腺样体增生致呼吸道梗阻和呼吸暂停等，还有肝脾大和脑积水。

黏多糖贮积症Ⅱ型患者特有的与黏多糖贮积症Ⅰ型赫尔勒综合征患者不同之处一是角膜不受累，二是皮肤可有鹅卵石样皮疹改变。

轻型黏多糖贮积症Ⅱ型患者临床表现可有不同，通常智力可正常，面容轻度或不受累，部分关节轻度僵硬，心脏瓣膜病变发生晚。

2. **辅助检查**

（1）骨骼 X 线检查：同黏多糖贮积症Ⅰ型的骨骼 X 线表现。

（2）头颅 CT/MRI：脑实质血管间隙增宽，呈多发囊状改变；脑萎缩和脑室扩张等。

（3）尿黏多糖电泳：出现异常硫酸类肝素（HS）及硫酸皮肤素（DS）条带。

（4）艾杜糖-2-硫酸酯酶活性测定：外周血白细胞或皮肤成纤维细胞中此酶活性明显降低，低于正常下限的30%有确诊意义。

（5）*IDS*基因突变分析：发现1个致病突变有确诊意义。

3. **诊断标准** 艾杜糖-2-硫酸酯酶活性测定低于正常下限的30%有确诊意义；*IDS*基因突变分析检出1个致病变异有确诊意义。

【鉴别诊断】

1. **黏多糖贮积症Ⅰ型** 为艾杜糖醛酸酶基因突变所致的常染色体隐性遗传病，男女发病率相等。临床表现两者很难区别，但是Ⅰ型患者通常出现症状较早，进展较快，可有角膜浑浊。酶活性测定和基因突变分析可以鉴别。

2. **黏多糖贮积症Ⅵ型** 又称Maroteaux-Lamy综合征，由芳基硫酸酯酶B基因（arylsulfatase B，ARSB）致芳基硫酸酯酶B（ASB）缺乏的常染色体隐性遗传病。发病率为1/300 000~1/248 000。典型临床表现包括面容丑陋、角膜浑浊、多发骨骼畸形、关节僵硬、矮小和心肺受累等。与黏多糖贮积症Ⅰ型和Ⅱ型的鉴别主要是患者智力正常、尿硫酸皮肤素（DS）单一条带异常、外周血白细胞和皮肤成纤维细胞芳基硫酸酯酶B活性明显降低、*ARSB*基因突变。

【治疗】

1. **酶替代治疗** 艾杜硫酸酯酶β是针对MPSⅡ型的特异性治疗方法，已在我国上市。通过特异性的补充MPSⅡ型患者缺失的酶活性，患者肝脾大小、关节活动度、步行速度和生活质量得到不同程度的改善，疾病进展变缓慢。但是，因为药物不能透过血脑屏障，对中枢神经系统病变造成的智力发育落后几乎无效，也不能避免神经系统病变的发生或进展。艾杜硫酸酯酶β推荐剂量为每周每次0.5mg/kg静脉输注。一旦确诊，尽早使用，系统评估疗效，并坚持长期用药。

2. **干细胞移植** 干细胞移植虽然不能根治疾病，但能使疾病进展变缓慢，患者移植后可以改善面容和听力、缩小肝脾、维持心脏功能等；如果在移植后继续酶替代治疗可以更好地控制疾病进展。单纯干细胞移植治疗效果取决于患者的年龄、病情严重度和移植中心的经验等。

3. **随诊和对症治疗**   与黏多糖贮积症Ⅰ型的治疗相同。

(1) 眼睛:定期检查眼底,及早发现视神经病变。

(2) 听力:扁桃体和腺样体切除可以减轻上呼吸道梗阻。咽鼓管置管术可以改善听力。必要时助听器也可用于改善听力。

(3) 骨骼异常:定期骨科医师评估关节功能和脊柱状况,必要时支具治疗减轻脊柱侧弯的进展。物理治疗和康复锻炼可以一定程度改善关节僵硬。关节置换手术可以改善关节严重畸形。腕管综合征可以行外科减压手术治疗。

(4) 心脏:定期心脏超声检查,及早发现心瓣膜和心肌病变。心脏瓣膜受累时建议常规用抗生素预防细菌性心内膜炎。瓣膜严重病变时可行瓣膜置换以避免严重的心脏反流造成心衰。

(5) 其他:发生睡眠呼吸暂停时可用夜间呼吸支持治疗。脑积水可行分流术治疗。

4. **手术风险**   由于患者寰枢关节发育不良,在行气管插管时,要避免头过仰造成意外。由于患者气道和声门相对狭窄,应注意气管插管型号的选择和术中气道的维持。

四、黏多糖贮积症Ⅳ型

【概述】

黏多糖贮积症ⅣA型(mucopolysaccharidosis typeⅣA,MPSⅣA)是由于半乳糖-6-硫酸酯酶基因(*GALNS*)突变所致常染色体隐性遗传病。占黏多糖贮积症Ⅳ型的95%。临床表现轻重不同,典型患者表现为生后逐渐出现脊柱后侧弯、鸡胸、膝外翻(X形腿)、短躯干矮小等骨骼异常为主。发生率为1/640 000~1/76 000。确诊有赖于外周血白细胞或皮肤成纤维细胞中半乳糖-6-硫酸酯酶活性测定,或 *GALNS* 基因突变分析。

黏多糖贮积症ⅣB型(mucopolysaccharidosis type ⅣB,MPSⅣB),是由于β-半乳糖苷酶基因 *GLB1* 突变所致的常染色体隐性遗传病,占黏多糖贮积症Ⅳ型的5%。临床表现与黏多糖贮积症ⅣA型相同,确诊有赖于酶活性测定和基因突变分析。

【病因】

此病是由于半乳糖-6-硫酸酯酶基因（*GALNS*）突变致溶酶体中半乳糖-6-硫酸酯酶缺乏，使葡糖胺聚糖（又称酸性黏多糖，GAGs）的硫酸不能从硫酸角质素和软骨素-6-硫酸的正位连接硫酸部分被分解，在溶酶体中贮积，临床上出现以硫酸角质素在骨骼和内脏增多的表现。自从人类 *GALNS* 基因 1992 年被定位后，至今为止，在人类基因突变库中有记录已报道的 *GALNS* 基因突变超过 220 种，包括无义突变、缺失突变、重复突变、剪切突变和错义突变等。基因型和临床表型的相关性尚不明确。

【诊断】

1. 临床表现　黏多糖贮积症Ⅳ型患儿出生时正常，典型患者常 1 岁后渐出现脊柱后侧弯、鸡胸、膝外翻（X 形腿）和矮小。伴随不同程度的角膜、心脏、听力等受累，智力正常。

（1）特殊面容：下面部轻度前倾。

（2）骨骼异常：包括颈短、鸡胸、肋外翻；脊柱后侧弯进行性发展可致脊髓压迫和脊髓腔狭窄；膝外翻常进行性加重致严重的功能障碍；髋关节发育不良致髋脱位、活动受限；双肘关节增大伴屈曲畸形；双腕关节韧带松弛致"腕下垂"；双手掌指关节和指间关节韧带明显松弛。

（3）其他：慢性扁桃体和腺样体增生致反复呼吸道感染、中耳炎、呼吸道梗阻和呼吸暂停，心脏瓣膜病变致反流，釉质发育不良，约 50% 的患者有角膜浑浊，偶有肝大等。

2. 辅助检查

（1）骨骼 X 线检查

1）肋骨：飘带状，脊柱端增宽呈"括弧状"。

2）椎体：后侧弯畸形，形状扁平或异常，胸腰段椎体前缘中部前突，第二颈椎齿状突发育不全。

3）骨盆：髋臼浅，股骨头发育不良。

4）长骨：尺桡骨骨干变短、不规则，远端增宽。

5）双手：掌骨近端呈子弹头状，尺桡骨远端呈 V 形。

（2）尿黏多糖电泳：出现异常硫酸角质素（KS）条带。

（3）半乳糖-6-硫酸酯酶活性测定：外周血白细胞或皮肤成纤维细胞中此酶活性明显降低，低于正常下限的 30% 有确诊意义。

（4）基因突变分析：检出 *GALNS* 基因 2 个等位基因致病突变可确诊 MPS ⅣA 型。检出 *GLB1* 基因 2 个等位基因致病突变可确诊 MPS ⅣB 型。

3. **诊断标准**　半乳糖-6-硫酸酯酶活性低于正常下限的 30% 可以确诊 MPS ⅣA 型；*GALNS* 基因检出 2 个等位基因致病突变可确诊 MPS ⅣA 型。β-半乳糖苷酶活性低于正常下限的 30% 可以确诊 MPS ⅣB 型，或 *GLB1* 基因检出 2 个等位基因致病变异可确诊 MPS ⅣB 型。

【鉴别诊断】

先天性脊柱骨骺发育不良为 *COL2A1* 基因突变导致的常染色体显性遗传病。临床表现包括短躯干矮小、鸡胸、肋外翻、膝外翻、近视和腭裂等。X 线片改变与 MPSⅣA 型相似，但是先天性脊柱骨骺发育不良患者没有角膜浑浊，心脏和牙齿正常。尿黏多糖分析、酶活性测定和基因突变检测可以鉴别。

【治疗】

1. **酶替代治疗**　依洛硫酸酯酶 α 是针对 MPS ⅣA 的特异性治疗方法，已在我国上市。通过特异性补充 MPS ⅣA 型患者缺失的酶，患者 6 分钟步行距离、活动耐力和运动能力得到不同程度的改善，疾病进展变缓慢。但是，依洛硫酸酯酶 α 对 MPS ⅣA 患者已经出现的骨骼异常效果不大。推荐剂量每周每次 2mg/kg 静脉输注。一旦确诊，尽早使用，系统评估疗效，并坚持长期用药。

目前，针对 MPS ⅣB 型没有特异性酶替代治疗。

2. **干细胞移植**　干细胞移植虽然不能根治疾病，但通过持续补充酶活性使疾病进展变缓慢，部分症状得到改善。

3. **对症治疗**

（1）眼睛：定期检查眼睛，角膜浑浊明显影响视力时可行角膜移植。

（2）听力：咽鼓管置管术可以减少反复中耳炎，改善听力。必要时助听器也可用于改善听力。

（3）骨骼异常：定期骨科医师评估关节功能和脊柱状况，必要时支具治疗减轻脊柱侧弯进展。存在第二颈椎齿状突发育不全伴上颈椎稳定性差时，应行上颈椎减压和融合术。在生长板未闭合之前，下肢轻中度膝外翻可行局部骨骼生长板切开调整术（growth modulation/guided growth）或线性对位骨切开术。物理治疗和康复锻炼可以一定程度地改善关节功能。关节置换手术可以改善关节严重畸形。

（4）心脏：定期心脏超声检查，及早发现心瓣膜病变和反流，对症治疗。

（5）其他：发生睡眠呼吸暂停时可用夜间呼吸支持治疗。

➢ **附：黏多糖贮积症Ⅳ型诊断流程图**

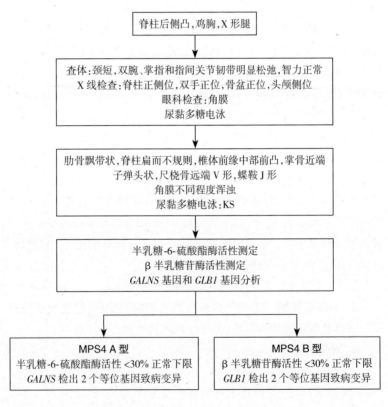

（邱正庆）

五、神经节苷脂病

神经节苷脂(ganglioside)广泛存在于人体组织细胞中,是构成细胞膜的重要部分,以脑组织中含量最高。人脑中含有多种不同结构的神经节苷脂,其中 GM1 是最主要的一种。

(一) GM1 神经节苷脂沉积病

【概述】

GM1 神经节苷脂沉积病(GM1 gangliosidosis)为罕见的常染色体隐性遗传病,由于溶酶体中 β-半乳糖苷酶(β-galactosidase)的缺陷导致 GM1 神经节苷脂沉积。编码酸性 β-半乳糖苷酶的 *GLB1* 基因位于 3p21.33。基因突变的类型较多,因此,患者临床表现个体差异很大,轻重不等。我国发病情况不详,国外报道发病率为 1/1 000 000~1/200 000。

【病因】

溶酶体中 GM1 必须在酸性 β-半乳糖苷酶作用下降解。GM1 神经节苷脂沉积病是因为缺乏 β-半乳糖苷酶,导致 GM1 神经节苷脂和硫酸角质素末端的 β-半乳糖降解受阻,在溶酶体中沉积,引起以神经系统受累为主的多脏器功能损害。

【诊断】

1. **临床表现**　根据临床表现及发病年龄不同,GM1 神经节苷脂沉积病主要分为婴儿型(Ⅰ型)、幼年/少年型(Ⅱ型)和成年/慢性晚发型(Ⅲ型)三种类型。其中以婴儿型多见。

(1) Ⅰ型(婴儿型):患儿常在生后 3~6 个月发病,少数于新生儿期起病,主要表现为肌张力低下,智力运动发育落后,吸吮力差,喂养困难,对声音刺激敏感,稍加刺激即可使之惊跳,病情进展迅速,常伴面部粗糙,如巨颅、前额突出、大耳、鼻梁低平、齿龈增生和巨舌,可见肝脾大,大动作发育倒退并逐渐出现眼球震颤、阵发性痉挛、惊厥、腱反射亢进、腰椎后突、关节强直等症状。约 50% 患儿眼底检查可发现樱红色斑。如能存活至 1 岁以上,患儿常呈去大脑状态,且易反复患呼吸道感染,多在 2 岁左右死于支气管肺炎。患儿骨髓、肝脾、淋巴结中可见特殊的泡沫细胞。骨骼 X 线片显示多发性骨发育不良、骨质疏松、脊柱后突畸形,胸、腰椎椎体前缘呈鸟嘴样突出,类似黏多糖贮积病样改变。尿液甲苯胺蓝、酸性白蛋白、溴化十六烷基三甲胺试验可呈阳性反应。

(2) Ⅱ型(晚发婴儿型,或称幼年型):发病年龄稍晚,多在 7 个月~3 岁起病。首发症状常为步态异常、行走不稳,不能独坐、独站和失语,逐渐发展至痉挛性四肢瘫,常合并癫痫,认知落后。患儿通常无外周神经受累和肝脾大,无视网膜和角膜病变,面容正常。骨骼 X 线片可见轻度髋臼和胸腰椎椎体发育不良。患儿常因肺部感染在 3~10 岁死亡。

(3) Ⅲ型(成年/慢性晚发型):患儿在 3 岁后发病,少数在青春期,亦有患者于 40 岁发病。由于鞘糖脂在尾状核沉积,导致进行性锥体外系异常。患者常以构音障碍和肌张力障碍为初始症状。病情进展缓慢,可长达数 10 年,可有轻度神经系统功能受损,晚期也会进展至共济失调、肌阵挛、癫痫等症状,无面容异常、肝脾大、视网膜和角膜病变。骨骼 X 线片可能见到脊椎椎体轻度扁平。

2. **辅助检查**

(1) 酶学检测:患者外周血白细胞或皮肤成纤维细胞中 β-半乳糖苷酶活性明显降低。

(2) 基因分析:患者酸性 β-半乳糖苷酶 *GLB1* 基因存在致病突变。检出突变有助于基因水平的确诊及指导患者家系成员的遗传咨询。

3. **遗传咨询及产前诊断**　通过胎盘绒毛细胞和羊水细胞的 β-半乳糖苷酶活性或基因检测,可进行本病的产前诊断。

【鉴别诊断】

以下疾病与 GM1 神经节苷脂沉积病表现类似,需进行鉴别。

1. **黏多糖贮积病ⅣB 型**　该病也为 β-半乳糖苷酶基因突变导致。临床特点为骨骼畸形,角膜浑浊,心脏损害,尿中硫酸角质素排泄增多,但不累及神经系统。因此临床两种病容易鉴别。

2. **半乳糖唾液酸沉积症**(galactosialidosis)　该病为组织蛋白酶 A 基因突变导致。临床表现与 GM1 神经节苷脂沉积病相似。组织蛋白酶 A 为 β-半乳糖苷酶及神经氨酸酶的保护蛋白,组织蛋白酶 A 基因突变导致患者白细胞及成纤维细胞中 β-半乳糖苷酶及神经氨酸酶活性均降低。

【治疗】

本病尚无有效治疗方法。骨髓移植、基因治疗和底物消除疗法等尚在研究中。

(二) GM2 神经节苷脂沉积病

【概述】

GM2 神经节苷脂沉积病(GM2 gangliosidosis)是一种罕见的常染色体隐性遗传病,由于溶酶体 β-氨基己糖苷酶(β-hexosaminidase, Hex)缺乏导致。

【病因】

Hex 能特异性水解糖复合物非还原端 β-1,4 连接的 N-乙酰氨基己糖残基,在体内有两种同工酶,即 HexA 和 HexB。HexA 由 α、β 两种肽链组成,HexB 由 β 同二聚体组成。α、β 肽链分别是 *HEXA*、*HEXB* 基因的表达产物。两种同工酶均能水解糖蛋白和糖脂,但只有 HexA 能水解 GM2 神经节苷脂,而且必须依赖 GM2 激活蛋白(*GM2A* 基因的表达产物),因此 *HEXA*、*HEXB*、*GM2A* 任一基因的突变均能引起 HexA、HexB 或 GM2 激活蛋白的缺陷,从而使 GM2 神经节苷脂降解障碍而在细胞中堆积,引起神经系统进行性损伤。

【诊断】

根据突变的基因种类,GM2 神经节苷脂沉积病不同分为 3 种类型,即 B 型(Tay-Sachs 病)、O 型(Sandhoff 病)和 AB 型(GM2 激活蛋白缺陷病)。根据发病时间分为婴儿型、青少年型和成年型。其中以婴儿型多见。

1. Tay-Sachs 病(家族黑矇性痴呆症)

(1)临床表现:由于己糖胺酶 α 肽链缺陷导致 GM2 在神经元累积。①婴儿型:是最多见的 GM2 神经节苷脂沉积病。患儿在初生时正常,至生后 4 个月左右即可出现异常的听音动作性反应,即对声音刺激(少数亦对光线或触摸等刺激)特别敏感,表现为突发惊跳和四肢伸展性阵挛。正常婴儿对声音刺激的反应(Moro 反射)随重复刺激而逐渐减退,而 GM2 神经节苷脂沉积病患儿的反应始终与刺激同步。4~6 个月时呈现精神运动发育倒退,逐渐不能独坐、翻滚或取物,开始对外界反应淡漠,肌张力减退,锥体束征阳性,此后肢体逐渐出现痉挛。至 8~9 个月时,患儿可发生眼球震颤、失明,眼底可见樱桃红斑。生后第 2 年时常有癫痫发作和脑电图异常表现,但无外周神经被侵犯征象,亦无骨骼和面容等改变。随病情进展,患儿渐呈痴呆状,常在 3~5 岁时死于恶病质。②晚发婴儿型:患儿通常在生后第 2 年起病,临床表现类似婴儿型。慢性晚发型患者可在儿童期、青春期或成人期的任一年龄发病,约 1/3 病例在 10 岁以前起病。初起以失语、构音障碍、行走困难、小脑共济失调等症状为主,亦有以乏力、淡漠和奇特行为等起病者,随病程进展,逐渐出现智力减退、肌阵挛、癫痫和失明等症状,起病 3~10 年后,患者呈痴呆状。③慢性型:患者的临床表现虽然变化多端,但多数有下运动神经元和脊髓小脑受侵犯的征象,表现为眼肌麻痹,肌张力下降和肌萎缩等。有些患者病情发展缓慢,病程可长达数 10 年。少数患者起病隐匿,症状轻微且发展极慢。

(2) 酶学检测:是 Tay-Sachs 病的确诊方法,可用外周血白细胞进行酶活性测定,患儿的 HexA 活力降低,HexB 活力正常或增高。

(3) 基因分析:*HEXA* 基因突变分析有助于确诊、检出携带者,是指导家系成员的遗传咨询及产前诊断的重要环节。

2. Sandhoff 病

(1) 临床表现:由于 β 肽链的缺陷导致患儿体内 HexA 和 HexB 共同缺陷,本型约占 GM2 神经节苷脂贮积病的 7%。患者临床表现与 Tay-Sachs 病相似,以进行性神经系统退行性改变为主要特征。婴儿型病情较重,出生后数月内大多表现正常,偶见惊跳现象,常于 4~6 个月出现惊厥、听觉过敏、视力减退或失明、肝脾大、肌张力降低和智力动倒退等,部分患者伴有心脏二尖瓣脱垂和支气管、肺发育异常等。病情进展迅速,晚期可出现去大脑强直及巨脑症。多数患者于 4 岁前死亡。青少年型:一般在 4 岁后起病,主要表现为智力落后,小脑共济失调和肌肉萎缩。其他表现包括：语言障碍、便秘、尿失禁和下肢反射增强等。其严重程度仅次于婴儿型。成人型：一般在儿童早期发病，也有少数患者10岁后发病，临床表现进展缓慢。

（2）酶学检测：患者外周血白细胞 HexA+B 活性显著降低。

（3）基因分析：*HEXB* 基因突变分析有助于确诊、家系成员的产前诊断。

3. GM2 激活蛋白缺陷（GM2 activator protein deficiency，GM2 APD）

（1）临床表现：表现为缓慢进展的智力运动落后，肌张力低下，反射减弱，抽搐，听觉过敏，视力降低，可见黄斑部的樱桃红斑。

（2）酶学检测：HexA 和 HexB 活性均正常。

（3）基因分析：*GM2A* 基因突变分析是确诊本病的手段。

4. 遗传咨询及产前诊断
产前诊断是预防遗传性疾病再发的重要措施，在先证者病因诊断、基因型明确的基础上，在母亲下一次妊娠时可通过胎盘绒毛或羊水细胞的酶学或基因分析进行相关疾病的产前诊断。

【治疗】

除对症治疗外，尚无有效治疗方案。

六、戈谢病

【概述】

戈谢病（Gaucher disease），即葡萄糖脑苷脂贮积病，是相对较常见的一种溶酶体贮积病。由于溶酶体葡萄糖脑苷脂酶（又称酸性 β-葡萄糖苷酶，glucocerebrosidase，acid β-glucosidase）活性缺乏，导致葡萄糖脑苷脂（glucocerebroside）在肝、脾、骨骼、肺及脑中巨噬细胞的溶酶体中贮积，继而导致受累组织、器官病变。

【病因】

戈谢病为常染色体隐性遗传病，编码葡萄糖脑苷脂酶的 *GBA* 基因位于染色体 1q21，长约 7kb，含 11 个外显子，突变种类较多，目前已有数百种变异被报道。

【诊断】

1. **临床表现**　常表现为多脏器受累,患者轻重不同,差异较大。根据神经系统是否受累,将戈谢病主要分为Ⅰ型、Ⅱ型和Ⅲ型,其他亚型如围产期致死型和心血管型等较为少见。

(1) Ⅰ型:非神经病变型,为最常见的类型,患者无原发性中枢神经系统受累表现,残存酶活性为正常值18%~40%。各年龄段均可发病,但2/3患者在儿童期发病。症状轻重差异较大,发病越早,症状越重。Ⅰ型患者以肝脾和骨骼损害为主,表现为肝脾大,尤以脾大显著,伴脾功能亢进,甚至出现脾梗死、脾破裂等。血液系统异常表型为贫血及血小板减少,可伴有凝血功能异常。患者可出现面色苍白、疲乏无力、皮肤及牙龈出血,月经量增多,甚至有危及生命的出血现象。多数患者有骨骼受累,轻重不一,表现为急性或慢性骨痛,严重者出现骨危象(急性发作的严重骨痛,伴发热、白细胞增高和血沉加快)。X线表现为股骨远端烧瓶样畸形、骨质减少和骨质疏松等,重者出现骨的局部溶解、骨梗死、病理性骨折和关节功能受损等。骨骼病变降低日常活动能力,并可致残。儿童患者多有生长发育迟缓。部分患者可有肺部受累,主要表现为间质性肺病、肺实变和肺动脉高压等。此外,患者还可伴有糖和脂类代谢异常,胆石症及免疫系统异常等表现。多发性骨髓瘤等恶性肿瘤发病风险会增加。

(2) Ⅱ型和Ⅲ型(神经病变型):患者除有与Ⅰ型相似的肝脾大、骨痛、贫血、血小板减少等表现外,均伴有神经系统受累的表现。Ⅱ型为急性神经病变型,婴儿期发病,有迅速进展的癫痫、角弓反张等急性神经系统受损表现,精神运动发育倒退,多在2~4岁前死亡。Ⅲ型为慢性(或称亚急性)神经病变型,早期表现与Ⅰ型相似,逐渐出现神经系统表现,病情进展相对缓慢,寿命可较长。患者累及动眼神经,出现眼球运动障碍,并有共济失调、头后仰、癫痫和肌阵挛等表现,常伴发育迟缓和智力落后。患者的脑电图、脑干听觉诱发电位及头颅磁共振检查可见异常改变。

戈谢病的临床分型较复杂。一些Ⅰ型戈谢病患者随着疾病进展可能继发神经系统临床表现(如脊髓受压等),且与多发性神经病变、帕金森病与戈谢病存在复杂的联系,目前正在研究中。

2. **骨髓涂片** 在骨髓涂片的尾部可以见到戈谢细胞。戈谢细胞体积较大,直径约 $20\sim80\mu m$,呈卵圆形,有一个或多个偏心位的核,核染色质粗糙,细胞浆丰富,呈淡蓝色,充满呈洋葱皮样交织的条纹结构。当骨髓涂片见到戈谢细胞时,应怀疑戈谢病。

3. **酶学检测** 当患者外周血白细胞或皮肤成纤维细胞中葡萄糖脑苷脂酶活性明显降低(<30% 正常值)时可确诊。酶学检测是诊断戈谢病的金标准。

4. **基因分析** *GBA* 基因突变检测有助于确诊,并能够提供患者亲属杂合子携带者的信息,指导遗传咨询与产前诊断。

5. **血浆标志物分析** 比较经典的指标为血浆壳三糖酶活性,但该指标由于壳三糖酶基因的良性变异,戈谢病患者可能出现假阴性结果。目前临床上逐渐接受葡糖鞘氨醇作为戈谢病辅助诊断和治疗随访的指标。

6. **遗传咨询及产前诊断** 对于生育过戈谢病患者的家庭及亲属应进行遗传咨询及致病基因携带者检测,产前诊断是预防高危家庭再次生育相同疾病患儿的有效方法。

【鉴别诊断】

白血病、淋巴瘤、多发性骨髓瘤、尼曼-皮克病等疾病临床表现与戈谢病相似,需要注意鉴别。

【治疗】

1. **非特异性治疗** 根据患者的临床表现给予对症治疗。贫血患者可补充维生素及铁剂,必要时输血以纠正贫血或血小板减少。针对骨骼病变的处理包括止痛、理疗、骨折治疗及人工关节置换等,可以辅助补充钙剂及双膦酸盐治疗骨质疏松。

2. **特异性治疗**

(1) 酶替代治疗(enzyme replacement therapy,ERT):以补充体内缺乏的葡萄糖脑苷脂酶为目的,为Ⅰ型戈谢病治疗的标准方法,需终身用药。

给药剂量:高风险患者的推荐初始剂量为60U/kg,每2周1次静脉输注。低风险患者的初始剂量为 30~45U/kg,每 2 周 1 次静脉输注。病情严重的高风险成人患者及所有儿童患者,长期维持剂量不应低于 30U/kg,每 2 周输注 1 次,而低风险成人患者的长期维持剂量不应低于 20U/kg,每 2 输注射 1 次。达到治疗目标后需对患者进行持续临床监测,对病情稳定者可酌情减少酶的治疗剂量。

在持续临床监测中患者出现以下情况之一时,需恢复酶替代治疗的初始剂量:①间隔 2 周以上,2 次检查发现与减量前的血红蛋白相比,成人女性及儿童患者降低 >12.5g/L,男性成人患者降低 >15g/L;②血小板计数较减量前下降 >25%,或低于 80×10^9/L;③肝脏和/或脾脏体积较减量前增大 >20%;④有骨骼疾病进展证据,包括骨折、骨梗死、骨溶解或无菌性骨坏死等;⑤骨痛频率及严重程度增加;⑥骨危象重复出现或频率增加;⑦无其他原因的生活质量下降;⑧与戈谢病相关的肺部症状出现或加重;⑨儿童患者生长发育迟缓或倒退。除以上临床表现外,如患者血浆壳三糖苷酶或其他生物标志物较减量前升高 >20%,或双能 X 线吸收法(DEXA)监测显示骨密度降低有临床意义时,也需要考虑恢复患者初始治疗剂量。

值得注意的是,戈谢病患者在无明显内脏及血液系统的表现时也可以出现骨骼病变,酶替代治疗骨病时剂量比治疗内脏及血液系统剂量大、疗程长,严重骨骼疾病患者应在病情明显改善后维持原剂量 1 年以上,并需要持续治疗。

(2) 底物减少疗法:作用机制是抑制底物形成的代谢过程,直接减少底物沉积物在细胞中的累积,目前该治疗方法仅批准于成人。

3. **其他治疗** 氨溴索作为一种药物分子伴侣,有临床研究报道其具有治疗戈谢病的疗效;干细胞移植治疗对戈谢病非神经系统症状疗效好;基因治疗目前正在研究阶段。

七、尼曼-皮克病

【概述】

尼曼-皮克病(Niemann-Pick disease)是一组鞘磷脂(sphingomyelin)贮积导致的溶酶体脂质贮积病,是常染色体隐性遗传的罕见病。目前该病分为 A、B、C 三型。其中 A 型和 B 型是由于 *SMPD1* 基因突变导致酸性鞘磷脂酶缺陷引起鞘磷脂在细胞内贮积,也称为酸性鞘磷脂酶缺乏症。可根据临床表型分为 1 岁内出现神经系统受累的 A 型和无神经系统受累的 B 型,部分 B 型患者在 2 岁后会出现神经系统受累的症状,称为中间型。C 型是由于 *NPC1* 及 *NPC2* 基因突变导致胆固醇转运及吞噬障碍,引起胆固醇在细胞内贮积致病。

(一) 尼曼-皮克病 A、B 和中间型

【病因】

由于 *SMPD1* 基因突变导致溶酶体内酸性鞘磷脂酶缺陷,导致其底物鞘磷脂广泛蓄积在各组织器官的溶酶体。

【诊断】

1. **临床表现** 以肝脾大和神经系统损害为主要特点。

(1) A 型:患者临床表现比较一致,在宫内及娩出时正常,少数在新生儿期有胆汁淤积症,部分患儿可因肌力和肌张力低下而发生喂养困难及体重不增,常伴有反复呕吐和腹泻等。3~6 个月时出现明显肝脾肿大和淋巴结肿大,病情进展迅速。1 岁以内呈现精神运动发育倒退征象,表情淡漠、听视力逐渐丧失和惊厥发作等为常见症状。约半数患儿可见眼底黄斑部樱红斑。患儿最终极度消瘦呈恶病质状态,大多在 3 岁左右死亡。

(2) B 型:慢性进展,内脏受累明显,肝脾增大,肝功能不良,较长时间脾大后出现脾功能亢进,出现血象下降,同时血脂有甘油三脂轻中度升高,HDL 下降,LDL 上升。较少累及中枢神经系统。患儿发病较 A 型稍晚,多先出现脾脏增大,再出现肝增大,肝功能受损较为少见。患儿幼年多身材矮小,肺部因弥漫性浸润而容易发生感染。一般不影响寿命。

(3) 中间型:2~8 岁之间出现神经系统症状的患者可归为中间型。

2. **酶学检测** 检测白细胞及皮肤成纤维细胞中酸性鞘磷脂酶缺乏能确诊酸性鞘磷脂酶缺乏症。

3. **基因分析** *SMPD1* 基因突变分析是确诊该病的有效方法。

【治疗】

目前,除对症治疗外,尚无有效治疗方法。基因重组酶替代治疗尚在进行药物临床研究中。

(二)尼曼-皮克病C型

【病因】

由于 *NPC1* 或 *NPC2* 基因突变导致胆固醇转运障碍,引起细胞内未酯化的胆固醇蓄积和鞘脂代谢障碍。95% 的患者为 *NPC1* 突变。在人群中的发生率约为 1/120 000。

【诊断】

1. **临床表现** 个体差异显著,发病年龄从围产期至成人期(甚至于 70 岁发病),一般于 10~25 岁死亡。不同年龄的患者表现有所不同,主要表现为神经系统及内脏(肝、脾及肺)功能损害。根据发病年龄,可以分为以下型:

(1)围产期型(产前及围产期,<3 个月):可出现胎儿水肿或腹水。生后第 1 天或前几周出现新生儿胆汁淤积性黄疸,半数患者可伴有进行性肝脾肿大。一般黄疸于生后 2~4 个月可自行消退。10% 的患者黄疸持续恶化,6 个月内死于肝衰竭。

(2)早期婴幼儿(3 个月至 2 岁):可仅表现肝脾肿大,部分患者于生后 8~9 个月可出现发育落后,1~2 岁出现肌张力低下,随后出现痉挛、意向性震颤等锥体束受累的表现,但核上性凝视麻痹较少见。头颅 MRI 提示脑白质异常或脑萎缩。生存期小于 5 年。

(3)晚期婴幼儿(2~6 岁):除肝脾大外,语言落后为常见临床表现。此外,也可出现共济失调、构音障碍和吞咽困难,呈进行性加重。其他临床表现包括智力运动障碍、垂直性核上性凝视麻痹、听力下降和局灶性癫痫等。一般于 7~12 岁死亡。

(4)青少年型(6~15 岁,经典型):仅表现为脾大,较少出现肝大。常合并学习困难和注意力低下。垂直性核上性凝视麻痹是该型的特征性表现。也可出现行为笨拙、猝倒,伴嗜睡症和共济失调。晚期进展为锥体束损害、痉挛及吞咽困难。

(5)成人型(>15 岁):常表现为脾大,一些患者合并精神异常,表现为偏执、妄想、幻听、幻视及双向情感障碍等。其他症状包括：小脑共济失调、垂直性核上性眼肌麻痹、构音障碍、认知障碍、吞咽困难、舞蹈病、帕金森病和肌张力障碍等。

2. **组织学检查**　患者皮肤成纤维细胞 Filipin 染色为经典确诊尼曼-皮克病 C 型方法。但该方法有创，需首先进行皮肤活检获取皮肤成纤维细胞。

3. **基因分析**　检出 *NPC1* 及 *NPC2* 外显子突变有助于确诊、家系成员携带者的筛查、遗传咨询及产前诊断。

4. **血浆标志物分析**　近年来，由于质谱技术进步，尼曼-皮克病 C 型患者发现数个胆固醇旁路代谢的小分子显著升高，比如 cholestane-3β,5α,6β-triol (triol)、7-ketocholesterol (7-酮胆固醇，7KC)、lysospingomyelin-509 (SPC-509) 有血浆标志物的作用，能快速且无创地辅助诊断尼曼-皮克病 C 型。

5. **遗传咨询及产前诊断**　产前诊断是预防遗传性疾病再发的重要措施，有先证者的家庭再次生育需要进行产前诊断，可通过胎盘绒毛或羊水细胞的酶学测定或基因检测实现。

【鉴别诊断】

尼曼-皮克病 A/B 型需要与常见的系统性疾病（如新生儿黄疸，戈谢病）、神经系统疾病（如发育迟滞，小脑症）、Sandhoff 病相鉴别。在威尔逊病及其他金属贮积病中，表现为肝硬化伴迟发型神经退行性变，但这些患者在出现门脉高压前很少出现脾大的表现。

尼曼-皮克病 C 型中新生儿期及婴幼儿期黄疸需与特发性新生儿肝炎及其他原因导致的胆汁淤积性黄疸相鉴别。尼曼-皮克病 C 型早期表现易与 A、B 型相混淆，可以通过酶活性分析鉴别。此外，尼曼-皮克病 C 型患者在成人期或早期出现精神系统症状，如双向情感障碍、抑郁症、精神分裂症、注意力缺陷和阿斯伯格样表现，需与相关疾病鉴别。

【治疗】

目前尚无有效治疗方案，对症治疗包括：抗癫痫药控制癫痫发作，抗胆碱能药物改善肌张力低下及震颤，褪黑素治疗失眠，造瘘术改善喂养困难等。麦格司他抑制鞘磷脂合成，可以延缓进展，改善儿童及成人尼曼-皮克 C 型患者的症状。

八、法布里病

【概述】

法布里病（Fabry disease）是由于溶酶体水解酶 α-半乳糖苷酶 A（α-galactosidase，α-GalA）基因缺陷导致的 X 连锁隐性遗传的溶酶体贮积病。迄今研究发现了多种不同的疾病表型，除经典型患者外，还包括多种类型的晚发型患者，如心脏型、脑卒中型。

【病因】

α-GalA 基因突变导致 α-半乳糖苷酶 A 活性部分或完全丧失，造成代谢底物三己糖酰基鞘脂醇（globotriao-sylceramide，GL3）和相关鞘糖脂在全身各细胞的溶酶体中广泛蓄积，导致出现皮肤、神经、眼、肾脏、心脏和脑等多系统受损的临床表现。

【诊断】

1. **临床表现** 为多脏器、多系统受累的表现。男性患者的临床表型多重于女性患者。

（1）神经系统：小神经纤维进行性丢失导致的周围神经性疼痛是法布里病的特点。一般男性患者在 9 岁左右出现神经性疼痛，女性携带者在 16 岁左右出现疼痛。一般表现为肢体远端持续或间断性灼痛、刺痛或发麻，进而至全手掌、脚掌感觉异常，可伴有发热和关节痛等。通常可因体温增高或外界温度变化所诱发。由于神经纤维的进行性丢失，疼痛次数会逐渐减少，但每次疼痛强度可能会增加。严重的神经痛（法布里危象）可持续数分钟至数周不等，少汗或无汗导致体温调节失控，压力、乙醇摄入是引发成人法布里危象的重要因素，常用的止痛药对缓解疼痛无效。部分患者可出现脑神经损害的表现，如感音神经性耳聋。中枢神经系统表现以短暂性脑缺血发作或缺血性卒中常见，4.9% 以上的男性患者合并脑卒中。

（2）肾脏：早期表现为尿浓缩功能障碍。随着疾病进展，进行性肾功能损害，血尿、蛋白尿逐渐加重，肾小球滤过率进行性下降，男性患者中约 40% 进展至终末期肾病。

（3）心脏：主要包括左心室肥厚、传导异常、心律不齐、心脏瓣膜病、心衰、心肌缺血或梗死等。治疗其他肥厚型心肌病的心脏类药物通常是法布里病患者的禁忌用药，因此鉴别诊断十分重要。

（4）皮肤：66% 的男性及 36% 的女性法布里病患者出现皮肤血管角质瘤，为小而突起的红色斑点，皮损逐渐增多，主要在手、膝盖、肘部或肋部，可累及男性生殖，女性患者可累及上背部、胸部，但较少累及生殖器。

（5）胃肠道：多表现为腹泻、恶心、呕吐、腹胀、胃肠道吸收不良和便秘等。

（6）面容：男性患者多在 12~14 岁出现特异面容，表现为眶上嵴外凸、额部隆起和嘴唇增厚。

（7）其他：可出现角膜薄翳、晶状体浑浊、听力障碍、甲状腺疾病、慢性支气管炎、骨质疏松、生殖系统疾病、抑郁和焦虑等，在成年法布里病患者发生率较高。

2. **酶学诊断** 法布里病男性患者血浆、白细胞、成纤维细胞中 α-半乳糖苷酶活性显著降低。30% 的女性患者酶活性可在正常范围，因此对于女性患者不能单独依靠酶活性进行诊断。

3. **血、尿 GL3 和血浆脱乙酰基 GL3(lyso-GL3)测定** 男性法布里病患者及部分女性患者血、尿 GL3 均明显高于健康人。血浆 lyso-GL3 检测的敏感性较血、尿 GL3 高，适用于法布里病女性患者。

4. **病理学检查** 肾脏、皮肤、心肌和神经等受累组织细胞中 GL3 蓄积是法布里病共同的特征性病理改变，随着疾病进展进行性加重。典型的病理改变是在细胞内出现糖原染色强阳性的沉积物，超微结构检查表现为典型的嗜锇性同心圆板层样包涵体。

5. **基因检测** 通过外周血 DNA 或 RNA 进行 GLA 基因检测是诊断法布里病的金标准。

6. **遗传咨询及产前诊断** 对患者进行详细的家系调查，对成年的高风险女性进行杂合子检测。对需要生育的女性患者，进行产前诊断，在妊娠 11 周左右取胎儿绒毛或在妊娠 16~20 周取羊水进行羊水

细胞 *GLA* 基因检测或 α-GalA 酶活性检测。

【鉴别诊断】

对仅有肢体末梢疼痛的儿童或青少年,除考虑生长痛、炎症、风湿病和血管炎之外,需考虑法布里病等遗传代谢病的可能。蛋白尿、肾功能不全需与原发性肾小球肾炎或继发性肾小球病进行鉴别。皮肤血管角质瘤需与过敏性紫癜或其他皮疹鉴别。心脏受累患者需与其他原因导致的肥厚型心肌病、心律失常、心功能不全进行鉴别。脑部受累者需与早发性脑卒中和白质脑病鉴别。

【治疗】

非特异性治疗主要针对各脏器受累情况给予对症治疗。如肢体疼痛则避免过度劳累,疼痛危象时给予卡马西平和托吡酯等治疗。肾脏损伤给予血管紧张素转换酶抑制剂/血管紧张素受体阻滞剂,必要时进行血液或腹膜透析,甚至肾移植。

1. **特异性治疗** 即酶替代治疗,可有效清除体内蓄积的 GL3,临床疗效良好。目前存在两种形式的酶替代治疗用药物:agalsidase α(0.2mg/kg,2 周 1 次)和 agalsidase β(1mg/kg,2 周 1 次)。

2. **分子伴侣类药物** 脱氧半乳糖野尻霉素(DGJ)为新型口服药,主要用于治疗错义突变导致的蛋白质错误折叠引起的法布里病,可增加法布里病模型小鼠及培养的人类成纤维细胞和白细胞中残余酶的活性,加拿大、欧洲已批准临床应用。该治疗对突变有选择性。

3. **探索性治疗** 其他治疗方法包括底物降解治疗、蛋白稳定性调节治疗和基因治疗等正在研发中。

(张惠文)

参考文献

1. 中华医学会儿科学分会内分泌遗传代谢学组.黏多糖贮积症Ⅱ型临床诊断与治疗专家共识.中华儿科杂志,2021,59(6):446-451.

2. 中华医学会儿科学分会内分泌遗传代谢学组,中国医师协会医学遗传医分会临床生化遗传专业委员会,中国医师协会青春期医学专业委员会临床遗传学组.黏多糖贮积症ⅣA型诊治共识.中华儿科杂志,2021,59(5):361-366.

3. 邬玲仟,张学.医学遗传学.北京:人民卫生出版社,2016.

4. 张抒扬.罕见病诊疗指南.北京:人民卫生出版社,2019.

第八节　脑白质病营养不良

一、X连锁肾上腺脑白质病营养不良

【概述】

X连锁肾上腺脑白质营养不良(X-linked adrenoleukodystrophy,X-ALD)是最常见的过氧化物酶体病,呈X连锁隐性遗传,男性受累为主,患病率约为1/50 000~1/20 000。致病基因 *ABCD1* 位于 Xq28,长约19kb,含10个外显子。患者中错义突变约占60%,移码突变约占22%,尚未发现中国患者的"热点突变",且基因型与表型之间无明显相关性,同一家系内的相同突变者可以有不同的临床表型。

ABCD1 基因编码 ALD 蛋白(adrenoleukodystrophy protein,ALDP),为含有745个氨基酸的过氧化物酶体膜蛋白。ALDP属于ATP结合跨膜转运子(ATP-binding cassette transporter,ABC)家族中的一员。ABC 蛋白转运的底物种类很多,根据蛋白质的结构和功能,分为七个亚家族(ABCA-ABCG),其中位于过氧化物酶体膜上的四个蛋白为 ABCD 亚家族,它们分别是 ALDP(ABCD1)、ALD 相关蛋白[ALD-related protein,ALDRP(ABCD2)]、70kDa 过氧化物酶体膜蛋白[peroxisomal membrane protein,PMP70(ABCD3)]和 PMP70 相关蛋白[PMP-related protein,P70R/PMP69(ABCD4)]。ALDP 的确切功能尚未阐明,研究发现 ALDP、ALDRP、PMP70 之间通过 C 末端结合,形成同源或异源二聚体,此二聚体具有转运特定物质的功能。由于 X-ALD 患者体内极长链脂肪酸(very long chain fatty acids,VLCFAs)大量蓄积,而过氧

化物酶体是 VLCFAs(C24~C30)进行 β 氧化的唯一场所,因此推断 ALDP 的功能与 VLCFAs 在过氧化物酶体的 β 氧化密切相关。X-ALD 患者脑部大量蓄积的 VLCFAs 引发脱髓鞘病变,并可直接导致细胞死亡和炎症反应。VLCFAs 在肾上腺皮质聚积,导致生物膜结构和功能改变及肾上腺皮质激素受体活性下降,使血中促肾上腺皮质激素(ACTH)水平升高,皮质醇降低,产生肾上腺皮质功能不全的临床表现。

【诊断】

1. **临床表现及分型** 该病主要累及中枢神经系统、肾上腺皮质和睾丸间质细胞,大部分患者以神经系统症状为主,呈进行性智力、运动倒退,视、听功能障碍,癫痫发作,痉挛性瘫痪等。约 2/3 患者伴有肾上腺皮质功能不全,少数患者仅表现为肾上腺皮质功能不全,而无神经系统症状。

临床分型如下:①儿童脑型(childhood cerebral ALD,CCALD):约占 35%,3~10 岁起病(高峰年龄 7 岁),表现为进行性行为、认知和运动功能倒退。发病初期患儿表现为注意力不集中,多动,常被误诊为注意缺陷多动障碍综合征,数月后出现理解、阅读困难,记忆及学习能力下降,视力、听力下降,走路不稳等,神经系统查体可见肌张力增高,腱反射亢进,病理征阳性等,约 20% 在病程中出现癫痫发作,个别患儿以癫痫发作起病。90% 患者有肾上腺皮质功能不全表现。患儿病情进展迅速,逐渐出现痉挛性瘫痪、假性球麻痹、共济失调,6 月 ~2 年内发展至完全瘫痪,或呈植物人状态,诊断后 5~10 年死亡;②肾上腺脊髓神经病型(adrenomyeloneuropathy,AMN):占 40%~45%,起病年龄自青壮年至中年,主要表现为脊髓功能障碍,进行性双下肢痉挛性瘫,扩约肌功能障碍、神经源性膀胱和性功能障碍。男性患者还常出现多神经病所致麻木和疼痛。70% 患者在出现神经系统症状时即有肾上腺皮质功能不全表现。病情在数十年内缓慢进展,大多数男性患者于 50 岁前丧失独立行走能力。其中 40%~45% 的患者查体时或行颅脑 MRI 检查发现脑部受累表现;③单纯艾迪生病(Addison only,

AO)：约占 10%，主要表现为原发性肾上腺皮质功能不全，男性 2 岁至成年发病，表现为疲乏、非特异性胃肠道症状、呕吐、晨起头痛，皮肤色素沉着，常常诊断为艾迪生病，而无神经系统病变。患者常常在中年时发展为肾上腺脊髓神经病型。

其余 5%~10% 的患者表现为：①4~10 岁起病，头痛，颅压高，偏瘫，视野缺损，失语或其他神经系统局灶性症状和体征；②成人起病的进行性行为异常，痴呆，瘫痪；③儿童或成人起病的进行性协调障碍，共济失调；④成年男性，神经性膀胱、直肠功能异常，偶见阳痿而无其他神经系统或内分泌异常；⑤无症状，仅有生化和基因检测符合本病，而无前述神经系统及内分泌异常。

此外，约 20% 的女性携带者在中年后逐渐出现轻至中重度的痉挛性瘫痪，括约肌功能障碍和深浅感觉异常。脑部受累（约 2%）和肾上腺皮质功能不全（< 1%）少见。

2. 辅助检查

(1) 生化检查：血浆和培养的皮肤成纤维细胞中 VLCFAs 水平异常升高是 X-ALD 诊断的主要生化指标。VLCFAs 的测定包括 C22：0，C24：0 和 C26：0 以及 C26：0/C22：0 和 C24：0/C22：0，检测方法包括毛细管气相色谱法和气相色谱质谱联用法（GC-MS）等。

所有男性 X-ALD 患者均可检测到 VLCFAs 水平异常升高，而约 80% 女性携带者中血浆 VLCFAs 水平升高，因此需结合 *ABCD1* 基因检测明确是否为携带者。X-ALD 男性胎儿的绒毛膜细胞和羊水细胞中 VLCFAs 水平异常增高，结合 *ABCD1* 基因致病性变异分析，可用于 X-ALD 的产前诊断。

(2) 影像学检查：脑型患者的颅脑 CT 表现为脑白质对称性低密度病灶，而 MRI 异常通常早于临床症状，因此有早期诊断价值，是 X-ALD 的重要辅助诊断方法。在脑部受累的 X-ALD 患者中，85% 具有特征性的 MRI 表现，即双侧对称性白质病变，呈 T_1 低信号、T_2 高信号，典型者顶枕叶白质区呈对称性蝶翼状病灶，胼胝体压部受累使左右两侧的病变区连成一片（见文末彩图 3-7），病变由下向上和向前发展,累及顶叶、颞叶和额叶,向下可累及脑干皮质脊髓束。增强扫描表现为病灶周边环状强化。上述征象有助于 X-ALD 与其他脑白质病相鉴别。国外报道 15% 的脑型 X-ALD 具有不典型头颅 MRI 表现,以额叶或内囊、半卵圆中心等部位最先受累。肾上腺脊髓神经病型患者的脊髓 MRI 可见脊髓萎缩,也可无异常改变。

(3)基因检测:可检测到 ABCD1 基因致病性变异。具典型临床表现者可行 ABCD1 基因 Sanger 测序,或采用包括 ABCD1 在内的脑白质病基因 panel,阳性率约 97%,阴性者进一步行 MLPA(multiplex ligation-dependent probe amplification)等方法检测是否存在拷贝数变异,阳性率约为 3%。

(4)ALDP 检测:ABCD1 基因致病性变异导致编码产物 ALDP 功能缺陷,最终影响 VLCFAs 的 β 氧化功能。因此,通过免疫荧光、免疫印迹等方法检测 ALDP,结合 VLCFAs 测定和 ABCD1 基因致病性变异分析,可提高 X-ALD 确诊率。

(5)内分泌检查:包括肾上腺皮质功能检查和性功能检查。伴肾上腺皮质功能不全的患者 24 小时尿 17-羟类固醇和 17-酮类固醇排出减少,血浆 ACTH 升高,ACTH 兴奋试验呈低反应或无反应。成人患者,尤其是成人脊髓神经病型患者,很多具有性功能下降的表现与实验室指标异常,如血浆睾酮下降,黄体生成素和卵泡刺激素水平升高。

(6)电生理检查:视听诱发电位提示脑干中枢段损害,常连续监测用来评估疾病进展,体感诱发电位可用于评估成人 AMN 患者的脊髓病变,肌电图和神经传导速度检查有助于诊断周围神经病变,脑电图检查可表现为背景活动减慢。

3. 诊断 如存在前述症状或体征(包括单纯肾上腺皮质功能减退)、有 ALD/AMN 家族史或新生儿行 X-ALD 筛查(应用 MS/MS 测定 C26:0)阳性者,高度疑诊 X-ALD,进一步行 VLCFAs 测定与 ABCD1 基因致病性变异分析可确诊 X-ALD、女性携带者和家族中无症状者,根据起病年龄、临床表现、影像学检查和内分泌检查等进行亚型诊断。对于所有确诊 ALD/AMN 的患者,包括有症状的女性杂合子,都应进行肾上腺功能检测和神经影像学检查以确定脑部受累的程度。

【鉴别诊断】

X-ALD 主要表现为脑型、脊髓神经病型和单纯艾迪生病。脑型以性格改变,智力运动倒退,视听功能障碍为主要表现,需与注意缺陷多动障碍综合征及其他脑白质营养不良相鉴别,也有极少患者误诊为脑肿瘤而接受放射治疗。

脊髓神经病型通常表现为进行性双下肢轻瘫,肢体远端感觉缺失,直肠、膀胱括约肌功能障碍等症状。当患者没有出现肾上腺皮质功能不全的症状时,易误诊为多发性硬化或痉挛性截瘫。

无明显神经系统症状的单纯肾上腺皮质功能不全患者,常误诊为艾迪生病,临床上除了自身免疫性肾上腺炎以外,X-ALD 是原发性肾上腺皮质功能不全最常见的病因。因此对有肾上腺皮质功能不全而抗肾上腺抗体检测阴性的患者,尤其是有 X-ALD 家族史的患者,需立即评估是否为 ALD。

【治疗】

X-ALD 的治疗包括以下几个方面:激素替代疗法、Lorenzo 油与低脂饮食治疗、造血干细胞移植治疗、基因治疗、对症与支持治疗。

1. **激素替代治疗** 伴有肾上腺皮质功能不全的 X-ALD 患者需行肾上腺皮质激素替代治疗,方法与其他原发性肾上腺皮质功能不全相同。由于大部分男性 X-ALD 患者存在肾上腺皮质功能不全,因此所有男性患者均应监测 ACTH 与皮质醇水平,进行 ACTH 刺激实验。虽然替代疗法能够显著改善内分泌状态,避免因肾上腺皮质功能不全导致的死亡,但却不能改善神经系统症状及阻滞神经系统病变的恶化。

2. **Lorenzo 油与低脂饮食治疗** Lorenzo 油是三油酸甘油酯(GTO)和三芥酸甘油酯(GTE)按 4∶1 比例制成的混合物。口服该油配合低脂饮食,可使患者血浆 VLCFAs 在一个月内降至正常。然而,临床研究显示 Lorenzo 油并不能改变已出现的神经系统症状,特别是具有脑部症状的 X-ALD 患者的病程。因此在美国已停止应用。

3. **造血干细胞移植治疗** 造血干细胞移植是目前治疗病程早期的儿童脑型 X-ALD 最有效的方法。其机制尚不清楚,研究发现供体来源的细胞可进入患者的中枢神经系统,并逐渐替代了部分血管周围的小胶质细胞,推测由此改善了患者体内 VLCFAs 的代谢。国外对126 例接受骨髓或脐血干细胞移植治疗的患者进行了长达 18 年的随访研究,结果显示疾病早期接受干细胞移植治疗的儿童脑型患者,5年生存率 >92%,神经功能明显优于未接受治疗者。而病程晚期接受治疗的患者,5 年生存率仅有 45%,甚至低于未接受治疗组。因此,推荐病程早期、MRI 有受累、IQ>80、神经系统查体正常的脑型 X-ALD 患者接受造血干细胞移植治疗,而不建议疾病快速进展的中晚期患儿应用。此外,基于造血干细胞移植的风险,不建议对头颅 MRI 正常的无症状患者以及单纯肾上腺脊髓神经病型患者进行造血干细胞移植治疗。

4. **基因治疗** Lenti-D 基因治疗是将含有正常 *ABCD1* 基因的慢病毒载体转入患者自身的干细胞,协助产生具有正常功能的 ALD 蛋白,有效地降解 VLCFAs,抑制神经退行性变。多中心研究证实有肯定疗效,可用于儿童脑型患者病程早期的治疗。2021 年欧盟委员会(European Commission,EC)批准一次性基因治疗 Elivaldogene Autotemcel 用于治疗 18 岁以下、携带 *ABCD1* 基因致病性变异、无 HLA 匹配的同胞造血干细胞供体可用、早期脑型 ALD 患者。

5. **对症与支持治疗** 对症与支持治疗对于改善 X-ALD 患儿的生活质量非常重要。病程早期进行康复治疗,特殊教育。对有癫痫发作的患儿,行抗癫痫药物治疗。疾病晚期患儿常常进展至植物人状态,需加强对患儿的护理,通过鼻饲或胃造瘘提供足够的营养,必要时进行辅助通气支持。

➤ 附：X-ALD 的诊治流程图

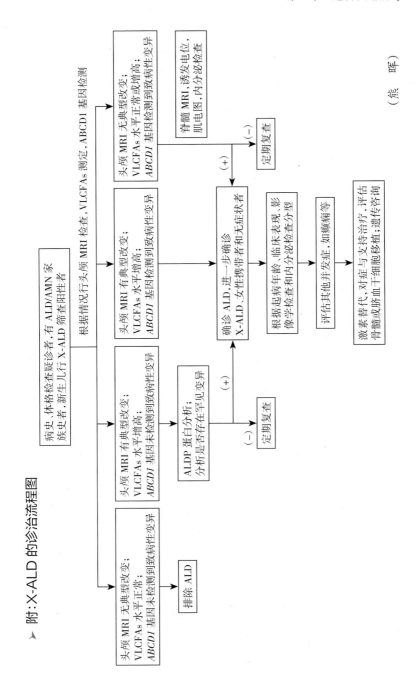

（熊 晖）

二、异染性脑白质病营养不良

【概述】

异染性脑白质营养不良（metachromatic leukodystrophy，MLD）是一种罕见的常染色体隐性遗传性脑白质病，发病率约为 1/100 000~1/40 000 活产婴儿，由芳基硫酸酯酶 A（arylsulfatase A，ARSA）缺陷所致，临床表现为进行性智力运动倒退。

MLD 属于溶酶体病，致病基因 *ARSA* 位于 22q13.3，含 8 个外显子，长 3.2kb，编码分子量为 53kD 的多肽。*ARSA* 致病性变异使 ARSA 催化活性减弱；ARSA 的激活还依赖于一种激活蛋白 Saposin B，*ARSA* 致病性变异导致其稳定性降低、功能丧失。ARSA 是分解脑硫脂（sulfatide）的关键酶，ARSA 和 Saposin B 缺陷均可导致溶酶体内脑硫脂降解障碍，使其在中枢神经系统、周围神经及其他脏器内蓄积，破坏少突胶质细胞和施万细胞，进而抑制髓鞘的形成、促进脱髓鞘，其他可能的致病机制还有髓鞘不稳定、神经鞘氨醇中毒等。

【诊断】

1. **临床表现和分型**　MLD 的临床表现及疾病进展速度存在个体差异，但几乎所有患者最终均会出现运动或认知功能倒退。根据发病年龄可分为三型：晚婴型（late-infantile onset）、青少年型（juvenile onset）及成人型（adult onset）。其中晚婴型最常见，占 50%~60%，其次为青少年型，占 20%~30%，成人型最少见，占 15%~20%。

（1）晚婴型 MLD：发病年龄多数为 6 个月 ~2 岁，但一些研究将 4 岁前发病的 MLD 均归为此型。患儿一般起病前发育正常，继而出现运动及认知方面的倒退。临床表现包括运动技能减退、步态异常、经常摔倒、共济失调和癫痫发作。疾病初期患儿肌张力减低，继而不能站立，口齿不清以及智力倒退，四肢出现肌张力增高及疼痛、伸性跖反射以及视神经萎缩。深腱反射有时会减弱或消失，提示存在周围神经病。一般在 5~6 年内进展至死亡，部分患者可超过 10 岁。

（2）青少年型 MLD：发病年龄为 4~16 岁。患者最初常因学习成绩下降和行为问题而引起家长的注意。4~6 岁发病（早发青少年型）

者可出现智力损害、行为异常、步态异常、共济失调、上运动神经元体征及周围神经病,可出现癫痫发作。多在发病后 6 年内进展至死亡。6~16 岁发病(晚发青少年型)者表现为行为改变和智力损害,进展较慢,多数可生存 10~20 年或更长时间。

(3) 成人型 MLD:起病年龄为 17 岁及以上,少数患者直至 40 岁或 50 岁才发病。临床症状存在较大差异。最初表现为性格改变,因酗酒、吸毒或情绪不稳常被诊断为精神分裂症或抑郁症。也有部分成人型 MLD 患者最初以神经系统症状起病而被诊断为多发性硬化或神经退行性疾病。癫痫也是其常见的临床表现。成人型 MLD 患者的病程变异较大,多数病程静止或进展缓慢。

2. 辅助检查

(1) ARSA 酶活性检测:是最为简易快速的检测手段,可采用外周血白细胞或培养的皮肤成纤维细胞等进行 ARSA 活性测定,典型患者酶活性低于正常对照 10%。ARSA 酶假性缺乏指表型正常而白细胞中 ARSA 酶活性水平降低,为正常对照的 5%~20%。仅靠生化检测很难区分 ARSA 酶真性缺乏和假性缺乏。

(2) 24 小时尿中脑硫酯含量测定:脑硫酯聚集于 MLD 患者的肾脏上皮细胞中,其脱落进入尿液中,采用薄层色谱法、高效液相色谱法或质谱分析技术测定,患者 24 小时尿中脑硫酯含量为正常对照的 10 至 100 倍。

(3) 电生理检查:多数患者的运动神经和感觉神经传导速度降低,部分患者脑电图可有慢波及癫痫波出现。

(4) 影像学检查:MLD 患者头颅 MRI 具有诊断性意义(图 3-8),显示对称性脑白质病灶,主要累及脑室周围和/或额叶,多数呈自前向后逐渐加重,T_1W 像呈稍低信号,T_2W 像呈高信号。早期皮质下 U 形纤维通常不受累。病程早期异常信号出现在侧脑室前后角处,以后病变进一步扩大,融合成片,向半卵圆中心发展,最后累及皮质下白质及小脑白质。另外,半卵圆中心的病变 T=W 像呈不均匀高信号,高信号区内有散在片状或点状低信号区,称"豹纹征"。胼胝体受累是另一重要征象,胼胝体膝部和压部同时受累,早期可仅胼胝体受累。

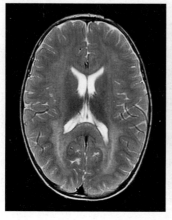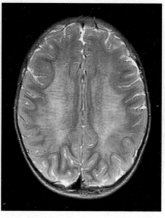

图 3-8　MLD 患者头颅 MRI

(5) 基因检测:是诊断的金指标,可提取外周血 DNA 进行 *ARSA* 基因突变分析。

(6) 其他:神经或脑组织活检测定异染性脂质沉积,患者周围神经中检测到异染性脂质沉积可诊断 MLD。部分患者胆囊超声见胆囊壁弥漫性增厚,乳头样强回声向管腔内生长,可致管腔闭合。

3. **诊断**　MLD 诊断需结合前述临床表现、实验室检查(肌电图和神经传导速度、头颅 MRI 以及脑电图等)与家族史综合判断,确诊需依靠酶学检测和基因分析。

【鉴别诊断】

1. **ARSA 酶假性缺乏**　当具有精神方面症状及神经系统倒退的患者存在 ARSA 酶缺乏时,ARSA 酶缺乏常被认为是其病因。然而,精神分裂症、抑郁症、吸毒、多发性硬化以及各种类型的痴呆可能并不是 ARSA 酶活性降低的临床表现。因此,应对 MLD 和 ARSA 酶假性缺乏进行鉴别。包括:①*ARSA* 基因检测;②24 小时尿中脑硫酯含量测定;③神经或脑组织活检,检测到异染性脂质沉积可诊断 MLD。

2. **多种硫酸酯酶缺乏症**　起病年龄多数为 1~4 岁,由于胱氨酸转化成甲酰甘氨酸受阻,导致多种硫酸酯酶缺乏,包括 ARSA、ARSB、ARSC 及艾杜糖硫酸酯酶等。其临床表现变异大,多数患者同时存在

MLD及黏多糖贮积症(mucopolysaccharidosis,MPS)的临床表现。病情较重者类似晚婴型MLD,有些在婴儿及儿童早期则表现类似MPS的面容及骨骼改变,而在儿童晚期则表现有似MLD的症状,最终疾病病程类似MLD脱髓鞘的临床表现。ARSC缺乏者皮肤常有鱼鳞病表现。*SUMF1*基因检测到致病性变异可确诊。

3. Saposin B 缺乏 糖酯结合蛋白SAP-B,是硫酸脑苷脂降解所需蛋白,其缺乏可引起MLD类似症状。其发病年龄存在变异,很少患者具有典型的临床表现。若患者存在MLD样症状,典型颅脑MRI表现,而ARSA酶活性正常,尿中脑硫酯含量增多,则提示可能存在SAP-B缺乏。此病的诊断主要依靠培养细胞降解硫酸脑苷脂受到抑制,免疫化学评估SAP-B含量或编码SAP-B的*ASAP*基因序列分析。

4. 其他白质脑病和溶酶体贮积症 MLD还需与其他进行性神经系统退行性疾病进行鉴别,主要包括Krabbe病、X连锁肾上腺脑白质营养不良、佩利措伊斯-梅茨巴赫病、亚历山大病、岩藻糖苷贮积症、卡纳万病(Canavan disease)和神经节苷脂贮积病等。MLD患者没有黏多糖贮积症的典型临床特征,包括矮身高、多发性成骨异常、面部粗糙、角膜浑浊、肝脾肿大、肺淤血和心脏病等。若在婴儿晚期出现发育落后,同时存在智力运动倒退,应尽早进行头颅MRI评估及分析。

【治疗】

1. 对症治疗 针对患者的症状进行对症处理,若有癫痫发作,可用抗癫痫药,若出现痉挛性瘫,可用肌肉松弛剂,若出现感染,进行抗感染治疗。

2. 造血干细胞移植 是目前唯一可治疗或改善MLD中枢神经系统症状的治疗方法,治疗前需进行详细咨询及寻找合适配型者。即使造血干细胞移植成功,在移植的细胞进入中枢神经系统前患者的病情仍可不断进展,因此尽早诊断,详细评估非常重要。由于其存在一定风险且长期疗效不明确,目前仍存在争议。

3. 酶替代治疗 近期开展的静脉输注重组人ASA的1/2期临床

试验,证实酶很难通过血脑屏障,中枢神经系统病变改善不明显,但是周围神经功能相对稳定,因此,有可能尝试鞘内注射给药。

4. 基因治疗 目前尚处于临床试验阶段。虽然此方法存在技术和伦理问题,但前景广阔,将是未来 MLD 的治疗方法。

➤ 附:MLD 的诊治流程图

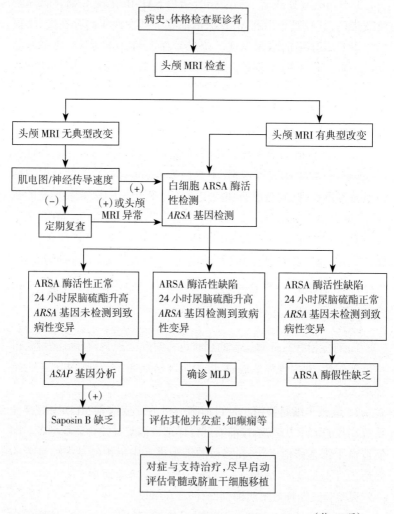

（熊　晖）

三、球形细胞脑白质营养不良

【概述】

球形细胞脑白质营养不良(globoid cell leukodystrophy,GLD)于1916年由丹麦神经病学家 Krabbe 首次描述,故也称为 Krabbe 病,是由溶酶体内半乳糖脑苷酯酶(galactocerebrosidase,GALC)缺陷引起的常染色体隐性遗传性白质脑病。美国患病率约为 1/100 000。

GALC 基因位于 14q31,含 17 个外显子,编码 GLAC。*GALC* 基因突变可使 GLAC 活性下降或缺陷,使得半乳糖鞘氨醇(半乳糖神经酰胺)在少突胶质细胞和施万细胞中毒性聚集,不能降解,因而导致中枢和外周神经系统出现广泛脱髓鞘,脑白质出现大量含有沉积物的球形细胞,最终导致中枢神经系统功能障碍。

【诊断】

1. **临床表现和分型** 根据发病年龄,GLD 可分为 4 型:婴儿型(2~12 月龄起病)、晚发婴儿型(12 月龄~3 岁起病)、少年型(3~8 岁起病)与成年型(8 岁以后起病)。婴儿型是最常见的类型,占总 GLD 患者的 85%~95%,患儿病程一般分为 4 个阶段:第 1 阶段表现为不明原因哭闹、烦躁易激惹、间歇性拇指内收、反复发热、发育迟缓、喂养困难、胃食管反流导致体重下降;第 2 阶段神经系统倒退快速进展,肌张力增高、角弓反张、腱反射消失、过度惊跳反应、视力减退、视神经萎缩和脑脊液蛋白增高;第 3 阶段为耗竭期,患儿逐渐进入植物人状态,体温、心率调节障碍,失明、耳聋、对外界失去反应;第 4阶段是终末期,表现为肌张力极度减低,缺乏主动运动,多在 2 岁前死亡。后三型(晚发婴儿型、少年型、成年型)统称为晚发型,仅占全部 GLD 患者的 10%。晚发型症状较轻,进展较慢,发病前可表现正常,起病症状可为运动发育落后或倒退、言语不清、四肢肌张力增高伴躯干肌张力减低、视力下降、智力倒退、周围神经病等,症状逐渐加重。

2. **辅助检查**

(1) GLAC 酶活性检测:是最为简易快速的检测手段,可采取外周血白细胞或培养的皮肤成纤维细胞等进行 GLAC 活性测定,典型患者酶活性低于正常对照 0~5%。需注意 GLAC 酶活性降低在正常人群中也存在,部分基因多态可导致 GLAC 酶活性降低 10%。

（2）影像学检查:是诊断 GLD 的重要辅助检查。最常见的头颅 MRI 特点为锥体束受累,在 T_2 像和 FLAIR 像呈高信号。脑白质受累明显,脑室周围和半卵圆中心区白质及深部灰质核团异常信号,晚期皮质下 U 型纤维可受累,并出现进行性、弥漫性、对称性脑萎缩（图 3-9）。头颅 CT 可见对称性的双侧丘脑、小脑、内囊后肢和脑干的高密度,严重时可累及半卵圆中心,随疾病进展逐渐加重。

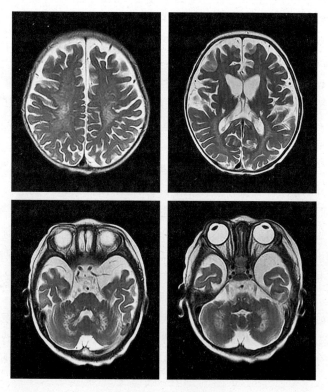

图 3-9 GLD 患者头颅 MRI

（3）电生理检查：脑电图发病初期可正常，随着病程进展逐渐变为异常，背景活动变慢、杂乱无章；肌电图可见运动神经传导速度降低，部分成年型 GLD 神经传导速度可正常。婴儿型 GLD 患儿的视觉诱发电位、听觉诱发电位、神经传导速度、脑电图均会出现异常。

（4）基因检测：是诊断的金指标，可提取外周血 DNA 进行 *GALC* 检测。

3. **诊断**　GLD 诊断需结合临床表现、实验室检查与家族史综合判断，确诊需依靠酶学检查和基因检测。婴儿型 GLD 预后不良，平均死亡年龄为 13 个月。晚发婴儿型多数在发病 2 年后死亡。少年型和成年型病程进展差异较大，预后相对较好。

【鉴别诊断】

应与其他遗传性白质脑病和溶酶体病进行鉴别，如 GM1 神经节苷脂贮积症、GM2 神经节苷脂贮积症、异染性脑白质营养不良等。通过临床表现、颅脑影像学、电生理检查、酶活性检测和分子基因检测，可做出诊断和鉴别。

【治疗】

目前尚没有针对 GLD 的确切有效的疗法，主要为对症支持治疗和舒缓治疗，部分症状前患儿进行造血干细胞移植治疗。

1. **对症支持治疗**　对于阶段 1、阶段 2 的婴儿型 Krabbe 病患者，仅能给予对症支持治疗，缓解患儿的激惹、痉挛状态。

2. **造血干细胞移植**（hematopoietic stem cell transplantation，HSCT）　对于症状前的婴儿及症状较轻的年长患者可进行 HSCT 治疗，文献报道 HSCT 治疗可提高、保留患者的认知功能，但仍会出现外周神经系统的进行性倒退。

3. **其他**　正在研究中的治疗方法包括基因治疗、酶替代疗法、神经干细胞移植、减少底物疗法以及化学伴侣疗法等，尚在研究阶段。

➤ 附:GLD 的诊治流程图

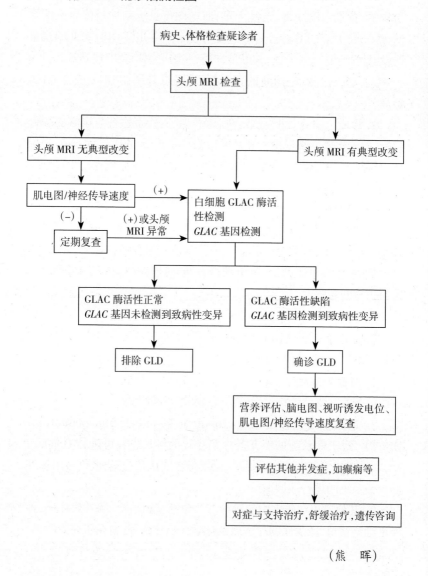

病史、体格检查疑诊者

↓

头颅 MRI 检查

头颅 MRI 无典型改变　　　头颅 MRI 有典型改变

肌电图/神经传导速度　(+)　白细胞 GLAC 酶活性检测 *GLAC* 基因检测

(−)　(+)或头颅 MRI 异常

定期复查

GLAC 酶活性正常 *GLAC* 基因未检测到致病性变异　　　GLAC 酶活性缺陷 *GLAC* 基因检测到致病性变异

排除 GLD　　　确诊 GLD

营养评估、脑电图、视听诱发电位、肌电图/神经传导速度复查

评估其他并发症,如癫痫等

对症与支持治疗,舒缓治疗,遗传咨询

（熊　晖）

参考文献

1. MOSER HW, MAHMOOD A, RAYMOND GV.X-linked adrenoleukodystrophy. Nat Clin Pract Neurol, 2007:140-151.

2. ENGELEN M, KEMP S, DE VISSER M, et al. X-linked adrenoleukodystrophy（X-ALD）:clinical presentation and guidelines for diagnosis, follow-up and management.Orphanet J Rare Dis, 2012, 7:51.

3. BRADBURY AM, REAM MA. Recent advancements in the diagnosis and treatment of leukodystrophies.Semin Pediatr Neurol, 2021, 37:100876.

4. GROESCHEL S, KÜHL JS, BLEY AE, et al. Long-term outcome of allogeneic hematopoietic stem cell transplantation in patients with juvenile metachromatic leukodystrophy compared with nontransplanted control patients.JAMA Neurol, 2016, 73:1133.

5. DALI C, GROESCHEL S, MOLDOVAN M, et al. Intravenous arylsulfatase a in metachromatic leukodystrophy:a phase 1/2 study. Ann Clin Transl Neurol, 2021, 8（1）:66-80.

6. BRADBURY AM, BAGEL JH, NGUYEN D, et al. Krabbe disease successfully treated via monotherapy of intrathecal gene therapy. J Clin Invest, 2020, 130（9）: 4906-4920.

第九节　脂类代谢缺陷

一、家族性高甘油三酯血症

【概述】

家族性高甘油三酯血症（familial hypertriglyceridemia, FHTG）又称Ⅳ型家族性血脂异常，是一种以肝脏过度产生极低密度脂蛋白（very low-density lipoproteins, VLDL），血中甘油三酯及 VLDL 升高，易导致胰腺炎为特征的疾病。临床上，FHTG 患者常表现为甘油三酯浓度轻度至中度升高，且常伴有其他并发症（肥胖、高血糖和高血压）。

目前 FHTG 的患病率不明。虽然 FHTG 通常被认为是常染色体显性遗传病,但大多数病例为多基因遗传。与 FHTG 有关的常见突变是脂蛋白脂肪酶(lipoprotein lipase,LPL)基因的杂合失活突变,从而导致 VLDL 核心内的甘油三酯无法水解,进而导致甘油三酯和 VLDL 积聚而产生一系列病理改变。另外胰岛素也是脂肪组织中 LPL 的有效激活剂,胰岛素抵抗会降低 LPL 活性,进一步加重血脂水平升高。LPL 基因变异的频率为 0.06%~20%。

【诊断】

1. **临床表现** 儿童期多数没有症状。发病年龄较晚,黄瘤罕见,常伴胰腺炎、肝肿大,可合并糖尿病和视网膜脂血症,心血管病变风险小。

2. **诊断标准** 参照儿童脂质异常血症诊治专家共识(2022),9 岁及以下儿童甘油三酯临界值为 0.84mmol/L(75mg/dl)~<1.12mmol/L(100mg/dl),≥1.12mmol/L 为高值;10 岁及以上儿童甘油三酯临界值为 1.01mmol/L(90mg/dl)~<1.46mmol/L(130mg/dl),≥1.46mmol/L 为高值。FHTG 患儿血甘油三酯水平多在 2.60~11.30mmol/L。

3. **基因诊断** 由于单核苷酸变异(single nucleotide variations,SNVs)和检测拷贝数变异(copy number variants,CNVs),都可能与 FHTG 的发病机制有关,因此使用针对 FHTG 的靶向下一代测序 panel 可用于解释破坏甘油三酯代谢途径中主要基因的不同变异类型,以及非编码多基因贡献者。

【鉴别诊断】

本病在临床表现上需与高胆固醇血症、弹力纤维假黄瘤病进行鉴别。同时需注意同 Fredrickson 分型中不同疾病,如家族性高乳糜微粒血症、家族性混合型高脂蛋白血症等鉴别,据血脂升高类型及分子诊断进行鉴别。

【治疗】

1. **生活方式** 只有一小部分 FHTG 患者(约 10%)需要特定的药物治疗来降低甘油三酯水平,在 FHTG 治疗中,改变生活方式至关重要。其中限制糖、脂摄入必不可少,并避免吸烟或被动吸烟。但膳食干预既要改善血脂异常,也要保证足够的营养摄入,不影响生长发育。同时,建议每周进行 2.5~5 小时的中等强度有氧运动。对于超重及肥胖患者,减肥为其首要目标,而对于糖尿病患者,则需实现良好的血糖控制。

2. **药物治疗** 研究报道贝特类、Omega-3 脂肪酸、烟酸可作为成人甘油三酯 >5.65mmol/L(500mg/dl) 的治疗药物,但均未推荐用于儿童。

3. **其他治疗** 对于严重病例,饮食等治疗疗效不佳患儿,可考虑血浆净化治疗等。

4. **并发症治疗** 当甘油三酯水平升至 500mg/dl 以上时,与胰腺炎风险增加直接相关。当数值超过 1 000mg/dl 时,有 5% 的胰腺炎风险,当数值超过 2 000mg/dl 时,胰腺炎风险翻倍。该类患者首先采用保守措施(禁食、静脉补液、镇痛),以及静脉注射胰岛素等方法。必要时可通过治疗性血浆置换(TPE)体外清除血浆,并通过等量新鲜血浆或白蛋白代替。

➤ 附:家族性高甘油三酯血症诊治流程图

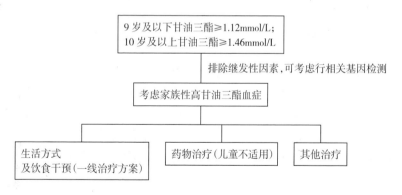

二、家族性高胆固醇血症

【概述】

家族性高胆固醇血症(familial hypercholesterolemia,FH)是世界范围内最常见的常染色体显性遗传病,包括杂合子家族性高胆固醇血

症（heterozygous familial hypercholesterolemia，HeFH）和纯合子家族性
高胆固醇血症（homozygous familial hypercholesterolemia，HoFH），临床
以低密度脂蛋白胆固醇（low-density lipoprotein cholesterol，LDL-C）升
高、外周组织黄色瘤、动脉粥样硬化及早发冠心病为主要特征。

经典 FH 为常染色体（共）显性模式，也有报道 *LDLR* 基因隐性
遗传的，存在纯合子、杂合子、复合杂合子、双杂合子等。HeFH 在普
通人群中的发病率是 1/200~1/500，少数人群中 HeFH 患病率可达
1/100，HoFH 发病率约为 1/160 000~1/1 000 000。

【病因】

FH 的遗传学病因是脂代谢相关基因的突变，其主要致病基因包
括：*APOB*（载脂蛋白 B）、*LDLR*（低密度脂蛋白受体）、*PCSK9*（前蛋白转
化酶枯草溶菌素 9）、*LDLRAP1*（低密度脂蛋白受体衔接蛋白 1）等。

其中 *LDLR* 基因突变最为常见，该基因发生突变直接导致低密度
脂蛋白受体（low density lipoprotein receptor，LDLR）功能受损或缺失；
APOB 为 LDLR 的主要配体，*APOB* 基因发生突变将导致 LDLR 不能
与血清中 LDL 正常结合；*PCSK9* 突变可导致 LDLR 的过度降解以及
肝细胞内胆固醇的加速合成；*LDLRAP1* 是 LDLR 衔接蛋白，该基因发
生突变会导致肝摄取及运载 LDL 发生障碍，以上四种基因突变均可
导致 FH 患者血浆 LDL 清除力降低或丧失，LDL-C 水平显著升高从而
出现一系列临床表现。临床上怀疑诊断 AS 患儿，需进行致病突变检
测（表 3-8）

表 3-8 FH 相关致病基因及检测方法

基因	比例	基因测序	CMA
APOB	1%~5%	>99%	1 例
LDLR	60%~80%	>90%	2.5%~10%
PSCK9	0~3%	约 100%	未报道
LDLRAP1	极罕见	NA	NA
未知	20%~40%	NA	NA

【诊断】

1. **临床表现** 多数患者无任何症状和异常体征。FH 患者暴露在极高水平的 LDL-C 中，全身多处出现黄色瘤并有角膜环(角膜缘见弧形灰白浑浊老年环)。

FH 的主要特征是加速动脉粥样硬化，常累及主动脉瓣和主动脉根部，引起相应部位出现钙化及狭窄，主动脉瓣区可闻及心脏杂音，冠心病等心血管并发症发生率为正常人群的 100 倍，有些在儿童期和青春期即可发病，严重患者早在 2 岁血管造影即可显示冠状动脉狭窄。通常 HoFH 表现严重，HeFH 较轻，但双杂合 FH 也可表现严重。

2. **诊断标准**

(1) 临床筛查与早期诊断:临床筛查可局限于某些重点人群的选择性筛查，促进 FH 患者早期诊断和早期治疗，建议符合下列任意 1 项者要进入 FH 的筛查流程:①早发 ASCVD(男性 <55 岁或女性 <65 岁即发生 ASCVD);②成人血清 LDL-C≥3.8mmol/L(146.7mg/dl)，儿童血清 LDL-C≥2.9mmol/L(112.7mg/dl)，且能除外继发性高脂血症者;③有皮肤/肌腱黄色瘤或脂性角膜弓(<45 岁);④一级亲属中有上述 3 种情况。

儿童时期的诊断能够及早启动预防措施，降低严重的心血管动脉粥样硬化表现的风险。然而，基于人群的 FH 筛查项目很少。一旦发现 FH 患者，应尽可能开展针对 FH 患者一级亲属的级联式筛查。

结合中国人群血 LDL-C 水平与 FH 特点，借鉴国外经验，我国专家制定《家族性高胆固醇血症筛查与诊治中国专家共识》，指出我国儿童 FH 的诊断标准为:未治疗的血 LDL-C 水平≥3.6mmol/L 且一级亲属中有 FH 患者或早发 ASCVD 患者。

(2) 基因诊断:2015 年美国心脏协会提出在临床诊断标准的前提下，基因检测是 FH 诊断的"金标准"，需检测的基因包含 *LDL-R*、*ApoB* 或 *PCSK9* 基因等。

【鉴别诊断】

FH 患儿因临床表现类似，需与 27-羟化酶缺乏症、Ⅲ型高脂蛋白血症、谷固醇血症、脂蛋白 a 极度升高等疾病鉴别，可根据血脂水平检测及分子诊断进行鉴别。

FH 患儿因实验室检查结果类似,需与继发于肥胖等的高胆固醇血症、家族性复合性高胆固醇血症鉴别,依据血脂升高类型及分子诊断进行鉴别。

【治疗】

1. 至今没有治愈 FH 的方法。

2. 生活方式改变,包括饮食及运动。

3. 药物治疗 药物方面,指南建议以高强度可耐受剂量他汀类药物为降脂起始治疗,逐步联合依折麦布、胆酸螯合剂、普罗布考、烟酸等其他类型降脂药物,进而联合 PCSK9 单克隆抗体抑制药等靶向药物。欧洲儿童期 FH 管理指南建议从 8 岁开始考虑他汀类药物的使用,如果可能的话,LDL-C 应降低到 3.5mmol/L 以下。

4. 血浆净化或肝移植。

5. 可能的基因治疗。

6. 积极预防心血管并发症。

7. 家庭遗传咨询 不同基因型再发的风险不同,根据其基因型进行相关的遗传咨询。因 HeFH 和 HoFH 都是常染色体(共)显性遗传方式,具有家族聚集性。对于 HeFH,如果先证者父母一方受影响或具有致病突变,其同胞再发风险是 50%。如果先证者父母双方都受到影响或具有致病突变,其同胞患 HeFH 的风险是 50%,患 HoFH 的风险为 25%。如果先证者父母未受影响或未有致病突变,但因存在外显不全或生殖细胞嵌合的可能,其患病风险依然高于普通人群。对于 HoFH,其同胞患有 HeFH 的风险为 50%,患 HoFH 的风险为 25%。此外,*LDLRAP1* 基因遗传方式仍存在怀疑,且还有部分 FH 分子机制未知,则风险未知。

8. 预后 患儿 LDL-C 浓度决定其心血管疾病风险。此外,*LDLR*、*APOB* 或 *PSCK9* 基因突变本身也会增加心血管风险。LDL-C 浓度 >4.9mmol/L 并被基因诊断为家族性高胆固醇血症的患儿,患心血管疾病的风险较 LDL-C<3.4mmol/L 且无突变的对照组患儿相比增加了 22 倍。

➤ 附1:家族性高胆固醇血症筛查与诊断流程

> 筛查对象:
> (1) 早发 ASCVD(男性 <55 岁或女性 <65 岁即发生 ASCVD);
> (2) 成人血清 LDL-C≥3.8 mmol/L(146.7mg/dl),儿童血清 LDL-C≥2.9mmol/L(112.7mg/dl),且能除外继发性高脂血症者;
> (3) 有皮肤/腱黄素瘤或脂性角膜弓(<45 岁);
> (4) 一级亲属中有上述 3 种情况

> 诊断标准:
> 成人符合下列 3 条中 2 条:
> ①未经治疗的血清 LDL-C 水平≥4.7mmol/L;②皮肤/腱黄色瘤或脂性角膜弓;③一级亲属中有 FH 或照发 ASCVD 患者。
> 儿童 FH 的诊断标准为:
> 未治疗的血 LDL-C 水平≥3.6mmol/L 且一级亲属中有 FH 患者或早发 ASCVD 患者

临床诊断 FH

➤ 附2:家族性高胆固醇血症治疗流程图

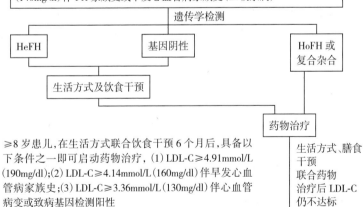

连续 2 次检测空腹 LDL-C≥4.91mmol/L(190mg/dl)或 LDL-C≥3.62mmol/L(140mg/dl)伴 FH 家族史或早发心血管病家族史(二级亲属)

遗传学检测

HeFH　　　基因阴性　　　HoFH 或复合杂合

生活方式及饮食干预

药物治疗

≥8 岁患儿,在生活方式联合饮食干预 6 个月后,具备以下条件之一即可启动药物治疗,(1) LDL-C≥4.91mmol/L(190mg/dl);(2) LDL-C≥4.14mmol/L(160mg/dl)伴早发心血管病家族史;(3) LDL-C≥3.36mmol/L(130mg/dl)伴心血管病变或致病基因检测阳性

生活方式、膳食干预联合药物治疗后 LDL-C 仍不达标

其他治疗

三、谷固醇血症

【概述】

谷固醇血症(sitosterolemia)又称植物固醇血症,是一种常染色体

隐性遗传性的、罕见的植物固醇代谢障碍类疾病。Bhattacharyya 和 Connor 于 1974 年首次报道该病。

胆固醇和植物固醇经食物中摄入后，在肠腔通过固醇吸收转运蛋白（NPC1L1）被吸收。固醇被肠道细胞吸收后，约 50%~60% 的胆固醇被胆固醇酰基转移酶2酯化并被包裹在乳糜微粒中，进而转运到肝脏，未酯化的胆固醇或植物固醇通过固醇外排转运蛋白 1（*ABCG5* 基因编码）及固醇外排转运蛋白 2（*ABCG8* 基因编码）泵送回肠腔。植物固醇在肠道吸收效率很低（小于 5%），因此血液中植物固醇的含量很低。

谷固醇血症致病基因为三磷酸腺苷结合盒超家族 G 亚家族中的 *ABCG5* 基因和 *ABCG8* 基因，分别编码 sterolin-1 蛋白和 sterolin-2 蛋白，两者特异性表达于肝脏、小肠和胆囊的上皮组织中，发挥其抑制植物固醇在肠道的吸收，促进植物固醇通过胆汁排泄的作用。*ABCG5* 或 *ABCG8* 任一基因发生变异，均可导致植物固醇代谢障碍，患者血中植物固醇含量显著升高（主要包括菜油固醇、豆固醇、谷固醇等），通常可高出正常值的 30~100 倍，总胆固醇升高，临床表现主要包括皮肤线形或结节状黄色瘤、早发型动脉粥样硬化、关节炎。植物固醇作用于红细胞，可增加红细胞膜的通透性，导致其流动性下降，并可出现口形红细胞等异型红细胞，容易引发溶血。植物固醇作用于巨核细胞，可渗透血小板膜导致血小板聚集功能障碍，导致大或巨大血小板增多、血小板减少。

【诊断】

1. **临床表现**　谷固醇血症患者临床表现异质性明显，有的纯合子突变的患者几乎完全没有症状，而一些患者表现为严重的高脂血症导致早发动脉粥样硬化，甚至早发心肌梗死导致死亡。

（1）黄色瘤：肌腱黄色瘤和结节性黄色瘤是谷固醇血症的主要临床表现，通常出现年龄较早。黄色瘤一般位于四肢伸侧如跟腱、指/趾伸肌腱、肘部和膝盖等处。谷固醇血症患者经控制饮食中固醇的摄入后，黄色瘤可能消退或完全消失。

（2）动脉粥样硬化性心血管疾病：谷固醇血症患者发展为早发性动脉粥样硬化导致心源性猝死的年龄较小，冠状动脉斑块破裂和血栓形成是急性心肌梗死和心源性猝死的主要原因。

（3）**血液系统表现**：口形红细胞溶血、巨血小板减少症是谷固醇血症的特征性血液学表现,通常伴有脾大和异常出血。

(4) 其他表现:谷固醇血症患者的植物固醇在肝脏积累可能导致肝功能障碍,具体机制不详。尚有报道以关节炎或关节痛为表现的患者。

2. 诊断标准

(1) 生化诊断:谷固醇血症患者血植物固醇及胆固醇升高,进行常规生化检查时血总胆固醇及低密度脂蛋白常常明显升高。常规的实验室方法无法区分植物固醇和胆固醇,可以通过气相色谱法或高效液相色谱法检测血固醇谱,谷固醇血症患者血谷固醇、菜油固醇及豆固醇等植物固醇均升高,以谷固醇升高最为显著。

(2) 基因诊断:可以通过基因检测,发现 *ABCG5* 和 *ABCG8* 基因突变。*ABCG5* 和 *ABCG8* 基因串联定位于染色体 2p21。亚洲人群以 *ABCG5* 基因突变为主,欧美人群以 *ABCG8* 突变更为常见。

【鉴别诊断】

1. 家族性高胆固醇血症(familial hypercholesterolemia,FH)　FH 是一种罕见的常染色体显性遗传性疾病,具有家族遗传性,临床特点是高胆固醇血症、特征性黄色瘤、早发心血管疾病家族史,FH 是儿童最常见的遗传性高脂血症。辅助检查提示低密度脂蛋白异常升高,甘油三酯正常。基因检测是 FH 诊断的金标准,常见的有 *LDLR*、*ApoB*、*PCSK9*、*LDLRAP1* 基因突变。

2. 脑腱黄瘤病(cerebrotendinous xanthomatosis,CTX)　是一类常染色体隐性遗传,先天脂质代谢异常疾病,由于 *CYP27A1* 基因突变引起,婴幼儿慢性腹泻是最早发生的症状,但容易被忽略,多数患者首发症状是幼年期(10 岁前)的白内障,在青春期或成年早期患者的肌腱及其他组织会出现黄色肿块(脂肪沉积),成年期会出现进行性神经功能障碍和骨密度流失伴骨折易感。

3. Alagille 综合征　一种常染色体显性遗传,表现为生后 3 个月内发生轻度黄疸、肝内胆汁淤积,可伴有严重瘙痒、特殊面容、先天性心脏病。生化检查提示胆固醇升高明显,转氨酶正常。常见致病基因突变有 *JAG1*、*NOTCH2*。

【治疗】

1. 饮食治疗　谷固醇血症患者应严格限制植物固醇的摄入,常见的富含植物固醇的食物包括植物油、小麦胚芽、坚果、人造黄油、巧克力等,还应避免食用贝类和藻类。谷固醇血症患者常伴有胆固醇的升高,因此也需要适当限制胆固醇的摄入。

2. **药物治疗** 药物治疗包括胆固醇吸收抑制剂如依泽替米贝,或胆汁酸螯合剂如考来烯胺。依泽替米贝通过靶向抑制 NPC1L1 从而抑制肠道胆固醇的吸收,被认为是目前治疗谷固醇血症最有效的药物,且不良反应小。通常不主张对 10 岁以下儿童使用依泽替米贝治疗。考来烯胺可抑制回肠重吸收胆汁酸,破坏胆汁酸的肝肠循环,减少植物固醇及动物固醇在肠道的吸收,主要的副作用为消化道反应。谷固醇血症患者通常对他汀类药物没有反应,因为他汀类药物作用机制是通过竞争性抑制 HMG-CoA 还原酶,但谷固醇血症患者体内 HMG-CoA 还原酶已经被最大化抑制,无法通过他汀类药物进一步上调 LDL 受体表达。

3. **手术治疗** 回肠旁路手术可以减少胆汁酸重吸收,接受部分或完全回肠旁路手术的谷固醇血症患者血浆植物固醇水平可下降至少 50% 左右。出现肝硬化并发症的患者接受肝移植手术后,高谷固醇血症的情况也能得到明显改善。

➤ **附:谷固醇血症诊断流程图**

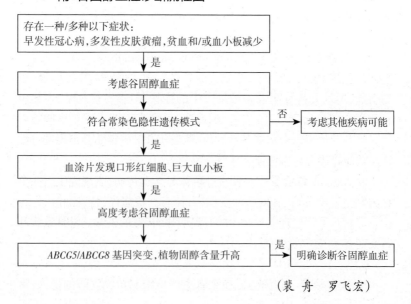

（裴 舟 罗飞宏）

参考文献

1. 中华医学会儿科学分会罕见病学组,中华医学会儿科学分会心血管学组,中华医学会儿科学分会儿童保健学组,等. 儿童脂质异常血症诊治专家共识(2022). 中华儿科杂志,2022,60(7):633-639.

2. SIMYA V. 高甘油三酯血症的管理. 英国医学杂志中文版,2021(5):272-286.

3. PARHOFER KG,LAUFS U.The diagnosis and treatment of hypertriglyceridemia. Dtsch Arztebl Int,2019,116(49):825-832.

4. WILLIAMS K,SEGARD A,GRAF GA. Sitosterolemia:twenty years of discovery of the function of ABCG5ABCG8. Int J Mol Sci,2021,22(5).

5. HUANG D,ZHOU Q,CHAO YQ,et al. Clinical features and genetic analysis of childhood sitosterolemia:two case reports and literature review. Medicine (Baltimore),2019,98(15):e15013.

6. STURM AC,KNOWLES JW,GIDDING SS,et al. Clinical genetic testing for familial hypercholesterolemia:jacc scientific expert panel. J Am Coll Cardiol,2018,72(6):662-680.

7. FOODY JM,VISHWANATH R. Familial hypercholesterolemia/autosomal dominant hypercholesterolemia:molecular defects,the LDL-C continuum,and gradients of phenotypic severity. J Clin Lipidol,2016,10(4):970-986.

8. 中华医学会心血管病学分会动脉粥样硬化及冠心病学组,《中华心血管病杂志》编辑委员会. 家族性高胆固醇血症筛查与诊治中国专家共识. 中华心血管病杂志,2018,46(2):99-103.

9. WIEGMAN A,GIDDING SS,WATTS GF,et al. Familial hypercholesterolaemia in children and adolescents:gaining decades of life by optimizing detection and treatment. Eur Heart J,2015,36(36):2425-2437.

10. REIJMAN MD,KUSTERS DM,WIEGMAN A. Advances in familial hypercholesterolaemia in children. Lancet Child Adolesc Health,2021,5(9):652-661.

11. 裴舟,吴梦圆,吴冰冰,等. 谷固醇血症的临床特征及生化和基因诊断. 发育医学电子杂志,2021,9(5):329-334.

12. 郑婉祺,李秀珍.谷固醇血症的诊治进展.国际儿科学杂志,2019,46(10): 760-763.

13. ZEIN AA, KAUR R, HUSSEIN TOK, et al. ABCG5/G8: a structural view to pathophysiology of the hepatobiliary cholesterol secretion. Biochem Soc Trans, 2019,47(5):1259-1268.

第十节　线 粒 体 病

一、一般线粒体病

【概述】

线粒体病(mitochondrialdisorders)是最常见的一组遗传代谢异常,是由于线粒体内能量合成障碍及线粒体自身数量及功能异常所致,可分为原发性线粒体病和继发性线粒体病。

【病因】

由于线粒体功能受线粒体基因或核基因调控,因此双基因组突变均可以导致该病的发生,遗传方式可以呈常染色体显性、常染色体隐性、X连锁、母系遗传或者散发性发病。Skladal等报道两组基因突变导致的遗传性线粒体病的发病率高达1/5 000活产儿。Lamont等发现大部分线粒体病患儿为核DNA(nuclearDNA,nDNA)突变所致。由线粒体DNA(mitochondrial DNA,mtDNA)和nDNA变异导致的线粒体氧化磷酸化、呼吸链传递障碍能量合成异常是线粒体病最常见的原因,包括线粒体呼吸链功能障碍、丙酮酸代谢障碍、三羧酸循环障碍、脂肪酸氧化障碍和肌酸代谢障碍,因核基因变异导致的线粒体DNA合成障碍及线粒体DNA耗竭也是线粒体病的重要病理机制。

【临床表现】

线粒体病患者临床表现复杂多样,呈现"任何年龄均可起病、任何系统均可受累"的特点,病死率、致残率很高,其中80%在3岁以下死亡。线粒体病患者的共同临床表现可归为下列几方面:①中枢神经系统损害:精神发育迟滞、心理障碍、精神障碍、焦虑、痫性发作、认知障碍、共济失调、偏头痛、脊髓病、急性偏盲、失语等卒中样表现；②骨骼肌损害：运动不耐受、肌无力和骨骼肌溶解、肌阵挛、肌张力障碍等；③心脏损害：心肌病及心率失常；④眼损害：眼外肌受损导致眼球活动受限或眼睑下垂、皮层盲、色素性视网膜病、视神经病、白内障；⑤听力损害：听神经损伤，感音神经性听力丧失；⑥周围神经损害：感觉神经病和交感神经病；⑦内分泌异常：身材矮小、糖尿病、甲状腺功能低下、皮质功能异常、乳酸酸中毒；⑧肝损害：肝脏衰竭、肝功异常、肝硬化等；⑨血液系统异常，相对少见，缺铁性贫血、白细胞减少、血小板减少；⑩免疫功能下降：反复感染、败血症、低丙种球蛋白血症、低疫苗抗体滴度；⑪胃肠损害：吞咽困难、假性肠梗阻、便秘、肠蠕动减慢；⑫肾小管病变、肾功能不全；⑬肺损害：呼吸功能不全，误吸，分泌物多、反复呼吸道感染；⑭其他：关节挛缩、脊柱侧弯、髋关节脱位、低氧不耐受、易疲劳等。

虽然线粒体病的临床表现如此繁杂多样，但最常见的线粒体病亚型因为都有其特定器官受累的症状组合，而成为其核心症状以及临床命名的依据。如 LHON 的视神经病、MERRF 的肌阵挛性癫痫、MELAS、CPEO、NARP、KSS 的进行性眼外肌瘫痪加视网膜色素变性和心脏传导阻滞等。有时两种综合征可能在一个患者身上叠加出现，如KSS 叠加 MELAS 或 MERRF 综合征，PEO 叠加 MERRF，以及 MELAS叠加 MERRF 综合征等。20% 的患者具有临床综合征的表现。

【诊断】

线粒体病的诊断需要对患者临床表现、家族史、确凿的线粒体疾病病理和基因突变依据进行综合分析而获得。辅助检查中某一项的阴性结果，都不能完全排除线粒体疾病。

1. **临床症状**　线粒体病的临床表现呈明显的异质性和复杂多样性，症状的不同组合为诊断提供重要线索，如单纯视神经萎缩多出现在 LHON。同时也应当注意有些常见的线索，如出现共济失调、癫痫发作和肌阵挛提示 MERRF 综合征，出现偏头痛样发作、反复的癫痫和卒中样发作提示 MELAS 综合征，渐进性眼外肌瘫痪多出现在 CPEO，而同时合并视网膜色素变性、心脏传导阻滞等症状可以出现在不同线粒体病,如痴呆、周围神经病、身材矮小、糖尿病、多发对称的脂肪瘤、乳酸酸中毒等。其他器官或系统的功能障碍也不少见,包括铁粒幼细胞贫血、肾小管缺陷、甲状腺功能减退、肝病、心肌病、假性肠梗阻等。对于一些无明显病因的孤立临床表现,如痴呆、肌无力、癫痫、神经性耳聋、偏头痛伴卒中、身材矮小、肌阵挛性癫痫及心肌病,也应及时考虑到线粒体疾病的可能,其中糖尿病为早期起病的 MELAS 和 MERRF 疾病的重要标志之一。在怀疑线粒体疾病时,家族史的调查非常重要。应询问家族中有无新生儿死亡、原因不明的癫痫以及上述渐进的神经系统障碍,家族中发现不明原因的耳聋或糖尿病患者也应怀疑线粒体疾病的可能。当出现症状的患者表明为母系遗传时,应怀疑到线粒体疾病的诊断。当然,部分线粒体病因核基因缺陷所致,所以也有家庭是孟德尔遗传模式。

随着诊断水平的提高,我国线粒体病的诊断率逐渐提高,国内报道了多种不同年龄发病、不同表型的线粒体病。虽然相关检查繁多,但仍难以找到一个特异性指标诊断或排除线粒体病,目前国内外尚无公认的诊断标准或评分系统。

2. **生化检测** 当临床呈现线粒体相关症状时,需要进行相关的生化检查,如血常规、肌酸激酶、肝功能、乳酸及丙酮酸、氨基酸、脂酰肉碱、尿有机酸定性及定量分析。

(1)肌酶谱检查:肌酸激酶和尿酸升高多见于线粒体肌病(细胞色素 B 和胸腺嘧啶激酶 2 缺乏)和线粒体脂肪酸氧化异常。

(2)血清及脑脊液乳酸/丙酮酸测定:某些婴儿线粒体病的首发表现就是乳酸酸中毒或酮症昏迷。Leigh 综合征和 MELAS 患者的乳酸升高尤其明显。血液和脑脊液中乳酸浓度(>3mmol/L)或乳酸比丙酮酸的比值升高,提示呼吸链功能异常,敏感性为 34%~62%,特异性为 100%。出现神经症状时,脑脊液乳酸升高是线粒体病诊断的有价值生物标志物。当丙酮酸脱氢酶及丙酮酸羧化酶缺陷时出现丙酮酸升高。

(3)氨基酸、脂酰肉碱、尿有机酸分析:氨基酸(丙氨酸、甘氨酸、脯氨酸、苏氨酸)升高见于呼吸链氧化还原异常;肉碱是清除线粒体中有毒的酯化辅酶 A 残基及重建辅酶 A 的关键受体,游离肉碱和酰基肉碱谱异常见于原发及继发性脂肪酸氧化障碍;尿有机酸异常(甲基戊烯二酸、双羧酸、2-氧乙二酸、2-氨基脂肪酸、甲基丙二酸升高)见于线粒体肾小管病变。

(4) 全血细胞检测:原发及继发性线粒体病可见巨幼红细胞性贫血、铁幼粒细胞性贫血、白细胞血小板减少。

(5) 肝功能测定:转氨酶升高,白蛋白降低见于线粒体 DNA 耗竭综合征。

(6) 脑脊液叶酸测定:甲基四氢叶酸水平降低见于 Kearns-Sayre 综合征(KSS),脑脊液叶酸水平减低见于线粒体 DNA 耗竭综合征、线粒体呼吸链复合酶 I 缺乏和由于叶酸受体 1 基因变异导致的原发性叶酸缺乏。

3. **电生理检查**

(1) 肌电图检查可以发现肌肉有无肌源性损害或神经源性损害。神经传导速度检查有助于发现亚临床的周围神经损害,在儿童患者中应当成为常规检查。在 MNGIE 患者中可以发现混合性损害。

(2) 诱发电位检查对各种脑病综合征的病变部位有辅助诊断价值,听力图检查可显示神经性耳聋。

(3) 脑电图对线粒体脑病伴癫痫样发作有意义,以皮质损害为主的 MELAS、MERRF、Alpers 病不仅有弥散性全脑异常脑电图,也可有局灶性改变。Leigh 病、KSS 和门克斯病的脑电图变化相对较轻。

(4) 心电图在 KSS 综合征和母系遗传性成年期发病的肌病及心肌病患者中常有阳性发现。在 MNGIE 患者中也可以发现心电图异常。

4. **影像学检查** 脑 CT、MRI 的某些特征性发现对线粒体病的临床诊断有辅助作用,如 MELAS、Leigh 和 KSS 综合征可见相应的特征性影像学改变。头颅影像学检查对 MELAS 的诊断有非常重要的价值,脑 CT 常可见双侧基底节区对称钙化。在 MELAS 的卒中样发作期,头颅 MRI 可显示脑内的病灶多位于顶、枕、颞叶等脑后部区域。随着病程的演变,病灶常表现为进展性、可逆性和游走性。在发作急性期,病灶可以向周围扩大,或者从一个脑叶转移发展到其他脑叶;在亚急性期,皮层肿胀逐渐消退;慢性期,病灶可以完全消失,遗留不同程度的皮层萎缩。头 MRA 显示脑血管无狭窄或闭塞。Leigh 病的 MRI 典型表现为双侧对称性的基底节和脑干的长 T1、长 T2 信号,尤以壳核为著。脑白质也可受累。MNGIE 的头颅 MRI 检查证实脑白质营养不良改变。磁共振波谱(MRS)分析如果检测到病灶区或脑脊液的乳酸峰增高,对本病诊断也有重要提示价值。

5. **肌肉活体检查**　随着基因检测的发展,优先使用组织生化检测诊断线粒体病的需求减少,但是选择性组织生化检测仍然是重要的手段,特别是存在线粒体异质性变异时。

(1)光镜检查:主要改变是出现破碎样红纤维(RRF)、琥珀酸脱氢酶深染的不整边蓝染肌纤维、COX 染色可见细胞色素 c 氧化酶缺乏肌纤维。一般与 mtDNA 缺失、丢失及 tRNA 基因点突变相关的疾病(如 KSS、MELAS、MERRF)常伴 RRF,而与 mtDNA 蛋白编码基因点突变相关的疾病(如 Leigh 综合征和 LHON)常不伴 RRF。此外,随着年龄增加可以出现骨骼肌内线粒体增生。所以,年龄 >50 岁时 RRF>2%、COX 阴性肌纤维 >5% 才有诊断意义。线粒体代谢障碍可能是其他疾病的继发改变,如肌营养不良、包涵体肌炎和运动神经元病也可见少量 RRF 和 COX 阴性肌纤维。

(2)电镜检查:可见肌膜下和肌原纤维间大量异常线粒体堆积,形态大小不一,线粒体嵴变平或延长,旋绕成同心圆状,线粒体内出现嗜锇小体及类结晶样包涵体。发现大量脂滴或糖原颗粒堆积对诊断有重要价值,用免疫(胶体金标记抗体)技术可检出酶复合体缺陷部位。

6. **肝组织活检**　儿童线粒体病常伴有肝脏结构和功能异常,肝活检可见组织学及超微结构的异常,比如脂肪变性、胆汁淤积、纤维化、肿大的线粒体脊聚集。当出现不明原因肝细胞胆汁淤积时建议常规进行肝组织超微结构分析。

7. **线粒体功能检测**　从新鲜的肌标本、培养的成纤维细胞、外周血白细胞分离线粒体,测定氧化磷酸化酶过程中各种酶复合体活性,复合物蛋白含量、辅酶 Q10 水平也是协助诊断本病的重要依据。

8. 分子遗传学检查 当临床怀疑线粒体病时,进行基因突变分析是诊断线粒体病的可靠依据,并提供疾病分类的证据。

(1) 新一代测序(next-generation sequencing,NGS)已经成为优先的一线的检测方法,包括核基因突变检测、mtDNA 突变检测和线粒体异质性分析。可以使用外周血、尿中脱落肾上皮细胞、受累组织细胞作为样本,同时检测核基因及线粒体基因的点突变、片段缺失、mtDNA 拷贝数变异、线粒体基因异质性(低至 1%~2% 变异)分析,替代原有的致病性点突变检测。

(2) 当患者高度怀疑线粒体病时,如果血样本检测 mtDNA 变异为阴性结果时,应使用另外一种组织进行 mtDNA 分析,以避免组织特异性变异或者线粒体 DNA 变异在血中低异质性的存在。

(3) 线粒体 DNA 异质性分析:使用尿中脱落上皮细胞比血样本会提高阳性率和准确率,特别是针对 m.3243A>G 变异导致的 MELAS 病例。

(4) 怀疑线粒体病时,NGS 技术可以覆盖核基因变异和 mtDNA 缺失和重复变异;mtDNA 拷贝数变异分析优选应用实时定量 PCR 技术。

9. 线粒体病的诊断评分 Walker 等和 Bernier 等曾修订线粒体病的诊断标准,诊断依据包括临床表现、组织学、酶学、生物化学和分子生物学检查。根据诊断依据的多寡,分为疑诊、拟诊和确诊病例。

Morava 等修订的线粒体病标准评分系统(表 3-9)包括临床表型、代谢/影像学以及形态学检查,根据临床表现分为肌肉、中枢神经系统和多系统症状。破碎红/蓝纤维、COX 阴性纤维、COX 染色降低,每项为 4 分,血液乳酸升高、丙氨酸升高、脑脊液乳酸升高、脑脊液丙氨酸升高、尿三碳酸盐排泄、MRI 为 Leigh 综合征改变、SDH 阳性血管和电镜下线粒体异常,每项为 2 分,其他项异常均为 1 分。各项评分相加,8~12 分为确诊,5~7 分为拟诊,2~4 分为可能线粒体病,1 分则排除线粒体病。

表 3-9 线粒体病评分系统

项目	内容
Ⅰ 临床表现(最高 4 分)	
肌肉系统(最高 2 分)	眼外肌麻痹、面肌病运动不耐受、肌无力、横纹肌溶解、肌电图异常
中枢神经系统(最高 2 分)	发育迟滞、技能丧失、卒中样发作、偏头痛、抽搐、肌阵挛、皮质盲、锥体束征、锥体外系征、脑干受累
多系统症状(最高 3 分)	血液系统、胃肠系统、内分泌系统、心脏、肾脏、视力、听力、神经病变、复发、家族史
Ⅱ 代谢/影像学(最高 4 分)	血乳酸升高、乳酸/丙酮酸升高、丙氨酸升高、脑脊液乳酸升高、蛋白升高、丙氨酸升高、尿三碳酸盐排泄、乙基丙二酸尿症。MRI 示卒中样改变、Leigh 综合样改变、MRS 乳酸峰
Ⅲ 形态学(最高 4 分)	破碎红/蓝纤维,COX 阴性纤维,COX 染色降低,SDH 阳性血管,电镜下线粒体异常

【治疗】

目前,线粒体病尚无有效的治疗方法,对症治疗可在一定程度上改善症状,延缓疾病进展,提高生活质量,但疗效因基因突变的类型、呼吸链酶缺陷的种类以及临床表型而异。

1. **合理饮食与护理** 对于高乳酸血症患者,应给予低碳水化合物饮食,避免饥饿、感染以及应激等诱发加重的因素。生酮饮食(高脂肪、低碳水化合物)用以治疗丙酮酸脱氢酶复合物缺陷患者。个别MELAS 或非综合征线粒体病患者,在服用维生素 B_1、B_2、C,硫辛酸和辅酶 Q10 的同时,给予高脂肪饮食,患者症状改善。考虑到脂肪代谢障碍在线粒体病中并不少见,长期的高脂饮食对心脑血管病也是危险因素,因而生酮饮食在线粒体病的治疗中应当慎重。

2. **对症治疗** 由于线粒体病可累及全身各脏器,其治疗依赖于多学科的共同合作,进行个体化干预,包括特异性和非特异性药物治疗、饮食疗法、物理治疗、有创介入治疗和手术等。癫痫是线粒体病的常见症状,目前使用的大部分抗癫痫药可用来控制线粒体病的癫痫。但治疗过程中应慎重使用丙戊酸类药物,因为丙戊酸和卡马西平可以加重病情,在 Alpers 综合征中尤其要避免丙戊酸的使用。

特异性药物治疗包括抗癫治疗(拉莫三嗪、劳拉西泮耐受较好)、抗抑郁或镇静治疗、多巴胺受体拮抗剂缓解帕金森症状以及巴氯芬、尼扎替丁或肉毒杆菌毒素缓解严重肌强直状态。对于存在内分泌功能障碍,如甲状腺和甲状旁腺功能减退、糖尿病等,可予相应的激素替代治疗。β 受体阻滞剂治疗开角型青光眼,碳酸氢钠或双氯醋酸纠正代谢性酸中毒等。

非特异性药物的作用机制为清除毒性代谢产物,如氧自由基、乳酸提供电子供体或受体提供能量等。丙酮酸盐可通过降低 NADH/NAD^+ 比值,促进糖酵解途径或清除氧自由基等方式,改善运动不耐受、心肌损害以及乳酸酸中毒等症状。辅酶 Q10 在复合物 I、II 和 III 之间电子传递中发挥重要的作用,促进 ATP 合成的同时,可减少氧自由基生成。维生素 E、维生素 C 及硫辛酸等均为自由基清除剂,有益于提高线粒体病患者的能量代谢。电子传递的介质包括醌类、琥珀酸及核黄素,尤其对复合物 I、II 活性缺陷患者有效。肌酸水化物可为机体提供能量,增加肌肉强度,改善精细运动、呼吸肌及心肌的功能。L-精氨酸可改善 MELAS 患者血管内皮细胞的功能,缓解肺动脉高压。脑卒中样发作时可同时给予静点 L-精氨酸、皮质激素、双氯醋酸、甘油及依达拉奉或单独给予依达拉奉。间断口服 L-精氨酸可减少脑卒中样发作的次数及减轻严重程度。左卡尼汀对于改善线粒体脂肪酸氧化功能障碍有效,尤其是必须应用丙戊酸钠抗癫治疗的患者。

联合应用数种抗氧化剂和维生素及辅因子,即线粒体病的鸡尾酒疗法,但其组合具有多样化。硫胺素、核黄素、辅酶 Q10、维生素 E、叶酸和高脂饮食联合治疗线粒体病患儿,部分病例症状改善,如头痛发作频率减少,癫痫发作程度减轻。

对于遗留运动障碍、偏瘫、吞咽困难和语言障碍表现的患者,可进行相应的训练治疗;对于肝、肾衰竭者可考虑血液透析,对于

MNGIE 患者,血液透析可清除血浆中潴留的胸腺嘧啶及脱氧尿嘧啶,缓解症状。心脏传导阻滞必要时可安装起搏器,心室颤动者可植入电复律器,而预激综合征可考虑射频消融术;对于眼睑下垂或斜视的患者可进行相应的矫正手术;对于单个器官受累的患者,可考虑器官移植,但并不能避免后期其他器官出现相应的症状。

3. 对因治疗　目前仍处于实验阶段,包括异体干细胞移植、基因治疗,异体干细胞移植主要针对 MNGIE、Pearson 综合征和难治性贫血患者。基因治疗目前已在体外细胞及动物模型进行疗效分析。

4. 避免诱发因素　某些药物可以导致线粒体或能量代谢的异常,应避免使用:①异磷酰胺、卡铂,为 mtDNA 致突变剂;②齐夫多定,为核苷类似物,抑制 mtDNA 复制,导致 mtDNA 缺失;③干扰素,干扰 mtDNA 的转录;④卡维地洛、布比卡因、阿替卡因或吩噻嗪类,抑制复合物 I 的酶活性;⑤阿司匹林、七氟醚,干扰呼吸链的电子传递;⑥抑制素,包括促生长素抑制素、促黑色素抑制素、促乳素抑制素等,减少内源性辅酶 Q 的生成;⑦巴比妥类、氯霉素,抑制线粒体蛋白的合成,导致线粒体数量及体积减少;⑧多柔比星、丙戊酸,抑制肉碱的吸收使呼吸链活性下降;⑨双胍类降糖药,会加重乳酸血症。

5. 体能训练　不同类型的线粒体病(无论是核基因还是线粒体基因变异所致),特别是线粒体肌病,都可从可耐受的体能训练中获益。规律的可耐受的体能训练可以增加人体细胞内线粒体数量、提高抗氧化酶活性、增加细胞摄氧能力、提高周围肌肉力量,减低运动后乳酸水平。建议可耐受的体能训练应循序渐进开展,抗阻力力量训练和有氧运动结合。

6. 围手术期管理　线粒体患者的围手术期管理非常重要,要事先做好评估。最大限度减少禁食时间,除非高糖摄入会导致严重副作用,术前应及时静脉输注葡萄糖。慎用肌松剂,尽量避免使用异丙酚,缓慢调整吸入和静脉麻醉药的进药速度和滴度,避免血液动力学的剧烈波动。

7. 预后　预后与发病年龄、症状多寡、严重程度、基因突变类型和突变比例等多种因素有关。发病年龄越早,临床症状越多,预后越差。以眼症状为主对生命威胁不大,但出现心脏和脑损伤症状多预后差。

8. 遗传咨询 一经确诊,应定期检查并注重遗传咨询,mtDNA 突变呈母系遗传,男性患者不会传给后代,女性患者的遗传咨询至今尚无可靠方法。nDNA 缺陷按孟德尔遗传规律,即常染色体显性或隐性及性连锁遗传规律,可进行家系分析。通过测定绒毛膜细胞的呼吸链酶活性,可进行产前诊断,但这项技术具有一定的局限性,尤其是对于 mtDNA 突变所致者,因为不同组织中 mtDNA 突变率不同,导致酶复合物的表达具有组织差异性,造成产前诊断的难度和不可靠性。

二、特殊的线粒体综合征

(一)线粒体肌病

主要侵犯骨骼肌,因多不累及其他系统,也称为单纯型线粒体肌病,或孤立的线粒体肌病。本病有两种发病形式,青少年型和婴儿型。

1. 青少年型 一般隐匿发病,仔细追问病史,通常发现幼年期可能有乏力、耐力差、劳力性呼吸困难、心动过速等症状,症状比较轻微且进展缓慢,一般在青少年期逐渐出现四肢近端肌无力,常以双上肢为著。超过半数患者以骨骼肌极度不能耐受疲劳为主要特征,往往轻度活动后即感极度疲乏,休息后好转。多数患者的肢体无力呈现肢带性分布,个别患者的肌无力呈面-肩-肱或肢带型分布。常伴肌肉酸痛和压痛,偶有剧烈运动后出现骨骼肌溶解的现象。多由线粒体 DNA 细胞色素 B 基因及 mtDNA3250 突变所致。

2. 婴儿型 包括严重致死型和良性可逆型。两型均在生后很快发病,表现为严重的全身肌无力、呼吸和喂养困难、乳酸中毒。可逆型在 5 个月后随着血乳酸水平逐渐下降,病情也随之改善。重型的线粒体肌病患儿肌无力持续进展,病情进行性恶化,导致患儿早期夭折。突变基因为新立体基因 *TK2*。

(二)CPEO 和 KSS

慢性进行性眼外肌麻痹(chronic progressive externalophthalmoplegia,CPEO)多于儿童或青少年期发病,由于 mtDNA3243 突变或片段

缺失所致,多为散发性,家族型患者需要考虑为核基因突变导致,表现为缓慢发展的眼睑下垂伴眼球运动障碍,通常不伴复视、斜视,或最多只有短暂复视。眼肌瘫痪一般持续性进行性发展,最终可致眼球固定。大部分CPEO患者症状一直局限在眼外肌,少部分患者在发病数年后可出现四肢近端力弱,个别患者可以合并出现视网膜色素变性以及吞咽困难,多数患者在疾病后期出现严重呼吸肌瘫痪表现。常染色体显性/隐性遗传性CPEO,一般为成人发病,除眼外肌瘫痪症状外,肌无力和运动不耐受也是常见症状。部分患者可出现周围神经病、共济失调、震颤、视网膜色素变性、吞咽困难等。其中感觉共济失调性神经病、构音不良和眼外肌瘫痪称为SANDO综合征(sensory ataxic neuropathy,dysarthria,andophthalmoparesis)。

Kearns-Sayre综合征(Kearns-Sayre syndrome,KSS)包括眼外肌麻痹、视网膜色素变性和20岁前起病的三联症,且具有以下三项中至少一项:小脑性共济失调、心脏传导阻滞、CSF蛋白含量高于1 000mg/L。部分患者可以合并出现智能障碍、神经性耳聋、身材矮小、癫痫、锥体束征、锥体外系症状,内分泌异常(甲状旁腺功能减退、性腺功能减退、性成熟延迟)也常见于KSS患者。

(三) 线粒体脑肌病伴高乳酸血症和脑卒中样发作

线粒体脑肌病伴高乳酸血症和卒中样发作(mitochondrial encephalomyopathy with lactic acidosis and stroke-like episode,MELAS)综合征是最常见的线粒体病之一,超过80%MELAS是由于线粒体基因(mtDNA)m.3243A>G异质性变异所致,近年来发现线粒体基因m.3271T>C (MT-TL1)和 m.13513G>A (MT-ND5)变异及核基因 POLG 变异也出现 MELAS 相似临床表型,多于儿童期起病,以头痛、呕吐和反复卒中样发作为其突出特点。卒中样发作的表现形式包括视野缺损、失语、精神症状、轻偏瘫、偏身感觉障碍等。脑卒中样发作导致的功能损害一般可逐渐恢复,但随病程延长及发作次数增多,常导致认知功能减退。卒中样发作前,部分患者有感染或发热诱因,而被误诊为病毒性脑炎。部分患者合并神经性耳聋、糖尿病、眼外肌麻痹、多毛、身材矮小、乏力或运动不耐受等。在同一家系中有的成员表现为

MELAS,有的成员仅出现耳聋或糖尿病,还有的成员为无症状的基因突变携带者。

(四)肌阵挛癫痫及破碎红纤维综合征

流行病学调查显示肌阵挛癫痫伴破碎红纤维(myoclonic epilepsy with ragged red fibre,MERRF)综合征发病率低于MELAS综合征。大多数有阳性家族史,表现为母系遗传,90%的MERRF是由于线粒体基因m.8344A>G变异所致。一般在儿童期或青少年期发病,也有晚至60岁发病者。主要临床表现为肌阵挛、癫痫发作、共济失调和肌无力。惊吓等刺激因素易诱发肌阵挛。癫痫发作包括跌倒发作、局灶性癫痫、强直阵挛等形式,经常是光敏感型。一些患者共济失调进行性恶化,以至于成为其主要症状。肌病通常表现隐匿或轻度乏力。其他表现还包括耳聋、智力减退、视神经萎缩、眼肌瘫痪、颈部脂肪瘤、身材矮小或周围神经病。在10岁前起病的往往病情更为严重,常在30岁之前死亡。起病年龄晚的患者临床表现都较轻。

(五)莱伯遗传性视神经病变

莱伯遗传性视神经病变(Leber hereditary optic neuropathy,LHON)是一种主要累及青年人的遗传性致盲性眼病,为母系遗传,85%的患者为男性,发病年龄多在15~35岁之间,多数病例双眼视力同时丧失,少数先单眼发病,数周或数月后累及另眼,中心视力丧失,周边视力保存,全盲者少见,瞳孔对光反射保存,可伴色觉障碍。以后病情相对稳定并逐渐好转。眼底检查在急性期可见视网膜毛细血管扩张、充血和视盘水肿,晚期可见视神经和节细胞萎缩,不伴炎症反应。少数患者除视觉症状外,尚有其他神经系统受累表现,包括震颤、周围神经病、共济失调、肌张力障碍等。

(六)Leigh综合征

Leigh综合征也称为亚急性坏死性脑脊髓病,部分患者起病急骤,所以也被称为"急性坏死性脑脊髓病"。临床表现复杂多样,根据起病年龄不同,可分为新生儿型、婴儿型、少年型及成人型,其中新生儿型和婴儿型最常见,成人型罕见。

1. 新生儿型 生后表现为吸吮无力、吞咽障碍、惊厥、肌张力低下、眼球活动异常、呼吸困难及严重运动发育落后等，常早期死亡。

2. **婴儿型**　多于出生后 3~4 个月发病，呈急性或亚急性起病，有时由发热或手术诱发，表现为无法控制头部及其他运动能力丧失、肌张力低下、吮吸无力、厌食、呕吐、烦躁、持续哭闹、惊厥发作和肌阵挛，并出现本病特征性的呼吸功能紊乱，如过度换气发作、呼吸暂停、气短以及安静地抽泣。起病后进展迅速，多于 2 岁内死亡。

3. **少年型**　在青少年期发病，相对少见，逐渐出现眼外肌瘫痪、眼球震颤、凝视障碍、吞咽困难及四肢肌张力障碍。有些少年型患者在症状发作后有一段间歇期，在几年后又出现症状的急性或亚急性恶化。周围神经也可受累，如腱反射消失、四肢无力、肌萎缩。部分轻型患者主要表现为发育迟缓，常被误诊为脑瘫。

4. **成年型**　在成年期发病，罕见，逐渐出现眼外肌瘫痪、眼球震颤、凝视障碍、吞咽困难及四肢肌张力障碍。可以伴随周围神经病。

（七）线粒体-神经胃肠-脑肌病

线粒体-神经胃肠-脑肌病（mitochondrial neurogastrointestinal encephalomyopathy，MNGIE）是一种常染色体隐性遗传病，临床表现为严重胃肠运动功能障碍、恶病质、上睑下垂、眼肌麻痹、外周神经病、脑白质病及线粒体异常。发病年龄在 5 个月~43 岁之间，多于中青年死亡。

（八）Alpers 病

Alpers 病又称进行性脑灰质营养不良或婴儿弥漫性大脑变性，是一种常染色体隐性遗传病，致病基因为核基因 *POLG*，突变后影响 mtDNA 的复制与修复，从而导致线粒体 DNA 多发片段缺失和拷贝数减少。好发于婴幼儿，多在 5 岁前发病。临床特征为难治性癫痫、皮层功能衰竭。共济失调也很常见，因中枢或外周感觉神经受累所致。患儿皮质盲、精神运动倒退、进行性肝功能衰竭或应用丙戊酸后发生急性肝功功能衰竭。病情呈进行性加重，大部分于 3 岁前死亡，死亡的主要原因是癫痫持续状态和肝功能衰竭，尤其是应用丙戊酸后诱发的急性肝功能衰竭。

> 附:线粒体病诊断流程图

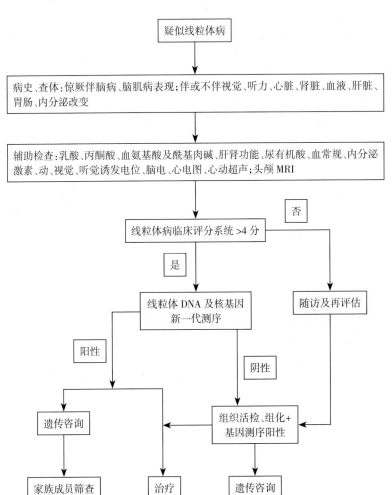

（何玺玉）

参考文献

1. CHAN DC. Mitochondrial dynamics and its involvement in disease. Annu Rev Pathol, 2020, 24 (1) : 235-259.

2. PARIKH S, GOLDSTEIN A, KOENIG MK, et al. Patient care standards for primary mitochondrial disease : aconsensus statement from the mitochondrial medicine society. Genet Med, 2017, 19 (12) : 1-37.

3. PROTASONI M, ZEVIANI M. Mitochondrial structure and bioenergetics in normal and disease conditions. Int J Mol Sci, 2021, 22 (2) : 586.

4. ALSTON CL, ROCHA M C, LAXNZ, et al. The genetics and pathology of mitochondrial disease.J Pathol, 2017, 241 : 236-250.

5. 郭艺, 洪思琦, 蒋莉 . 对线粒体医学会原发性线粒体病患者管理标准专家共识的解读 . 中国当代儿科杂志, 2018, 20 (11) : 887-892.

6. FRAZIER AE, THORBURN DR, COMPTON AG. Mitochondrial energy generation disorders : genes, mechanisms, and clues to pathology. J Biol Chem, 2019, 294 (14) : 5386-5395.

7. GROPMAN A L.Neuroimaging in mitochondrial disorders.Neurotherapeutics, 2013, 10 : 273-285.

8. KOENES, HENDRIKS JM, DIRKS I, et al. International paediatric mitochondrial disease scale. J Inherit Metab Dis, 2016, 39 : 705-712.

9. VENTO JM, PAPPA B. Genetic counseling in mitochondrial disease. Neurotherapeutics, 2013, 10 : 243-250.

10. STENTON S L, PROKISCH H.Genetics of mitochondrial diseases : identifying mutations to help diagnosis.EBioMedicine, 2020, 56 : 102784.

11. ALMANNAIM, EL-HATTAB AW, ALI M, et al. Clinical trials in mitochondrial disorders, an update.Molecular Genetics and Metabolism, 2020, 131 : 1-13.

12. VISCOMIC, ZEVIANIM. Strategies for fighting mitochondrial diseases. J Intern Med, 2020, 287 (6) : 665-684.

13. WORTMANN SB, MAYR JA, NUOFFER JM, et al. A guideline for the diagnosis of pediatric mitochondrial disease : the value of muscle and skin

biopsies in the genetics era.Neuropediatrics,2017,48(4):309-314.

14. 顾学范.临床遗传代谢病.北京:人民卫生出版社,2015.

第十一节 铜代谢异常

一、肝豆状核变性

【概述】

肝豆状核变性,又称威尔逊病(Wilson disease,WD),是单基因常染色体隐性遗传性疾病。全球患病率为 1/30 000~1/10 000,我国汉族人肝豆状核变性患病率相对较高,并且其发病率呈现上升趋势。致病基因 *ATP7B* 位于 13 号染色体长臂(13q14.3),编码 P 型铜转运 ATP酶,该酶参与铜蓝蛋白的合成并促进胆汁的排泄,该酶缺陷导致过量的铜在肝脏、大脑和角膜等部位沉积而发病,患者以急慢性肝炎、肝硬化、锥体外系症状及角膜 K-F 环等为主要临床表现,严重者可危及生命。

作为一种为数不多的完全可以预防和有效控制的遗传病,及时地诊断和积极地治疗可以预防肝豆状核变性的发病并可以阻止疾病的进展。

【病因】

ATP7B 基因的缺陷导致肝细胞通过胆汁途径排铜能力下降,游离铜在肝脏、大脑、肾脏、角膜等多个脏器沉积。由于多个系统受累,肝豆状核变性患者没有特异性的临床表现,有的以肝损伤为首发表现,有的以神经精神症状起病,患者起病年龄悬殊、初发症状多样,可能会导致肝豆状核变性在很长一段时间内被漏诊或误诊。

【诊断】

1. **临床表现**

(1) 发病年龄:WD 可出现在任何年龄,大多数在 5~35 岁之间,但 WD 很少在 5 岁之前出现症状,任何伴有不明原因肝脏疾病神经系统和精神方面异常的患者都应该被考虑可能患有 WD,仅仅根据发病年龄不能排除 WD 的诊断。目前确诊年龄最小 3 岁,最大的患者为 80 岁。

(2) 肝病表现:铜在不同器官的积累导致了广泛的临床表现。大多数儿童都有肝病,包括偶然发现的血清转氨酶升高的无其他症状儿童,据报道,4%~6% 的儿科病例以肝病起病。文献报道慢性肝病(76%)是最常见的症状,发现类似急性病毒性甲型肝炎、非酒精性脂肪性肝病或非酒精性脂肪性肝炎和自身免疫性肝炎,不应排除WD。低滴度自身抗体(主要是抗核抗体)常见于 WD 患者。超声可显示急性肝炎,肝肿大,急性肝衰竭或肝硬化,也可以出现门静脉高压,食管静脉曲张,脾肿大,血小板计数低。失代偿性肝硬化合并腹水。

(3) 神经系统症状:WD 可表现为特征性的神经、行为或精神疾病症状,这可能是它的第一个临床表现,与肝脏症状同时出现,或几年后出现。神经系统的表现可能不易察觉,有时会中断多年,但也可能发展得非常迅速,在几个月内导致完全残疾。轻度的认知障碍,如记忆和语言困难也相当常见。可以出现构音障碍,情绪/行为变化,包括抑郁、易怒,震颤、步态障碍、肌张力异常、僵直面具样脸、中风样症状、吞咽困难,唾液分泌过多等。

K-F 环是由角膜上的铜沉积引起的,在无症状或轻度肝病的儿童中,在裂隙灯检查中通常看不到,但在神经系统受累的儿童中几乎总是存在。

(4) 其他系统表现:Coombs 试验阴性的急性血管内溶血可为 WD 的最初表现,有时由感染或药物诱发,并且在暴发性 WD 中表现突出;肾小管功能障碍包括范科尼综合征、肾小管酸中毒、氨基酸尿,肾钙质沉着症;心脏系统可以有心肌病、心律不齐;内分泌系统可以出现甲状旁腺功能减退、月经异常、反复流产;消化系统可以出现胰腺炎;骨骼系统可以有佝偻病、骨量减少、骨质疏松、关节病;可以出现皮肤脂肪瘤及白内障。

2. 辅助检查

(1) 血清铜蓝蛋白:铜蓝蛋白是一种携带铜的蛋白质,在正常个体中与 90% 的循环铜结合。正常为 20~40mg/dl。血清铜蓝蛋白浓度在新生儿中较低,然后随着年龄逐渐升高,在儿童期中期达到峰值,在青春期略微下降。在大多数 WD 患者中,铜蓝蛋白降低到 <20mg/dl。在晚期肝病的儿童中,WD 的诊断通常是比较容易的,因为通常存在铜代谢紊乱的经典生化特征。然而,鉴于铜蓝蛋白水平和尿铜排泄可能是正常的,且 K-F 环缺失,在无症状的轻型肝病幼童中确定 WD 的诊断通常具有挑战性。通常,结合 K-F 环和低血清铜蓝蛋白(<0.1g/L)水平足以确定诊断。当不存在 K-F 环时,铜蓝蛋白水平可能不可靠,因为铜蓝蛋白水平低可能是由于除肝豆状核变性以外的其他原因(例如自身免疫性肝炎、晚期肝病的严重肝功能不全、腹腔疾病,或 *ATP7B* 突变杂合携带者但没有铜超载疾病。另一方面,肝脏或其他部位的炎症可能导致铜蓝蛋白浓度上升到正常水平,反映其作为急性时相反应蛋白的特性。因此,对许多患者来说,可能需要综合分析铜代谢紊乱的试验。在中国将血清铜蓝蛋白的阈值定为 0.15g/L,该阈值对于检出 WD 会有 95.6% 的敏感度和95.5%的特异度。

(2) 24 小时尿铜和青霉胺激发实验:在无症状的儿童或轻度肝病的儿童中尿铜值可能不升高,报道的最佳基础尿铜诊断临界值为 40μg/24h(0.65mmol)/24h,敏感性为 78.9%,特异性为 87.9%。青霉胺激发试验(实验初和实验开始后 12 小时给予 0.5 g 青霉胺,收集 24 小时尿液测定尿铜)对于排除无症状儿童的诊断是不可靠的,在确定的诊断临界值下(1 575μg/24h;25mmol/24h),敏感度和特异度分别为 12% 和 46%。降低临界值至基础尿铜排泄上限的 5 倍(200μg/24h;3.2mmol/24h)将敏感度提高到 88%,而特异度损失相当大(24.1%)。

(3) K-F 环检查:K-F 环是由眼角膜上的铜沉积引起的,在无症状或轻度肝病的儿童中,在裂隙灯检查中通常看不到,但在神经系统受累的儿童中通常存在(见文末彩图 3-10、见文末彩图 3-11)。

(4) 肝活检和肝铜含量:症状不典型并诊断困难的病例,可考虑测量肝脏铜含量,因为铜在肝脏中的分布不均匀,所以含量可能与采样误差有关,WD 合并肝功能障碍患者的平均肝铜含量显著高于无症状患者或无肝病症状的神经功能障碍患者,WD 伴肝功能障碍患者肝脏铜含量大多超过 250μg/g 干重(多见于成人病例),在儿童患者并不具有特异性且儿童资料较少。肝脏组织学不能单独用于 WD 的诊断。

(5) 肝肾功能检查:可以有肝病的表现,转氨酶升高、黄疸及低蛋白血症或肾功能异常,在 WD 合并肝功能衰竭的急性表现中,典型的表现是总胆红素水平高(>300mmol/L;>17.5mg/dl),同时血清转氨酶水平相对较低(100~500IU/L),血清碱性磷酸酶水平可以降低。

(6) 血、尿、凝血功能检查:可以有相应表现的改变,如伴发脾功能亢进时可有血小板、白细胞和/或红细胞减少,可有血尿或蛋白尿,凝血酶原时间、部分凝血活酶时间延长。

(7) 头颅影像学检查:脑磁共振成像(MRI)可以检测基底神经节的结构异常。最常见的发现是在基底节区的对称性异常信号,也可同时累及丘脑和脑干。

(8) 遗传学检测:ATP7B 基因上至今发现 500 多个致病性变异,大多数受影响的个体是复合杂合子。主要突变已在特定人群中报道,二代测序可以在 95% 的受影响的受试者中识别两种突变等位基因,但也应考虑一些局限性,编码区外和邻近的内含子/外显子连接处的分子缺陷和缺失仍然可能被遗漏。随着遗传学检测技术的发展,可以提高其诊断率。

【鉴别诊断】

WD 应该与所有表现为急慢性肝炎和肝硬化患者进行鉴别,当急性肝炎伴有迅速发病的黄疸和溶血性贫血时,应考虑肝豆状核变性。在青少年时期,表现为神经精神症状的 WD 可能被误诊为行为问题,如果一个年轻患者出现一些神经系统的症状如中老年患者的帕金森表现等应该考虑 WD。非 WD 疾病无血清铜蓝蛋白及尿铜等铜代谢异常,也无 K-F 环,基因检测无 *ATP7B* 基因变异。

【治疗】

WD 是少数可治疗的遗传代谢病之一,治疗手段主要包括饮食控制、药物治疗和肝脏移植等,基因治疗尚未成熟。若能早期诊断,早期启动低铜饮食和排铜治疗,患者可实现疾病缓解,并可获得良好的生活质量和与正常人近似的生存期。

1. 一般治疗

(1) 营养管理:建议在症状和生化异常缓解前避免食用富含铜的食物(贝类、坚果、巧克力、蘑菇和动物内脏等),避免使用铜器烹饪。

(2) 疾病教育:经家庭筛查确诊的症状前儿童应在 2~3 岁时开始治疗。对有症状的儿童及时预防肝脏和/或神经系统疾病的进展。强调终身治疗及依从性的监测和并发症的早期发现,如果治疗依从性足够,预后良好。

2. 药物治疗 对于有症状的肝豆状核变性患者,现有指南建议首先使用螯合剂治疗,然后减少螯合剂剂量维持治疗或改用锌剂巩固疗效。常用的螯合剂是青霉胺和三胺巯基丙酸治疗方法是通过青霉胺、三胺巯基丙酸等螯合剂去除多余的铜,或者用锌盐阻断肠道对铜的吸收。

(1) 青霉胺(penicillamine)至今仍是 WD 的标准治疗方法。它能螯合铜,促进铜的排泄。能有效地预防无症状儿童的疾病进展。该药在平均 16 个月时间内改善了 80% 以上有症状儿童的肝脏症状,包括肝功能衰竭但无肝性脑病的儿童。在儿童中青霉胺的剂量起始 10mg/(kg·d),通常逐步增加到 20mg/(kg·d),分 2 或 3 次给药,密切随访不良事件的发生。早期不良反应包括过敏反应,表现为发热、皮肤皮疹、中性粒细胞减少或血小板减少、淋巴结病和蛋白尿。随时可能发生的其他中长期副作用包括血尿、蛋白尿、关节痛、血清抗核抗体升高等。由于食物抑制青霉胺的吸收,该药物应在餐前 1 小时或餐后 2 小时给药。神经型肝豆状核变性患者的改善速度较慢,通常需要在治疗开始 3 年后才能观察到神经症状的改善,约 10%~50% 接受青霉胺治疗的患者在治疗的最初阶段出现神经症状恶化。因此,使用青霉胺治疗神经精神型肝豆状核变性时应谨慎用药,剂量需要适当减少。由于青霉胺会影响维生素 B_6 的代谢,推荐联合口服维生素 B_6 (25~50mg/d)。使用青霉胺前需要做青霉素皮试。

(2) 三胺巯基丙酸作用机制与青霉胺相同,也有类似的不良反应,但它们的发生频率比青霉胺要低,与青霉胺相比在治疗的最初阶段较少引起神经症状的恶化。儿童三胺巯基丙酸的推荐剂量为 20mg/(kg·d),分 2~3 次服用。每天服用 1 次三胺巯基丙酸[15mg/(kg·d)]的治疗方法可改善患者的服药依从性,建议用于不能耐受青霉胺的患者的二线螯合治疗。三胺巯基丙酸还能螯合铁,因此,如果需要补充铁,应在一天中不同的时间服用。该药物最好在进食前 1 小时或进食后 2~3 小时给予,以获得最佳吸收效果。三胺巯基丙酸必须冷藏。

(3) 锌剂可以使肠上皮细胞合成金属硫蛋白,从而结合食物中的铜和内源性铜,减少膳食中铜的吸收,增加粪便中铜的排泄。鉴于锌一般并不引起神经症状的恶化,可以作为神经精神型以及无症状型肝豆状核变性患者的一线治疗。锌的不良反应很小,神经症状恶化也不常见,约 10% 的患者在治疗的最初阶段出现胃肠道反应,其他少见不良反应包括贫血、免疫抑制和白细胞趋化性降低,然而单一锌剂治疗也有风险,因为它可能需要相当长的时间(4~6 个月)才能产生机体铜的负平衡。因此锌剂通常被用于肝豆状核变性的维持治疗,当患者临床状况良好,肝功能生物化学指标稳定,血清和尿铜水平稳定后可以将青霉胺替换为锌剂来维持治疗。常用醋酸锌、硫酸锌:年龄 >16 岁,体重 >50kg:每天 150mg,分 3 次服用;6~16 岁,体重 <50kg,每天 75mg,分 3 次服用;年龄 <6 岁,50mg/d,分 3 次服用。

(4) 二巯基丙磺酸钠是一种水溶性螯合剂,与铜离子结合形成硫醇化合物后经肾小球滤过,最终通过尿液排出体内多余的铜,可以用于肝豆状核变性患者的维持治疗。

（5）二硫基丁二酸、二硫基丁二酸钠为广谱金属解毒剂，也是螯合剂。该药进入肝脏后，可以络合肝内沉积的铜，提高肝脏铜代谢能力和增加胆汁流动率。推荐用于有神经和精神症状、轻至中度肝脏症状，以及不能耐受青霉胺治疗的肝豆状核变性患者。

（6）口服的四硫代钼酸盐通过在肠道内形成铜和蛋白质的复合物来阻止饮食中铜的吸收（部分制剂尚在临床试验中）。

3. 肝移植 肝移植适用于伴有急性肝衰竭或失代偿性肝病以及对常规药物治疗无效的肝豆状核变性患者，来自供体肝脏的健康肝细胞具有 P 型铜转运 ATP 酶的功能，能改善全身铜代谢。

4. 基因治疗 基因治疗作为一种有前景的治疗肝豆状核变性的新方法，旨在通过载有 *ATP7B* 基因的病毒靶向肝细胞以恢复肝脏的铜代谢。基因疗法在动物模型研究中已显示出良好治疗前景，确切疗效和安全性仍需大量临床试验证实。

5. 其他治疗

（1）锥体外系症状：可用盐酸苯海索、左旋多巴等。

（2）肝功能损害：葡醛内酯、谷胱甘肽等护肝治疗。

6. 随访与监测 肝豆状核变性患者需终身坚持低铜饮食及长期口服排铜药物治疗，定期门诊随访。治疗过程中需密切关注患者是否低铜饮食、肝病和神经精神症状等有无改善，是否有药物的不良反应。常规监测项目包括血常规、尿常规、肝肾功能生物化学指标、凝血酶原时间、网织红细胞、K-F 环。血清铜和铜蓝蛋白水平对于指导治疗和判断疗效的作用有限。24h 尿铜比血清游离铜水平更能准确地监测铜的状况，至少每年监测 1 次，螯合治疗期间还必须监测锌的浓度，以评估缺锌的风险。尿铜排泄量应在 $200\sim500\mu g/24h$ 之间。血清锌水平维持在 $125\mu g/dl$ 以上。

7. 预防 避免近亲婚配，对新诊断的 WD 患者的兄弟姐妹及父母进行 DNA 分析有利于遗传咨询及优生优育。

➤ 附:肝豆状核变性诊治流程图

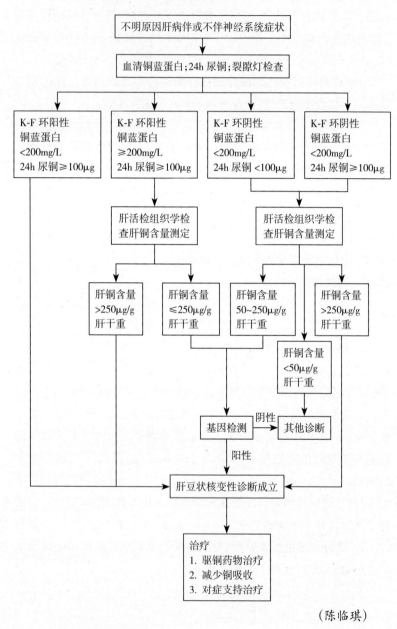

（陈临琪）

二、门克斯病

【概述】

1. **概述** 门克斯病(Menkes disease, MD)也称为门克斯卷发综合征(Menkes kinky hair syndrome),是由于 *ATP7A* 基因突变导致铜转运障碍的一种致命的铜代谢异常的涉及多系统的疾病,发病率约为 1/300 000。主要表现为进行性神经系统退行性变和结缔组织异常,以及奇特的"卷曲"头发。患者通常表现出严重的临床病程,在儿童早期死亡,但也存在不同的形式,枕角综合征(OHS)是最轻的亚型。目前还没有治愈该病的方法,但早期的铜组氨酸治疗可能会纠正一些神经症状。

2. **发病机制** ATP7A 是一种能量依赖的跨膜蛋白,是铜离子进行跨膜转运的离子泵,*ATP7A* 基因突变导致 ATP7A 蛋白表达减少,阻断了胃肠道黏膜细胞对铜的转运,从而使铜吸收降低,且细胞内的铜无法正常转运至细胞外液进一步利用导致机体铜缺乏。铜是几种不同酶的关键辅助因子,铜的缺乏导致了许多特异性的铜依赖酶活性降低甚至丧失,进而导致了一系列门克斯病的临床症状。MD 的临床表型可归为一种或多种需铜酶的功能障碍以及由 *ATP7A* 基因缺陷引起的赖氨酰氧化酶(弹性蛋白交联有关)、单胺氧化酶(头发扭曲有关)、多巴胺-β-羟化酶(多巴胺向去甲肾上腺素转化有关)、细胞色素 C 氧化酶(电子传递链以及热量产生有关)、酪氨酸酶(皮肤及头发色素沉着有关)、细胞外超氧化物歧化酶(去氧自由基有关)和肽酰甘氨酸 α-酰胺化单加氧酶(众多神经内分泌肽前体酰胺化有关)的活性降低,上述酶的功能降低导致一系列临床症状。

3. **遗传学** X 染色体上编码铜转运 ATP 酶的 *ATP7A* 基因缺陷所致,*ATP7A* 基因位于 Xq21.1,包含 23 个外显子,编码含 1 500 个氨基酸的 ATP7A 蛋白,ATP7A 是 P 型铜转运 ATP 酶家族中的一员,绝大多数 MD 患者为男性,少数女性患者也有报道。大多数女性患者有常染色体易位。迄今为止,*ATP7A* 基因突变已发现有 170 种以上,包括单个氨基酸改变到大片段缺失。约 1/3 门克斯病患儿为没有家族史的新发突变。MD 的发生率在欧洲为 1/360 000,在澳大利亚及日本报道发生率更高(1/150 000~1/100 000)。

【诊断】

1. **临床表现**　经典型最常见。大多数男性患者足月出生。出生时偶见头颅脑血肿和自发性骨折。在新生儿早期,患者可能表现为黄疸延长、体温过低、低氧血症和喂养困难。漏斗胸、脐疝和腹股沟疝也有报道。在 1~2 个月大时,可能出现头发颜色浅,头发稀疏,主要分布在头顶,卷曲易断(见文末彩图 3-12)。最初的精神运动发育异常通常不显著,到 2~4 个月大时才会正常地咿呀学语和微笑,然后婴儿期出现进一步发育停止,逐渐失去一些以前具有的技能并进展性退化,至 2~3 个月大的时候出现顽固性癫痫。其他症状包括生长发育落后、进食困难、呕吐和腹泻、泌尿生殖系统异常包括膀胱憩室、隐睾、肾盂积水、输尿管积水等,其他系统异常包括漏斗胸、也可有肋骨骨折/骨膜增生或者骨质疏松、先天性心脏病和胃食管反流等。早期肌张力减低,但随后出现四肢痉挛和无力。随着运动功能障碍的发展,自发运动变得有限,出现嗜睡。患者可以在 3~6 个月大时确诊,通常是由于异常的毛发,这是该病的一个显著特征。低色素或脱色无光泽和易碎的头发看起来和感觉上像羊毛,特别是在遭受摩擦的头皮区域。该病的晚期表现为失明、硬膜下血肿和呼吸衰竭。大多数患者在第三年内死亡。OHS 是公认的最温和的 MD 形式,它的主要临床特征与结缔组织异常有关,OHS 和其他形式的 MD 主要区别为是头部侧位 X 线可见枕骨外生骨疣,皮肤松弛,可出现脐疝或腹股沟疝、关节过度伸展、脊柱关节畸形、肌张力低下、血管畸形、慢性腹泻、复发性尿路感染等。

2. **实验室检查**

(1)血清铜减低和血浆铜蓝蛋白减低(新生儿期应谨慎解释)。

(2)头颅 MRI 提示白质异常信号,表现为髓鞘发育落后、脑室扩张,磁共振质子波谱提示乳酸峰升高,N-乙酰天冬氨酸/总肌酸的比值减低。MD 典型 MRI 表现为颅内血管迂曲、脑白质异常、脑萎缩、硬膜下积液等。MD 患儿的早期头颅 MRI 表现可以正常,但随病情发展出现特征性影像学改变。X 线照片提示长骨干骺端的骨刺形成,也可有肋骨骨折/骨膜增生或者骨质疏松等(图 3-13)。

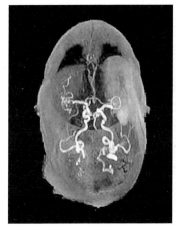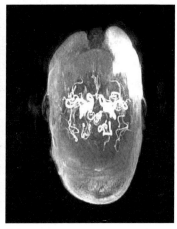

图 3-13 MD 患儿典型的颅内血管纡曲的 MRI 表现

(3) *ATP7A* 基因突变检测,有助于病因诊断及产前诊断。

3. **诊断** MD 的初步诊断应根据临床特征(特别是典型的头发变化)。

对于临床可疑病例,生物化学方法通常在快速诊断中有优势,分子诊断技术可以在之后进行确诊。血清铜 <11μmol/L,铜蓝蛋白 <200mg/L 常可提示诊断,但要注意健康新生儿血清铜和铜蓝蛋白水平也有可能偏低,因此,对于高度临床怀疑患有 MD 或变异表型的患者,即使生化参数正常,也建议进行分子遗传学检测以明确诊断。MD 的产前检测可通过对来自羊水细胞 DNA 的 *ATP7A* 进行分子分析,如果已发现先证者的特定突变,可以提取绒毛膜绒毛细胞或羊水细胞中胎儿基因组 DNA 进行测定。

【治疗】

MD 是一种进行性疾病,在其严重形式下会导致儿童早期死亡,尽管一些患者存活超过 5 岁,但大多数未经治疗的患者在 3 岁之前死亡,因此 MD 的早期诊和早期治疗尤为关键。治疗主要是对症治疗,临床报告表明护理是提高生存率的重要因素,仔细的医疗护理和铜管理,可以延长寿命长达 13 年甚至更多。一些严重的 MD 患者长期生存已被报道。针对 MD 的特殊治疗的目的是向组织和依赖铜的酶提供额外的铜。口服铜是无效的,应通过注射或皮下注射补充。在现有的铜化合物中,组氨酸铜已被证明是最有效的。

早期肠外补充组氨酸铜可显著改善疾病进展,但有效性依赖于早期诊疗和患儿存在至少部分功能的 ATP7A。无法改变已经出现的智力残疾及骨骼损害等症状。有效的组氨酸铜的剂量是 250μg,每天 2 次皮下注射,治疗过程中应监测血清铜、铜蓝蛋白水平是否正常。每 6 个月随访神经系统检查及血清铜、铜蓝蛋白水平分析,应该长期治疗。

➤ 附:MD 诊治流程图

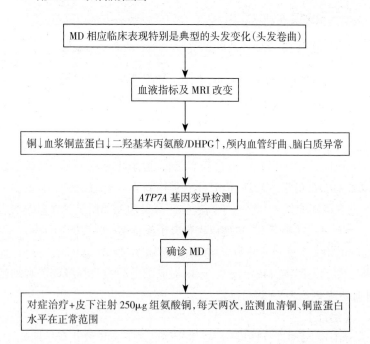

（陈临琪）

-------- 参考文献 --------

1. NICASTRO E, RANUCCI G, VAJRO P, et al. Re-evaluation of the diagnostic criteria for Wilson disease in children with mild liver disease.Hepa-tology, 2010,52:1948-1956.

2. HEDERA P.Update on the clinical management of Wilson's disease.Appl Clin Genet, 2017,10:9-19.

3. 黄琼辉,王静敏,吴晔,等.Menkes 病临床及 ATP7A 基因突变和拷贝数改变分析.实用儿科临床杂志,2012.27(8):570-573.

4. KALER SG, GAHL WA. Application of acopperblotting method to the study of Menkes disease. Biol Trace Elem Res, 1993,38:73-81.

5. KALER SG, HOLMES CS, GOLDSTEIN DS, et al. Neonatal diagnosis and treatment of Menkes disease.N Engl J Med,2008,358:605-614.

第十二节 骨骼发育障碍性疾病

一、先天性软骨发育不全

【概述】

软骨发育不全(achondroplasia, ACH)是以非匀称性身材矮小伴颅面骨发育异常为主要表现的一类软骨发育障碍性疾病,是临床上最常见的短肢型侏儒症。活产婴儿发生率为 1/30 000~1/10 000。ACH 呈常染色体显性遗传,80%~90% 病例为新发突变,发生于身高正常父母的孩子中,父亲年龄较大(年龄≥45 岁)是软骨发育不全的明确危险因素,可能与精子产生过程中发生的 DNA 复制缺陷导致精子点突变增加有关,10%~20% 病例呈家族遗传性。

【病因】

成纤维细胞生长因子受体 3(fibroblast growth factor receptor 3, FGFR3)基因是 ACH 的主要致病基因。*FGFR3* 基因定位于 4p16.3,

是编码人类 4 种成纤维细胞生长因子受体之一,是骨骼生长的负性调控因子,其抑制软骨板细胞的增殖和分化,从而影响长骨的生长发育。当 *FGFR3* 基因发生功能获得性突变时,FGFR3 通路持续活化,导致软骨形成和软骨内骨形成受损,进而导致 ACH。*FGFR3* 基因最常见的致病位点为 c.1138G>A(p.Gly380Arg),少数为 c.1138G>C(p. Gly380Arg)。

【诊断】

1. 临床表现

(1) 典型临床表现

1) 短肢型身材矮小:四肢短小,尤以肱骨和股骨短小为著,躯干长度基本正常。ACH 男性的成人平均身高为 130cm(120~145cm),女性为 125cm(115~137cm)。

2) 颅面骨发育异常:头大面小、头颅前后径大于左右径,前额突出,面中部发育不良致后凹、鼻梁塌陷。

3) 特殊体态:脊柱胸腰段明显前突,形成腰部前突和臀部后翘的特殊姿势。

4) 皮肤-骨-关节-肌肉异常:皮肤松弛、软,四肢长骨近端皮肤皱褶增多;肘关节活动受限,胸廓扁平、肋骨外翻,三叉戟样手,膝内翻等。婴儿期还伴随肌张力低下、抬头不稳或延迟等。

(2) 并发症:ACH 相关并发症发生于各个发育阶段。

1) 神经系统并发症:小颅颈交界致枕骨大孔狭窄、颈髓受压,可导致脑积水、致死性心跳呼吸骤停;腰椎管狭窄致神经源性跛行等。若不发生中枢神经系统并发症,智力一般不受影响。

2) 呼吸系统并发症:小胸廓可能导致限制性肺疾病,出现慢性低氧血症。

3) 其他:面中部发育不全和咽喉狭窄以及腺样体和扁桃体的相对肥大、舌下神经管狭窄可能导致慢性中耳炎及随后的听力异常、言语延迟和睡眠呼吸暂停;肥胖也是 ACH 患儿的常见并发症,肥胖可能导致睡眠呼吸暂停、椎管狭窄等进一步加重。

2. **实验室检查**

(1) 生化指标:血钙、磷、碱性磷酸酶等骨代谢指标正常。

(2) X 线检查(见文末彩图 3-14):全身 X 线表现为头颅顶部增大,管状骨骨干短粗,骨皮质密度增高,干骺端变宽,向两侧膨出、呈花瓣状张开(V 形凹陷),腓骨较胫骨长,指骨呈子弹形样改变;骨盆宽而浅,髂骨呈四边形,坐骨切迹深且小(鱼口样);胸廓前后径变小,胸骨厚、宽而短;腰椎管狭窄及腰 1~5 椎体椎弓根间距离逐渐变小,椎体后缘向内凹陷,前缘发生楔形改变。

(3) 分子诊断:Sanger 测序或者靶向基因(*FGFR3* 基因)变异分析。

3. **诊断** ACH 根据典型的临床表现及典型的骨骼 X 线特征性改变等可临床诊断,少数情况可能引起混淆,需分子检测鉴别。

【鉴别诊断】

任何短肢性侏儒症都属于 ACH 的鉴别诊断范围。

1. **软骨发育不良**(hypochondroplasia,HCH) HCH 与 ACH 之间临床表型和影像学有部分相似,临床表现较 ACH 轻,颅面骨发育异常少见,腰 1~5 椎体椎弓根间距离逐渐变小现象不明显,临床较难以鉴别,需依靠分子诊断。其主要是由于 *FGFR3* 基因 N540K 或 I538V 变异所致。

2. **致死性侏儒**(thanatophoric dysplasia,TD) 临床和影像学特征均与 ACH 类似,但程度更重,临床较容易区分。TD 分为两型,TD I 型突出表现为股骨弯曲畸形而 TD II 型存在严重的颅缝早闭,而无股骨畸形,常合并智力低下、心脏畸形等。TD 的 *FGFR3* 基因致病位点为 K650E。

3. SADDAN 型软骨发育不良症 严重 ACH 伴发育迟缓和黑棘皮病,多伴有智力低下。*FGFR3* 基因致病位点为 c.1949A>T,引起受体 K650M 突变。

4. **假性软骨发育不全**(pseudoachondroplasia) 临床表现与 ACH 类似,但颅面部的发育及智力均正常。其影像学特征为椎体在脊柱侧位片上呈"花瓶样改变",脊柱侧弯,长骨干骺端结构紊乱,双下肢关节面倾斜等。假性软骨发育不全与19号染色体上的软骨寡聚基质蛋白(cartilage oligomeric matrix protein,COMP)基因突变有关。临床有时难以鉴别时需依靠分子诊断学。

5. **其他鉴别诊断** 软骨-毛发发育不良、干骺端发育不良等疾病鉴别。

【治疗】

1. **治疗** 目前本病无特异性治疗方案,不推荐使用生长激素及肢体延长术等,主要以对症治疗为主。

(1) 一般治疗:ACH患儿颈部韧带相对松弛,尽量避免让患儿参加造成颅颈损伤活动,如蹦床、跳水、剧烈碰撞等;避免使用软背婴儿座椅;禁止无支撑坐姿;避免长时间站立或行走;控制体重等。

(2) 并发症治疗:脑积水伴颅内压增高患儿可行脑室腹腔分流术;若颅颈交界区受压可行枕下减压术;阻塞性睡眠呼吸暂停,给予腺样体或扁桃体切除、气道正压通气等;中耳功能障碍,可行鼓膜切开置管术;进行性下肢弯曲、严重脊柱后突、椎管狭窄可骨科评估及手术干预等。

(3) 药物治疗:C型利钠肽(c-type natriuretic peptide,CNP)类似物为ACH最新的药物治疗进展,其主要通过结合利钠肽受体B拮抗生长板软骨细胞中FGFR3蛋白诱导的丝裂原活化蛋白激酶信号通路激活,抵消FGFR3基因变异的影响。CNP类似物在ACH小鼠模型取得较好疗效,目前已进入临床试验阶段,可能改善ACH患儿身高,提高生活质量。

2. **临床管理及随访** ACH随着临床管理的精细化,需要包括内分泌科、神经科、骨科、康复科、营养科、耳鼻喉科等在内的多学科参与的综合管理模式。

(1) 体格发育指标:定期监测身高、坐高、体重、BMI等,每6~12月随访1次。建议专门使用ACH身高与年龄生长曲线图及其身高百分位数评估ACH患儿的生长情况;结合营养及BMI情况,了解有无超重或肥胖,营养科及时制定个性化干预方案,避免肥胖加重呼吸暂停、椎管狭窄等并发症。

(2) 神经系统:6 岁前常规监测头围及囟门闭合情况,每年随访 1 次,选择 ACH 专用的头围标准曲线;每 3~5 年进行详细神经系统症状及体征检查。若出现头围异常增大、囟门隆起、易疲劳、耐力下降、四肢一过性疼痛、精细运动能力下降、排尿排便异常等,需警惕有无脑积水、颈髓受压发生可能,需转诊神经外科评估是否需要手术干预。

(3) 骨关节:ACH 脊柱后突明显及容易出现椎管狭窄,可能出现腰背部疼痛、跛行、大小便失禁、瘫痪等,定期脊柱影像学检查,及时转诊骨科,予以腰骶部支具固定、腰背部理疗等,严重者可予以手术治疗;下肢弯曲明显、弓形腿,可能出现直立行走困难、持续性骨关节疼痛等,当出现 3 个负重关节处于非垂直状态、持续性膝关节疼痛保守治疗无法缓解、形成侧向推力等可予以手术干预。

(4) 呼吸系统:定期进行呼吸睡眠监测,若睡眠呼吸暂停、缺氧进行性加重(频繁呼吸暂停、夜间不能入睡等),及时到耳鼻喉科就诊评估上气道阻塞情况。

(5) 其他:定期听力测试了解有无中耳功能障碍,避免表达性语言发育延迟等。

3. **遗传咨询** ACH 是常染色体显性遗传病,父母再次生育再发的风险与父母是否为 ACH 患者相关。若父母不是 ACH 患者,再次生育再发风险 2%;若父母一方是患者,再次生育再发风险为 50%;若父母双方都是 ACH 患者,再次生育再发风险 75%。故对于父或母亲存在本病,其子女应进行产前筛查(超声及绒毛或羊膜腔穿刺),早期发现患者及疾病基因携带者,进而有效避免患儿出生达到预防目的。

➢ **附:ACH 诊断流程图**

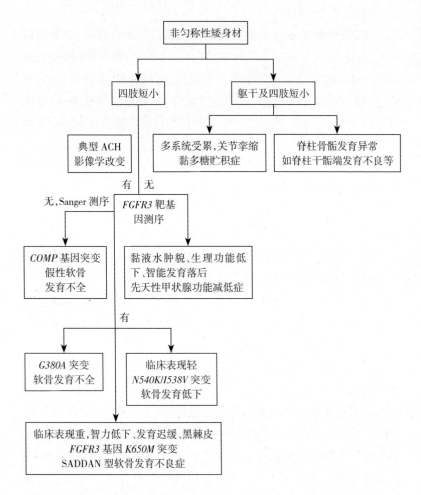

（周 莛 朱 岷）

二、成骨不全

【**概述**】

1. **概述** 成骨不全(osteogenesis imperfecta, OI) 又称"脆骨病",是最常见的单基因遗传性骨病之一,以骨量低下、骨骼脆性增加和反复骨折为主要特征。主要表现包括蓝巩膜、骨质疏松、易骨折、骨畸形、身材矮小、肌腱和韧带松弛、牙本质发育不全、耳聋等。多数为常染色体显性遗传,少数为常染色体隐性遗传,罕有 X 染色体伴性遗传。是由重要的骨基质蛋白Ⅰ型胶原(typeⅠcollagen)编码基因及其代谢相关基因变异所致。

2. **流行病学** 新生儿患病率约为 1/20 000~1/15 000。青少年型和家族型骨质疏松症患者中,有相当一部分是未确诊的 OI。

3. **发病机制** 骨组织主要由有机质和无机质组成。Ⅰ型胶原蛋白占骨有机质成分的 90% 以上,对于维持骨骼结构的完整性和生物力学性能至关重要。成骨不全(OI)的发病机制是由于Ⅰ型胶原蛋白编码基因或其代谢相关调控基因变异,导致Ⅰ型胶原蛋白数量减少或质量异常,使骨密度显著降低、骨微结构损害、骨强度下降,反复发生骨折和进行性骨骼畸形。

OI 可由多种致病基因变异所致,目前已报道的致病基因至少有 21 种(表 3-10)。Ⅰ型胶原由两条 α1 和一条 α2 链构成有序的三螺旋结构,二者的编码基因 *COL1A1* 或 *COL1A2* 变异是导致 OI 的最主要原因,所致 OI 呈常染色体显性遗传。如 *COL1A1/COL1A2* 基因变异导致Ⅰ型胶原数量减少,常引起轻型 OI;而 *COL1A1/COL1A2* 基因变异导致Ⅰ型胶原三螺旋分子结构异常,多引起中、重型 OI;由干扰素诱导跨膜蛋白 5 基因(*IFITM5*)变异所致具有独特临床表现的Ⅴ型 OI 也呈常染色体显性遗传。少数 OI 呈常染色体隐性遗传或 X 染色体伴性遗传,其相关基因变异影响Ⅰ型胶原分子的修饰、组装、运输等过程,或影响骨骼矿化、成骨细胞分化等而导致 OI。

【诊断】

1. **临床表现与分型** 约 90% 的 OI 是显性遗传性Ⅰ~Ⅳ型成骨不全,主要临床表现是自幼起病的轻微外力下反复骨折,进行性骨骼畸形,不同程度活动受限。骨骼外表现可以有蓝巩膜、牙本质发育不全、听力下降、韧带松弛、心脏瓣膜病变等。各类型之间有其不同特点,同时其表现相互重叠,以Ⅰ型 OI 最多见。

Ⅰ型 OI 是最轻的一种类型,表现为骨折、蓝巩膜、听力丧失三联

表 3-10 OI 主要致病基因、遗传方式及临床分型

类型	致病基因	OMIM 编号	遗传方式	蛋白功能	临床特点
I 型	COL1A1，COL1A2	120150 120160	AD	合成 I 型胶原	轻型，骨折，蓝巩膜，听力丧失三联症。骨折多发生于学步行走行以后，青春期后后减少，身高基本正常。
II 型	COL1A1，COL1A2	120150 120160	AD	合成 I 型胶原	围产期致死型，围产期有多发骨折，严重骨骼畸形，胶原相关性肺发育不良和心脏异常
	CRTAP，P3H1，PPIB	605497 610339 123841	AR	α1 和 α2 链脯氨酸羟基化	
III 型	COL1A1，COL1A2	120150 120160	AD	合成 I 型胶原	最严重的非致死型，三角脸，前额隆起，严重矮身材，长骨干骺端呈囊状和爆米花样改变
	CRTAP，P3H1，PPIB	605497 610339 123841	AR	α1 和 α2 链脯氨酸羟基化	
	SERPINH1	600943	AR	装配和稳定三螺旋的胶原蛋白	

续表

类型	致病基因	OMIM 编号	遗传方式	蛋白功能	临床特点
	BMP1	112264	AR	裂解前胶原蛋白羧基端	
	FKBP10,PLOD2	607063 601865	AR	胶原链交联	
	SERPINF1	172860	AR	骨骼矿化	
	SP7	606633	AR	成骨细胞分化	
	WNT1	164820	AR	成骨细胞分化和功能	
	TMEM38B	611236	AR	细胞内钙释放	
	CREB3L1	616215	AR	调节 I 型胶原蛋白表达	
	SEC24D	607186	AR	调节蛋白基质分泌	
IV型	COL1A1,COL1A2	120150 120160	AD	合成 I 型胶原	该型临床表现多样,可轻到重度严重程度,与 I 型和 III 型表现类似
	CRTAP,PPIB	605497 123841	AR	α1 和 α2 链脯氨酸羟基化	
	FKBP10	607063	AR	胶原链交联	
	SERPINH1	172860	AR	骨骼矿化	
	SP7	606633	AR	成骨细胞分化	
	WNT1	164820	AR 或 AD	成骨细胞分化和功能	

类型	致病基因	OMIM 编号	遗传方式	蛋白功能	临床特点
V型	FITM5	614757	AD	参与骨骼矿化	骨折处有肥厚性骨痂形成，前臂骨间肌膜钙化，X线示与生长板相邻的不透光干骺带，骨组织学示正常的骨板样结构被不规则网孔样结构替代
VI型	SERPTNF1	172860	AR	参与骨骼矿化	严重的骨骼矿化障碍，在偏光显微镜下正常的定向性薄片结构消失，出现"鱼鳞样"改变
VII型	CRTAP	605497	AR	α1和α2链脯氨酸羟基化	中重型，早发骨折，近端肢体骨短小，股骨有爆米花样骨骺
VIII型	P3H1	610339	AR	α1和α2链脯氨酸羟基化	近端肢体骨短小，球根状干骺端
IX型	PP1B	123841	AR	α1和α2链脯氨酸羟基化	无近端肢体骨短小表现外，其余与VII和VIII型相近
X型	SERPINH1	600943	AR	维持I型胶原三螺旋结构稳定性	致死型，常有三角脸，面中部发育不良，肌力下降，脑积水等表现；暂时性皮肤大疱，幽门狭窄及严重的肾脏结石

续表

类型	致病基因	OMIM 编号	遗传方式	蛋白功能	临床特点
XI型	*FKBP10*	607063	AR	维持I型胶原三螺旋结构稳定性	中重型,可伴有Bruck综合征,即脆性骨折,关节孪缩,脊柱侧弯
XII型	*SP7*	606633	AR	促进成骨细胞分化,参与I型胶原表达调控	中型,可有牙齿晚萌,面中部发育不良,前额与眉弓突出,听力下降等表现
XIII型	*BMP1*	112264	AR	I型前胶原羧基末端剪切	中重型,反复骨折伴骨畸形,多数患者骨脆性增加
XIV型	*TMEM38B*	611236	AR	编码钙离子通道,参与I型胶原修饰和分泌	轻重不一,无牙本质发育不全及听力受损
XV型	*WNT1*	164820	AR 或 AD	促进成骨细胞分化,参与I型胶原表达调控	纯合变异者表型严重,可有眼睑下垂或腭弓,脑部畸形或神经发育迟滞;AD遗传者常表现早发性骨质疏松
XVI型	*CREB3L1*	616215	AR	促进成骨细胞分化,参与I型胶原表达调控	纯合变异者表型严重,围产期致死型;杂合变异携带者或复合杂合变异者表型较轻
XVII型	*SPARC*	182120	AR	维持I型胶原三螺旋结构稳定性	中重型,可伴语言或运动发育迟缓,下肢肌力下降等

续表

类型	致病基因	OMIM 编号	遗传方式	蛋白功能	临床特点
X Ⅷ型	MBTPS2	300294	XL	参与 I 型胶原交联	中重型，可有蓝巩膜、脊柱侧弯、胸廓畸形，可伴有皮肤相关综合征
未分型	PLOD2	601865	AR	参与 I 型胶原交联	严重程度不一，可伴有 Bruck 综合征
	P4HB	176790	AD	参与 I 型前胶原修饰	可致 Cole-Carpenter 综合征：多次骨折，颅缝早闭，脑积水，小颌畸形，长骨干骺端呈爆米花样改变等
	SEC24D	607186	AR	调节蛋白基质的分泌	颅骨缺损是主要特征，可伴有额部隆起，小颌及耳发育不良等
	PLS3	300131	XL	肌动蛋白结合，参与 I 型胶原矿化	轻型，多无蓝巩膜，牙本质发育不全，男性患者居多

注：OI. 成骨不全症；AD. 常染色体显性遗传；AR. 常染色体隐性遗传；XL.X 染色体伴性遗传。

症。骨折通常发生于学步行走之后，青春期后减少。骨畸形极轻，身高基本正常，牙本质发育不全极少见。

Ⅱ型 OI 为围产期致死型，患儿短小，因宫内骨折而长骨弯曲折叠，蓝巩膜或灰巩膜，颅骨大而软，X 线片示长骨粗短、多发长骨和肋骨骨折及畸形、广泛骨质疏松、椎体扁平等。多死于由于胸廓小、肋骨骨折、肺炎及胶原相关性肺发育不良所致的呼吸衰竭。

Ⅲ型 OI 是最严重的非致死型成骨不全，表现为进行性骨畸形，患儿可经历数百次骨折，多有三角脸，前额隆起，蓝巩膜或灰巩膜，牙本质发育不全，脊椎压缩，脊柱侧弯，扁颅底和颅底凹陷症，严重矮身材，长骨干骺端呈囊状和爆米花样改变。

Ⅳ型 OI 主要表现为中等严重程度，但该型临床表现多样，可轻到重度严重程度，与Ⅰ型和Ⅲ型表现类似，可经历数十次骨折，但多数能下床活动，巩膜变色，牙本质发育不全，扁后颅，听力丧失，不同程度矮身材等。

Ⅴ型 OI 临床表现为中等严重程度，中到重度异常的骨脆性，易骨折，轻到中度矮身材，巩膜和牙齿正常，具有显著的骨组织学特征：在骨折部位有肥厚骨痂形成，前臂骨间肌膜钙化，X 线片显示与生长板相邻的不透光的干骺带出现，骨组织学检查示正常的骨板层样结构被异常的不规则网孔样结构替代。骨间肌膜钙化可影响手的前后旋转并继发桡骨小头脱位。骨折和手术后的肥厚骨痂形成表现与骨肉瘤类似，易误诊为骨肉瘤，MRI 和 CT 有助于鉴别两者。

听力障碍是 OI 常见次要表现，通常是双侧的传导和感觉两者混合性听觉障碍，进行性加重，通常出现于 10~40 岁年龄阶段，但约 5% 的儿童有轻度(20dB)听觉丧失，到 50 岁年龄，约 50% 的患者有主观性听觉丧失。OI 的内耳病变还可导致前庭功能障碍而出现眩晕。OI 的传导性耳聋多由于镫骨底固定所致，镫骨手术可改善听力。耳蜗植入术可改善感音性聋。

牙齿异常，乳白色牙、牙髓闭塞性蛀虫、冠状根间距缩短，表现 OI 的完全性外显率的遗传特征。进行乳牙 X 线摄片可发现 40%~80%Ⅲ和Ⅳ型 OI 的牙本质发育不全，显微镜检查能发现轻型的牙本质发育不全。黄褐色变色的牙本质发育不全重于灰白色变色。恒牙的牙本质不全明显减轻。OI 常出现牙咬合不正、阻生牙、牙萌出延迟或加速。但多数胶原含量异常的 I 型 OI 无牙本质发育不全。

OI 的神经系统表现有大头畸形、脑积水、脊髓空洞和颅底凹陷症。颅底凹陷症发展到脑干受压的状况相对比较少见,但后果严重,需定期 MRI 随访其进展。

身材矮小是 OI 的普遍特征,推测与软骨向骨的转变异常有关。生长轴的内分泌评估多正常,但 IGF1 刺激试验反应低下。

成骨不全的骨外表现,特别是肺和心血管异常是导致患者死亡的主要原因。肺部病变可原发于肺胶原异常导致的肺发育不良、限制性肺病、肺源性心脏病。也可继发于骨病变如脊柱侧弯、肋骨骨折和胸廓畸形。骨病变可导致患者反复肺炎、限制性肺病、肺源性心脏病。心脏病变多由于胶原病变引起的瓣膜关闭不全,主动脉根部扩张,心房间隔缺损,左室后壁增厚,心肌组织僵硬。瓣膜病变可导致主动脉瓣反流、二尖瓣和三尖瓣反流。

2. 实验室检查

(1) 骨骼 X 线检查:表现为广泛骨质疏松、骨小梁减少、结构模糊、骨皮质变薄和多发性骨折并畸形。病变严重和发病早的四肢骨变粗变短,有多发性骨折和骨折断端骨折形成,髓腔封闭,成角,假关节形成。发病较晚和病变较轻的四肢长骨骨干变细而不变短,骨质变薄,骨端增大。由于反复骨折和骨质软化可使长骨弯曲畸形。可有长骨囊状或蜂窝状改变。头颅呈超短头型,骨质骨非常薄,严重者似薄膜状,颅缝增宽并有缝间骨(Wormian 骨)。脊柱的改变主要为多发性压缩性骨折、脊柱侧弯和后突畸形,椎体骨质疏松受压变扁,呈双面凹陷及楔形变。骨盆因骨质软化和负重而成漏斗状或三叶型。

(2) 超声:主要用于产前胎儿重型 OI 诊断。胎儿四肢长骨均明显短小,部分弯曲、成角,骨折,骨密度下降,颅骨非常薄,部分有轻度脑积水;绝大部分合并羊水过多。胎儿软组织明显发育不良,心胸比增大,胸腹比减小,部分胎儿有胸腹水,胎盘发育不良。

(3) 骨密度:绝大多数 OI 患者的腰椎、髋部及全身骨密度值显著低于同年龄、同性别正常人,Z 值多低于-2SD 以下。

(4) 血钙/磷/碱性磷酸酶:一般正常,少数患者碱性磷酸酶可轻度增高。

(5) 基因检查,建议行 OI 致病基因检测者有:①临床表现高度疑似 OI 的重型患者,了解致病原因,明确疾病诊断和分型,帮助判断疾病预后;②先证者(家系中首个被诊断为 OI 的患者)的一级亲属(父母、子女和同胞)建议行基因诊断,有助于明确 OI 的遗传方式,并分析基因突变的致病性;③有生育需求的 OI 患者,或已育有 OI 患儿的夫妇再生育者,为遗传咨询和产前基因诊断做准备。因 OI 致病基因及遗传方式的复杂性,建议选择二代测序技术(next generation sequencing,NGS)包括靶向捕获高通量测序技术、全外显子组测序和全基因组测序等,具有通量高和效率高的特点。

3. **诊断** 成骨不全的临床诊断主要根据临床症状、体征和检查,并除外其他代谢性骨质疏松。典型病例根据阳性的家族史及典型特征易于诊断,如反复骨折、蓝巩膜、缝间骨等。蓝巩膜高度提示成骨不全,但不是其特异的特征。乳牙的牙本质不全比恒牙明显,X 线片放射学检查和组织学检查可发现外观正常的牙本质不全。20 岁前听力丧失罕见,但灵敏的听力检查能检出 OI 患儿的早期听力异常,约半数的患者在 50 岁出现听力丧失。在轻型 OI 的诊断常依赖基因诊断。

【鉴别诊断】

一些骨骼疾病有 OI 的相同特征:

1. **骨质疏松-假神经胶质瘤综合征**(osteoporosis pseudoglioma syndrome) 是由于 *LRP5* 的纯合变异,常合并失明。

2. **Bruck 综合征-2**(Bruck syndrome) 为骨胶原特异性赖氨酸羟化酶(procollagen-lysine,2-oxoglutarate 5-dioxygenase 2,PLOD2)基因变异引起的骨质疏松、脆骨病、矮身材,伴特异性先天性关节挛缩。

3. **科尔-卡彭综合征**(Cole-Carpenter syndrome) 为骨质疏松合并特殊面容。

4. **特发性青少年骨质疏松症** 是暂时性的非遗传性脆骨病,常在青春前期发病,3~5 年后自发性恢复,但可残留脊柱变形和功能障碍,与Ⅰ型成骨不全鉴别困难,但其无成骨不全的骨外表现,Ⅰ型胶原的分子和基因分析阴性,髂骨活检显示松质骨的骨重塑率降低,而在OI骨火箭显示松质骨和皮质骨的骨转变和重塑增加。

5. 严重的骨纤维异样增生症(fibrous dysplasia)　可与Ⅲ型OI混淆,但前者的碱性磷酸酶明显升高,后者的碱性磷酸酶多数正常。

6. 高磷酸酶症(hyperphosphatasia)**和低碱性磷酸酶症**(hypophosphatasia)　均可表现骨折等类似成骨不全的临床表现,但根据两者增高和降低的碱性磷酸酶水平,易与OI相鉴别。

【治疗】

目前尚无针对OI致病基因突变的有效治疗方法,现有治疗仅为对症治疗,旨在增加患者的骨密度、降低骨折率、改善骨畸形、提高生活质量。

1. 康复和物理治疗　目的是增加患者的运动功能和日常生活能力。Ⅰ型OI的关节活动度常逐渐下降。Ⅲ和Ⅳ型OI有严重的活动受限、运动耐量和肌张力下降、日常生活活动乏力。进行低阻力体格训练可增加氧耗量,增加肌力和活动能力。康复治疗需个体化,多采用水疗、游泳等。

2. 矫形外科治疗　采用骨切开术放置髓内针治疗骨折和矫正有功能障碍的骨畸形。矫形支架用于治疗脊柱侧弯,环形架颈牵引可减轻或稳定脊柱侧弯,减轻疼痛和改善呼吸功能。为了防止颅底凹陷症导致的后脑疝或脑脊液循环受阻,可安装枕骨颈部的矫形支架进行早期干预,可延缓颅底凹陷症的进展。可复位性颅底凹陷症可采用颅后窝减压及枕骨颈部的融合手术。不可复位性颅底凹陷症应采用经口、经腭咽的减压术。虽经手术成功减压,但多数在术后6年内进展加重。

3. 药物治疗　儿童OI患者,如存在椎体压缩性骨折,或10岁前发生两次以上长骨骨折,或18岁前发生三次以上长骨骨折,建议药物治疗;成人OI患者,发生椎体压缩性骨折或长骨骨折,建议药物治疗;绝经后和50岁以上男性OI患者,如骨密度符合骨质疏松(既骨密度T评分≤-2.5),也建议药物治疗。

（1）适量的钙剂和维生素 D 有助于提供骨骼所需营养，可作为 OI 的基础治疗，但仅给予钙剂和维生素 D 制剂，不足以降低 OI 患者的骨折率。可根据患儿体重，选择给予不同剂量的钙剂和维生素 D：患儿体重 <15kg，予以元素钙 500mg/d；体重 ≥15kg，予以元素钙 1 000mg/d；患儿体重 ≤30kg，予以普通维生素 D 500IU/d；患儿体重 >30kg，予以普通维生素 D 1 000IU/d，。成人 OI 患者的剂量可参照骨质疏松症患者的处理原则。

（2）目前广泛使用的对 OI 较有效的药物是双膦酸盐（bisphosphonates，BPs）类似物。甲状旁腺素类似物（parathyroid hormone，PTH1-34）、RANKL 单克隆抗体等药物也可能有一定疗效。

BPs 类似物属于骨吸收抑制剂，能够与骨骼羟基磷灰石结合，有效抑制破骨细胞活性，减少骨吸收，从而增加骨密度、降低骨折风险。目前治疗用 BPs 主要包括第二代 BPs（阿仑膦酸钠和帕米膦酸钠）和第三代 BPs（唑来膦酸、伊班膦酸钠和利塞膦酸钠），能显著减轻慢性骨痛，增加活动量，减少骨折发生率，增加脊椎骨量和改善压缩的椎体的形状和大小。因此广泛应用于各种 OI 类型中，但其中 Ⅵ 型多由 *SERP1NF1* 突变所致，其可通过 RANK/RANKL 通路激活破骨细胞，不建议使用 BPs 治疗。值得注意的是由于 BPs 类药物治疗 OI 的适应证尚未获得批准，目前属于超适应证用药，需患者或其他法定监护人签署知情同意书后方可使用。

目前治疗 OI 较常使用的静脉 BPs 剂量为：帕米膦酸二钠的循环性静脉注射，儿童参考剂量：<2 岁 0.5mg/（kg·d），连续注射 3 天，间隔 2 个月为 1 次循环；2~3 岁 0.75mg/（kg·d），连续注射 3 天，间隔 3 个月为 1 次循环；>3 岁 1mg/（kg·d），最大剂量 60mg/d，连续注射 3 天，间隔 4 个月为 1 次循环；年总剂量 9mg/年。唑来膦酸每 6 个月静脉输注 1 次，每次 0.05mg/kg。由于 OI 病情较原发性骨质疏松严重，也可采用唑来膦酸每年静脉输注 1 次，每次 5mg，治疗 OI 患儿，其安全性也较好。目前国内外有报道示口服阿仑膦酸钠治疗可减少 OI 的骨脆性，可增加骨密度、骨小梁数量和骨量、骨皮质厚度，骨折频率降低，运动及生活自理能力均有改善。但由于口服 BPs 生物利用度较低，可给予每周70mg阿仑膦酸钠治疗中、重度OI患儿。

关于BPs的治疗疗程:由于药物治疗的前2~4年疗效最明显,建议患者至少接受两年的BPs治疗,后续治疗取决于骨折次数、骨痛和骨密度的改变情况。

BPs主要通过肾脏排泄,肌酐清除率<35ml/min的OI患者禁用。口服BPs治疗,需注意反酸、烧心、上腹不适等胃肠道不良反应,具有食道狭窄、食道裂孔疝、反流性食管炎、消化性溃疡等胃肠道疾病者慎用。静脉输注BPs的常见不良反应包括:首次静脉输液后可能出现明显的急性期反应,如发热、头痛、恶心、肌痛、关节痛等,多在输液后1天内出现,持续3天左右缓解,发热明显者可予非甾体抗炎药对症处理。再次输注BPs时,患者的急性期反应较少发生,且程度明显减轻。输注BPs后也可能出现一过性低钙血症、低磷血症等不良反应,应给予补充钙剂及维生素D制剂,以减轻此不良反应。BPs的罕见不良反应包括虹膜炎、黏膜炎、皮疹、肝损害、非典型性骨折等。虽然BPs相关的下颌骨坏死极其罕见,但建议OI患者在BPs治疗期间避免拔牙、种植牙等有创口腔治疗。

PTH1-34属于骨形成促进剂,小剂量、间断PTH1-34治疗可增加成骨细胞活动,促进骨形成、增加骨密度,可能对OI患者有益。但目前该药尚无用于儿童的安全性资料,不推荐使用。狄诺塞麦属于骨吸收抑制剂,是RANKL的单克隆抗体,能够减少破骨细胞的生成和活动,从而抑制骨吸收、增加骨密度、降低骨折风险。有小样本OI患儿接受狄诺塞麦治疗,每12周皮下注射1mg/kg 1次,治疗2年,患者骨密度升高、骨折次数下降,椎体出现再塑性,且耐受性较好,少数患者出现低钙血症、感染、皮炎、湿疹等不良反应。狄诺塞麦对OI患者的远期疗效和安全性尚需评估。

4. 分子治疗 分子治疗策略包括自体骨髓干细胞基因改良后回输、反义寡核苷酸抑制技术、病毒介导的基因添加技术等,但目前均处于研究阶段,尚未应用于OI患者的临床治疗。

5. 预防 进行产前检查,保证优生是预防此类疾病的有效方法,降低疾病的发生率。

➤ 附:OI 诊治流程图

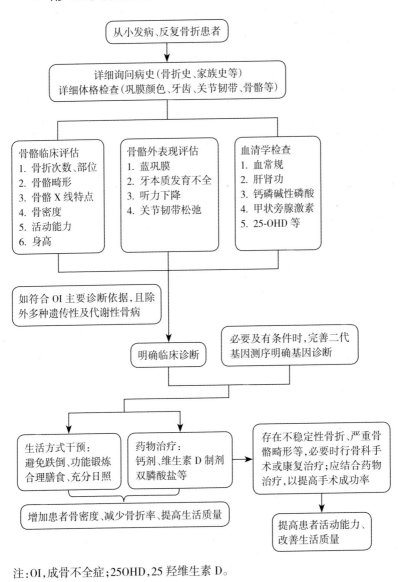

从小发病、反复骨折患者

详细询问病史(骨折史、家族史等)
详细体格检查(巩膜颜色、牙齿、关节韧带、骨骼等)

骨骼临床评估
1. 骨折次数、部位
2. 骨骼畸形
3. 骨骼 X 线特点
4. 骨密度
5. 活动能力
6. 身高

骨骼外表现评估
1. 蓝巩膜
2. 牙本质发育不全
3. 听力下降
4. 关节韧带松弛

血清学检查
1. 血常规
2. 肝肾功
3. 钙磷碱性磷酸
4. 甲状旁腺激素
5. 25-OHD 等

如符合 OI 主要诊断依据,且除外多种遗传性及代谢性骨病

明确临床诊断

必要及有条件时,完善二代基因测序明确基因诊断

生活方式干预:
避免跌倒、功能锻炼
合理膳食、充分日照

药物治疗:
钙剂、维生素 D 制剂
双膦酸盐等

存在不稳定性骨折、严重骨骼畸形等,必要时行骨科手术或康复治疗;应结合药物治疗,以提高手术成功率

增加患者骨密度、减少骨折率、提高生活质量

提高患者活动能力、改善生活质量

注:OI,成骨不全症;25OHD,25 羟维生素 D。

(李黎 朱岷)

三、脊椎干骺端发育不良

【概述】

脊柱干骺端发育不良(spondylometaphyseal dysplasia,SMD)是指以椎体发育异常及长管状骨干骺端特异性发育不良为特征的一组疾病。SMD发病率低,约为1/100万。SMD遗传方式包括常染色体显性遗传和常染色体隐性遗传。依照2019年版国际遗传性骨病分类标准,SMD主要分为八种类型,其中临床表现最为显著的为Kozlowski型,主要由*TRPV4*基因变异所致。此外,也有很多SMD未归类的其他基因变异的个案报告。

【病因】

依照《2019年版国际遗传性骨病分类标准》,SMD主要属于第12组,主要包括8种类型:①脊椎软骨发育不良(spondyloenchondrodysplasia,SPENCD);②牙软骨发育不良(odontochondrodysplasia,ODCD);③SMD,Sutcliffe型或角折型(SMD,Sutcliffe type or corner fractures type);④SMD伴有锥细胞退化(SMD with cone-rod dystrophy);⑤SMD伴有角膜营养不良(SMD with corneal dystrophy);⑥SMD Kozlowski型(SMD Kozlowski type);⑦SMD Sedaghatian型(SMD Sedaghatian type);⑧轴性SMD(axial SMD)。此外,也有很多关于SMD未归类的其他基因变异的个案报告。SMD致病基因主要包括:*ACP5*、*TRIP11*、*FN1*、*PCYT1A*、*PLCB3*、*TRPV4*、*SBDS*、*CFAP410*和*NEK1*等(表3-11)。

【诊断】

1. 临床表现和体征 共同特征主要是儿童早期出现发育迟缓,短肢和或短躯干型矮小,短颈,脊柱侧弯后突,椎体发育异常及管状骨干骺端特异性发育不良,各型之间因突变基因不同,临床表现亦有不同:

(1) 脊椎软骨发育不良(SPENCD):是全身性、不规则分布的多发性长骨内生软骨瘤,以及严重的板状软骨瘤,对手和脚的影响最小。具有囊性透射率和椎体密度的扁平棘突。伴有基底节钙化。是一种常染色体隐性遗传病。

表 3-11 SMD 临床分型及相关致病基因总结

疾病名称	遗传方式	致病基因	OMIM 编号	ORPHANET 编码	备注
脊椎软骨发育不良 (spondyloenchondrodysplasia, SPENCD)	AR	ACP5	271550	1855	包括联合免疫缺陷伴有自身免疫以及脊柱干骺端发育不良
牙软骨发育不良 (odontochondrodysplasia, ODCD)	AR	TRIP11	184260	166272	另见第 14 组软骨发育不良 I A 型；可能代表一个表型谱系
SMD, Sutcliffe 型或角折型 (SMD, Sutcliffe type or corner fractures type)	AD	FN1	184255	93315	有些病例与 COL2A1 有关，但与原发家族无关
SMD 伴有锥细胞退化 (SMD with cone-rod dystrophy)	AR	PCYT1A	608940	85167	
SMD 伴有角膜营养不良 (SMD with corneal dystrophy)	AR	PLCB3			
SMD Kozlowski 型 (SMD Kozlowski type)	AD	TRPV4	184252	93314	
SMD Sedaghatian 型 (SMD Sedaghatian type)	AR	SBDS			
轴性 SMD (axial SMD)	AR	CFAP410	602271	168549	
	AR	NEK1			

（2）牙软骨发育不良（ODCD）：临床表现多种多样，主要临床表现为身材矮小、胸部狭窄、中胚层肢体缩短、短肢畸形、关节松弛和牙齿畸形。在少数患者中发现了纤毛病的临床特征，如先天性肾发育不良、儿童期囊性肾变性和相关的大头畸形。大多数受影响的婴儿在出生前都是身材矮小的，但在疾病的严重程度上存在着显著的差异。

（3）SMD，Sutcliffe 型或角折型：儿童早期以身材矮小和蹒跚步态为特征的骨骼发育不良。身材矮小可能在出生时出现，也可能在婴儿早期发展。个体可能出现短肢和/或短躯干。影像学特征包括干骺端肿大和角部骨折样病变、发育性髋内翻、长骨缩短、脊柱侧弯和椎体异常。关节活动受限和慢性疼痛常见。

（4）SMD 伴有锥细胞退化：表现为严重身材矮小、进行性下肢弯曲、椎体扁平、干骺端受累以及锥杆营养不良引起的视力损害。

（5）SMD 伴有角膜营养不良：四肢短小，近端和远端节段受累。手指和脚趾短，胸部窄。有高度近视，眼睛凸出，鼻梁凹陷，鼻短上翘，双侧角膜浑浊。

（6）SMD Kozlowski 型：主要特点为身材矮小和由明显脊柱侧弯导致的畸形，累及长骨和骨盆。其他临床表现包括短颈、鸡胸和膝关节内翻，骨盆干骺端改变和脊椎板状缺损。患者常因身材矮小而就诊。

（7）SMD Sedaghatian 型：该病以严重干骺端软骨发育不良为特征，伴有轻度肢体缩短、板状软骨、正常宫内生长、心脏传导缺陷和中枢神经系统异常。据报道，许多患者的寿命很短，在生命的最初几天死于呼吸衰竭，是一种先天性致死性骨骼发育不良。

（8）轴性 SMD（axial SMD）：是一种罕见的骨骼发育不良，其特征是干骺端改变，包括近端股骨和视网膜异常。主要临床表现为出生后生长障碍，儿童早期四肢矮小演变为儿童晚期躯干短小，胸部发育不全，可能导致新生儿期轻度至中度呼吸问题，随后易受呼吸道感染。视力受损在生命早期出现，其功能迅速恶化。眼底镜检查诊断为视网膜色素变性，视网膜电图诊断为视锥杆营养不良。

2. 辅助检查

（1）生化检查：SMD 的血钙、磷和碱性磷酸酶正常，血尿生化无改变。

（2）X 线检查：共同特点为脊柱干骺端畸形，如骨稀疏、含气骨小梁和皮质不规则，以及右侧脊柱侧弯和肋骨畸形。各型之间 X 线表现稍有不同：

1）脊椎软骨发育不良：全身性、不规则分布的多发性长骨内生软骨瘤，具有囊性透射率和椎体密度的扁平棘突。

2）牙软骨发育不良：板状骨质伴冠状裂隙和管状骨干骺端不规则。婴儿期的主要影像学特征是伴有冠状裂的显著脊柱发育不良。在儿童时期，手部有明显的变化，所有骨骺都缩短，骨骺呈圆锥形。

3）SMD，Sutcliffe 型或角折型：干骺端肿大和角部骨折样病变、发育性髋内翻、长骨缩短、脊柱侧弯和椎体异常。

4）SMD 伴有锥细胞退化：脊柱侧弯，骨盆中有狭窄的骶骨切迹和髋内翻。长骨普遍缩短，干骺端加宽且不规则。股骨远端外侧和内侧骨骺明显增大。下肢弓形畸形。掌骨和指骨轻度缩短。

5）SMD 伴有角膜营养不良：短长骨，干骺端宽，干骺端有一些粗糙的小梁。股骨远端骨骺和胫骨近端骨骺未钙化。所有掌骨和距骨均缩短。距骨和跟骨外观异常，伴有骨刺。肋骨短，前面宽。腰椎和胸椎前部有喙，椎间隙宽。髂骨异常，几乎呈方形，短而内侧突出。

6）SMD Kozlowski 型：影像学特征表现为齿状突发育不良、扁平椎体、前缘椎体楔形变、椎弓根延长、股骨干后端异常和腕骨骨化中心延迟等。

7）SMD Sedaghatian 型：椎间盘间隙增大，终板和板棘不规则，上下肢长管状骨干骺端加宽和凹陷髋臼顶平坦，骶骨切迹减少，髂骨小而发育不全，花边髂嵴，手部短管骨的缩短，跟骨的不规则骨化。

8）轴性 SMD：短肋骨，前端呈喇叭状，呈杯状，轻度脊椎发育不良，花边髂嵴，干骺端不规则，基本上局限于近端。

（3）基因检测：如果放射学特征不确定，通过分子遗传学检测突变基因，可以协助诊断。

3. **诊断标准** 目前尚无统一明确的诊断标准。先证者的 SMD 诊断具有特征性的临床和影像学特征,如果放射学特征不确定,通过分子遗传学检测鉴定突变基因,有助于明确诊断,并可指导遗传咨询。

【鉴别诊断】

1. **软骨发育不全** 是一种导致儿童致死致残性生长发育障碍性疾病的罕见病,其典型临床表现为非匀称性身材矮小、大头畸形、三叉戟手及特殊面容。骨盆和股骨的单次前后位 X 线片可见方形髂翼、扁平、水平移位的髋臼,坐骨切迹明显变窄,典型的股骨近端透亮度增加,腰椎椎弓根间距变窄。

2. **成骨不全** 是一组全身性遗传性结缔组织疾病,以骨脆性增加、骨量减少、伴有其他结缔组织异常为特点,主要表现包括蓝巩膜、骨质疏松、易骨折、骨骼畸形、身材矮小、肌腱及韧带松弛、牙本质发育不全、耳聋等,影像学上表现为广泛骨质疏松、骨皮质变薄和多发性骨折并畸形。脊柱的改变主要为多发性压缩性骨折和脊柱侧弯、后突畸形,锥体骨质疏松受压变扁,呈双面凹陷及楔形变。

3. **脊柱骨骺发育不良**(spondyloepiphyseal dysplasia,SED) 指一组与Ⅱ型胶原 α1(*COL2A1*)突变相关的以脊柱和骨骺畸形为特征的遗传性骨病。临床特征为短躯干型矮身材、颈短、胸廓小伴梨状胸、鸡胸、脊柱侧弯、短躯干畸形重于短肢畸形、先天性足蹄内翻足(马蹄足)、面中部发育不全和进行性骨关节病。影像特点包括椎体扁平有冠状裂、椎骨呈卵形,骨骺发育不良及关节软骨破坏。SED 受累部位集中在脊柱和近躯干的长骨近端。其他表现还有腭裂、视网膜脱离、近视和听力损失等。

【治疗】

此类疾病目前尚无有效的治疗方法,以对症治疗为主。对脊柱侧弯、膝外翻或内翻、胫骨弯曲、腿长差异、寰枢椎不稳进行矫形治疗;管理四肢活动问题和慢性关节疼痛问题;定期筛查神经成像和尿液分析及内生肌酐清除率,以防止继发性脑积水和未识别的肾功能衰竭并发症;对视力障碍和青光眼进行筛查和治疗;给予心理支持治疗。

SMD 有常染色体显性遗传和常染色体隐性遗传。SMD 患者可能因新发致病性突变而患有该疾病。患者的每个子女都有 25%~50% 的机会发生遗传致病性突变。如果已在受影响的家庭成员中确定了致病基因,则可以对 SMD 风险增加的妊娠进行产前检测和胎儿基因检测。

> 附:脊柱干骺端发育不良诊断流程图

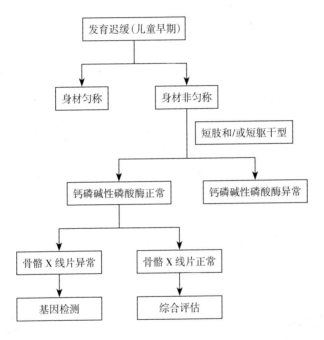

（朱高慧 朱 岷）

四、干骺端发育异常

【概述】

干骺端软骨发育不良（metaphyseal chondrodysplasias,MCD）是一组以干骺端发育异常为主的畸形,总体发病率较低,为(2.3~7.6)/ 10 000 活产婴儿。主要表现为身材矮小,四肢弯曲,但头颅和躯干发育基本正常。主要因身材矮小就诊时通过放射影像学发现。根据

2019 年最新修订版的遗传性骨骼疾病的疾病分类中有 10 种类型。

【病因】

1. Schmid 干骺端发育不良（metaphyseal dysplasia, Schmid type, MCDS） MCDS 是一种罕见的常染色体显性遗传病。是 X 型胶原 α1 链（*COL10A1*）基因的杂合变异导致生长板软骨基质的 X 型胶原的装配缺陷，使软骨形成和软骨内骨化异常。以短肢性身材矮小、长骨畸形为特征，如髋内翻（股骨颈轴角下降）、膝内翻和膝外翻。受累患者出生时并无异常，通常在 2 岁以后被发现，在开始走路后逐渐会出现下肢弯曲、弓形腿、膝内翻和蹒跚的步态。伴短指及伸指受限。典型的影像学表现为管状骨干骺端发育不良，特别是股骨较为突出。干骺端随碾压、外展和磨损而改变，使下肢受影响表现更严重。出现干骺端骺板线展开增宽、喇叭样或杯口样改变和毛刷状改变。成年终身高多变，但通常比均值低三个以上标准差。诊断 SMCD 时应注意与严重佝偻病、低磷佝偻病和 CHH 相鉴别。

2. **软骨毛发发育不全**（cartilage-hair hypoplasia, CHH） 又称 McKusick 型，是一种常染色体隐性遗传性骨骼发育不良。由 McKusick 首先描述，开始命名为软骨头发育不良，后更正为干骺端发育不良 McKusick 型。特征是短肢侏儒、毛发异常和免疫缺陷。是由线粒体 RNA 加工核糖核酸内切酶基因（mitochondrial RNA processing ribonuclease, *RMRP*）纯合或复合杂合变异引起的遗传病。该病累及多个系统，毛发生长不良或稀疏为其突出特征表现，CHH 最常累及骨骼和肌肉系统，全身骨骼生长功能障碍，而进展性长骨生长异常尤其明显，干骺端发育不全最常累及下肢，表现为身材不成比例矮小伴四肢短小（短肢侏儒症）、膝内翻畸形（腿向外弯）、腓骨较胫骨长，成年人的平均身高为 130cm。肌肉、韧带松弛表现为关节松弛，脊柱侧弯，由于关节松弛，多在出生后数月出现早期运动发育迟缓。此外，臀部发育不良可导致坐立时间晚。影像学检查显示长骨的干骺端普遍不规则且轻度增宽，干骺端圆齿状边缘呈喇叭口样。免疫缺陷方面，CHH 患者可有不同程度的细胞和体液免疫缺陷，是最常导致患者过早死亡的原因。患儿易发生频繁和严重的感染，容易发生血液系统恶性肿瘤和自身免疫性疾病,包括免疫性血小板减少症、自身免疫性溶血性贫血、肠病、甲状腺疾病和幼年特发性关节炎。CHH 可并发先天性巨结肠(hirschsprung disease,HD)和小肠吸收功能不良,CHH 患者的 HD 常伴有小肠结肠炎,这是一种可能致命的并发症。因为免疫缺陷个体合并脓毒症的风险极高。CHH 患者还可出现轻到重度的支气管扩张症和慢性阻塞性毛细支气管炎的肺部并发症。CHH 患者可对水痘感染的反应过度。这些患者应转诊并进行免疫评价,避免接种活疫苗。

3. Jansen 型干骺端发育不良(metaphyseal dysplasia,Jansen type,JMC) 1934 年,Murk Jansen 描述了第一例 JMC,是一种罕见的常染色体显性遗传疾病,其特征是由于软骨细胞分化延迟导致的严重的干骺端发育不良和身材矮小。它是由甲状旁腺激素受体 1 (parathyroid hormone-like hormone receptor1,*PTH1R*)基因的激活性杂合变异引起,多为新发变异。激活性 *PTH1R* 变异激活 PTH1R 的功能,因此在甲状旁腺激素(PTH)或甲状旁腺结合激素相关肽(PTHrP)缺失的情况下,突变的 *PTH1Rs* 激活了肾脏、骨骼和生长板中的cAMP/蛋白激酶 A 信号通路,从而引起矿质离子稳态和软骨内骨形成的调节异常,因此,JMC 通常与严重的早发性高钙血症有关。大多数JMC 患者出现提示甲状旁腺功能亢进的生化特征,包括血清钙升高,血清磷降低,碱性磷酸酶活性升高,但没有 PTH 或 PTHrP 水平升高。同时软骨细胞中甲状旁腺激素的 G 蛋白耦联受体被激活导致软骨细胞分化延迟。临床特点是短肢性身材矮小,最终身高不超过 130cm。下肢弓形内翻样弯曲,步态蹒跚,关节变宽,活动受限,关节挛缩畸形,短手伴棒状手指,畸形足等。其他临床表现包括持续性无症状高血糖、突出的前额、眼距增宽、小颚、有高腭弓、鼻后孔闭锁。实验结果包括高钙血症、高钙尿和轻度低磷血症。血浆中正常或低水平的PTH 或 PTHrP。影像学表现包括长骨缩短,严重的干骺端改变,干骺端严重加宽,边缘不规则并碎裂,佝偻病样干骺端改变,软骨部分钙化并累及骨干。

4. Shwachman-Diamond 综合征(Shwachman-Diamond syndrome, SDS) 也称为 Shwachman-Bodian-Diamond 综合征(SBDS)。为罕见

的遗传性骨髓衰竭综合征,特征为胰腺外分泌功能障碍、血细胞减少和骨骼异常。中性粒细胞减少多见,可有多系血细胞减少,一些患者也有淋巴细胞减少、贫血和/或血小板减少。可进展为骨髓衰竭、骨髓增生异常综合征或急性髓系白血病。SDS 常见胰腺的外分泌结构被脂肪组织所取代,而出现胰脏外分泌功能障碍,通常在出生后第 1 年出现脂肪泻、营养素吸收不良和生长迟滞;患者身材矮小,通常在两岁后变得明显,这是由于骨骼发育不良和胰腺功能不全所致,出现小肠吸收障碍导致重度营养不良。SDS 的骨骼异常表现为干骺端发育不良,影像学表现为长骨干骺端不规则。胸椎/肋骨和骨盆营养不良。肋骨缩短和远端肋骨扩张呈喇叭状或杯状,干骺端不同程度变宽并伴有溶解和硬化的混合表现,胸廓生长受限导致的窒息性胸廓发育不良。80% 的 SDS 是 Shwachman-Bodian-Diamond 综合征(*SBDS*)基因的常染色体隐性遗传性纯合或复合杂合变异引起的。SBDS 编码一种 250 个氨基酸的高度保守蛋白,参与了核糖体的生物合成和有丝分裂,与 RNA 代谢有关。其他影响核糖体生物合成和有丝分裂的基因的致病性变异也是 SDS 的病因,包括 DNAJ 热休克蛋白家族成员 C21(*DNAJC21*),GTP 酶延伸因子样-1(elongation factor-like-1,*EFL1*)和 *SRP54*。

5. **Eiken 综合征(Eiken syndrome)** 是非常罕见的骨软骨发育不良。PTH 和甲状旁腺结合激素相关肽(PTHrP)通过结合甲状旁腺激素受体 1(PTH1R)产生相关作用。Eiken 综合征是由于 *PTH1R* 双等位基因功能丧失性变异和拷贝数失衡导致的骨软骨发育不良。主要表现为骨延迟骨化、骨骺发育不良和骨重塑异常。临床表现为短指畸形,全身性严重延迟骨化,小而扁平的骨骺和股骨、胫骨和前臂的干骺端发育不良,特别是耻骨联合、腕骨和手骨骨骺延迟骨化以及粗骨小梁。身材矮小呈匀称性。此外,也有病例报道可有出牙失败导致的少牙症。实验室检查提示血钙正常,PTH 升高。

6. **POP1 型干骺端发育不良** 前体核糖核酸 1 蛋白(precursor RNA 1 protein,POP1)是 RNase 和 RMRP 复合物的最大蛋白质成分,在细胞生长调节中具有重要作用。至今只有 6 例报道病例,临床特征是身材极度矮小（<3SD），颅骨、脊柱、骨骺和长骨干骺端受累的严重程度不一。影像学表现有长骨的干骺端边缘不规则、轻微变宽和部分硬化。

7. **干骺端发育不良1型** 即显性干骺端发育不良，也包括 Missouri 型脊柱不典型增生，是由基质金属蛋白酶13（matrix metalloproteinases，*MMP13*）基因变异引起，MMP13是属于基质金属蛋白酶家族中的一员，它对软骨细胞分化、凋亡和基质重塑至关重要。临床表现为轻度身材矮小或身高正常、双腿弯曲、步态不稳。影像学表现为严重的干骺端边缘不规则，股骨远端生长板变宽。（图 3-15）

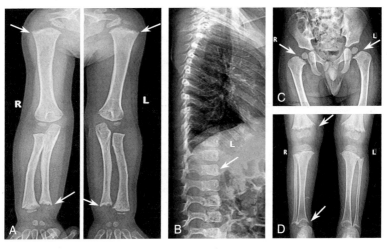

图 3-15 干骺端发育不良影像学特点

A. 肱、尺和桡骨较短。干骺端增宽，部分见"毛刷状"及"杯口状"改变，骺板增宽，骨骺出现延迟，各骨骺小；B. 脊柱各椎体变扁，胸腰段显著，椎体呈梨形，椎体前缘不规则，部分椎体前部上、下缘可见小片状骨质缺损；C. 双髋内翻，股骨头小，位置下移，双侧髂骨柄偏短；D. 双侧胫腓骨较短。干骺端增宽，部分可见轻微"毛刷状"及"杯口状"改变。

8. **干骺端发育不良2型** 即隐性干骺端发育不良，由于基质金属蛋白酶9（matrix metalloproteinases，*MMP9*）基因变异引起。临床表现同干骺端发育不良1型。影像学表现为轻度的干骺端边缘不规则，轻度双侧股骨弯曲和缩短,脊柱和骨盆正常。

9. Spahr 型干骺端发育不良 也是由 *MMP13* 基因突变引起。临床特征为中度矮小、膝内翻和膝关节疼痛。骨骼及佝偻病相关生物化学检测指标正常。影像放射显示轻度干骺端不规则发育的征象,以胫骨远端受影响最大。也可见股骨颈短,有骨龄延迟。

10. 干骺端发育不良伴上颌发育不全和短指畸形(metaphyseal dysplasia with maxillary hypoplasia and brachydactyly,MDMHB) 是十分罕见的骨软骨常染色体显性遗传疾病,迄今为止全球共报道 6 例。其主要临床特征为长骨干骺端张开、锁骨内侧半部增大、上颌发育不全、短指畸形和营养不良牙齿。可引起多椎体骨质疏松性骨折。影像学表现可见干骺端张开和长骨骨干皮质薄,双侧中节指骨或掌骨短,以及上颌发育不全。其他骨骼异常包括锁骨内侧半部增大、坐骨和耻骨较宽、额骨和顶骨颅骨轻度增厚、板状突出和骨质疏松的一般影像学表现。

上述 10 种类型的干骺端发育异常主要的致病基因、遗传方式详见表 3-12。几种干骺端发育不良的特点比较详见表 3-13。

表 3-12 主要致病基因、遗传方式

病因分型	遗传方式	突变基因	OMIM
Schmid 型	AD	*COL10A1*	156500
McKusick 型	AR	*RMRP*	250250
Jansen 型	AD	*PTHR1*	156400
Eiken 综合征	AR	*PTHR1*	600002
POP1 型	AR	*POP1*	617396
SBDS 型	AD、AR	*SBDS、DNAJC21、EFL1、SRP54*	260400
			617941
MCD1 型	AD、AR	*MMP13*	602111
MCD2 型	AR	*MMP9*	613073
Spahr 型	AR	*MMP13*	250400
MDMHB	AD	*RUNX2*	156510

表 3-13　不同干骺端发育不良的特点（部分）

疾病 表型 临床表现	干骺端软骨发育不良 Schmid 型（MCDS）	干骺端发育不全 I型（MANDP1）	干骺端发育不全 II型（MANDP2）	软骨毛发发育不良（CHH）	干骺端发育不良 Spahr 型（MDST）
起病时间	婴儿期起病	早期起病	早期起病	婴儿期或胎儿期起病	非早期起病
预后	不随年龄增大自行重塑	自我重塑	有/无自我重塑	—	随年龄增大自我重塑
出生身长	正常	正常	正常	胎儿期或出生后身矮	正常
肢体弯曲	开始站立出现下肢弯曲	一过性腿弯曲	一过性腿弯曲	股骨、胫骨弯曲	开始站立出现下肢弯曲
矮小	轻-中度矮小	轻-中度矮小或正常	轻-中度矮小	成人期身矮	不同程度
长骨骨折	无	无	无	无	偶发
内翻畸形	膝内翻	膝内翻	膝内翻	下肢内翻畸形不明显	膝内翻，不明显或无
关节	关节疼痛	骨关节炎	慢性关节疼痛	关节过伸，特别是手、腕、足	膝痛，成年后可能消失
其他	鸭步	鸭步	鸭步	毛发稀疏，免疫缺陷，贫血等	鸭步

续表

疾病 表型		干骺端软骨发育不良 Schmid 型(MCDS)	干骺端发育不全 I 型(MANDP1)	干骺端发育不全 Ⅱ 型(MANDP2)	软骨毛发发育不良(CHH)	干骺端发育不良 Spahr 型(MDST)
影像学表现	干骺端改变	干骺端增宽、杯口样变，不规则	干骺端重度不规则	干骺端轻度不规则	干骺端发育不良	干骺端轻度不规则
	受累部位	股骨远端和胫骨近端	股骨	股骨	下肢明显	股骨远端和胫骨近端
	股骨	儿童期即可见股骨骺增大	股骨远端生长板加宽	双侧股骨轻度弯曲且缩短	常见股骨颈缩短	股骨小而扁平，股骨颈变短
	脊柱和骨盆	偶见轻度扁平椎	正常	正常	正常	正常
骨龄		无	无	基本符合	无	落后
生化指标		正常	正常	正常	正常	正常

【诊断】

MCD 的诊断标准尚未统一,但可根据以下几点确诊:①一般年龄在 15 岁之前,具有身材矮小,四肢较短,伴有髋内翻或膝内(外)翻及下肢畸形,但智力一般正常;②典型的 X 线表现为局限于干骺端的病变,如形态边缘不规则、硬化、增厚等;③生化检查无明显异常;④应排除"脊柱骨骺发育不良""致密性骨发育不良"和"脊柱干骺端发育不良"等疾病。各种类型的 MCD 在生化指标检测、影像学检查均在一定程度上有疾病间的重叠,因而不能有效进行鉴别诊断,随着二代测序技术的广泛应用,分子诊断有望为这类疾病的诊断和鉴别诊断做出决策。

【鉴别诊断】

1. **脊柱骨骺发育不良**(spondyloepiphyseal dysplasia,SED)　SED 也身材矮小,下肢短,成年身高约 130cm。因 SED 脊柱病变集中在骺软骨和椎间软骨终板,故患儿躯干短、四肢短小、颈短、胸廓小、鸡胸、梨状胸。齿状突发育不全。SED 是一种 Ⅱ 型胶原蛋白紊乱,也可表现为腭裂、耳聋和近视、白内障和视网膜脱落等。MCD 患儿常无躯干短及上述并发症。X 线检查 SED 椎体呈卵形、扁平、冠状裂。SED 受累部位集中在脊柱和近躯干的长骨近端,骨干骨骺很少受累而 MCD 患儿主要是干骺软骨受累。

2. **致密性骨发育不良**　患儿亦呈身材矮小,肢体不相称,但这些患者表现为颅骨异常、持续至成人期的囟门延迟闭合、面中部发育不全、牙列异常、骨石化病和肢端溶骨症(远端指骨末端簇的骨吸收),表现为远端更明显的短趾骨。轻微创伤后常发生骨折。该病以普遍性骨硬化和骨脆性增高为特征,不是干骺或骨骺软骨的病变,可根据 X 线及临床特征鉴别。

3. **脊椎干骺端发育不良**(spondylometaphyseal dysplasia,SMD)　其基本病理特基础与 MCD 相似,但病变累及椎体骺软骨的软骨终板和干骺软骨,脊柱改变明显,干骺受累较轻。MCD 的部位主要是干骺软骨,所以前者以躯干短为主,且骨龄常落后于年龄。后者身材矮小,四肢短小合并畸形。不典型的病例主要靠 X 线检查鉴别。

4. 佝偻病 MCD 中的 Jansen 型是病变最严重的一型,有时应与佝偻病鉴别,佝偻病的病损仅限于管状骨的干骺端,主要累及四肢的远侧如腕、踝干骺。干骺端稍增宽并有边角突出征,呈典型的杯口状表现,其内可见毛刷状致密线,且无干骺端硬化。有普遍性骨质疏松软化,补充维生素 D 后可完全恢复,可用于鉴别。

【治疗】

本病多数类型除身材稍矮及遗留髋内翻等和/或下肢弯曲畸形脊柱侧弯外,无其他严重后果,由于骨骺未受累,不会产生过早退行性骨关节病,干骺端的异常在骨骺融合后可基本消失。

本病无特殊治疗方法,主要采用以对症治疗为主的临床管理方案,旨在预防及处理骨科并发症,肢体畸形严重影响功能者可经骨科专科医生充分评估后行截骨矫形术。

预防:产前通过超声检查可发现羊水过多或胎儿肢体过短,以肱骨和股骨明显,及早进行产前诊断。对先证者明确诊断,有助于家族中其他个体的遗传咨询。

➢ 附:干骺端发育不良鉴别诊断流程图

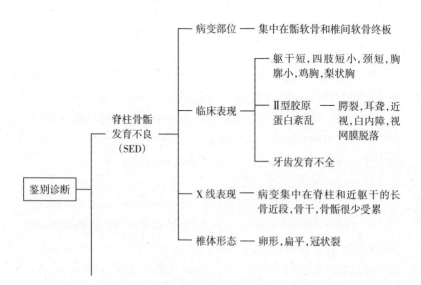

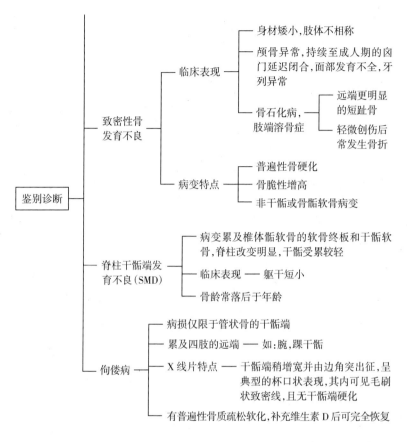

致密性骨发育不良
- 临床表现
  - 身材矮小,肢体不相称
  - 颅骨异常,持续至成人期的囟门延迟闭合,面部发育不全,牙列异常
  - 骨石化病,肢端溶骨症
    - 远端更明显的短趾骨
    - 轻微创伤后常发生骨折
- 病变特点
  - 普遍性骨硬化
  - 骨脆性增高
  - 非干骺或骨骺软骨病变

脊柱干骺端发育不良(SMD)
- 病变累及椎体骺软骨的软骨终板和干骺软骨,脊柱改变明显,干骺受累较轻
- 临床表现 —— 躯干短小
- 骨龄常落后于年龄

佝偻病
- 病损仅限于管状骨的干骺端
- 累及四肢的远端 —— 如:腕、踝干骺
- X线片特点 —— 干骺端稍增宽并由边角突出征,呈典型的杯口状表现,其内可见毛刷状致密线,且无干骺端硬化
- 有普遍性骨质疏松软化,补充维生素D后可完全恢复

（宋 萃 朱 岷）

五、多发性骨骺发育不良

【定义】

多发性骨骺发育不良（multiple epiphyseal dysplasia,MED）是一种程度相对较轻、临床症状多变的遗传性骨软骨发育不良疾病,发病率为 1/20 000。大多呈常染色体显性遗传,少数为隐性遗传,患病男性多于女性。MED 典型的临床特征为轻-中度的身材矮小、髋关节和/或膝关节早发性骨关节炎。儿童早期(2 岁后)多表现为活动后髋膝关节疼痛、关节僵硬;至儿童中后期进展为蹒跚步态、四肢缩短,且

591

关节逐渐受累出现进行性退行性关节炎,最终需要进行髋关节置换术。该病与假性软骨发育不全(pseudoachondroplasia,PSACH)相似,属于同一骨病家族,临床鉴别较为困难。

【病因】

多发性骨骺发育不良具有遗传异质性,有显性和隐性等多种形式,目前临床共分为 7 型(表 3-14)。

表 3-14　MED 的类型和基因定位

位点	临床表型	遗传模式	症状学MIM 编码	基因名称	基因位点MIM 编码
1p34.2	MED2	AD	600204	*COL9A2*	120260
2p24.1	MED5	AD	607078	*MATN3*	602109
5q32	MED4	AR	226900	*SLC26A2*	606718
6q13	MED6	AD	614135	*COL9A1*	120210
17q25.3	MED7	AR	617719	*CANT1*	613165
19p13.11	MED1	AD	132400	*COMP*	600310
20q13.33	MED3,伴/不伴肌病	AD	600969	*COL9A3*	120270

目前已发现其中 5 个不同的基因可引起显性多发性骨骺发育不良,包括编码软骨低聚物基质蛋白的软骨寡聚蛋白(cartilage oligomeric protein,*COMP*)基因、母系蛋白-3 基因(matrilin 3,*MATN3*)、Ⅸ型胶原基因(*COL9A1*、*COL9A2* 和 *COL9A3*)等。常染色体显性遗传的 MED1 和 PSACH 都是由 *COMP* 基因突变所致,呈现等位基因异质性的特征,至今已从 PSACH 和 MED 患者中发现 102 种 *COMP* 基因突变类型,其中 MED 占 34 种,PSACH 占 68 种,这些突变多发生在保守的 CLRs(类钙调蛋白重复区域)。

常染色体隐性遗传 MED 主要由 *SLC26A2* 基因纯合或复合杂合突变引起。SLC26A2 是一种跨膜硫酸盐载体蛋白,通过将硫酸盐运输到软骨基质中参与蛋白多糖的硫酸化。*SLC26A2* 突变导致软骨基质构建不当;硫酸盐不足的蛋白聚糖阻碍骨骼发育,尤其是在长骨骨骺、大关节、掌骨和跖骨。此外该基因的其他突变还会导致软骨发育不全ⅠB型、成骨不全Ⅱ型、营养不良性发育不良等。

【诊断】

1. 临床表现

(1) 病史:出生至1~2岁期间多运动发育正常;儿童早期出现学步晚、不愿站立、行走不稳或呈鸭步等肌张力减退症状,活动后易疲劳,身高增长缓慢;至儿童中后期肌张力减退症状减轻但关节松弛症状持续存在,最终出现轻至中度的身材矮小、关节疼痛、关节僵硬,以及髋膝关节的早发性骨关节炎,一般三十岁左右需进行髋关节置换术。

(2) 体征:智力正常,面貌无畸形,轻至中度身材矮小、四肢短小而躯干正常,手足宽而短,指间距小于身高;大关节畸形,如髋内翻、踝外翻、腕外翻、膝外翻、肘外翻、扁平足等。部分患者脊柱侧弯可能由于长期关节松弛、不协调步态造成。但隐性遗传MED通常在出生时就表现为马蹄足和指和/或趾畸形。具体临床表现如下:

1) 出生生长发育正常,儿童早期生长逐渐偏离正常生长曲线,到5~6岁时表现出轻到中度的身材矮小,极少部分患者成年后身高正常。

2) 患者多以髋膝关节疼痛为初始症状,常发生在体力活动后。其中*COMP*基因突变引起的MED患者常在幼儿期出现肌张力减退。

3) 股骨头改变出现在学龄期,其表现与原发性股骨头坏死相似,但MED的坏死通常累及双侧。

4) 该病主要累及管状骨骨骺,包括掌骨、跖骨、指和/或趾骨,一般不累及干骺端和脊柱,或者轻度累及。

2. 辅助检查

(1) 实验室检查:血钙、血磷、碱性磷酸酶、肝肾功能及尿酸性黏多糖定性等实验室检查均在正常范围内。

(2) X线骨片:多发性、对称性的管状骨骨骺延迟骨化及形态改变:桑葚状或斑点状的多发散在骨化中心围绕在大骨化中心周围,使骨骺端膨大。病变多位于膝、髋关节等,但一般不累及脊柱或者轻度累及(见文末彩图 3-16)。

骨骺发育延迟的模式和骨骺形状的不同有助于区分不同类型的 MED。影像学主要特点如下:

1) 对称性、多发性骨骺受累为本病的主要特征,病变主要位于 2 次骨化中心。

2) 骨骺生长延迟,发育不全,但融合时间正常。

3) 骨骺发育不良,可以变小、变扁、碎裂或者斑点状;成年后骨端变形,尤以承重关节为主,关节畸形常见髋内翻、踝外翻,骨性关节炎出现较早。

4) 髋关节为本病必然受累部位,股骨头骨骺变扁、碎裂、分节,可呈"桑葚样",股骨颈短而宽,干颈角变小,髋臼浅平,呈不规则波浪状或髋臼顶部呈斜坡状。

5) 胫骨远端骨骺外侧发育不良,关节面倾斜,距骨也有相应倾斜。

6) 腰椎椎体面宽,上下缘不规则,凹凸不平,骨骺碎裂,椎弓根变短。

7) 手足掌指/趾骨短粗或长短粗细不一。

8) 长骨干骺端可出现纵形条纹。

(3) 基因检测:临床上单纯依靠体格检查和影像学评价很难准确诊断 MED,需要进行基因检测来进一步确诊和分型。高通量测序(NGS)能够通过一次实验对多个基因进行检测,因而为 MED 遗传学筛查和诊断提供了便捷的途径。

【鉴别诊断】

1. **假性软骨发育不全(PSACH)** 几乎都是由软骨寡聚物基质蛋白(COMP)基因突变所致。出生时外形正常,儿童早期开始生长发育迟缓,伴明显的短肢侏儒、鸭步步态、韧带松弛及脊柱侧弯等症状。其影像学特征是四肢指/趾端及长骨,尤其是股骨头骨骺,出现干骺端形态不规则异常,脊椎呈现鸟嘴样改变等。PSACH 临床表现更加严重,导致严重身材矮小,病理改变涉及脊柱和肢体。PSACH 的平均诊断年龄在 1~2 岁，MED 的诊断年龄在 5 岁左右。PSACH 患者通常在 2 岁后出现生长缓慢、步态蹒跚、关节及韧带松弛等症状，X 线可见异常的椎骨及长骨的干骺端。MED 则是一种程度相对较轻，临床症状易变的骨软骨发育不良疾病，主要表现为关节疼痛、僵硬以及轻到中度的身材矮小。

由于轻度 PSACH 的脊柱异常可在未来的生长发育中趋于正常，以致轻度 PSACH 和 MED 从青春期开始难以区分。目前认为这两个疾病是同一个疾病谱的不同部分，呈现等位基因异质性的特征。要明确临床诊断需要结合家族史、体格检查、影像学检查及分子遗传学等信息进行综合判断。

2. **软骨发育不全**（achondroplasia，ACH）　四肢短小而躯干接近正常的不成比例侏儒，特征性表现为椎弓根间距由第 1 至第 5 腰椎逐渐变小。

3. **点状软骨发育不良**（chondrodysplasia punctata，CDP）　骨骺出现多个骨化中心，密度增加，斑点布满全骺，本病在出生后即有改变。

4. **儿童股骨头骨软骨病**　可为双侧性，股骨头骨骺可呈点状，但病变只限于双髋，不累及其他部位。

【治疗】

1. **治疗**　MED 目前尚无有效治疗方法，绝大多数 MED 有自行好转的趋势，但不可避免地会出现早发性骨关节病变。在儿童期不需进行外固定，更不宜手术。在病变未稳定时不宜负重。应选择少走少站的职业。对成人骨关节炎的治疗原则与一般人相同，如两腿不等长、膝内翻、膝外翻或脊柱畸形等均可以进行矫正手术，旨在处理骨科并发症、骨畸形和骨折。

2. **预防**　MED 为遗传性骨关节病，其子代有 25%（常染色体隐性遗传方式）或者 50%（常染色体显性遗传方式）遗传频率，而胎儿期及出生时外观正常，产前超声无法判断，需要借助产前诊断对基因突变进行检测，已达到优生优育的目的。

➢ 附：多发性骨骺发育不良诊断流程图

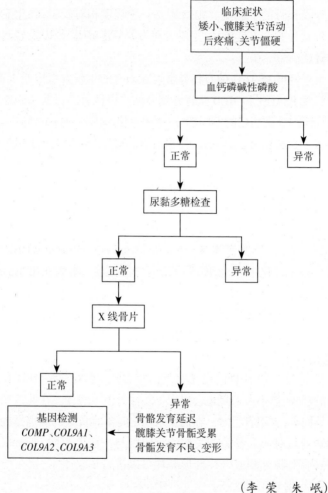

（李 荣 朱 岷）

参考文献

1. UNGER S, BONAFÉL, GOUZE E.Current care and investigational therapies in achondroplasia.Curr Osteoporos Rep, 2017, 15（2）:53-60.

2. BOBER MB, BELLUS GA, NIKKEL SM, et al. Hypochondroplasia. GeneReviews, 2020, 5:1-22.

3. ORNITZ DM, LEGEAI-MALLET L. Achondroplasia: development, pathogenesis, and therapy. Dev Dyn, 2017, 246(4):291-309.

4. 中国医师协会医学遗传医师分会,中华医学会儿科学分会内分泌遗传代谢学组,中华医学会儿科学分会罕见病学组,等.软骨发育不全诊断及治疗专家共识.中华儿科杂志,2021(7):545-550.

5. SAVARIRAYAN R, IRELAND P, IRVING M, et al. International consensus statement on the diagnosis, multidisciplinary management and lifelong care of individuals with achondroplasia. Nat Rev Endocrinol, 2022, 18(3):173-189.

6. 代伟倩,顾学范,余永国.中国210例软骨发育不全患儿临床遗传特征分析及生长发育曲线探索.中华儿科杂志,2020,(6):461-467.

7. MARINI JC, FORLINO A, BACHINGER HP, et al. Osteogenesis imperfecta. Nat Rev Dis Primers, 2017, 3:17052.

8. LIU Y, SONG LJ, LV F, et al. Gene mutation spectrum and genotype-phenotype correlation in Chinese osteogenesis imperfecta patients revealed by targeted next generation sequencing. Osteoporos Int, 2017, 28:2985-2995.

9. 夏维波,章振林,林华,等.成骨不全症临床诊疗指南.中华骨质疏松和骨矿盐疾病杂志,2019,12(1):11-23.

10. WEHRLE A, WITKOS TM, UNGER S, et al. Hypomorphic mutations of TRIP11 cause odontochondrodysplasia. JCI Insight, 2019, 4(3):e124701.

11. BEN-SALEM S, ROBBINS SM, LM SOBREIRA N, et al. Defect in phosphoinositide signalling through a homozygous variant in PLCB3 causes a new form of spondylometaphyseal dysplasia with corneal dystrophy. J Med Genet, 2018, 55(2):122-130.

12. WANG Z, HOREMUZOVA E, IIDA A, et al. Axial spondylometaphyseal dysplasia is also caused by NEK1 mutations. J Hum Genet, 2017, 62(4):503-506.

13. DUARTE ML, DUARTE ER, SOLORZANO DB, et al. Spondylometaphyseal dysplasia: an uncommon disease. Radiol Bras, 2017, 50(1):63.

14. AL KAISSI A,GHACHEM MB,NABIL NM,et al. Schmid's type of metaphyseal chondrodysplasia：diagnosis and management. Orthopaedic Surgery,2018,10 (3)：241-246.

15. DHANRAJ S,MATVEEV A,LI H,et al. Biallelic mutations in DNAJC21 cause Shwachman-Diamond syndrome.Blood 2017,129(11)：1557-1562.

16. MOIRANGTHEM A,NARAYANAN DL,JACOB P,et al. Report of second case and clinical and molecular characterization of Eiken syndrome.Clinical genetics,2018,94(5)：457-460.

17. ABDULHADI-ATWAN M,KLOPSTOCK T,SHARAF M,et al. The novel R211Q POP1 homozygous mutation causes different pathogenesis and skeletal changes from those of previously reported POP1-associated anauxetic dysplasia. American Journal of Medical Genetics Part A,2020,182(5)：1268-1272.

18. SONG C,LI N,HU X,et al. A de novo variant in MMP13 identified in a patient with dominant metaphyseal anadysplasia.European Journal of Medical Genetics,2019,62(11)：103575.

19. TADROS S,SCOTT RH,CALDER AD,et al. Metaphyseal dysplasia,Spahr type；missense MMP13 mutations in two Iraqi siblings. Clinical dysmorphology, 2017,26(1)：13-17.

20. MORTIER GR,COHN DH,CORMIER-DAIRE V,Iraqi.Nosology and classification of genetic skeletal disorders：2019 revision.American Journal of Medical Genetics Part A 2019,179(12)：2393-2419.

21. 娄桂予,祁娜,杨科,等.一个多发性骨骺发育不良大家系的临床特点及致病基因分析.中华骨科杂志,2020,40(7)：97-102.

第四章　临床常见的生长发育障碍相关综合征

第一节　21-三体综合征

【概述】

21-三体综合征又称先天愚型或唐氏综合征,全球发生率约1/800,是最常见的染色体异常(多了一条21号染色体)而导致的疾病。1866年,英国医生Down首次报道其临床表现,90年后该病染色体异常的病因被发现,命名为唐氏综合征(Down syndrome,DS)。

【病因】

21-三体综合征是生殖细胞在减数分裂的过程中,由于某些因素的影响发生不分离所致。主要原因有:①母亲妊娠时年龄过大:孕母年龄越大,子代发生染色体病的可能性越大,可能与母亲的卵子老化有关;②放射线:人类染色体对辐射甚为敏感,孕妇接触放射线后,其子代发生染色体畸变的危险性增加;③病毒感染:传染性单核细胞增多症、流行性腮腺炎、风疹、肝炎病毒等都可以引起染色体断裂,造成胎儿染色体畸变;④化学因素:许多化学药物,抗代谢药物和毒物都能导致染色体畸变;⑤遗传因素:染色体异常的父母可将畸变的染色体遗传给下一代。

21号染色体的三个拷贝被认为是导致DS的病因,现认为21号染色体上的200~300个基因和表观调控因子共同导致了该综合征的临床表现,如唐氏综合征细胞黏附分子和淀粉样蛋白前体蛋白等。

【诊断】

1. 临床表现

（1）**典型特殊面容**：头型短小，面圆而扁平。眼角斜向外上，两眼距离较远，眼裂内角内眦赘皮，眼球震颤。鼻梁低平，鼻孔上翘。嘴小，口半开，腭弓高，唇厚，舌厚常伸出口外，耳小而圆，耳位低。其他表现见表 4-1。

（2）**体格发育特点**：患儿身高、体重低于正常。但近期研究 25% 的 DS 儿童和至少 50% 的 DS 成人伴有肥胖。

（3）**心血管系统**：多伴有先天性心脏病、肺动脉高压（伴或不伴心脏结构异常）在 DS 中发生率约 1.2%~5.2%，婴儿期不受影响者，可在儿童期之后出现。

（4）**多发畸形**：髋关节脱臼、髌骨脱位和足外翻、关节松弛、脐疝、消化道畸形等。

（5）**神经系统障碍**：智力落后是本综合征最突出、最严重的表现，但程度不一致。绝大部分患儿都有不同程度的智能发育障碍，随年龄的增长日益明显。嵌合体型患儿若正常细胞比例较大则智能障碍较轻。患者表现为缺少社会意识及运动协调能力下降，孤独症谱系障碍、精神问题以及晚年的痴呆症发生风险增加。其他神经系统障碍包括癫痫发作、震颤（良性、非癫痫运动）以及 moyamoya 病（又称烟雾病，是一种病因不明的、以双侧颈内动脉末端及大脑前动脉、大脑中动脉起始部慢性进行性狭窄或闭塞为特征，并继发颅底异常血管网形成的一种脑血管疾病）。

（6）**血液肿瘤性疾病**：在 DS 患者中常见，婴儿期多表现为短暂性骨髓增生性功能障碍（transient myeloproliferative disorder，TMD），儿童期表现为缺铁性贫血以及白血病高发风险。TMD 在 DS 新生儿期发生率高达 10% 并且认为是由于 *GATA1* 的突变所致，该病为自限性疾病，5 岁前自发缓解，但研究者认为 TMD 患者患白血病的风险高达 20%~30%。新生儿期不伴 TMD 的 DS 患者中，有 2%~3% 会患有白血病，尤其是急性髓系白血病以及急性淋巴细胞白血病。既往研究表明，DS 实体瘤的患病率低，但睾丸癌的发生率高。

表4-1 唐氏综合征患者下列疾病的发病率

表型	发生率	表型	发生率
先天性心脏病	44%（排除死胎）	听力损伤	
房室间隔缺损	45%	传导性	84%
室间隔缺损	35%	感音性	2.7%
继发孔房间隔缺损	8%	混合性	7.8%
法洛四联症	4%	视力异常	56.8%
动脉导管未闭	7%	肿瘤性疾病	
肺动脉高压	1.2%~5.2%	TMD	≤10%
因感染原因死亡	34%~40%	白血病/肿瘤	2%~3%
神经系统障碍		铁缺乏	10.5%
癫痫	5%~8%	甲状腺功能异常	
部分性癫痫	2%~13%	先天性甲状腺功能减退	1%~2%
婴儿痉挛	2%~5%	桥本甲状腺炎	50%
痴呆	<40岁:<5%; >65岁:68%~80%	幼年特发性关节炎	<1%
孤独症谱系障碍	7%~16%	吞咽困难	55%
乳糜泻	5.4%	睡眠障碍	65%
胃肠道畸形	6%	骨骼畸形	2.8%

（7）自身免疫性疾病：发生率较年龄匹配的队列相比明显增高，包括桥本甲状腺炎、1型糖尿病、脱发、乳糜泻、青少年特发性关节炎和白癜风等。

2. **实验室检查** 染色体核型分析是21-三体综合征的确诊检查，根据核型不同，DS分为三型：标准型、易位型、嵌合型（表4-2）。

表4-2 唐氏综合征的核型

染色体类型	描述	发生率
标准型	XY（或XX），+21 95%由于卵子减数分裂不完全所致，随母亲年龄增加而增加，再发风险为1%	96%
易位型	通常21号染色体易位在14号、21号或22号染色体上 46，XY（或XX），-14，+t（14q21q） 在14/21易位（D/G易位）的患者中，1/3伴有父母携带 （90%为母亲携带，母亲携带者再发风险10%~15%，父亲携带者复发风险为2%~5%） 46，XY或（XX），-21，+t（21q22q） 在21/21易位（G/G易位）的患者中，1/14为父母携带，50%携带者是父亲，无法生育染色体正常的孩子	3%~4%
嵌合型	46，XY（或XX）/47，XY（或XX），+21 在受精卵早期分裂过程中形成了21号染色体不分离导致患者体内存在两种细胞系，由于异常细胞所占比例不同临床表现轻重不同	1%~2%
部分三体型	46，XY（或XX），21p+/21q+ 21号染色体部分片段存在重复	<1%

【鉴别诊断】

1. **先天性甲状腺功能减退** 由于患儿甲状腺先天性缺陷或因母孕期饮食中缺碘所致，前者称散发性甲状腺功能减低症，后者称地方性甲状腺功能减低症。其主要临床表现为体格和智能发育障碍。患者伴特殊面容,额部皱纹多,似老人状,面容臃肿状,鼻根平,眼距宽,眼睑增厚,睑裂小,头发干枯,发际低,唇厚,舌大,常伸出口外。同时伴有智力发育迟缓。但通常无其他先天畸形,且患者核型检测正常可鉴别;

2. 13-三体综合征 患儿的畸形和临床表现要比 21-三体综合征严重。特殊面容表现为小头、前额、前脑发育缺陷,眼球小,常有虹膜缺损,鼻宽而扁平,2/3 患儿有上唇裂,并常有腭裂,耳位低,耳郭畸形,颌小。智力障碍见于所有患者,且程度严重。患者核型检测结果多为 46,XX(或 XY),+13 以鉴别。

【治疗】

1. 针对原发病治疗,目前尚无有效的治疗方法。

2. 并发症的预防及干预

(1) 伴有心脏、骨骼及内脏畸形等,可手术矫正。

(2) 肥胖使其他临床问题显得更为复杂和严重,包括阻塞型睡眠呼吸暂停、糖尿病和心肺疾病等,应监测体重增加的趋势,早期发现并通过健康饮食和运动进行体重干预。

(3) 由于患者年龄小,伴小下颌、相对巨舌症、完全气管环引起的气管狭窄、肌张力减退以及阻塞性气道疾病,DS 患者的气道管理极具挑战,呼吸系统疾病是导致 DS 患儿及成人死亡的常见原因。

(4) 儿童期建议检测铁蛋白和转铁蛋白饱和度以评估治疗缺铁性贫血,以尽量减少其对认知和运动发育以及睡眠的潜在影响。

(5) 寰枢不稳定是 DS 危险的并发症之一,它可能导致颈髓压迫,建议由神经外科或整形科医生进行评估和外科干预。

(6) 预防感染。

(7) 对于智力发育迟缓,加强教育和康复治疗,若出现行为问题和精神问题,应及早评估和干预。

3. 预防

(1) 避免近亲结婚。

(2) 女性避免高龄生育。

(3) 对于生育过 21-三体综合征患儿的孕妇及其他高危产妇(高龄产妇),应在怀孕期间进行羊水染色体检查,预防唐氏综合征患者的出生。

（4）产前筛查：通过测定孕母血清中β-hCG、甲胎蛋白（AFP）、游离雌三醇（FE3）浓度，根据此三项结果并合并年龄计算出本病的危险度；对高危孕妇进行羊水穿刺做出最终诊断。此外，无创性产前筛查可检测到胎儿游离 DNA 用于胎儿染色体异常的筛查，能将检出率提高到 99% 的水平。

（王秀敏）

参考文献

1. BULL MJ.Down syndrome.N Engl J Med,2020,382(24):2344-2352.

2. O'LEARY L,HUGHES-MCCORMACK L,DUNN K,et al. Early death and causes of death of people with Down syndrome:a systematic review.J Appl Res Intellect Disabil,2018,31:687-708.

3. KREICHER KL,WEIR FW,NGUYEN SA,et al. Characteristics and progression of hearing loss in children with Down syndrome.J Pediatr,2018,193:27-33.

4. TAUB JW,BERMAN JN,HITZLER JK,et al. Improved outcomes for myeloid leukemia of Down syndrome:a report from the children's oncology group AAML0431 trial. Blood,2017,129:3304-3313.

5. HASLE H,FRIEDMAN JM,OLSEN JH,et al. Low risk of solid tumors in persons with Down syndrome.Genet Med,2016,18:1151-1157.

6. JACKSON A,MAYBEE J,MORAN MK,et al. Clinical characteristics of dysphagia in children with Down syndrome.Dysphagia,2016,31:663-671.

第二节　先天性睾丸发育不全综合征

【概述】

先天性睾丸发育不全综合征又称克氏综合征（Klinefelter syndrome），是由于生殖细胞在减数分裂中，卵子形成前的性染色体不分离或形成精子时 XY 不分离所致的最常见的性染色体数目异常综合征。

1942 年 Klinefelter 等首先发现并描述了患者具有小睾丸、男性乳腺发育、无精症、不育、FSH 水平增高等临床特征。1959 年 Jacobs 等首次用细胞遗传学方法证实本病是由于性染色体异常所致。本病最常见的染色体核型为 47,XXY,占全部患者的 80%;少数为嵌合型,如 46,XY/47,XXY。还可见 48,XXYY、48,XXXY、49,XXXXY 等罕见核型等。

本征在活产男婴中发病率为 1/800~1/500,在男性精子缺乏症中占 11%,男性不育中占 3%,是导致原发性性腺功能减退症和男性不育症的最常见遗传学原因之一。

【病因】

本病是由于精子或卵子在减数分裂时性染色体不分离或受精卵有丝分裂时性染色体不分离 50%~60% 所致。其中额外的染色体 50%~60% 是父源性的,40%~50% 为母源性的。

【诊断】

1. 临床表现 本征的主要临床特征为性腺发育不良、身材瘦长、精神异常等。

(1) 性腺发育不良:主要表现为外生殖器和第二性征发育不全,睾丸小而硬。但本病在不同时期出现的临床特征可有不同。儿童期临床表现无特异性,不易诊断。

47,XXY 核型的新生儿表型为正常男性,外生殖器可呈正常男性且无外观畸形。也可在婴儿期可表现为尿道下裂、小阴茎、隐睾等。青春期出现性发育不良或性发育迟缓、男性乳房发育、睾丸偏小。成人期表现为身材高大、高促性腺激素性腺功能低下、睾丸小、不育、男性乳腺发育等。

几乎所有男孩都可进入青春期,但男性化程度有显著异质性。骨龄可能正常或延迟,具体取决于睾酮分泌水平。

(2) 男性表型:体格瘦长(成人平均身高 179.2±6.2cm),年龄别身高较高,且与躯干相比双腿较长,皮下脂肪较丰满,第二性征发育差,有女性化表现,56%~88% 的患者出现乳腺发育、皮肤细嫩、喉结较小、无胡须、腋毛、阴毛及脂肪分布呈女性型。

（3）患者可有性格孤僻、神经质、胆小，部分患者有精神异常及患精神分裂症倾向。学龄期可出现学习障碍、语言发育迟缓、行为问题、注意缺陷等。部分患者存在认知功能障碍，部分患者智力低下，但大多数智力正常。X 染色体越多智力发育障碍越明显。

（4）其他：患者易患自身免疫性疾病（系统性红斑狼疮、类风湿关节炎等）、其他内分泌异常（糖尿病、甲状腺功能减退等）、骨质疏松（25% 的患者骨密度降低）等。乳腺癌的发生率约 3.7%，是正常男性的 20~50 倍。

本病通常无典型的面部特征，但 48,XXXY 患者可出现眼距宽、鼻梁低平等表型特征。

2. 辅助检查

（1）染色体核型：绝大多数患者的核型为 47,XXY；少数为嵌合型 46,XY/47,XXY 以及 48,XXXY 等核型。

（2）性激素：促性腺激素水平高（LH、FSH），血浆睾酮水平较正常低。

【鉴别诊断】

本征在青春期前因缺乏明显症状而不易识别。对智力落后或行为异常的男性患儿做染色体核型分析可协助诊断。但应注意与青春期发育迟缓相鉴别。青春期发育迟缓的患者青春期较正常儿童延缓，但最后可达到发育正常水平，染色体核型分析正常。

【治疗】

1. 睾酮替代治疗 患儿 11~12 岁后开始雄激素治疗，促进第二性征的发育。

可用长效睾酮制剂肌内注射。11 岁起，每 3 周注射 1 次 25mg，渐增至 50mg，以后每年增加 50mg 至成年时每次 250mg，治疗过程中应注意监测血睾酮水平。

既往认为本征患者不育，仅能通过领养或供精方式获得后代。近年有报道部分患者为少精症，甚至可自然受孕产生子代。另外，针对本征，应用微创精子提取技术可帮助部分患者进行辅助生殖获得健康后代。但需进行严格的术前遗传咨询和产前遗传学诊断。

2. 对症支持治疗 语言发育迟缓、学习障碍者可给予语言治疗及特殊教育等,以改善其社会适应能力,提高生活质量。

出现其他内分泌功能异常、自身免疫性疾病、骨质疏松者,给予积极对症治疗。

(梁 雁)

参考文献

1. GROTH KA,SKAKKEBÆK A,HØST C,et al. Clinical review:Klinefelter syndrome—a clinical update. J Clin Endocrinol Metab,2013,98(1):20-30.

2. LIZARAZO AH,MCLOUGHLIN M,VOGIATZI MG. Endocrine aspects of Klinefelter syndrome. Curr Opin Endocrinol Diabetes Obes,2019,26(1):60-65.

3. BONOMI M,ROCHIRA V,PASQUALI D,et al . Klinefelter syndrome(KS): genetics,clinical phenotype and hypogonadism. J Endocrinol Invest,2017,40 (2):123-134.

第三节 特纳综合征

【概述】

特纳综合征(Turner syndrome,TS)又称先天性卵巢发育不全综合征,是由于全部或部分体细胞中一条 X 染色体完全或部分缺失,或 X 染色体存在其他结构异常所致。特纳综合征于 1938 年由美国医师 Henry Turner 首次报道,并于 1959 年被证实核型为 45,X,是人类唯一能够生存的染色体单体类型。该病在活产女婴中的发病率为 1/2 500~1/2 000,但在自发流产胚胎中的发生率可高达 7.5%,绝大多数在孕早期流产或胎死宫内,约 80% 的胎儿在孕 10 周内死亡,仅 1% 能存活。

【病因】

特纳综合征患者染色体异常的遗传机制归因于减数分裂或早期合子阶段的性染色体不分离,导致单染色体或嵌合核型,但染色体形

状改变的机制目前尚不明确。特纳综合征的染色体核型种类繁多,主要总结如下(表4-3):

1. **45,X 单体型** 本核型约99%自然流产,仅少数存活下来,但在活产婴儿中本核型约占50%,其中2/3患者的X染色体来源于母亲,1/3患者的X染色体来源于父亲。

2. **嵌合型** 包括45,X/46,XX、45,X/47,XXX或45,X/46,XX/47,XXX,占20%~30%。是否存在嵌合及嵌合的程度在不同组织中可能表现不一致,临床症状的轻重取决于正常与异常细胞系所占比例。值得关注的是,外周血样本中核型没有嵌合现象并不一定能排除其他组织中也无嵌合体。

3. **X染色体长臂或短臂等臂** 包括46,X,i(Xp)或46,X,i(Xq)。等臂染色体是由于染色体复制前后,其着丝粒横断,使复制后的两条染色单体的短臂和长臂分开,两条长臂或短臂借着丝粒连接成一条等臂X染色体。

4. **X染色体其他异常** X染色体短臂或长臂缺失[(46,X,del(Xp)或46,X,del(Xq)];环状X染色体[46,X,r(X)];Y染色体嵌合(45,X/46,XY);标记染色体(46,X,mar)。

表4-3 特纳综合征染色体核型分类及占比

染色体核型	占比
45,X	40%~50%
45,X/46,XX	15%~25%
45,X/47,XXX 或 45,X/46,XX/47,XXX	3%
46,X,i(Xp) 或 46,X,i(Xq)	10%
46,X,del(Xp) 或 46,X,del(Xq)	
46,X,r(X)	
45,X/46,XY	10%~12%
46,X,mar	

X 染色体来源于母系的个体与来源于父亲的个体之间存在差异，提示印记现象可能发挥了重要作用。

【诊断】

1. **临床表现** 特纳综合征临床表型涉及各大系统，且个体差异较大，这与患者年龄的差异、临床特征定义的可变性以及不同组织中嵌合程度的不确定性相关。

特纳综合征在胎儿期超声检查通常提示羊水多、颈部或背部液体聚集多、足背水肿、心脏或肾脏发育畸形等情况。在婴儿期，体征大多不典型，轻度的异常需结合详细的体格检查，婴儿期可出现的临床特征主要包括：颈短、颈部赘皮增厚、后发际线低、小下颌、高腭弓、低耳位、盾状胸、乳间距宽、手足肿胀(淋巴水肿)、心脏杂音等，部分患儿有反复发作的中耳炎。儿童期及以后的临床表现主要包括如下几个方面：

(1) 生长落后：特纳综合征患者生长迟缓始于宫内，出生时患儿的身长和体重可在正常低限。部分患者在 18 月龄左右即出现进一步线性生长速度降低，3 岁后更明显，年生长速率 <5cm/年，至青春期时未现正常青春期应有的身高突增。未经治疗的成人身高常低于正常人平均身高 20cm 左右。

(2) 躯体异常：常见的躯体发育异常在儿童期较易识别(见文末彩图 4-1)，主要包括：

1) 颅面部及颈部：小下颌、高腭弓、颅底角增大、后发际低、颈蹼、颈短等。

2) 眼部：内眦赘皮、上睑下垂、睑裂上斜、眼距宽、红绿色盲、斜视、远视或弱视等。

3) 耳部：内、外耳畸形和听力丧失较常见，中耳炎的发生率高(反复发作的发生率为 12%~91%)。60% 的成人特纳综合征可出现进行性感应神经性听力丧失，35 岁后进展更快，可致过早出现老年性耳聋。

4) 牙齿：可有牙冠、牙根形态的改变。牙根吸收的风险增加，随后出现牙齿脱落。

5) 皮肤：15%~60% 的特纳综合征有皮肤色素痣增多，但黑色素瘤的风险未见增加，也可有白癜风等皮肤改变。

6）骨骼系统：患者通常为矮胖体形、盾状胸，乳间距增宽，手足相对较大。其他骨骼异常包括：颈短、腕部马德隆畸形、肘外翻、膝外翻、第 4 掌骨短以及脊柱异常（10%~20%），如脊柱侧弯、脊柱后突等。

（3）性腺发育异常：常表现为缺乏第二性征、青春发育或初潮延迟、原发性闭经、不孕不育等。特纳综合征患者的卵巢功能不全可始于孕 18 周，此后卵巢滤泡加速纤维化。据报道 30% 左右的特纳综合征患者可出现自发性性发育，其中大多自发停滞，约 6% 的患者可有规律的月经周期，2%~5% 可出现自发性妊娠（流产率高达30%~45%），但最终 90% 以上的患者均会出现卵巢衰竭。嵌合型患者自发性初潮的可能性最大，约占 1/3。

（4）其他先天畸形：

1）心脏：约 50% 的特纳综合征有先天性心血管异常如左心异常、主动脉瓣异常（主要表现为二叶主动脉瓣，约占 15%~30%）、主动脉扩张、主动脉缩窄（7%~18%）、主动脉弓延长等。其中主动脉扩张、主动脉夹层或主动脉瘤破裂是特纳综合征少见但致命的并发症。1%~2% 的特纳综合征可发生主动脉夹层，发生率明显高于一般人群，中位发生年龄为 29~35 岁。针对没有心脏器质性病变的特纳综合征患者，其高血压的患病率在儿童期约为 20%~40%，在成年期约为 60%。

2）肾脏：30%~40% 特纳综合征可出现先天性泌尿系统畸形，最常见的是集合管系统异常，其次是马蹄肾、旋转不良和其他位置异常。

（5）自身免疫性疾病：特纳综合征患者自身免疫性疾病的发生率高于一般人群，且随年龄的增长发病风险增加。自身免疫性疾病主要包括自身免疫性甲状腺炎、糖尿病、幼年特发性关节炎、炎症性肠病、乳糜泻等。自身免疫性甲状腺炎在儿童期主要表现为甲状腺功能减退（约占 24%），甲状腺功能亢进的情况较少。除此之外，特纳综合征患者中桥本甲状腺炎的发病率约为 13.3%~55%。1 型糖尿病和 2 型糖尿病的发病率分别为普通人群的 10 倍和 4.4 倍。

（6）智力及神经认知功能：大多数特纳综合征患者智力正常，含有环形 X 染色体的患者可出现智力障碍。部分特纳综合征出现特定的（非语言）学习障碍（约占 40%），情感幼稚（约占 40%），以及心理行为问题(约占 25%,主要包括注意缺陷、多动障碍等)。

2. 实验室检查

(1) 细胞遗传学检查:外周血染色体核型分析是特纳综合征确诊的重要指标。美国医学遗传学会建议,外周血染色体核型分析至少需分析 30 个细胞。但当嵌合体比例 <10% 时,仍不易被诊断。若高度怀疑存在嵌合体,则需计数至少 50 个间期和更多的分裂中期的细胞或行荧光原位杂交(FISH)分析以排除嵌合体。若临床高度疑诊特纳综合征,而外周血染色体核型分析正常,则需行第二种组织如皮肤成纤维细胞或颊黏膜细胞的核型分析。有标记染色体和环状染色体的患者,必须明确标记染色体或环状染色体的来源。可采用 DNA 分析、含有 X 或 Y 染色体着丝粒探针的 FISH 分析、基因芯片等进行是否含有 Y 染色体物质或其他染色体异常的检测。有男性化表现的特纳综合征,除需了解有无 Y 染色体物质外,还应探查有无性腺、肾上腺肿瘤。不推荐在 45,X 患者中常规应用 FISH 或 PCR 筛查 Y 染色体物质。

如表型为女性并具有以下特征者应进行染色体核型分析以进一步确诊:①难以解释的身材矮小(低于同年龄均值 2.5 标准差以上);②表现出性腺发育不全临床特征,如缺乏第二性征发育,青春期女孩原发性或继发性闭经,成年不孕不育,子宫超声提示子宫、卵巢发育不良,青春期延迟伴血浆促性腺激素水平升高;③新生儿颈蹼或先天性淋巴水肿;④多种躯体畸形,涉及各个系统。

(2) 垂体促性腺激素水平检查及子宫超声检查:大部分患者促黄体生成素(LH),促卵泡生成素(FSH)水平增加尤为明显,雌激素水平较低,子宫附件超声提示子宫发育不良,常呈幼稚子宫或始基子宫,卵巢可呈条索状或囊状。值得注意的是,少部分嵌合型特纳综合征患者性激素水平未见异常,且子宫发育良好,甚至出现合并性早熟的情况,临床应当注意识别。

(3) 其他检查

1) 心血管系统:完善心脏彩超、心电图检查,较早评估特纳综合征患者的心脏结构是否异常。若提示异常者,可进一步完善心脏 MRI 等检查。同时,应定期对患者进行血压监测,系统性高血压是主动脉扩张和主动脉夹层的主要危险因素。

2) 泌尿系统：30% 左右的特纳综合征有先天性肾结构异常，如马蹄肾、部分和整个肾重复、肾缺失、多囊肾、异位肾、集合管、输尿管异常。有肾脏集合管异常者，常有尿路感染，应注意筛查。

3) 肝肾功能：特纳综合征常见无症状的肝功能异常，且发病率随年龄增加（20%~80%），机制不详。转氨酶升高通常是持续性或进行性的，极少恢复正常。若转氨酶持续升高大于 6~12 个月，应行肝脏超声检查，排除脂肪肝。慎用有潜在肝毒性的他汀类、格列酮类药物。特纳综合征患者虽泌尿系统畸形相对常见，但肾功能一般正常。

4) 五官科检查：眼科和耳科检查需在患者诊断为特纳综合征后进行。40% 的特纳综合征可出现屈光不正，斜视和弱视的发生率均为 30% 左右。1/3 左右的特纳综合征患者可出现听力丧失，一些患者可早至 6 岁左右出现传导性耳聋和进行性感音神经性聋。特纳综合征患者中耳炎的发生率较高（约占 60%），应及时治疗。

5) 自身免疫性疾病：对于自身免疫性甲状腺疾病应高度关注，诊断后应定期复查甲状腺功能及甲状腺自身抗体。特纳综合征患者糖尿病的发生风险增高，无糖尿病的特纳综合征患者中也发现高胰岛素血症、胰岛素抵抗、胰岛素分泌障碍、糖耐量降低等异常。可进行空腹血糖、胰岛素、C 肽、糖化血红蛋白、糖耐量试验等检测。研究报道乳糜泻可在儿童早期出现（约占 4%~6%），推荐 4 岁开始筛查组织转谷氨酰胺酶 IgA 抗体，每 2~5 年定期进行筛查。

6) 生长激素激发试验：特纳综合征患者通常生长激素分泌模式正常，生长激素激发试验仅在生长明显偏离特纳综合征特异性生长曲线时进行。

【鉴别诊断】

1. **体质性青春发育延迟** 患者出生身高、体重多正常，多见于男孩，本病的特点是迟到的自然青春发动后，有身高增长的加速及循序推进的性发育过程，与正常儿童无异，可在 20 岁或更晚达到成年，甚至终身，并有正常的生育功能。其父母可有青春期发育延迟史。该病患者可出现身材矮小，但无特纳综合征患者的特殊体征，测定垂体前叶激素水平可协助诊断。

2. 生长激素缺乏症　生长激素缺乏症主要特点是：①除外其他疾病影响，身高低于正常同种族、同性别、同年龄儿童平均身高 2 个标准差以下；②骨龄落后实际年龄 2 年及以上；③生长缓慢，生长速度 <4cm/年；④两项药物刺激试验生长激素分泌峰值均 <10μg/L。若 >5μg/L 提示生长激素部分性缺乏，若 <5μg/L 提示生长激素完全性缺乏；⑤匀称性矮小，腹部皮下脂肪较多，智力正常，与年龄相称。身材矮小是本病最突出的表现，但患儿无特纳综合征的特殊体征，染色体核型分析亦正常，部分特纳综合征患者可伴有生长激素缺乏。

3. 宫内发育迟缓　特纳综合征患儿可有出生时的身高及体重的落后，且孕早期(孕 32 周前)的宫内发育迟缓儿可能与染色体异常等有关。染色体核型分析可协助诊断鉴别。

4. 努南综合征　本病男女均可发病，亦可出现类似于特纳综合征的矮小和特殊的体征。此外，男性者可表现为生殖器分化、完全缺如或隐匿；女性者可见正常性腺发育、性腺发育不全及闭经等。但是，该病患者染色体核型正常(46,XX 或 46,XY)。

5. 垂体功能减退　垂体功能减退可表现为矮小和性腺的异常，但是由于腺垂体全部或部分受损导致垂体分泌各种激素缺乏，测定垂体核磁及垂体前叶激素水平可协助诊断。

【治疗】

特纳综合征的治疗目的主要包括：①提高患者成年终身高；②诱导性发育，维持第二性征，使子宫正常发育；③防治各种并发症。特纳综合征可累及多器官系统，部分并发症的发生风险随年龄增长而增加，因此，为提高特纳综合征患者的预后及生存质量，患者的治疗需要多学科合作，团队诊疗。

1. 重组人生长激素(recombinant human growth hormone, **rhGH)的治疗**　目前应用 rhGH 能有效增加特纳综合征患者的成年终身高，但身高的获益程度取决于治疗开始时的身高、遗传身高、治疗时的年龄、疗程及剂量等诸多因素。因此早诊断、早治疗对特纳综合征患儿有重要作用。

（1）rhGH 起始治疗年龄：目前世界范围内尚未建立统一的特纳综合征开始 rhGH 治疗的最佳起始年龄。指南建议特纳综合征患者一旦出现生长障碍或身高位于正常女性儿童生长曲线的第 5 百分位数以下时，即可开始 rhGH 治疗，一般在 4~6 岁开始治疗。

（2）rhGH 治疗剂量：推荐为每周 0.35~0.47mg/kg，相当于 0.15~0.2U/(kg·d)。最大量不宜超过每周 0.47mg/kg，相当于 0.2U/(kg·d)。治疗过程中可根据患者的生长情况及血清胰岛素样生长因子-1（IGF-1）水平进行剂量调整。

（3）rhGH 治疗终止时间：达到满意身高或生长潜能已较小时（骨龄≥14 岁，年生长速率 <2cm），可考虑停止 rhGH 治疗。

（4）rhGH 治疗中的监测：rhGH 治疗后，需每 3~6 个月进行生长发育、性发育、甲状腺功能、血糖和胰岛素、糖化血红蛋白、IGF-1 水平、脊柱侧弯和后突等监测。建议在 rhGH 治疗期间，IGF-1 水平不宜持续高于 2 倍的标准差积分（SD），若 IGFI>3SD，应减量使用 rhGH 甚至暂停并观察，若 IGF-1 在 2~3SD 之间，应根据临床情况调整 rhGH 剂量并注意监测 IGF-1 水平。

2. 诱导性发育　雌激素替代治疗可诱导性发育，维持第二性征，使子宫正常发育，还可提高患者骨密度，促使其达到峰值骨量。

（1）雌激素起始治疗年龄：早期诊断的患者，推荐骨龄 11~12 岁时开始雌激素治疗。对诊断较晚，特别是于青春期诊断的患者，可权衡生长潜能和性发育的情况，采取个体化治疗。

（2）雌激素替代治疗前的监测：开始雌激素治疗前（11 岁或更早），需每年监测 LH、FSH 水平以及子宫附件超声，了解有无自发性性腺发育的可能性。

（3）雌激素剂量与疗程：开始剂量为小剂量（成人替代剂量的 1/10~1/8），然后每 6 个月增加 1 次剂量（25%~100%），2~3 年后逐步达到成人剂量（表 4-4）。大多数患者治疗 6 个月内出现乳腺硬结，2 年左右可至 Tanner 4 期。若患者仍有潜在的生长空间，低剂量雌激素可使用更长时间；若开始治疗时年龄已经偏大，至成人剂量的过程可适当缩短。为维持正常的乳腺和子宫发育，推荐开始雌二醇治疗 2 年后或有突破性出血发生后,考虑加用孕激素建立人工周期,即每月服用雌激素 21 天,于雌激素用药的第 12 天开始加入孕激素,联用 8~10 天后同时停药,停药后常产生撤退性阴道出血,即人工周期。

表 4-4 特纳综合征患者雌激素替代治疗药物种类及剂量

雌激素种类	初始替代剂量	成人剂量
经皮雌激素	3~7μg/d	25~100μg/d
17β-雌二醇或戊酸雌二醇	0.25mg/d	1~4mg/d
炔雌醇	2μg/d	10~20μg/d
长效雌二醇	0.25mg/月	2mg/月

(4) 雌激素替代治疗终止时间:雌激素替代治疗需要持续至正常绝经期,以维持女性化和防止骨质疏松。

(5) 雌激素替代治疗中的监测:治疗过程中除了需要注意随访、监测生长发育和乳腺、外阴、子宫发育情况及子宫厚度外,还应注意监测血压、肝功能、血脂及凝血功能,测 LH、FSH 水平。

3. 其他治疗

(1) 并发症治疗:

1) 针对骨质疏松:推荐青春期前常规口服钙剂。25-羟基维生素 D 低的患者,可给予维生素 D 制剂口服以维持 25-羟基维生素 D 的水平正常。不建议应用双膦酸盐和抗骨质疏松药物治疗年轻特纳综合征患者的骨量减少。

2) 针对自身免疫性疾病的治疗:若出现甲状腺功能减退,给予左甲状腺素钠补充治疗。存在糖尿病、空腹血糖受损或糖耐量受损,合并代谢综合征的患者按已有相关指南处理。

3) 针对其他系统异常的治疗:有心脏结构异常的患者,应定期复查,并动态监测升主动脉直径。有主动脉扩张和/或二叶主动脉瓣的特纳综合征患者,若出现急性主动脉夹层的症状,如胸、颈、肩、背、肋骨不适,特别是突然出现或症状较严重,应寻求积极诊治。没有心脏结构疾病的特纳综合征患者,需每年评估血压,若有高血压,可积极采用药物治疗。针对耳、眼、口腔等畸形或视力、听力等问题,建议对应科室就诊,随访监测。

4) 心理治疗:特纳综合征患者常有自卑、社会交往胆怯等心理问题,因此,应注意加强对患者及家长进行相关疾病及心理知识教育,鼓励和支持患者参与社会活动,家长和社会应给予患者更多的关心,结合患者的自身特点进行培养、教育及开发,最大限度地发掘其潜能,让患者乐观、积极地融入社会。

(2)预防性性腺切除:特纳综合征患者本身性腺母细胞瘤的发生率较低(1%),但若患者含有 Y 染色体或来源于 Y 染色体的片段,其发生性腺恶性肿瘤的风险增加 5%~30%。及时检出 Y 染色体或来源于 Y 染色体的片段,预防性切除双侧性腺,可预防性腺恶性肿瘤的发生。

➤ 附:特纳综合征诊治流程图

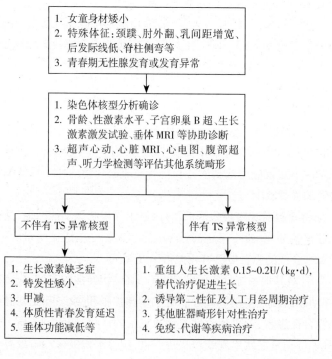

(张知新)

参考文献

1. 中华医学会儿科学分会内分泌遗传代谢学组,《中华儿科杂志》编辑委员会. Turner 综合征儿科诊疗共识. 中华儿科杂志,2018,56(6):406-413.

2. GRAVHOLT CH,ANDERSEN NH,CONWAY GS,et al. Clinical practice guidelines for the care of girls and women with Turner syndrome:proceedings from the 2016 Cincinnati International Turner Syndrome Meeting.Eur J Endocrinol,2017,177(3):1-70.

3. ÁLVAREZ-NAVA F,LANES R.Epigenetics in Turner syndrome.Clin Epigenetics,2018,10:45.

第四节　努南综合征

【概述】

努南综合征(Noonan syndrome,NS)是一种以特殊面容、身材矮小、先天性心脏病和胸廓畸形等为主要表现的常见遗传综合征,1968 年由 Jacqueline Noonan 首次报道。NS 大多数呈常染色体显性遗传模式,少数病例为常染色体隐性遗传,也可由新生突变引起。国外报道 NS 在活产儿中的发病率为 1/2 500~1/1 000,各种族均有报道,男女发病率近似,为仅次于 21-三体综合征的常见合并先天性心脏缺陷的综合征,国内目前对该病的发病率尚缺乏统计。

【病因】

NS 的发病与丝裂原活化蛋白激酶信号转导通路(RAS-mitogen-activated protein kinase,RAS-MAPK)相关基因突变有关。与 NS 相关的致病基因均编码上述信号通路中的重要蛋白,引起该通路信号上调。RAS-MAPK 通路是广泛分布的重要细胞信号转导途径,可将生长因子、细胞因子、激素等细胞外信号转导至细胞内,促进细胞分裂、增殖、分化、迁移、代谢等。当细胞膜表面受体与激素等信号分子结合后,细胞表面受体发生磷酸化,引起生长因子受体结合蛋白 2 的募集并与鸟嘌呤核苷酸交换因子形成复合体,使 GDP-RAS 转变为具有活性的 GTP-RAS。活化的 RAS 蛋白再通过一系列的磷酸化反应,激活 RAF-MEK-ERK 级联反应。最终,激活的 ERK 信号分子进入细胞核内,调节下游基因的转录。该通路异常还可引起心-面-皮肤综合征、Costello 综合征、神经纤维瘤病 1 型、LEOPARD 综合征等,与 NS 一同被归类为 RAS 病。

2001 年,Tartaglia 等发现了 NS 的首个致病基因 *PTPN11*,截至目前,共发现 16 种基因的变异与 NS 的发病相关,其中 *PTPN11* 基因突变最常见,少部分 NS 由 *SOS1*、*RAF1*、*RIT1* 等基因突变引起。除 LZTR1 外,NS 发病均呈常染色体显性遗传模式。突变基因与临床表型有一定的相关性,如 *PTPN11* 突变致肺动脉瓣狭窄、房间隔缺损、身材矮小、隐睾的发生率较高,且与幼年型粒单核细胞增多症相关;*SOS1* 突变易发生外胚层异常,但智力障碍、身材矮小和房间隔缺损的发生率较低;*RAF1* 突变致肥厚性心肌病的发生率明显增多;*SHOC2* 突变的 NS 患者伴有稀疏易脱落的毛发、明显的多动行为、以及更多的二尖瓣发育不良和房间隔缺损。

【诊断】

1. **临床表现**　NS 的主要临床表现包括特殊面容、先天性心脏病、身材矮小、颈蹼、胸廓畸形、视力异常、听力损失、发育迟缓、喂养困难、隐睾等,并随年龄改变,中国 NS 患者的临床表型与国外报道的 NS 有所不同。

NS 常见临床特征:

(1) 特殊面容:不同年龄阶段有一定的差异,婴幼儿期的特点为前额大、高腭弓、宽眼距、睑下垂、短鼻、鼻根宽、低耳位、上唇饱满呈噘嘴样、短颈及后发际低;儿童青春期则以倒三角脸、头发卷曲、前额宽、低耳位、颈蹼及小下颌为特征;成人期表现为前额发际线高、倒三角脸、低耳位、明显的面部皱纹及鼻唇沟。但随着年龄的增大,患者的面容越来越不典型。

(2) 先天性心脏病:80% 以上的 NS 患者具有先天性心脏病,常见的类型包括肺动脉瓣狭窄、肥厚型心肌病以及房间隔缺损等,*PTPN11* 特定位点突变 NS 患者易患快进展型肥厚型心肌病,引起早期死亡。

(3) 身材矮小:50%~70% 的患者伴有身材矮小,表现为出生时身高正常,但之后逐渐落后于同龄儿,部分 NS 患者身高可正常。

(4) 其他临床表现:NS 患者胸廓畸形以鸡胸、漏斗胸及肋骨外翻多见。视力异常以斜视、弱视、近视及远视等多见。喂养困难常见于婴幼儿期。少数 NS 可伴随听力损失(低/高频听阈听力缺失、部分内耳结构异常)。隐睾是男性 NS 患者的常见症状,且男性患者不育风险较女性患者高。淋巴发育不良常见,引起四肢和腹部淋巴性水肿。凝血功能异常大多由XI因子缺乏引起,造成瘀斑及出血。NS 胎儿的宫内表现则包括羊水过多、胎儿颈后透明带增宽、颈部淋巴水囊瘤、胎头相对较大、心脏和肾脏异常等。

(5) 临床诊断标准:目前对 NS 的诊断仍然依靠临床诊断标准,最常用的诊断标准是:

1) 若患者有典型的面容特征,则仅需满足②~⑥其中 1 条主要条件或②~⑥其中 2 条次要条件。

2) 若患者仅有特殊面容(次要条件 1),则需达到②~⑥其中 2 条主要条件或②~⑥其中 3 条次要条件(表 4-5)。

表 4-5　努南综合征临床常用诊断标准

特征	主要标准	次要标准
① 面容	典型的特殊面容	特殊面容
② 心脏	PVS、HCM、NS 典型的心电图改变	其他心脏缺陷
③ 身高	<同性别同年龄的第 3 百分位	<同性别同年龄的第 10 百分位
④ 胸廓	鸡胸或漏斗胸	胸廓宽
⑤ 家族史	一级亲属确诊 NS	一级亲属拟诊 NS
⑥ 其他	以下条件同时具备:智力落后、隐睾和淋巴管发育不良	具备以下条件之一:智力落后、隐睾和淋巴管发育不良

2. 实验室检查

(1) 染色体核型:对有 NS 表型的女性患者,应首先进行染色体核型分析,以排除特纳综合征,之后再进一步通过基因检测明确诊断。

（2）基因检测：迄今共发现 16 种基因的变异与 NS 的发病相关。具体包括 *PTPN11*、*SOS1*、*RAF1*、*BRAF*、*HRAS*、*KRAS*、*NRAS*、*SHOC2*、*MAP2K1*、*MAP2K2*、*CBL*、*RIT1*、*RASA2*、*A2ML1*、*SOS2* 和 *LZTR1* 等。对于疑似 NS 的个体，应首先进行 *PTPN11* 基因的测序，因为该基因的变异可解释最多的病例。若结果为正常，则应借助表型来指导下一个基因的选择。直接使用高通量测序法（如全外显子组测序）对具有 NS 表型的患者进行检测，能够更高效、更早地明确患者的致病基因，尤其是对于表型不典型的 NS 患者。基因检测阳性结果可确认 NS 的诊断，阴性结果不能排除诊断。

3. 产前诊断　针对携带明确致病变异的患儿父母，若患者父母拟再次生育，建议在妊娠前进行遗传咨询。通常在孕 9~13 周行绒毛穿刺，或者在孕 17~22 周行羊膜腔穿刺获取胎儿样本，针对家系已知的致病变异，对胎儿 DNA 进行变异分析。

【鉴别诊断】

1. **特纳综合征**　女性特纳综合征患者与女性 NS 患者有重叠临床表现，如宽眼距、眼下垂、颈蹼、盾状胸等。特纳综合征患者的心脏损害以左心为主（NS 患者以右心损害为主），还可有青春期发育延迟或不发育、性腺发育不良等表现。此外，特纳综合征仅影响女性患者，染色体核型分析有助于鉴别，该病患者核型为 45,X0。

2. **心-面-皮肤综合征**　患者表现为多种先天异常、智力障碍、生长迟缓、矮身材、先天性心脏病和特殊面容。这些特征与 NS 患者类似，但心-面-皮肤综合征患者的鼻尖更圆、鼻基底更宽、嘴唇更饱满、面容更粗糙。患者还可有毛囊过度角化、稀疏的眉毛和睫毛、鱼鳞病和婴儿期严重喂养困难等表现。基因检出 *BRAF*、*KRAS*、*MEK1*、*MEK2* 变异有助于鉴别。

3. **Costello 综合征**　患者表现为高出生体重、生长发育迟缓、粗糙的面容、宽鼻梁、松弛柔软的皮肤、深掌纹和足底纹、逐渐加重的皮肤色素沉着、面部及肛门部乳头状瘤、早衰、脱发、中度智力障碍、腕部和手指屈曲或尺偏、先心（肺动脉狭窄、肥厚型心肌病）、心律失常（室上性或阵发性心动过速多见）。该病患者肿瘤易感性高，以横纹肌肉瘤、神经母细胞瘤、膀胱癌多见。85% 的 Costello 综合征患者由 *HRAS* 基因突变引起,基因检测有助于鉴别。

4. **Aarskog-Scott 综合征** Aarskog-Scott 综合征也称 Aarskog 综合征、面容-生殖器发育不良综合征(faciogenital dysplasia),是一种罕见的 X 连锁隐性遗传的多系统发育障碍疾病。其特征是颅面畸形、性腺发育不良、骨骼畸形,以及不成比例的身材矮小。先天性心脏病在该病患者中不常见。该病由 *FGD1* 基因突变引起,基因检测有助于鉴别。

【治疗】

目前 NS 尚无特效治疗,仍以改善症状和对症处理为主。NS 患者诊断明确后,需多学科合作,完善包括心血管系统、生长发育、内分泌、骨骼、泌尿生殖系统、消化道、血液、肿瘤、神经、视力及听力等方面的评估。

1. **心血管系统疾病的治疗** 不论有无心血管系统疾病,均应定期完善超声心动图和心电图检查。对于肺动脉瓣狭窄,可根据狭窄程度,选择定期随访、介入治疗或外科手术。伴有肥厚型心肌病的 NS 患者病情和预后的差异很大,部分患者可因病情进展较快而早期死亡,而约 17% 伴有肥厚型心肌病的 NS 婴幼儿的心肌肥厚可自行缓解。除定期随访外,可采用 β 受体阻滞剂等药物治疗,或通过外科手术切除肥厚的心肌以缓解流出道梗阻。

2. **生长激素(growth hormone,GH)治疗** 2007 年,美国食品药品监督管理局(Food and Drug Administration)及中华医学会儿科学分会内分泌遗传代谢学组指南也推荐将重组人生长激素(recombinant human growth hormone,rhGH)用于治疗 NS 所致的身材矮小。美国 FDA 批准的剂量可至 0.066mg/(kg·d),但该治疗也存在争议,需考虑 NS 存在的肥厚型心肌病和肿瘤风险。胰岛素样生长因子为有丝分裂促进剂,除对正常组织有增殖效应外,还参与多种肿瘤的发生、发展过程,并能够影响肿瘤的生物学行为。故在 NS 患者的 rhGH 的治疗过程中,需要密切监测 IGF-1、心脏超声等。

3. **其他** 对有听力损失者,需及时转至耳鼻喉专科就诊,及时给予助听器或人工耳蜗治疗,可获得较好的疗效。对隐睾患者,可于1岁时至医疗机构行睾丸固定术。如有进食困难或反复发作的呕吐,可咨询消化专科医生。3岁前神经心理测试提示异常患者,应早期干预。

(王秀敏)

参考文献

1. 李辛,王秀敏,王剑,等. Noonan 综合征的临床实践指南. 中华医学遗传学杂志,2020(3):324-328.

2. JOHNSTON JJ,VAN DER SMAGT JJ,ROSENFELD JA,et al. Autosomal recessive Noonan syndrome associated with biallelic LZTR1 variants.Genet Med,2018,20(10):1175-1185.

3. LI X,YAO R,TAN X,et al. Molecular and phenotypic spectrum of Noonan syndrome in Chinese patients.Clin Genet,2019,96(4):290-299.

4. CHEN H,LI X LIU X,et al. Clinical and mutation profile of pediatric patients with RASopathy-associated hypertrophic cardiomyopathy:results from a Chinese cohort.Orphanet J Rare Dis,2019,14(1):29.

第五节 普拉德-威利综合征

【概述】

普拉德-威利综合征(Prader-Willi syndrome,PWS),由 Prader 和 Willi 于 1956 年首次报道,又称肌张力减退-智力低下-性腺功能减退-肥胖综合征,是最早被证实涉及基因组印记的遗传性疾病。国外不同人群的发病率约为 1/30 000~1/10 000,无明显种族差异,我国目前尚缺乏流行病学资料。

PWS 的病因为父源染色体 15q11.2-q13 区域印记基因的功能缺陷。主要遗传类型包括:①父源染色体 15q11.2-q13 片段缺失,最常见,在西方 PWS 患者中约占 65%~75%,包括缺失 Ⅰ 型 T1D(BP1~BP3 间)、缺失 Ⅱ 型 T2D(BP2~BP3 间),中国和亚洲人群该型的比例更高,约为

80%。②母源单亲二倍体（maternal uniparental disomy，mUPD），导致15q11.2-q13区域的父源等位基因缺失，占20%~30%。③印记中心缺陷，包括主要涉及 *SNRPN* 基因启动子区和第1~10外显子的微缺失，干扰 *SNURF* 活性的染色体15q11.2-q13区域的倒位或易位，以及父源表达的 *snoRNA* 基因簇 *SNORD116* 的缺失，占1%~3%。

【诊断】

1. **临床表现** PWS的临床表现复杂多样，是在胎儿期已有异常表现、并随年龄而异的时序化临床综合征，涵盖了生命过程中生长发育、神经精神发育、代谢等各方面。主要表现为肌张力低下、婴幼儿期喂养困难、儿童期开始的过度摄食和进行性肥胖、性腺发育不良、成人期矮身材、代谢综合征及认知行为障碍等多系统受累。具体包括以下几大类：

（1）体貌特征：出生时或随年龄增长逐渐显现特征性面容，包括长颅、窄前额、杏仁眼、小嘴、薄上唇、口角下斜，部分可有手足偏小、手背肿胀及锥形手指。与家族其他成员相比，PWS患儿皮肤白皙、非常薄，毛发颜色偏淡。

（2）肌张力障碍：肌张力低下是PWS的突出表现，胎儿期可表现为胎动少、胎位异常，臀位产、剖宫产率增加。生后表现为松软儿、活动少、哭声弱、反应差，因吸吮无力导致喂养困难，常在新生儿及婴儿早期需鼻饲管等辅助喂养。肌张力低下可随年龄增长而改善，但至成人期仍可遗留肌张力低下等问题。

（3）生长障碍及骨骼系统异常：婴儿早期因喂养困难可致生长迟缓，大部分患儿生长激素缺乏，学龄期身高增长缓慢，加之缺乏青春期生长突增，多数患者存在身材矮小。国外文献报道，未接受生长激素治疗的男性PWS患者的成年终身高约为155cm，女性约为148cm。约40%~80%的患者存在脊柱侧弯，与重组人生长激素治疗无关，61.5%的患儿存在骨质疏松，30%可有髋关节发育不良。

（4）性腺发育异常：PWS同时存在低促性腺激素性性腺功能低下和原发性性腺发育不良，出生后男婴可见小阴茎，阴囊皱褶少、着色浅，单侧或双侧隐睾（80%~90%），女婴可见阴唇、阴蒂缺如或发育不良;部分可出现肾上腺机能早现(15%~20%),少部分甚至表现为性早熟(3.6%~4%)。青春期患者可见发育延迟或不完全;成年期可表现为性腺功能减退如不孕不育、原发性闭经等。

(5) 其他下丘脑垂体功能异常及内分泌代谢紊乱:除生长激素及促性腺激素释放激素缺乏外,部分患者可合并中枢性甲状腺以及肾上腺皮质功能减退,甲状腺功能检测多提示正常的促甲状腺激素和减低的游离甲状腺激素。约4%的儿童期患者出现糖耐量异常,至成年期糖尿病发生率约占25%。婴儿期可因体温调节或温感觉异常出现反复发热。患儿呕吐反射弱,痛阈高。由于原发性下丘脑功能障碍导致PWS患儿睡眠微结构改变和睡眠期间通气异常,睡眠呼吸障碍较常见,包括嗜睡、睡眠结构改变、氧饱和度下降等,严重者可有中枢性和/或阻塞性睡眠呼吸暂停。

(6) 精神运动发育异常:学龄前PWS患儿可出现学习困难,智力评估提示平均智商60~70,存在轻度智力落后,约20%为中度。患儿构音障碍、语言发育落后。并可表现有脾气暴躁、刻板行为、偷盗、说谎、皮肤搔抓等一系列行为问题。

(7) 其他:60%~70%的患者存在斜视,50%存在反复呼吸道感染,患儿常因唾液少且黏稠易反复龋齿。

2. 临床评分诊断　目前国际上通行的PWS临床评分标准主要根据Holm等人于1993年提出、2012年Cassidy等人修正后的标准,包括6条主要标准、11条次要标准和8条支持证据。年龄<3岁总评分5分以上、主要诊断标准达4分即可诊断;年龄≥3岁总评分8分以上、主要诊断标准达5分可诊断,具体见表4-6。

3. 分子遗传诊断　PWS临床评分诊断标准受年龄、病程、种族等多因素影响,易致漏诊或延误诊断,确诊需依据分子遗传诊断。诊断方法包括甲基化分析、甲基化特异性多重连接探针扩增(methylation specific-multiplex ligation-dependent probe amplification,MS-MLPA)、FISH、染色体微阵列(chromosomal microarray,CMA)等(表4-7),其中甲基化分析可同时检出缺失、UPD和印记中心缺陷,对PWS的检出率达99%以上,因此是诊断PWS的首选策略。

表 4-6　普拉德-威利综合征的临床评分标准

主要标准(1 分/项)	次要标准(0.5 分/项)	支持证据
新生儿和婴儿期肌张力低下,吸吮力差,随年龄增长逐渐改善	胎动减少,婴儿期嗜睡、少动	痛阈高
婴儿期喂养、存活困难	特征性行为问题:易怒、情感爆发和强迫性行为等	生病时少呕吐
1~6 岁间体重增加过快,贪食、肥胖	睡眠呼吸暂停	婴儿期体温不稳定或较大儿童及成年人的体温易受外界影响
特征性面容:婴儿期长颅、窄脸、杏仁眼、小嘴、薄上唇、口角下斜(3 种及以上)	15 岁时仍矮小(无家族遗传)	脊柱侧弯或后突
外生殖器小、青春发育延迟或发育不良、青春期性征发育不良	皮肤色素减低(与家庭成员相比)	早期肾上腺皮质机能早现
发育迟缓、智力障碍	与同身高人群相比,小手(<P25)和小脚(<P10),手窄	骨质疏松
	双尺骨边缘缺乏弧度	对智力拼图游戏等有不寻常的技能
	内斜视、近视	神经肌肉检查正常
	唾液黏稠,可在嘴角结痂	
	语言清晰度异常	
	自我皮肤损伤(抠、抓、挠等)	

表 4-7 PWS 分子遗传诊断

检测方法	遗传类型	检出率
DNA 甲基化	缺失、UPD、印记中心缺陷	>99%
MS-MLPA	缺失、UPD、印记中心缺陷	>99%
FISH	缺失	65%~75%
CMA	缺失	65%~75%
CMA-SNP array	缺失，部分 UPD	80%~90%

【鉴别诊断】

不同年龄段的 PWS 表现不一，需要按照就诊相应年龄鉴别诊断。

1. **婴儿期肌张力低下** 需要鉴别：①新生儿败血症、中枢神经系统继发性异常，如缺血缺氧性脑病；②各类神经肌肉疾病，如先天性强直性肌营养不良 1 型、脊肌萎缩症、先天性肌营养不良、糖原贮积症 2 型等；③其他遗传综合征：如 Angleman 综合征、Fragile X 染色体综合征等。

2. **儿童期出现肥胖和智力异常** 需要鉴别：①心理性疾病等所致继发性肥胖；②伴有以上类似症状组分的遗传综合征，如雷特综合征、奥尔布赖特遗传性骨病、科恩综合征、巴尔得-别德尔综合征、阿尔斯特伦综合征、Urban-Roger 综合征、Camera 综合征、Vasquez 综合征等；③染色体缺失或重复类疾病，如 del1p36、del6q16.2、del10q26、dupXq27.2-ter 等。

3. 对于经 MS-MLPA 等甲基化分析未发现阳性结果的患儿，需结合染色体 G 显带核型分析、arrayCGH 及基因测序等分析结果，明确是否存在其他原因造成的 PWS 样表型。

【治疗】

PWS 的治疗应采用包括内分泌遗传代谢、康复理疗、心理、营养、新生儿、眼科、骨科、外科等在内的多学科参与的综合管理模式，根据不同年龄段患儿的表型特征，针对不同的内分泌代谢紊乱及相关问题，进行有效地干预。

1. 饮食行为与营养管理　早期的饮食治疗和长期的营养监测可以改善预后。对于肌张力低下伴进食困难的婴幼儿期患儿,应尽力保证足够的热量摄入。对于吸吮无力者,可给予鼻饲管或特殊奶嘴喂养。长期进行营养监测及饮食控制,主要为了预防体重过度增长,改善远期预后。对于年长儿,需严格控制饮食规律,制订三餐计划,避免计划外加餐。目前尚无药物可以有效控制食欲,胃减容手术用于PWS尚存争议,目前不推荐将该手术用于常规治疗,可在出现危及生命的并发症时考虑。

2. 性腺发育及青春期发育的处理PWS　欧美国家的共识均推荐对出生6个月睾丸仍未自行下降者,应在后续的1年内、最晚不超过18个月进行睾丸固定术。目前国内观点,近端型隐睾以手术治疗为宜,对于远端型隐睾,因PWS患者的手术风险高于普通儿童,为避免手术本身以及全身麻醉并发症的风险,推荐可先尝试激素诱导隐睾下降,同时尚可促进阴囊增大及阴茎增长。可采用人绒毛膜促性腺激素(human chorionic gonadotropin,hCG)治疗,12月龄内每次肌内注射250IU,1岁以上每次肌内注射500IU,每周肌内注射2次,共6周,建议总量不宜超过15 000IU,疗效不佳时仍应尽快考虑手术治疗。

PWS患者常需要性激素治疗以诱导、促进或维持青春发育。性激素替代治疗还对骨骼正常的发育、肌肉量的增加有积极意义,并具有使患者性生理正常化的作用。但目前还没有最合适的激素治疗方案的共识。

3. 基因重组人生长激素(rhGH)治疗　rhGH治疗可促进婴幼儿头围、体重、BMI的增长,语言能力和精神、运动发育;促进儿童身高增长,改善身材比例及成年终身高;对体脂成分的改善作用自婴儿期持续至成人。因此,即使骨骺闭合,成年期患者仍推荐持续rhGH治疗,以提高生活质量。一般认为初治时间为婴幼儿早期、肥胖发生前(通常为2岁前)。文献提示PWS患儿生后4~6月龄开始rhGH治疗是有益的,甚至有专家认为更早可以在生后3个月开始。婴儿期越早使用生长激素,长远的适应能力就越好。

推荐 PWS 婴幼儿期 rhGH 的起始剂量为 0.5mg/$(m^2 \cdot d)$,并每 3~6月根据临床疗效及 IGF-1 水平(维持在健康人群同年龄同性别参考值的 +1~+2 SD 范围内)调节剂量,后期可逐渐增加至 1.0mg/$(m^2 \cdot d)$ 或 0.035mg/$(kg \cdot d)$,不建议高于 3.0mg/$(m^2 \cdot d)$,每日总剂量不超过 2.7mg。成人期根据年龄、有无水肿、前期 rhGH 暴露及其对 rhGH 的敏感性,在 0.1~0.2mg/d 范围内决定 rhGH 起始治疗剂量,后期则根据临床疗效、年龄及 IGF-1 水平调整,若治疗期间血 IGF-1 水平持续高于 +2.5 SD,可考虑减量或停药随访。

4. **其他内分泌问题的处理**　约 20%~30% 的 PWS 婴儿合并甲状腺功能减退,建议左甲状腺素钠剂量为 5~6μg/$(kg \cdot d)$〔<1 岁,剂量为 8μg/$(kg \cdot d)$〕,并根据 FT$_4$ 和 TSH 水平调整药物剂量。PWS 患儿可发生下丘脑-垂体-肾上腺轴功能紊乱(中枢性肾上腺功能不全,CAI),建议所有 PWS 婴幼儿在发生中重度应激事件中,都应该考虑氢化可的松替代治疗,剂量为 30~70mg/$(m^2 \cdot d)$,分 3 次服用。

5. **PWS 患者随访监测**　各年龄段的 PWS 患者均需定期随访。未成年前主要包括精神运动和体格生长发育、体成分的随访评估,建议每 3~6 月评估 1 次。内分泌功能建议在确诊时进行甲状腺和肾上腺皮质功能的首次评估,后续根据临床症状酌情随访监测。开始 rhGH 治疗前进行多导睡眠监测,了解睡眠呼吸障碍情况,并行脊柱和髋关节 X 线摄片,了解脊柱侧弯和髋关节发育不良情况,判断是否需要干预,以后根据情况每 6~12 个月或更加频繁地测定。开始 rhGH 治疗后,参照生长激素治疗随访流程,每 3~6 月评估甲状腺功能、IGF-1、肝肾功能、血脂、血糖等代谢指标。上述代谢、体成分、睡眠呼吸等监测指标建议成年后每年至少筛查 1 次,或根据实际情况更频繁地随访。

【遗传咨询】

PWS 的再发风险与其分子遗传机制有关,绝大多数 PWS 家庭的再发风险低于 1%,但部分情况下可高达 50%,见表 4-8。PWS 患儿极少能够生育,其子代患 PWS 的概率与先证者的遗传机制及性别有关。

表 4-8 PWS 的再发风险与遗传机制的关系

分子遗传学类型	发生率	遗传机制	再发风险
Ⅰa	65%~75%	5~6Mb 缺失	<1%
Ⅰb	<1%	染色体重排	约 50%
Ⅱa	20%~30%	母源性 UPD	<1%
Ⅱb	<0.5%	母源性 UPD 伴易位或标记染色体	近 100%,如存在母亲 15 号染色体同源罗伯逊易位
Ⅲa	<0.5%	印记中心微缺失	可达 50%,如存在父亲印记中心微缺失
Ⅲb	2%	印记中心甲基化	<1%

➤ 附:普拉德-威利综合征分子诊断流程图

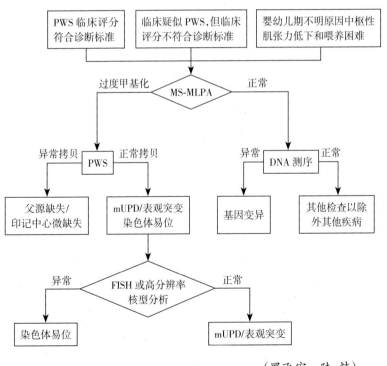

（罗飞宏 陆炜）

参考文献

1. 中华医学会儿科学分会内分泌遗传代谢学组，《中华儿科杂志》编辑委员会. 中国 Prader-Willi 综合征诊治专家共识(2015). 中华儿科杂志,2015,53(6):419-424.

2. BULTER MG,MILLER JL,FORSTER JL. Prader-Willi syndrome-clinical genetics,diagnosis and treatment approaches:an update. Curr Pediatr Rev,2019,15(4):207-244.

3. DUIS J,VAN WATTUM PJ,SCHEIMANN A,et al. A multidisciplinary approach to the clinical management of Prader-Willi syndrome. Mol Genet Genomic Med,2019,7(3):e514.

4. 中华医学会医学遗传学分会遗传病临床实践指南撰写组. Prader-Willi 综合征的临床实践指南. 中华医学遗传学杂志,2020,37(3):318-323.

5. DAI YL,LUO FH,ZHANG HW,et al. Recommendations for the diagnosis and management of childhood Prader-Willi syndrome in China. Orphanet J Rare Dis,17(1):221.

第六节 SRS 综合征

【概述】

Silver-Russell 综合征(SRS)是一类罕见的与产前产后发育迟缓等相关的表观遗传性疾病。1953 年 Silver 和 Russell 等人首次对疾病进行了描述,疾病主要的临床表现是宫内生长受限,小于胎龄儿(SGA),出生后生长发育迟缓,喂养困难,身体不对称,以及特殊的面部表现(如倒三角脸、前额突出等),以及其他非特异性症状,如性腺异常(如尿道下裂、隐睾等)、先天性心脏疾病(如室间隔缺损等)、脊柱畸形(如脊柱侧弯、驼背等)、生长激素缺乏及唇腭裂和智力障碍等。疾病的发生率约在 1/100 000~1/30 000,随着对该病的不断认知,其发生率可能更高,但目前并未明确确切的发生率。

【病因】

SRS 的发生主要与印记基因的异常有关。临床诊断 SRS 的患者中约 60% 可检测出阳性分子学异常,除去已明确的两种病因:11p15 区甲基化异常(30%~60%)和 UPD(7)mat(5%~10%)外,还有报道可能与其他染色体和基因的异常相关,如 1、14 和 15 号染色体或 *CDKN1C*,*IGF2*,*HMGA2* 等基因的突变等,此外还应考虑到体细胞的嵌合。虽然 6、16 和 20 号染色体的表观遗传异常也表现出 SRS 的体征,但是这些异常还影响其他疾病的发生,如 Temple 综合征,3M 综合征等,但尚未有充足的证据表明这些染色体的表观异常与 SRS 发生之间确切的关系。

1. **染色体 11p15 印记区异常**　11p15 区的印记基因对胎儿及出生后的生长发育调控至关重要。染色体 11p15 包括两个重要的调控区:位于端粒端的印记调控区 1(ICR1)-H19/IGF2 和位于着丝粒端的印记调控区 2(ICR2)-KCNQ1OT1/CDKN1C。ICR1 区正常的甲基化发生在父源染色体上,可以调控 IGF2 蛋白的表达,母源染色体未甲基化,阻止 IGF2 蛋白的表达,从而调控生长发育;ICR2 区的甲基化主要发生在母源染色体上,从而促进 CDKN1C 表达抑制 KCNQ1OT1 的表达,进而防止过度生长(见文末彩图 4-2)。父源或母源 11p15 印记区低甲基化(11p15 LOM)时,会导致生长发育的异常。

2. **7 号染色体母源单亲二倍体〔UPD(7)mat〕**　主要发生 7p12-p14 区域,该区域包含了影响胚胎发育的基因如 *GRB10*、*IGFBP1* 和 *IGFBP3*。GRB10 蛋白作为 IGF1 受体和胰岛素受体的配体,可以结合 E3 泛素连接酶 Nedd4 促进 IGF1 介导的泛素化、内化和 IGF-1R 的降解,从而导致 IGF-1R 信号通路的衰弱。小鼠实验证实 GRB10 蛋白主要为母源染色体表达,是生长发育的抑制因子;在人的大部分组织中为双等位基因表达,但导致 SRS 的具体原因仍未明确。UPD(7)mat 区的 *IGFBP1* 和 *IGFBP3* 基因可能也与 SRS 的发生相关,但机制未明。

3. ***IGF2* 基因异常**　IGF2 是胚胎期和胎儿期调控生长发育的主要蛋白,出生后该蛋白的血清水平基本保持稳定,此时 IGF1 起到主要的调节生长发育的作用,但是如果该基因发生突变等影响蛋白表达时,则会导致胚胎期生长发育迟缓,同时发现 *HMGA2* 和 *PLAG1* 是 IGF2 的上游调控基因,这两种基因发生突变时,同样会影响 IGF2 蛋白水平的下调,可能导致 SRS 的发生。有文献表示在小鼠胚胎期纠正 IGF2 的表达可以逆转胚胎期的发育迟缓。

4. *HOXA4* 启动子区低甲基化 *HOXA4* 是 HOX 蛋白家族的一员,位于 7 号染色体上。在 SRS 患者甲基化检测时发现,*HOXA4* 启动子区低甲基化的发生率比 11p15 区低甲基化和 UPD(7)mat 高,但同时发现在未明原因的生长发育阻滞患者中,*HOXA4* 的低甲基化亦常见,且在健康儿童中发现该基因与身高有关,因此考虑 *HOXA4* 启动子区低甲基化可与 SRS 的发生相关,但需要进一步的证据。

【诊断】

1. **临床表现** SRS 临床症状差异度大,严重程度不一,大多数患者的出生身长体重低于同胎龄正常新生儿的第三百分位,而患儿的母亲足月妊娠且无明显的孕期异常(见文末彩图 4-3)。

(1) 宫内生长受限及出生后生长发育迟缓:是 SRS 的主要临床特征之一,即使患儿足月生产且未见产后并发症,患儿依然表现为出生时身高和体重低于正常同胎龄儿的第三百分位,同时生后无明显生长追赶,尤其是 11p15 区的甲基化异常更显著,因此,即使 SRS 患者的生长速率与正常无差异,其身高与同龄人相比仍低于正常平均身高的 3 个标准差,且与生长激素(GH)的缺乏无关,但患者可见 GH 脉冲异常。

(2) 特征性的头面部表现:患儿出生后前额突出明显,且出生时虽身高体重低于正常,但头围相对正常,因此有相对大头的表现,同时出现小颌畸形,此时患者可表现出典型的"倒三角脸",此外患者前囟闭合较晚,嘴巴宽大伴口角向下,可有耳位异常等其他表现。但典型的面部表现会随着年龄的增加而越来越不典型,导致大年龄患者诊断相较困难。

(3) 躯体不对称:除了典型的四肢的不对称外,还可见躯干和头面部器官(眼、耳等)的不对称。

（4）喂养困难亦属于典型的临床表现：患儿缺乏饥饿感及对哺乳的兴趣，表现为食欲差、易激惹、进食缓慢、吞咽功能障碍等，临床症状可表现为胃食管反流、食管炎及厌食症等。研究发现 GH 治疗的患者进食尚可，考虑生长发育慢与食欲缺乏也有一定的相关性。

（5）第五小指的弯曲，末梢指间关节的弯曲及第三脚趾并指等，常对称发生。

（6）性腺功能障碍：男性患者中较常见，主要表现为外生殖器异常，如隐睾和尿道下裂，但性腺功能的异常并不常见，在 11p15 区低甲基化的 SRS 男性患者中会出现 Sertoli 细胞的功能障碍；SRS 女性患者中并不常见性腺异常，偶有发现女性外生殖器异常，如子宫和上阴道发育不全。对于生殖系统的影响需要进一步分析。

（7）血清 IGF2 水平：不同基因型 SRS 大多数患者血清 IGF2 水平是不同的，11p15 LOM 患者的血清 IGF2 基因通常在正常水平范围内变动，但由于 11p15 LOM 区域调控 IGF2 的表达，考虑在组织中表达可能是降低的，因此 11p15 LOM SRS 患者的血清 IGF2 水平不能正确反映 IGF2 基因的表达水平；而在年龄相匹配的 UPD（7）mat 和 IGF2 基因突变患者调查显示血清 IGF2 水平都是降低的，同时 UPD（7）mat 患者伴随 IGF1 和 IGFBP-3 表达水平降低的更明显，因此这些蛋白可作为不同基因型的临床标记物。

（8）成年期临床症状：儿童期糖尿病的发生罕有报道，但是成年后随访过程中可见该病的发生，较常见的是 2 型糖尿病，目前尚有一例报道妊娠期糖尿病的发生，同时血糖的异常在 11p15 LOM 中比 UPD（7）mat 更常见；另外，随着年龄的增加，骨质疏松、高脂血症、脂肪肝、高尿酸血症、胃食管反流等也可见于成年 SRS 患者。

2. **实验室检查**　SRS 患者需要进行以下检查：

（1）生长曲线的评估。

（2）骨骼检查：肢体是否有不对称、脊柱侧弯等，必要时进行影像学检查。

（3）泌尿生殖系统的检查。

（4）胃肠道的检查：吞咽检查、胃排空检查、PH探针、内镜检查等。

（5）内分泌检查：性早熟、性腺发育不良、生长激素缺乏等。

（6）神经系统检查：认知、语言、肌肉张力等方面评估。

（7）遗传学检查。

3. 诊断标准 2017年SRS的国际共识提出了诊断标准，采用了2015年发表的Netchine-Harbison评分系统（NH-CSS）。NH-CSS诊断标准：①SGA，出生体重/出生身长≤－2*SD*；②出生后生长受限（身高≤－2*SD*）；③出生时相对巨颅畸形；④身体不对称；⑤婴幼儿期喂养困难或BMI≤－2*SD*；⑥≤3岁出现前额突出。≥4/5项标准可诊断。

评分系统中各项评分标准的定义为：①宫内发育受限：出生时身高或体重≤同孕龄新生儿身高/体重的2个标准差；②出生后生长发育迟缓：2岁时身高≤正常身高的2个标准差；③出生时相对巨颅畸形：出生时头围的标准差-出生时身高和或体重标准差≥1.5个标准差；④前额突出：婴儿期侧面观时前额突出于面部平面；⑤身体不对称：腿长差异≥0.5cm或手臂不对称或腿长差异<0.5cm时至少合并其他两部位的不对称，并且其中一个是面部的不对称；⑥喂养困难或低BMI：使用饲管喂养或赛庚啶刺激食欲及2岁时BMI≤正常BMI的2个标准差。

出生时相对巨颅和前额突出是六项标准中主观性较强的两项，同时也是NH-CSS中特异性较强的两项标准，可以区分SRS与非-SRS的SGA患者。NH-CSS敏感性较高，且阴性预测值也较高，但特异性较低，单纯的临床表现可能会出现假阳性，因此分子学检测有助于确诊，但对于分子学检测阴性的患者建议只有患者临床表现至少符合六项临床表现中的四项表现，同时必须包括前额突出和相对巨颅畸形才能诊断为"临床SRS"。

【鉴别诊断】

SRS的鉴别诊断见表4-9

表 4-9 SRS 的鉴别诊断

	疾病名称	致病基因	遗传方式	疾病的临床表现	
				相似临床表现	差异性临床表现
单基因疾病	3M 综合征	CCDC8 CUL7 OBSL1	AR	前额突出; 相对巨颅; 倒三角脸; 指弓曲	漏斗胸; 肋骨发育不全; 颈短
	IMAGe 综合征	CDKN1C	AD	前额突出; 巨颅畸形	肾上腺发育不全; 肾上腺功能不全; 干骺端发育不良
	Bloom 综合征	BLM	AR	倒三角脸; 第五小指弯曲; 咖啡斑	姐妹染色单体交换异常; 长头畸形; 小头畸形;
	尼梅亨断裂综合征(Nijmegen breakage syndrome, NBS)	NBN	AR	咖啡斑	染色体不稳定; 小头畸形; 前额倾斜; 毛细血管扩张

续表

疾病名称	致病基因	遗传方式	相似临床表现	疾病的临床表现 差异性临床表现
Warsaw breakage 综合征	DDX11	AR	第五小指弯曲	染色体不稳定；耳聋；小头畸形；前额倾斜；内眦赘皮
范科尼贫血	BRCA2,BRIP1, ERCC4 等超过 20 种基因	AR AD XL	咖啡斑	染色体不稳定；拇指缺失/发育不全；桡骨畸形；恶性肿瘤的风险升高
Meier-Gorlin 综合征	CDC45 CDC6 CDT1 GMNN MCM5 ORC1 ORC4 ORC6	AR AD	前额突出	髌骨缺失；小头畸形；小耳畸形；小嘴巴

续表

疾病名称	致病基因	遗传方式	疾病的临床表现	
			相似临床表现	差异性临床表现
IGF1 抵抗（包括 15q26.1 缺失）	*IGF1R*	AR AD	指弯曲； 牙齿畸形	整体发育迟缓； 小头畸形； 精神病
染色体异常 三倍体/四倍体			肢体不对称	整体发育迟缓； 小头畸形
Temple 综合征（母源 UPD14，父源 14 号染色体缺失/14q32 甲基化缺失）			与 SRS 重叠性高	基因诊断
致畸性疾病 胎儿酒精综合征			SGA； 出生后生长缺陷； 第五小指弯曲	小头畸形； 脊柱增生； 宫内酒精暴露史； 睑裂短

【治疗】

1. **治疗** SRS 的治疗主要采用对症治疗。依据年龄段的不同有其对应的侧重点,如婴幼儿期的患儿着重于解决喂养困难,避免低血糖、钙及营养不良的发生;对于儿童及青少年时期的患者来说,重点关注孩子的身高问题,这是身高治疗的一个重要时间段,通过调整营养及使用生长激素来改善身高,而对于达到终身高的成年患者来说,只需基本的出院护理,但应重点关注其心理社会问题。

由于 SRS 患者可以在婴幼儿或青少年时期进行诊断,进而给予干预,但经长期随访后发现患者发生 2 型糖尿病、骨质疏松、性激素的缺乏及高脂血症的概率升高,因此在长期的随访过程中需要重点关注这些疾病。

2. **预防** SRS 是由表观遗传改变导致的疾病,目前还没有对此病预防的有效措施。

(巩纯秀 张贝贝)

参考文献

1. WAKELING EL,BRIOUDE F,LOKULO-SODIPE O,et al. Diagnosis and management of Silver-Russell syndrome:first international consensus statement. Nat Rev Endocrinol,2017,13(2):105-124.

2. LIAO J,ZENG T,PIERCE N,et al. Prenatal correction of IGF2 to rescue the growth phenotypes in mouse models of Beckwith-Wiedemann and Silver-Russell syndromes.Cell Rep,2021,34(6):108729.

第七节 麦丘恩-奥尔布赖特综合征

【概述】

麦丘恩-奥尔布赖特综合征(McCune-Albright syndrome,MAS)是一种由于 *GNAS* 基因突变导致 G 蛋白 α 亚基(G_sα)持续激活而致的散发性疾病。本病可影响骨骼、皮肤、性腺等组织器官,临床以性早熟、皮肤色素沉着(skin cafe au lait spots)、骨纤维结构不良(fibrous dysplasia of bone,FD)三联症为典型特点,还可出现其他内分泌系统(甲状腺、肾上腺、甲状旁腺、脑垂体等)和非内分泌系统(肾脏、肝脏、心脏损伤等)的功能障碍。

目前本病尚无明确的流行病学相关报道,美国估计发病率约为 1/1 000 000~1/100 000。男女均可患病,男女发病比例为 1:2。起病年龄多在 0.3~9 岁,女童发病年龄小于男童。一般年龄越小,症状越重,婴幼儿期发病者可表现为多种严重的内分泌功能异常,而儿童期发病者症状相对较轻。部分 MAS 患者临床表现不典型,往往只有性早熟表现,而无骨骼及皮肤病变。因此临床上易与其他原因造成的性早熟混淆,导致误诊或漏诊。

【病因】

MAS 是体细胞 GNAS 基因突变所致疾病。GANS 基因位于 20 号染色体长臂,编码 G 蛋白。G 蛋白(包括 α、β、γ 亚基)是耦联细胞外激素(第一信使)与腺苷酸环化酶激活释放 cAMP(第二信使)的关键蛋白。下丘脑-垂体多种激素,包括促黑素细胞生成素,促黄体素,促甲状腺激素,促生长激素释放激素,促肾上腺皮质激素等,其效应均通过 G 蛋白 α 亚基耦联腺苷酸环化酶体系而发挥作用。

在胚胎早期由于单个细胞的 GNAS 基因编码的鸟嘌呤核苷酸结合蛋白(G 蛋白)α 亚基(Gsα)区域发生突变,导致 G 蛋白的结构和功能异常,使其刺激腺苷酸环化酶的能力增强,细胞内 cAMP 水平升高,致黑色素、雌二醇、睾酮、甲状腺素、生长激素和皮质醇等激素持续分泌增加。MAS 各系统的临床表现几乎都与组织特异性 Gsα 异常表达导致 Gsα、细胞内 cAMP 水平升高有关。若突变发生在胚胎内细胞团期(胚胎干细胞期),则源自胚胎 3 个胚层的组织均可受累。伴随着胚胎发育,突变细胞形成的克隆散在分布于整个机体,形成突变嵌合体(即同一组织器官,可能同时存在突变细胞及正常细胞克隆)。随着胚胎的发育,突变的细胞所形成的克隆可分布于机体不同组织,从而出现不同临床表现。突变发生的时间不同,受累器官的种类不同。突变细胞占比不同,临床表现亦不相同。突变发生时间越早,受累越广泛。

在 MAS 患者中有经典三联症表现者约占 24%,两联症者占 33%,三联症中的一种体征者占 40%。因 GNAS 基因突变为体细胞突变,且在患者体内呈镶嵌式分布,因此基因突变检出率往往不高。在欧洲有研究采用巢式 PCR 技术对 113 例 MAS 患者进行 GNAS 基因突变检测,发现在三联症患者中,外周血突变检出率为 46%;而在临床表现为二联症及单一临床表现中,外周血突变检出率则分别降为 21% 和 8%。日本学者对 MAS 患者通过比较 PNA、二代测序及 PNA-二代测序 3 种方法研究基因突变的检出率,结果显示检出率随着检测技术敏感性的提高而提高。ddPCR 是近年来发展的分子扩增技术,具有高精度和灵敏度,其灵敏度使突变等位基因的检测敏感度低至 0.1%。有研究认为用于检测 MAS 患儿外周血 GNAS 基因突变有一定的应用价值。

【诊断】

1. 临床表现

(1) 性早熟:60%~90% 的 MAS 患儿可出现外周性性早熟,新生儿期至儿童早期均可发病,临床表现差异较大。首发症状常为阴道出血、伴或不伴乳房发育(多为 Tanner Ⅱ~Ⅲ期)、生长加速、骨龄超前、多伴有单侧功能性的卵巢囊肿。部分患者阴道出血后进入较长的静止期,同时伴有乳房组织、卵巢囊肿的消退。也有患者反复发生阴道出血,并出现快进展型青春期,导致成年身高受损。其次是第二性征提前发育,如乳腺发育、阴唇肥大、出现阴毛等。男性外周性性早熟较少见。由于睾丸间质细胞功能亢进,导致睾酮分泌增加,可引起阴茎增大、轻度双侧睾丸增大等性早熟的表现。当突变仅累及睾丸支持细胞时,可导致一侧或双侧大睾丸、睾丸微石症,但不伴性早熟的其他表现。患儿血清睾酮可达青春期水平。

MAS 女性患者成年后仍有间歇性自发性激活的卵巢功能,可导致不规则月经并影响正常排卵,大部分 MAS 女性患者最终均能成功受孕。男性成年后可出现巨人症、肢端肥大症等。

(2) 骨骼病变:90% 以上的 MAS 患者可出现单发或多发性骨纤维结构不良(Fibrous dysplasia,FD),为以骨纤维组织增生伴骨化不全为病理特点的良性骨肿瘤。FD 多呈非对称性分布,任何骨均可受累,以颅骨、上下颌骨、股骨近端、肋骨发生频率最高,其次为脊柱、骨盆、长骨骨干、干骺端等。伴内分泌功能障碍时以多骨型更多见。

FD 多在儿童期发病,一般 3~10 岁左右出现,约 50% 患者 8 岁左右出现,90% 在 15 岁之前出现。多因局部疼痛、畸形或出现病理性骨折等症状或邻近组织出现相应压迫症状而就诊。成年后病变多缓慢进展或静止不变,但不能自行好转。

FD 发生在颅面骨时,病情发展常较为缓慢,症状、体征可不典型,逐渐出现颜面部畸形,但危害重。若病变累及颅底时,可导致视神经、听神经受压,出现视力、听力下降甚至失明、失聪;若压迫垂体可造成内分泌功能障碍;颞骨病变可引起外耳道狭窄及听力减退;上下颌骨受累可致通气及吞咽功能障碍、颜面毁损。FD 如发生在肢体骨骼,早期或轻型病变往往缺乏症状和体征,发生病理骨折后,才出现症状和体征,如疼痛、跛行、活动受限等。病理骨折在 4~9 岁最常见,随年龄增长,病变可趋向静止。发生在脊柱的 FD 可致脊柱后突侧弯,或椎体病理性压缩骨折。病损向椎管内扩展可发生脊髓、神经根受压症状,如运动及感觉障碍、肢体瘫痪、患区疼痛等。

(3) 咖啡牛奶斑:部分患儿出生时已存在或于出生后不久出现咖啡牛奶斑,可发生在身体任何部位,如颈背部、躯干、臀部、上下肢。表现为大小不等、形态不规则、不高出皮面的深褐色色素沉着斑。典型皮损多不越过中线,且多与骨骼病变在同一侧,皮疹所在部位汗毛正常,面积可能随年龄增加而扩大。但色素沉着的范围及部位与疾病的严重程度无关。

(4) 其他改变:除性腺外,本病还涉及甲状腺、垂体、肾上腺、甲状旁腺等内分泌系统改变及非内分泌系统改变。

33%~38% 的 MAS 患儿可同时合并甲状腺功能亢进,常表现为 T_3 升高、TSH 降低,而 T_4 可正常(由于 gsp 突变导致甲状腺素向三碘甲状腺素的转换增加)。颈部超声示甲状腺呈结节性或弥漫性肿大。合并甲状腺功能亢进时,可加重性早熟患者骨质疏松。MAS 患儿应定期予以监测。

20%~25%的MAS患者可出现自发性生长激素分泌,临床表现为生长加速、肢端肥大、巨头畸形、失明等。约80%伴有高催乳素血症(血清催乳素水平有助于验证或排除生长激素过多)。由于生长激素分泌过多所造成的生长加速易被性早熟所掩盖,出现漏诊、误诊。生长激素过度分泌可使头面部骨病损加重,导致视听功能障碍。

7%~9%的患者出现肾上腺皮质功能亢进,可在新生儿期出现库欣综合征,部分患儿出生前已有皮质醇增多,对低体质量儿、生长发育缓慢者、满月脸患儿尤需警惕。因 $Gs\alpha$ 突变存在于肾上腺皮质胎儿脐带细胞中,随着脐带细胞的退化、消失,部分患儿库欣综合征能够自发缓解,但仍有部分患儿病情进展,出现肾上腺皮质功能不全,甚至可导致患儿死亡。故需长期监测肾上腺皮质功能及肾上腺形态有无变化。

文献报道多骨型骨纤维异常增殖症常合并低磷血症,表现为低血磷性佝偻病。主要是因为纤维化不良的骨组织持续分泌纤维生长因子,FGF23作用于近端肾小管钠磷共转运体,使肾磷排泄增加,肾脏中丢失的磷酸盐增多,导致血磷下降所致。临床可表现为骨痛、骨折、佝偻病等,生长加速期加重,随年龄增大自行缓解。并非所有MAS患儿均有低磷血症。

原发性甲状旁腺功能亢进症罕见,可能不是MAS的一部分,由于维生素D缺乏导致继发性甲状旁腺功能亢进症在FD和MAS患者中较常见,可导致FD病损加重。一旦发现应治疗。血清总钙和游离钙、甲状旁腺激素的测定是甲状旁腺功能亢进的必要评估手段。

非内分泌系统病变可表现为心肺疾病、慢性肝胆性疾病、胃肠息肉、胸腺过度增生、胰腺病变等。

另外,骨肉瘤是MAS患者中相对常见的恶性肿瘤,发生率不足1%,在合并有GH分泌过量的患者中发生率增加。MAS患者中乳腺癌、甲状腺癌、睾丸癌的发生率较正常人群增加,可能与GH分泌过量有关。

2. 辅助检查

(1)超声:女孩盆腔可见卵巢囊肿。男孩超声检查可见睾丸高回声病变和低回声病变(多为间质细胞增生)、微结石和局灶性钙化等。

(2) 骨骼 X 线或 CT:可见磨砂玻璃样变和囊性改变。

(3) 99mTc 全身骨扫描:用于评估骨纤维结构不良的病变范围,可发现隐匿性病灶,对颅面骨、脊柱、肋骨病变敏感性高。

(4) GnRH 兴奋试验:早期为外周性性早熟,但在长期高水平性激素的作用下可进展为中枢性性早熟。

(5) 基因检测:基因检测可辅助 MAS 的诊断,但由于突变细胞分布于不同组织,单一部位检测结果阴性尚不能完全排除本病。本病基因突变发生于胚胎期,突变体细胞克隆伴随机体生长、细胞分化,散在分布于不同组织器官,形成突变嵌合体,单一组织检测,常为阴性。本病外周血白细胞中突变细胞极低,常规 Sanger 测序阳性率低。除皮肤外的受累组织如卵巢、睾丸、骨骼、甲状腺等基因检测阳性率明显高于外周血白细胞;多组织联合检测可进一步提高阳性率,但组织获取、保存相对困难,限制了其临床应用。因此基因检测仅作为本病的辅助诊断方法。

在三联症患者中,外周血突变检出率可达为 46%;而在临床表现为二联症及单一临床表现中,外周血突变检出率则分别降为 21% 和 8%。

【鉴别诊断】

本病诊断主要依靠临床诊断。具有典型三联症临床表现征者诊断不难,但对二联症或单一临床表型做出早期诊断不易。

本病需于以下疾病相鉴别:

1. **外周性性早熟** 本病为基因突变导致在无促性腺激素刺激情况下发生雌激素分泌过多而致的性早熟。一般发病年龄早,临床表现差异较大,首发症状常为阴道出血,多伴有单侧功能性的卵巢囊肿,雌激素水平高。

2. **骨骼 FD 病变** 骨骼 FD 病变来自髓腔内并向外膨胀代替正常骨组织,导致骨皮质变薄并常伴有溶骨性透亮区(囊性变)与骨的嗜酸性肉芽肿、骨囊肿等,有时不易区别,但经病理检查可以鉴别。当出现儿童脊柱后突、椎体病理性压缩骨折,或椎体、附件骨质破坏时,尤其有咖啡牛奶斑体征,应想到 MAS 的可能性。

3. **咖啡牛奶斑** 该体征也可见于神经纤维瘤病及 Jaffe-Campanacci 综合征等,需注意鉴别诊断。MAS 色素斑边缘锐利,呈锯齿状、大片状,不对称性分布。而神经纤维瘤病的皮损,表面光滑,边缘不锐,可分布于身体一侧或双侧。Jaffe-Campanacci 综合征皮损分布无规律性,骨病损特点是长骨多发性非骨化性纤维瘤,而非 FD。诊断困难病例骨病理活检可完全鉴别。

【治疗】

MAS 目前尚无有效根治方法,目前以对症支持治疗、改善症状为主。不同患者体内突变的细胞比率不同,临床表现及病情严重程度也有很大变异,治疗应个体化。同时,因本病临床表现复杂可累及多种内分泌系统及非内分泌系统的功能,临床常需多学科综合诊疗。

1. **外周性性早熟** 女孩性早熟的治疗目标为:减少雌激素暴露,防止阴道出血,延缓青春期进展,改善成年身高。可选用雌激素受体调节剂/拮抗剂、芳香化酶抑制剂进行抗雌激素治疗。常用药物:

(1)他莫昔芬:为雌激素受体拮抗剂,能与雌二醇竞争结合雌激素受体,有效降低血雌激素水平、减少阴道出血,控制 MAS 患儿性发育,延缓骨骼闭合,促进终身高增长。但其有类雌激素作用,可导致卵巢、子宫体积增大。

(2)来曲唑:1.5~2.0mg/(m^2·d),为第三代芳香化酶抑制剂,减缓生长速率、抑制骨龄进展、阻止阴道出血、改善 PAH,对卵巢、子宫体积无影响。

另外,继发中枢性性早熟的患者可加用 GnRHa。因本病患儿卵巢囊肿可反复产生,不推荐常规卵巢囊肿切除或卵巢切除。

男孩性早熟常用雄激素受体阻滞剂与芳香化酶抑制剂联合治疗,继发中枢性性早熟者可联用 GnRHa。

2. **FD** 根据受累骨骼的部位、程度不同需采取不同的治疗方案。

若病变发生于四肢长骨,如无骨折、疼痛、功能障碍,可持续观察,并加强对骨病损周围肌肉群的功能锻炼,保护骨组织。但若骨病变部位出现严重的压迫症状或多次病理性骨折致骨骼畸形严重影响正常生活,可选择外科手术治疗。手术方式包括切除、减压、骨重建、修补术等。

颅面骨受累,病情发展多较缓慢,绝大多数不需要手术干预,但需密切随访,每年评估视力与听力、监测头部 CT。若发生进行性视、听力、颜面畸形,常需经验丰富的神经外科、颌面外科、整形外科联合颅底手术。

脊柱受累时,需避免剧烈活动,适当运动可增强肌肉力量,增加骨骼稳定性。必要时给予物理治疗,出现骨折、严重畸形者需外科处理。

有研究认为,双膦酸盐类药物能够有效地抑制破骨细胞所介导的骨质吸收过程,缓解骨骼疼痛,提高骨密度,控制骨病进展,降低MAS 患儿骨折率。但疗效尚需长期观察,且药物对已形成的骨骼畸形无明显作用。

3. 皮肤色素沉着 咖啡牛奶斑无不适者,可不必治疗。

4. 其他各种内分泌异常 针对不同的内分泌异常给予相应的对症处理。

(1) 甲状腺功能亢进:咪唑类药物治疗效果佳。MAS 患者甲亢终身存在,年龄允许时建议行手术切除或 ^{131}I 治疗,因残留的突变组织有生长的可能,术后仍需定期超声随访。

(2) 生长激素分泌过多:首选药物治疗,如奥曲肽(长效生长抑素类似物)或联合培维索孟(生长激素受体拮抗剂)。合并高催乳素血症者,可加用多巴胺受体激动剂(溴隐亭)。药物治疗无效者,可考虑垂体切除术。放疗有导致骨纤维异常增生症恶变为骨肉瘤的可能性,故应尽量避免,放疗仅用于病情严重,药物无效,不能手术时。

(3) 库欣综合征:可选用美替拉酮治疗,300mg/($m^2 \cdot d$),每日 2 次,最大剂量 1 200mg/($m^2 \cdot d$)。有心脏、肝脏等疾病的并发症时提示预后不良,应尽早行肾上腺切除术。通常双侧切除,但影像学提示病变仅累及一侧时,可行单侧切除。另外,MAS 患儿的库欣综合征常合并胆汁淤积性肝炎,因此肝毒性药物(如酮康唑)应避免使用。

(4) 低磷血症可选用磷酸盐、钙、骨化三醇等治疗。

5. **预后** MAS预后差异较大,主要取决于病变骨受累部位和程度,及内分泌系统功能障碍程度和范围。一般不会影响患儿的正常寿命,但颅面骨病变致呼吸道梗阻或压迫脑神经患儿则预后不良。脊柱病损可致脊神经脊髓受压症状。反复的病理性骨折及严重的骨骼畸形常造成患儿生活质量低下。本病是体细胞突变所致,无遗传倾向,第二胎及子代不受影响。

总之,麦丘恩-奥尔布赖特综合征临床相对罕见,病情复杂,涉及妇产科、儿科、骨科、内分泌等多专业,需多专业联合诊疗,并进行动态监测、定期随访及时发现问题和处理。

（梁　雁）

参考文献

1. JAVAID MK,BOYCE A,APPELMAN-DIJKSTRA N,et al. Best practice management guidelines for fibrous dysplasia/McCune-Albright syndrome:a consensus statement from the FD/MAS international consortium. Orphanet J Rare Dis,2019 Jun 13,14(1):139.

2. SPENCER T,PAN KS,COLLINS MT,et al. The Clinical Spectrum of McCune-Albright Syndrome and Its Management. Horm Res Paediatr,2019,92(6):347-356.

3. LUMBROSO S,PARIS F,SULTAN C. McCune-Albright syndrome:molecular genetics. J Pediatr Endocrinol Metab,2002,15 Suppl 3:875-882.

4. COLLINS MT,SINGER FR,EUGSTER E. McCune-Albright syndrome and the extraskeletal manifestations of fibrous dysplasia. Orphanet J Rare Dis,2012 May 24,7 Suppl 1(Suppl 1):S4.

5. ROBINSON C,COLLINS MT,BOYCE AM. Fibrous Dysplasia/McCune-Albright Syndrome:Clinical and Translational Perspectives. Curr Osteoporos Rep,2016 Oct,14(5):178-186.

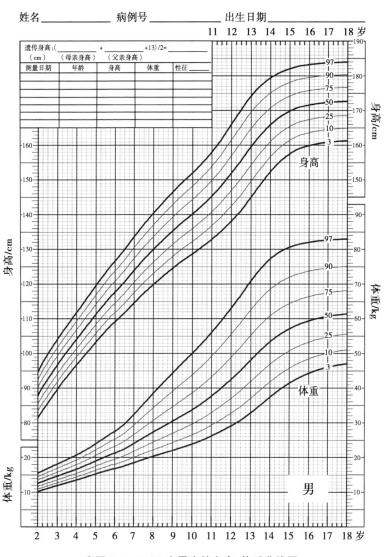

彩图 1-1　2~18 岁男童的身高、体重曲线图

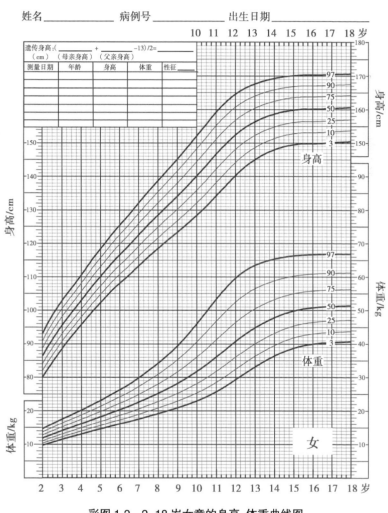

姓名＿＿＿＿＿ 病例号＿＿＿＿＿ 出生日期＿＿＿＿＿

彩图 1-2　2~18 岁女童的身高、体重曲线图

姓名：_____ 性别：_____ 出生日期：____年____月____日

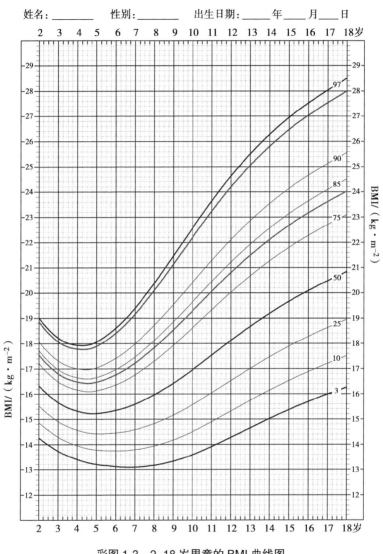

彩图 1-3 2~18 岁男童的 BMI 曲线图

姓名：_____ 性别：_____ 出生日期：____年___月___日

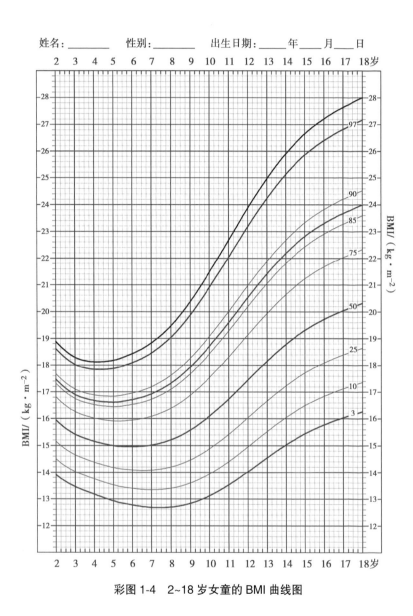

彩图 1-4　2~18 岁女童的 BMI 曲线图

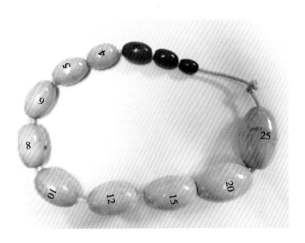

彩图 1-7　Prader 睾丸计

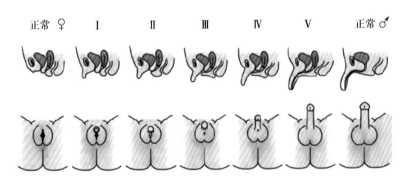

彩图 2-1　外生殖器 Prader 分期

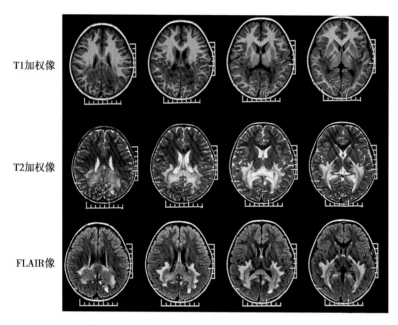

T1加权像

T2加权像

FLAIR像

彩图 3-7　脑部受累的 X-ALD 患者 MRI 表现

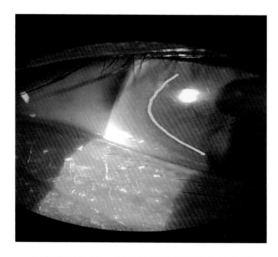

文末彩图 3-10　铜沉积在眼角膜形成 K-F 环

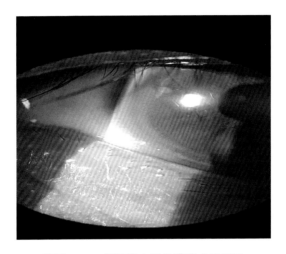

彩图 3-11　铜沉积在眼角膜形成 K-F 环

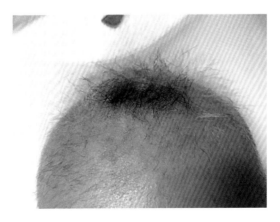

彩图 3-12　MD 患儿无光泽的、易碎的、卷曲的头发

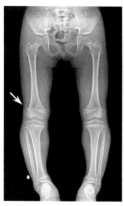
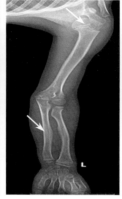
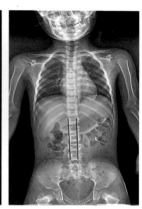

彩图 3-14　ACH 患者 X 线

管状骨骨干短粗,腓骨较胫骨长,骨皮质密度增高,干骺端变宽,向两侧膨出、V 形凹陷,腰 1~5 椎体椎弓根间距离逐渐变小。

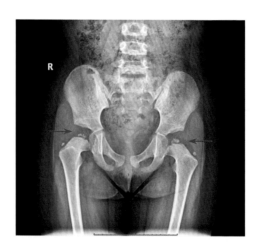

彩图 3-16　MED 患者骨盆正位 X 线片

股骨头骨骺变扁、碎裂,股骨颈短而宽,干颈角变小

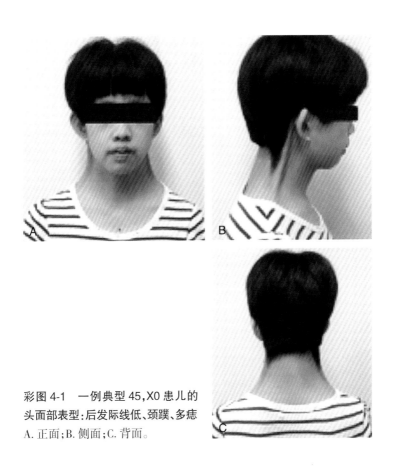

彩图 4-1　一例典型 45,X0 患儿的头面部表型:后发际线低、颈蹼、多痣
A. 正面;B. 侧面;C. 背面。

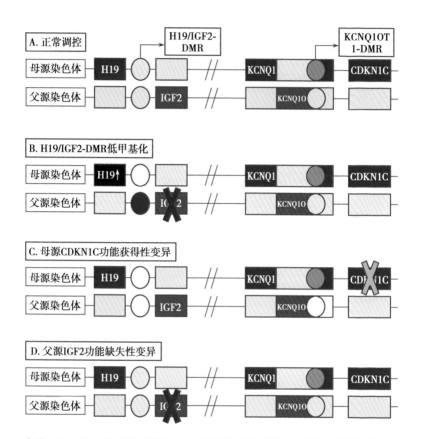

彩图 4-2　SRS 相关的染色体 11p15 印迹区表观遗传和遗传学异常的致病机制

A. 正常调控机制,母源染色体 H19/IGF2-DMR 未甲基化来调控 H19 基因的转录及抑制 IGF2 的表达,父源染色体甲基化后抑制 H19 基因的转录及促进 IGF2 的表达,而 KCNQ10T1-DMR 在母源染色体上甲基化促进 CDKN1C 表达,父源则相反,从而调控生长发育;B. 父源染色体 H19/IGF2-DMR 低甲基化(红色实心圆)抑制了 IGF2 的正常表达,从而导致发育迟缓;C.CDKN1C:一种生长抑制因子,母源染色体上功能获得性变异时或导致发育迟缓;D. 父源染色体上 IGF2 功能丧失性变异时会导致发育迟缓。

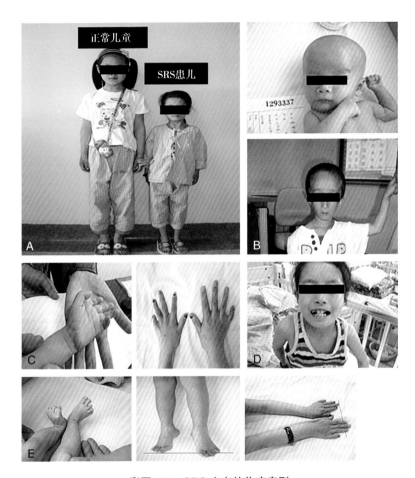

彩图 4-3　SRS 患者的临床表型

A. 身矮,与正常同龄儿身高显著降低;B. 典型的"倒三角脸",前额突出、相对大头、小下颌;C. 第五小指弯曲;D. 牙列不齐;E. 上肢和下肢不对称。